Balthus

Claude Roy

Balthus

Leben und Werk

Deutsch von Jörg Trobitius

SCHIRMER/MOSEL
MÜNCHEN · PARIS · LONDON

Allen, die das Zustandekommen dieses Buches ermöglicht haben, sei hiermit seitens des Verlages herzlich gedankt, insbesondere:

dem Grafen und der Gräfin de Rola für ihre Gastfreundschaft und ihr bereitwilliges Entgegenkommen, wie auch ihrer Familie;

Virginie Monnier, deren Recherchen für den Catalogue raisonné des Gesamtwerks von Balthus unter der wissenschaftlichen Leitung von Jean Clair sehr viel zur Verwirklichung dieses Werkes beigetragen haben;

Maria-Gaetana Matisse, der Pierre Matisse Foundation und Alessandra Carnielli, André Gomès, der Galerie Claude Bernard und Miriam da Costa, Jan und Marie-Anne Krugier, Albert Loeb und allen europäischen und amerikanischen Galerien, die Einblick in ihre Archive ermöglicht haben;

Jean Leymarie, Isabelle Monod-Fontaine, Sabine Rewald, Germain Viatte, dem Dokumentationszentrum des Musée national d'art moderne, Centre Georges Pompidou, insbesondere Agnès de Bretagne und Brigitte Vincens;

Marie-Pierre Colle, Sylvia Laurent, Béatrice Saalburg und allen Sammlern, die anonym bleiben wollten.

Dem Autor ist es ein Anliegen, folgenden Personen seinen besonderen Dank auszusprechen: Setsuko, Teresa Cremisi, Octavio Paz, Frédérique Tison, Isabelle Mariana und Jacques Maillot.

Inhalt

Einer, der abseits steht

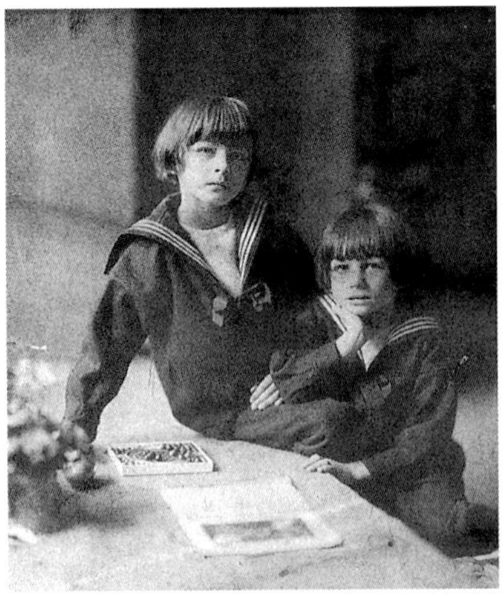

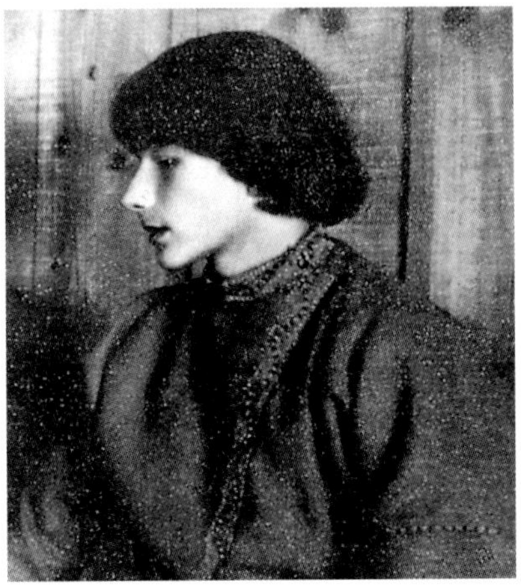

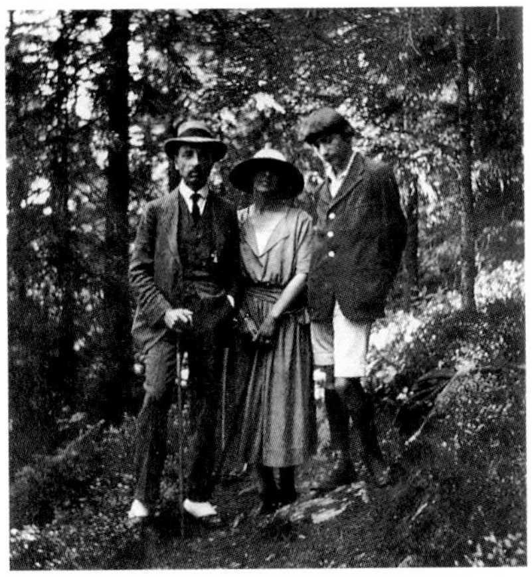

Einer, der abseits steht, wird von den Leuten, von denen er sich abseits hält, gern ins Abseits gestellt – sie wollen in gleicher Münze zahlen, wissen aber nicht mehr recht, »wer angefangen hat«. Balthus durchschreitet sein Jahrhundert bewußt abseits vom Mainstream, und zwar in einem Maße, daß ihn manch einer für anachronistisch gehalten hat. Geographisch, ästhetisch und moralisch hat Balthus einen Großteil seines Lebens abseits, zurückgezogen verbracht. Gesellig, ein Freund der Freundschaft, brillanter Teilnehmer von Abendgesellschaften und Nächten heißer Diskussion, seine Freude an der Welt und an den Städten findend, hat der Maler gleichwohl beträchtlich viele Jahre in erzwungener oder selbstgewählter Zurückgezogenheit gelebt – zumeist allerdings selbstgewählt: während seiner Jugend waren es Genf, Berlin, das Deutschland seiner Kindheit, die Schweiz während des Heranwachsens und eines Teils des Zweiten Weltkriegs, und sommers zum Arbeiten Italien. Dann von 1954 bis 1961 sieben dem Werk gewidmete Jahre im Gutshof von Chassy, im Herzen des Morvan, und danach verbrachte er sechzehn Jahre in Rom als Leiter der Villa Medici, berufen von André Malraux im Jahre 1961. Und nach der Pensionierung hat sich Balthus das Grand Chalet von Rossinière erkoren, welches in der Tat den Namen »groß« verdient, im Gruyère gelegen, in halber Höhe der Berglandschaft, die *le pays d'En Haut* genannt wird, oberhalb von Lausanne und unweit des Château d'Oex.

Der Bedacht, mit dem Balthus sich abseits plaziert, ist nicht ohne eine Spitze von Unverfrorenheit und eine Nuance provozierender Ironie. Als John Russell 1967 mit der Vorbereitung des Katalogs zur Ausstellung *Balthus* in der Tate Gallery beginnt, sagt der Maler zu ihm: »*Sie fangen am besten an, indem Sie sagen*: Balthus ist ein Maler, über den man nichts weiß. *Und jetzt wollen wir uns die Bilder ansehen*.« Es versteht sich, daß man von dem Moment an, da man sich die Bilder *wirklich* ansieht, schon viel über Balthus weiß. Das Wesentliche.

Doch die Kehrseite seiner Liebe zu Distanz und krummen Wegen ist das Mißfallen, das er mit seinen Entscheidungen, Herausforderungen und seiner hochfahrenden Unverfrorenheit erregt, weshalb man ihn ins Abseits stellt. Er erzählt, wie ein hervorragender Maler der Surrealistengruppe am Tag der Vernissage seiner ersten Ausstellung munteren Schritts die Galerie Pierre betrat, abrupt stehenblieb, als habe ihn eine betrübliche Offenbarung ereilt, und betroffen ausrief: »Aber das ist ja gegenständlich!«, worauf er

Balthus und sein Bruder Pierre Klossowski, um 1913

Balthus, 14 Jahre alt, bei einer Aufführung von Shakespeares *Romeo und Julia*

Rainer Maria Rilke, Baladine Klossowska und Balthus in Beatenberg, 1922

Baladine Klossowska
Balthus
Tusche
Sammlung Dr. Hans Naef

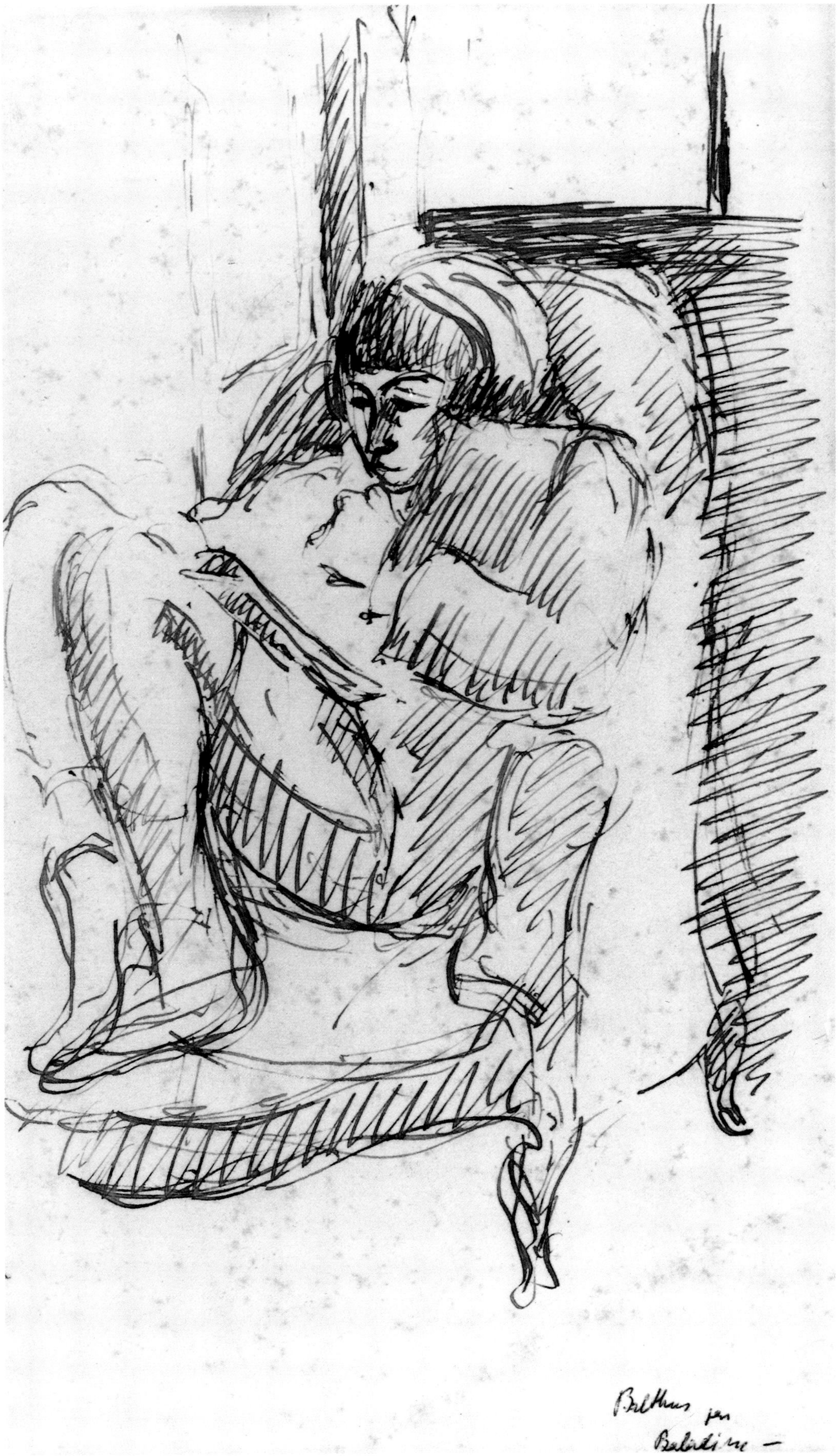
Balthus par
Baladine —

stillschweigend hinausging. Wenig später kaufte Picasso bei Pierre Colle *Les Enfants*, das sich heute im Musée Picasso befindet, unter den Werken der Donation Picasso, Zeugnis seiner Bewunderung für den jungen Mann.

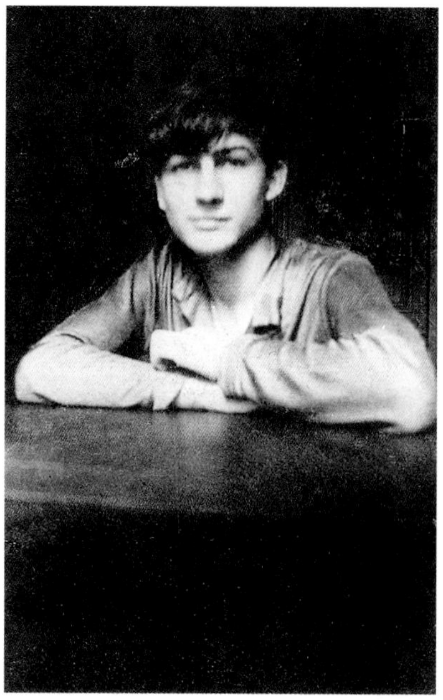

Balthus um 1926

Zu einem Zeitpunkt, da André Masson sich zu nichtgegenständlicher Malerei bekennt, nämlich 1934, ist Balthus sechsundzwanzig Jahre alt. Der junge Maler erfreut sich bereits seit drei oder vier Jahren des Interesses einiger Bewunderer. Er hatte 1933 in seinem Atelier in der Rue de Fürstenberg, im Herzen jenes »Dorfes«, welches das Quartier St. Germain darstellte und das er vor 1940 kaum noch verlassen wird, den Besuch einer »Delegation« empfangen: André Breton, Paul Eluard, Georges Hugnet und Alberto Giacometti. Die Surrealisten haben den Eindruck, daß der Neuankömmling durchaus ein Surrealist »extra muros« sein könnte, wie es in gewissem Maße auch Giacometti ist, eher ein Cousin der Surrealisten als ein Bruder, oder, wie man in der Assemblée nationale sagt, surrealistischer »apparenté« [Wahlbündnispartner]. Aus dieser Begegnung im Jahre 1933 erwachsen zwei Freundschaften von Dauer, die zu Paul Eluard und die zu Alberto Giacometti. Die Freundschaft zu letzterem verdient wirklich, FREUNDSCHAFT genannt zu werden, mit den Großbuchstaben des Herzens und des Geistes. Fünfzig Jahre später, in dem großen, hüttenartigen Atelier, völlig schmucklos, in dem schönen Durcheinander von Pinseln, Farben, Werkzeugen und Büchern nur ein Photo an der Wand, das von Alberto. Und im Grand Chalet ein bewundernswertes Bleistiftportrait Giacomettis von Balthus' Hand.

Von ihrem Charakter, ihrer persönlichen Geschichte, ihrer Kunst her verschieden, einander begegnend, ergänzend, widersprechend, bestätigend, sich voneinander bezaubern lassend, illustrierten Balthus und Alberto auf das wunderbarste eine Bemerkung von Hofmannsthal: »*Was Freunde einander wirklich sind, ist eher durch einen getauschten Zauberring klarzumachen als durch Psychologie.*« Montaigne hat das auf seine Weise ausgedrückt: »*Weil es er war; weil es ich war.*«

Bewahrte Eluard einerseits seine Bewunderung und Zuneigung für Balthus bis zum Ende, so verlangsamte sich die Bewegung, die anfangs André Breton zu dem Maler führte, offenbar recht schnell, und die Distanz zwischen den beiden Männern wurde immer größer. Was sie, einer beim anderen, empfunden haben dürften, war der Zusammenprall zweier gebieterischer Geister und der Zusammenstoß zweier Rebellionen. Kein Zauberring hebt hier die widrige Elektrizität zweier Temperamente auf. Die herrische Autorität Bretons vermochte es nicht, Balthus' sich entziehende Leichtfertigkeit zu zähmen. Das intellektuelle Dandytum des jungen Balthus, seine frechen »reaktionären« Provokationen mußten Bretons Zorn auf sich ziehen. Als Breton und seine Freunde Novalis' Genius priesen, bereitete es ihm ein aggressives Vergnügen, den Kult in Erinnerung zu rufen, den Novalis um die Jungfrau Maria veranstaltete. Der von Breton geschätzte schwarze Humor vertrug sich schlecht mit Balthus' funkensprühendem Humor (den »Funken, wenn Edelstahlschwerter aufeinanderschlagen«). Ich habe wenige Männer kennengelernt, denen es so gut gelang, einander zu verkennen, wie Breton und Balthus. Wenn der Zauber des goldenen Ringes machtlos ist, prallen die Charaktere aufeinander, und die Temperamente bäumen sich auf.

Balthus, aufgenommen von Man Ray, 1933

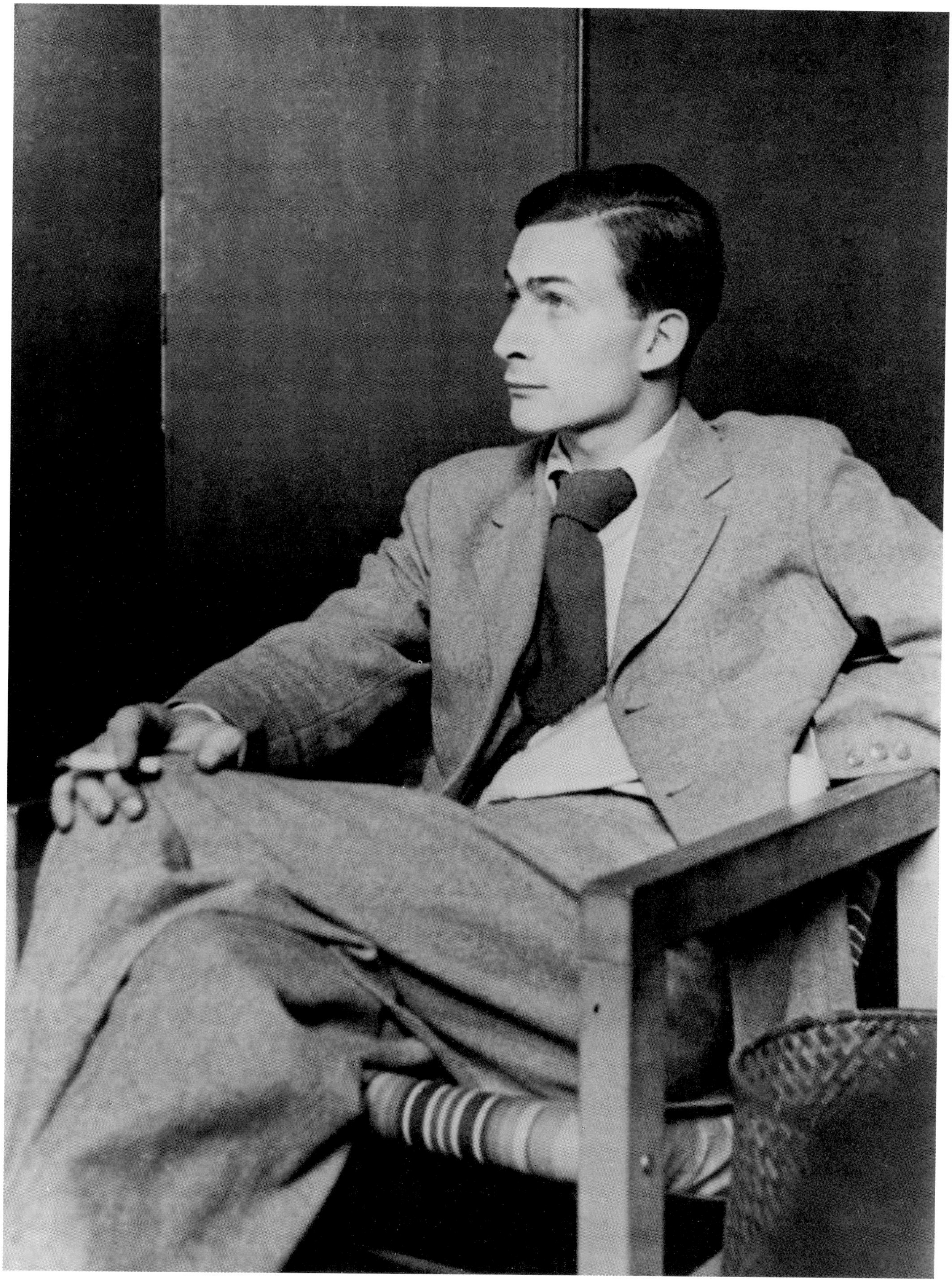

»*Aber das ist ja gegenständlich!*« Der erboste Ausruf stellt den jungen Maler ins Abseits. Er ist kein echter Surrealist. Er ist kein Abstrakter. Er wird nichts tun, um sich einer Gruppe, einer Bewegung, einer Schule anzuschließen. Er weiß, was er will, was er kann, wohin er geht. Nichts wird ihn dazu bringen, nachzugeben, die Richtung zu ändern, Kompromisse einzugehen. Ein Jahr vor der Ausstellung bei Pierre Loeb hat er mit Feder und Tusche *Die Sturmhöhe* illustriert. Die Landschaften des Romans von Emily Brontë, der Horizont der schottischen Moore, werden Balthus sein ganzes Leben lang heimsuchen. Er nähert sich ihnen bereits 1922, als ihm ein sehr nahestehender Freund, Bill Hayter (der ihm auf allen Gebieten helfen wird, von der Technik der Ölmalerei bis zur Kunst des Zeichnens), zur Entdeckung von Yorkshire verhilft. »Im Grunde«, so sagt er, »ist es von einem Ende zum anderen, bis hin zum berühmten Hadrianswall dieselbe Landschaft.« Und so ist Balthus, noch ehe er Schottland gründlich kennenlernt, von der romantischen Atmosphäre fasziniert, die er flüchtig erblickt hat, und von den Gewittern des Romans. Balthus' sechzehn Zeichnungen zur *Sturmhöhe* sind viel mehr als nur »Illustrationen«. Es liegt in dieser Serie ein indirektes Bekenntnis, der Anspruch auf eine Identität, die Festlegung der Urszenerie und des ursprünglichen Schauplatzes des künftigen Werkes. Heathcliff, der Rebell, der wilde Bursche – Balthus hat ihm sein eigenes Gesicht verliehen, seine eigene hagere Statur und, als wäre es die seine, die Kindheitsleidenschaft für Cathy, die unberechenbare und unzähmbare Schwester. Dort ist bereits alles enthalten, was die Konstanten von Balthus' Universum bilden wird: die Welt der Heranwachsenden, das Kinderzimmer, die grausamen (»*Zieh ihn an den Haaren, wenn du vorbeigehst ...*«) oder kapriziösen Spiele (»*Eine ihrer Hauptbelustigungen war, ... ins Moor hinauszulaufen*«, »*Cathy und ich entwischten durch das Waschhaus, um zusammen einen Streifzug zu machen*«). Das ist aber nicht der ganze Balthus: Es gibt bei ihm auch die klassische Heiterkeit ruhiger, schöner Landschaften, die stumme Kraft der Portraits von Erwachsenen, die Stärke des großartigen Portraits von Derain. Aber was zur Legende von Balthus werden wird, dem Maler der unsicheren Infantinnen, der Jungfern in jenem Dämmerreich, das zwischen Unschuld und Perversität schwankt, ist dieser Geschichte von Jugend, Liebe, Verwirrung und Gefahren schon abzulesen. Doch heftiger als die jugendlichen Unsicherheiten weht hier auch ein Wind der Raserei und des Untergangs. Balthus bekräftigt bereits seine kennzeichnenden Merkmale, die Antonin Artaud 1936 in glänzender Weise so beschreibt: »*Mit seinem kantigen, erstickten Federstrich, seinen Erdbebenfarben, hat Balthus immer schon Wasserköpfe gemalt.*«

Diese (bevölkerte) Einsamkeit des jungen Mannes Balthus, sein Gang des einsamen Flaneurs, und sei es mitten durch die Welt, die Haltung eines Reisenden, der immer einer Zeitmaschine zu entsteigen scheint, die aus Arezzo im Jahre 1460 kommt, wo er Piero della Francesca getroffen hat, oder auch aus Ornans im Jahre 1849, wo er »Bonjour [zu] Monsieur Courbet« gesagt hat, dieses hochmütige *Sich-abseits-Halten*, das alles hält Balthus lange auf Distanz zu jenem Bereich, den man durchaus als »Markt« für die Malerei bezeichnen muß. Während vieler, vieler Jahre lebt er dank der »Spürnase« und der Intelligenz einer Gruppe von Liebhabern seiner Bilder. Sie hatten eine Art kleine Gesellschaft gegründet, deren Mitglieder zusammenlegten, um dem Maler regelmäßige monatliche Zuwendungen

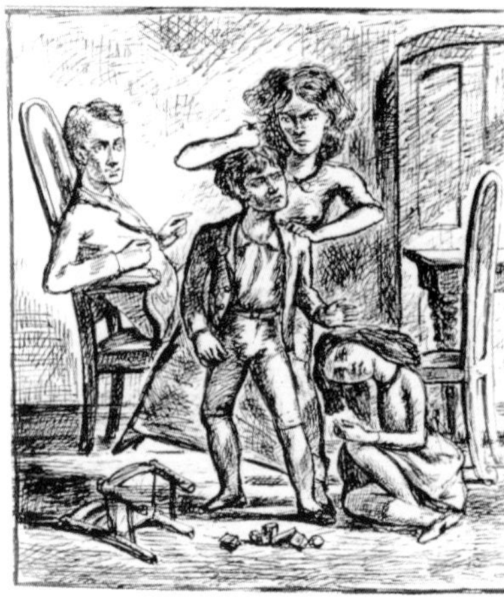

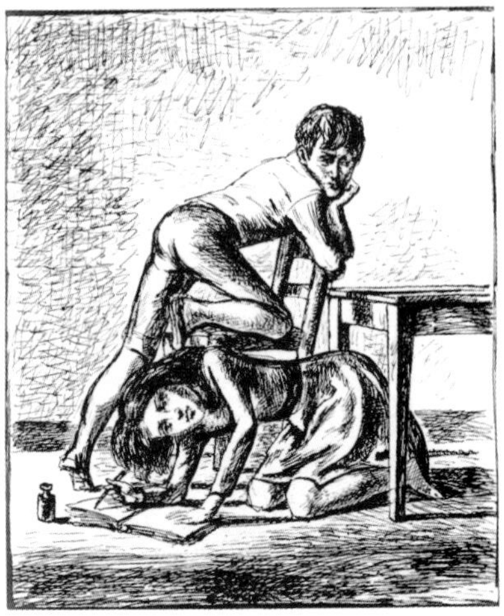

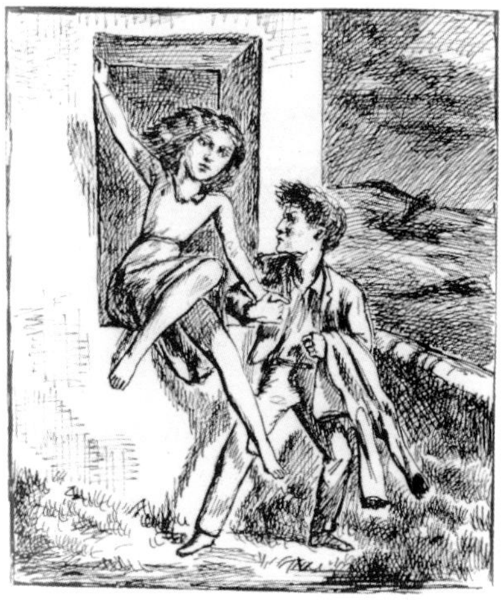

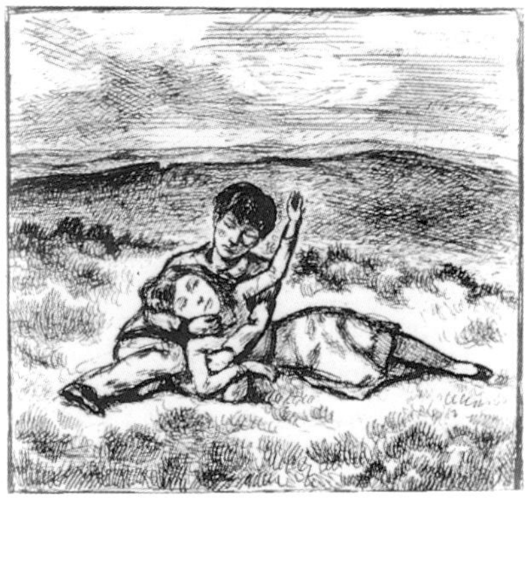

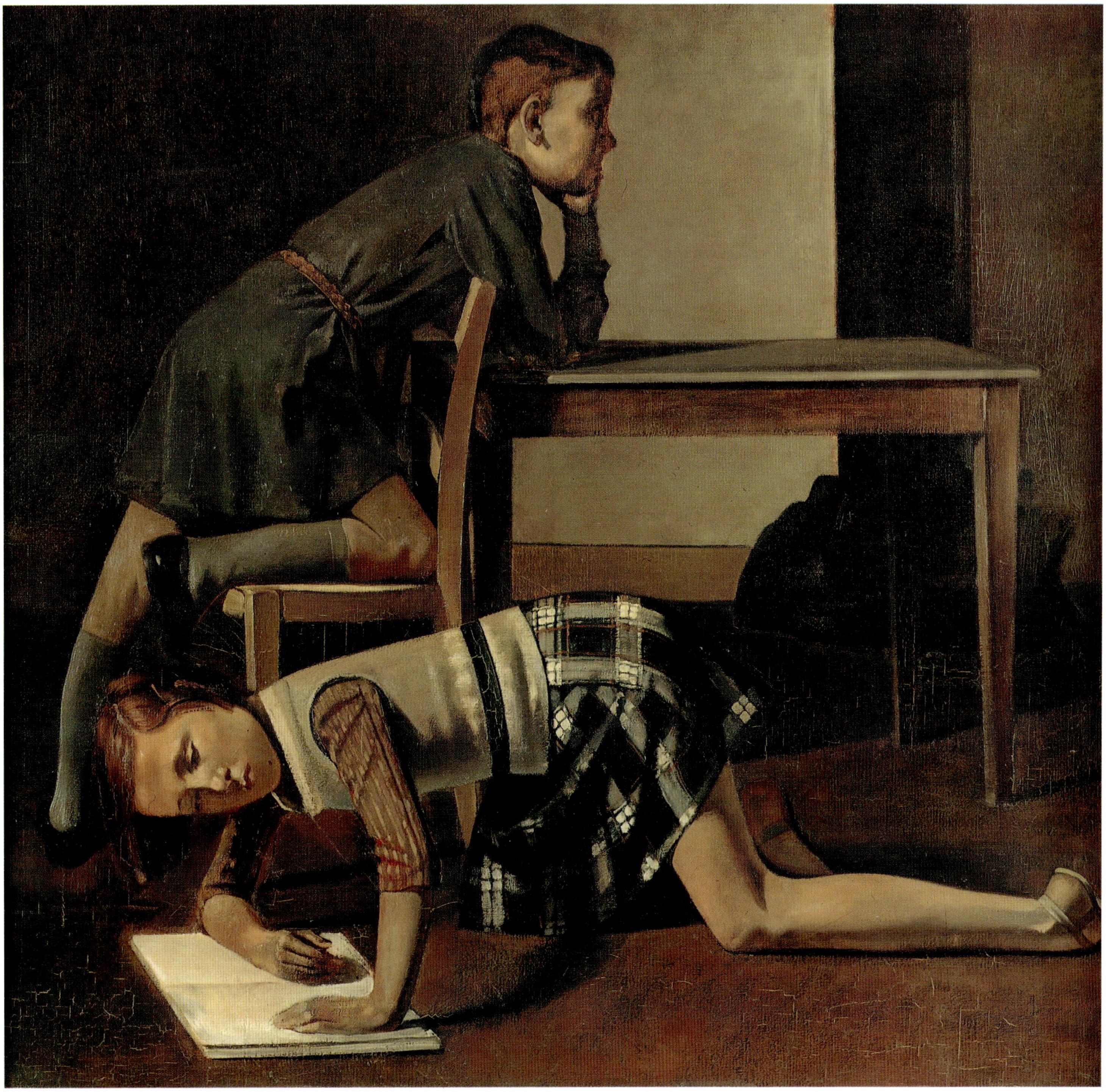

Seiten 10 und 12

Illustrationen zu *Die Sturmhöhe* von Emily Brontë
1933-1934
Tusche
Nachlaß Alexina Duchamp

Diese Zeichnungen gehören zu der Serie von vierzehn Illustrationen, die der Künstler als endgültige Fassung in seinem Besitz behielt.

»Zieh ihn an den Haaren, wenn du vorbeigehst ...« (3. Kap.)
49 x 42 cm

»Weil Cathy ihm beibrachte, was sie lernte ...« (6. Kap.)
50,4 x 41 cm

»Cathy und ich entwischten durch das Waschhaus, um zusammen einen Streifzug zu machen ...« (6. Kap.)
50,4 x 41 cm

»Eine ihrer Hauptbelustigungen war, ... ins Moor hinauszulaufen ...« (6. Kap.)
50,4 x 41 cm

Les Enfants Blanchard
(Die Blanchard-Kinder)
1937
Öl auf Leinwand
125 x 130 cm
Paris, Louvre, Schenkung Picasso
(als Leihgabe im Musée Picasso)

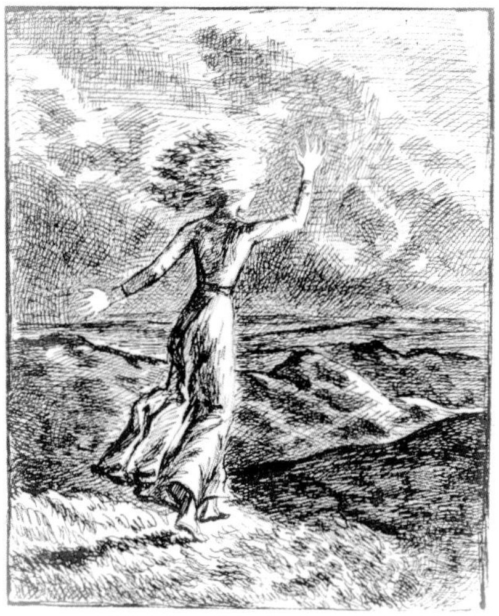

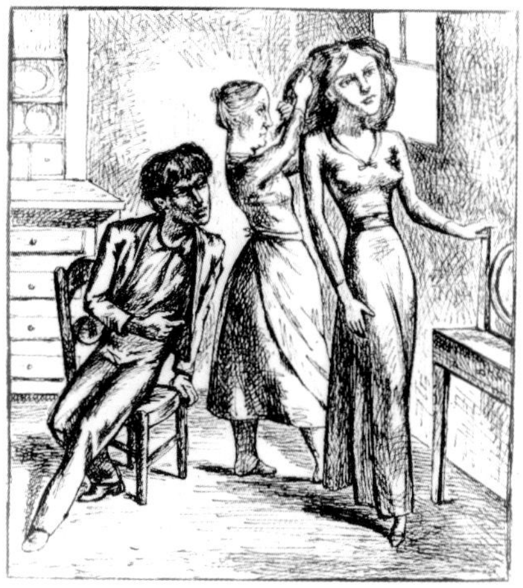

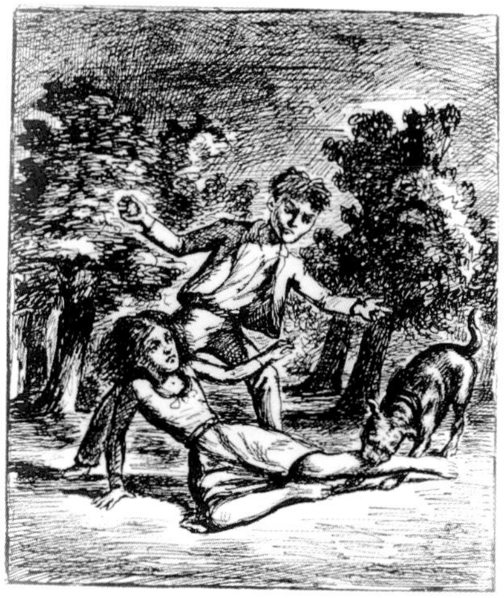

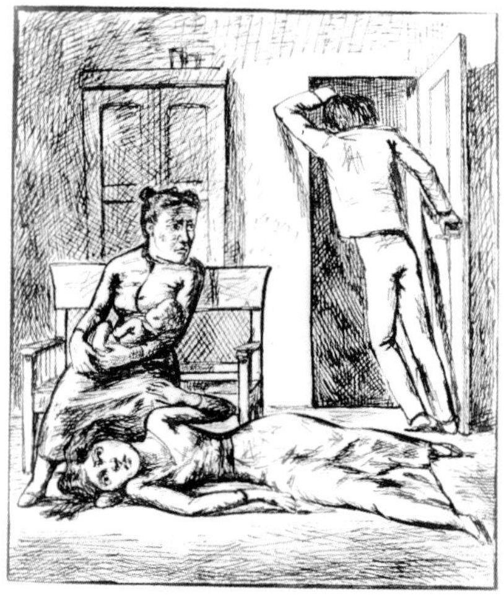

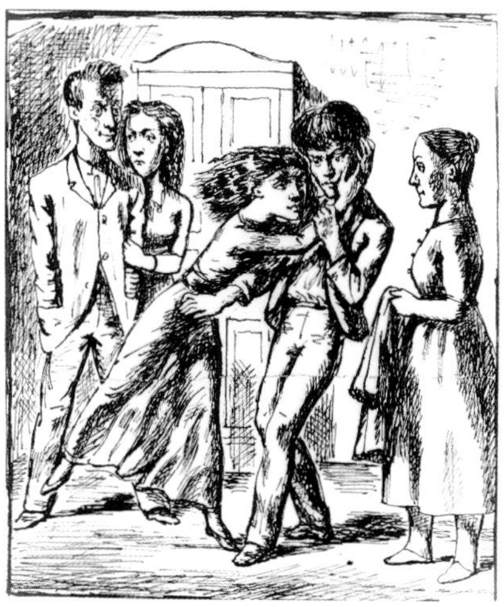

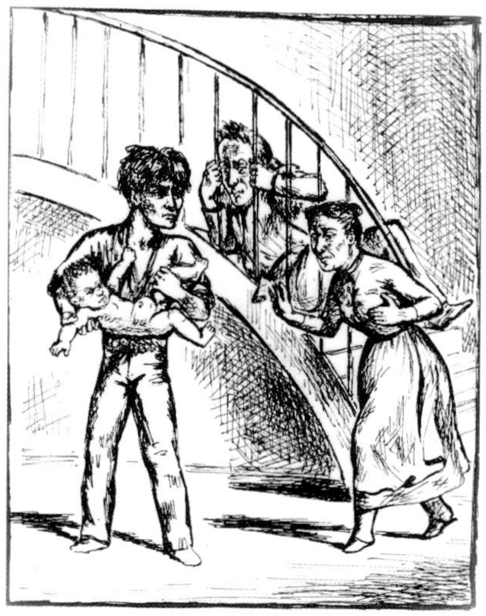

»Wir rannten vom Gipfel der Anhöhe [ohne Ausruhen bis zum Park] ...« (6. Kap.)
50,4 x 41 cm

»Der Teufel hatte sie beim Fußknöchel gepackt!« (6. Kap.)
50,4 x 41 cm

»Ich will nicht dastehen und mich auslachen lassen.« (7. Kap.)
50,3 x 41,2 cm

»Warum hast du dann das seidene Kleid an?« (8. Kap.)
50,3 x 41,2 cm

»Jetzt wäre es unter meiner Würde, Heathcliff zu heiraten, darum darf er nie wissen, wie sehr ich ihn liebe.« (9. Kap.)
50,4 x 41 cm

»Einem natürlichen Impuls folgend, fing er ihn im Fallen auf.« (9. Kap.)
50,3 x 41,2 cm

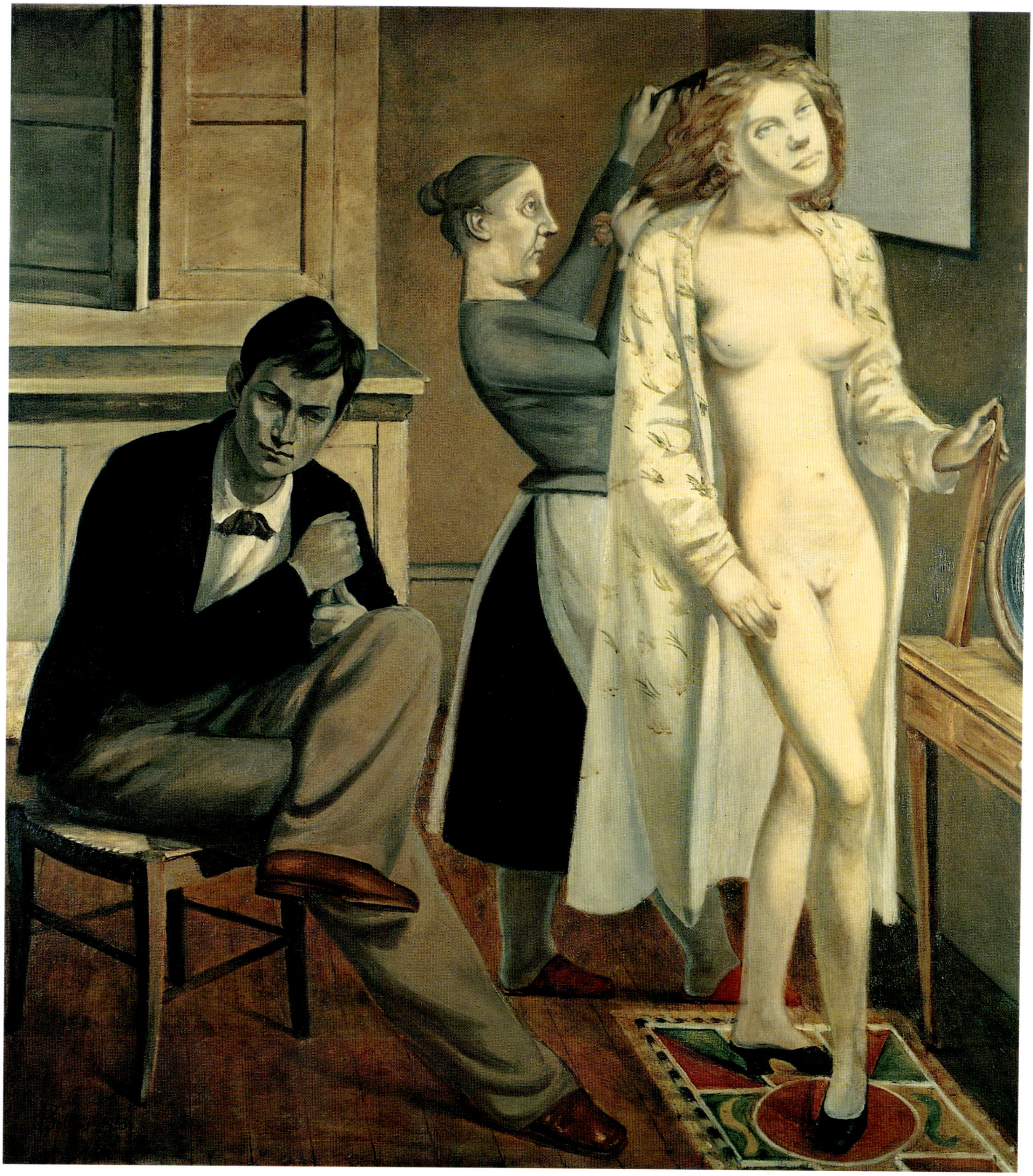

La Toilette de Cathy (Cathys Toilette)
1933
Öl auf Leinwand
165 x 150 cm
Paris, Musée national d'art moderne,
Centre Georges Pompidou

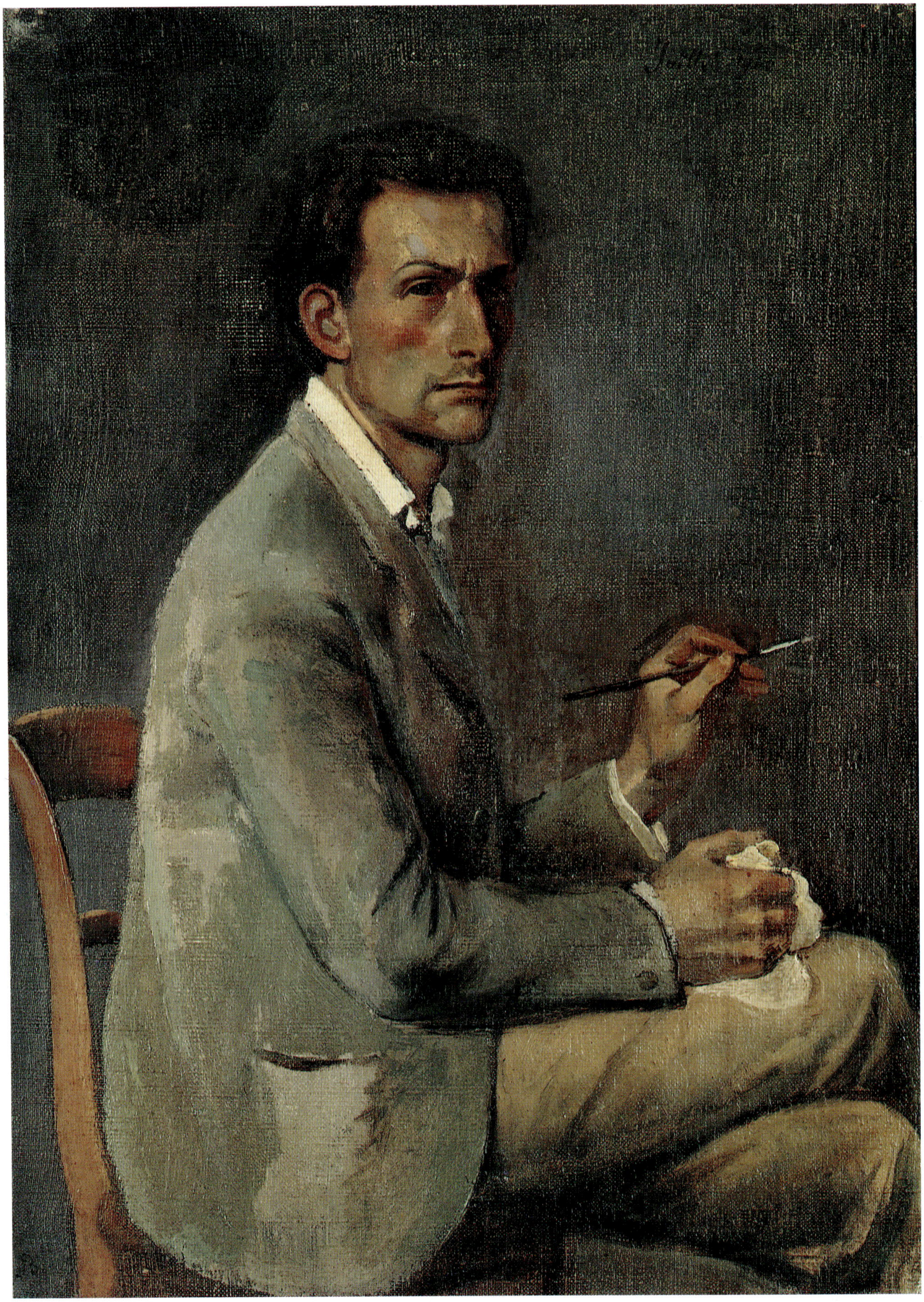

zukommen zu lassen. Und auch wenn er sich immer darauf verstand, eine *gute Figur* zu machen, so hat Balthus doch gewiß nicht immer ein leichtes Leben gehabt.

Angesichts des Pendelrhythmus der Moden, des Wechsels und der Koexistenz von Stilrichtungen, der periodischen Wiederkehr vielfältiger Formen jener Richtung in der Kunst, die »gegenständlich« genannt wird, ist es wahrscheinlich, daß Balthus sehr bald schon weitaus weniger »einsam« und »im Abseits« sein wird, als er es schien – und auch war. Im Jahr 1934 setzt sich bei ihm eine neue Form der Malerei durch, die nicht exklusiv bleibt, doch während des beinahe halben Jahrhunderts, das folgt, vorherrschen wird – im Verlauf der Jahre der Reife und der sehr großen Schaffensleistung des Künstlers. Die »nichtgegenständliche« Malerei unter all ihren Etiketten (lyrische Abstraktion, abstrakter Expressionismus etc.) hat sich zum Ziel gesetzt, mittels zufälliger Pinselbewegung oder sorgfältiger Anordnung der Farben, der Geometrie und der Farbflecken jeden Anschein des »Gegenständlichen« auszumerzen und den Maler selbst zum Ausdruck zu bringen, unabhängig von jedem Thema: Das Thema des Bildes ist der Charakter des Malers selbst. Der Betreffende setzt sich kein anderes Ziel, als zu sagen: »Ich bin, der ich bin.« Er hat kein anderes Modell als sein eigenes Ich, kein anderes Sujet als eine von Farben bedeckte Fläche, aufgetragen mit einer gewissen Willkür. Er hat kein anderes zentrales Thema als sein eigenes Temperament. Was übrigbleibt in der abstrakten Malerei, sind keine Bilder, es sind Abdrücke. Sie legen kein Zeugnis ab und werfen keine Blicke auf die äußere Welt, es sind Tests, insgesamt vergleichbar dem Rorschachtest oder den Erfahrungen der Psychometrie. Die Abstraktion läßt einen Pollock oder Rothko seine affektive Energie auf die Leinwand spritzen, sie eröffnet den imaginären Horizont großer Künstler wie Zao Wou-ki oder Vieira da Silva.

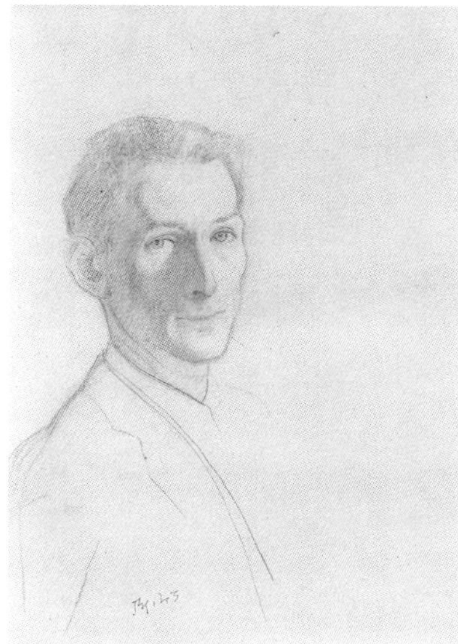

Selbstportrait
1943
Bleistift
63 x 45,7 cm
Privatsammlung

Der Ausruf des enttäuschten Besuchers (»*Aber das ist ja gegenständlich!*«) drückt naiv die zu der Zeit vorherrschende Meinung aus. In den vierziger und fünfziger Jahren wird Herbert Read in London *A Concise History of Modern Painting* herausbringen, bei der jeglicher Hinweis auf zeitgenössische gegenständliche Malerei fehlt.

Dieser Ablehnung liegen reichlich vage Vor-Annahmen zugrunde, deren sich aber andererseits die lautstarken Verfechter des »Gegenständlichen« nicht immer bewußt sind.

Die erste Vorannahme ist die, es sei leichter und weniger verdienstvoll, ein Portrait, eine Landschaft oder eine Schlachtenszene zu malen, als Formen und Farbbezüge zu erfinden, also *ex nihilo* zu »erschaffen«. Der Maler des Gegenständlichen *kopiert*, und kopieren ist leicht. Da nun handelt es sich freilich um einen festen Knoten locker gefügter Gedanken. Wenn man näher hinsieht, stellt man fest, daß »Kopieren« nicht Durchpausen ist, daß eine »Kopie« von Menschenhand niemals identisch ist mit den Dingen, die zu ihr inspiriert haben, daß ein »gegenständlich« geheißenes Bild nicht nur das wiedergibt, was der Maler gesehen hat, sondern geheimnisvoller-, aber unausweichlicherweise zugleich auch das Auge und den Esprit des Künstlers, wenn es denn ein wahres Auge gibt, wenn er denn über Esprit verfügt und über Geist (was nicht immer der Fall ist). Die Erfindungsfreiheit eines Mittelmäßigen ist eben mittelmäßig interessant. Eines großen Malers »Treue« gegenüber einem menschlichen Gesicht oder einem Weizenfeld ist

Selbstportrait
1940
Öl auf Leinwand
44 x 32 cm
Privatsammlung

a) interessant, weil der Maler selbst interessant ist, und überdies ist sie b) auf fatale Weise *untreu*, denn selbst wenn man zehn absolut unbedeutende Maler um ein und dasselbe Modell versammelte, würde man keinesfalls zehn dermaßen »treue« Portraits erhalten, daß sie absolut identisch wären (während es nicht ganz unmöglich sein dürfte, zehn mittelmäßige Maler aufzutreiben).

Die zweite Vorannahme besteht darin, daß, da die Wirklichkeit der Dinge (scheinbar) konstant ist, jede gegenständliche Darstellung Gefahr läuft, monoton zu sein, tausendfach gesehene Bilder zu reproduzieren, also *repetitiv* zu sein. Was auch tatsächlich der Fall ist, und zwar nicht, wenn Künstler die Welt beobachten und sich von der Wirklichkeit inspirieren lassen, sondern wenn sie einander kopieren: Die Epigonen verfertigen ständigen Abklatsch, schöpferische Künstler dagegen nicht. Doch der Feind der »Gegenständlichkeit« ist überzeugt, daß die freie Erfindung (Abstraktion, Ornament, *action painting* etc.) sehr viel variationsreichere Ergebnisse zeitigt, ein Freilegen von »Funden«, die viel reicher sind als die Malerei nach der Natur oder *nach* der Natur. Es genügt, die Galerien in Paris, in New York oder in Tokio zu durchstreifen, um ganz im Gegenteil festzustellen, daß der Großteil der Adepten der nichtgegenständlichen Malerei sich eines Dutzends wiederkehrender Strukturen bedient und so schon vom ersten Hinschauen an den Eindruck eines *déjà vu* hervorruft.

Balthus kennt kein Vor-Urteil. Er hegt nicht nur Liebe und Bewunderung für Maler, die seinen eigenen künstlerischen Entscheidungen sehr fernstehen, sondern er kann sich auch mit erstaunlichem Scharfblick auf ihre Projekte und Richtungen einlassen. Wir waren Zeuge, wie er mit Zao Wou-ki oder François Rouan über ihre Arbeiten diskutierte, wobei er sich eben auch auf »nichtgegenständliche« Bilder einließ, deren gelungene und auch schwache Stellen er analysierte, als handele es sich um seine eigene Arbeit. Er sagt oftmals, daß selbst auf dem Gebiet der Abstraktion die Natur häufig eine reichere Imagination habe als die Pinsel schlechter abstrakter Kleckser. Die Beobachtungen des Botanikers oder das Mikroskop des Biologen entdecken Formen, die zuweilen noch erfindungsreicher sind als die, die sich der menschliche Geist einfallen läßt.

Richtig ist, daß alles, was aus den Händen des Menschen hervorgeht, den Abdruck des Menschen trägt, daß jedes gestaltete Objekt Zeugnis ablegt von dem, der es gestaltet hat, sei es die Axt des Eingeborenen oder das Bild des Künstlers. Es gibt eben einfach Objekte, die aus den Händen farbloser und stumpfer Handwerker hervorgehen, und Bilder, die das Werk blasser und platter Persönlichkeiten sind. Ein »abstraktes« Bild von Klee oder Zao Wou-ki ist von der Persönlichkeit Klees oder Zao Wou-kis durchdrungen. In einem riesigen Saal voller abstrakter Bilder gibt es kaum zwei oder drei, die *ins Auge springen*, wie eine Präsenz, mit dem innersten Ton einer »Seele«. Doch in ihrer Mehrheit nähren die Nicht-Gegenständlichen eine Illusion und kentern an einer Klippe. Die Illusion ist die, daß jeder Beliebige etwas zu sagen habe und daß die Spontaneität einer Kleckserei immer Ausdruck eines Temperaments sei. An der Klippe allerdings erleiden die Gegenständlichen und die Nicht-Gegenständlichen gleichermaßen Schiffbruch. Eine nach der anderen sieht man Generationen von Malern versinken, die nichts gelernt, nichts empfangen, nichts weitergegeben haben, die eine Beschäftigung haben, aber kein Metier, Bleistifte, aber keinen zeichnerischen Ent-

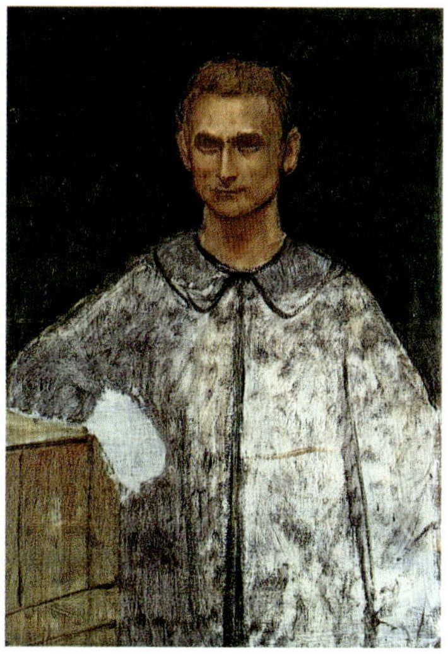

Selbstportrait
1949
Öl auf Leinwand
116,8 x 81,2 cm
Genf, Privatsammlung

wurf, Farben, aber kein Auge. Balthus stellt betrübt fest, daß das *métier* des Malers verschwindet. Er sieht, wie Maler einander ablösen, die nichts gelernt haben, nicht von einem Meister noch von sonst einem Menschen und noch weniger von ihrer eigenen Arbeit und ihrer Geduld, die niemandem etwas beizubringen haben, die das kleine Einmaleins der elementarsten Technik nicht kennen, weil sie sich damit begnügt haben, etwas Beliebiges auf beliebige Weise für jedweden Beliebigen und zu beliebiger Zeit zu machen.

Balthus' Arbeit widerlegt schlagend die platte Vorstellung, daß die Gegenständlichkeit unweigerlich monoton sein muß, weil die Wirklichkeit eintönig ist. Wenn man sein Œuvre untersucht, wird man gewahr, daß Balthus immer Stil hat, wenn auch nicht immer den gleichen. Da sind seine großen Bilder (*La Rue*, *La Montagne*), die den Eindruck aufgehobener Zeit vermitteln, eines Blickes, der einen Moment des Lebens stillstehen läßt, einer Schwebe, in der sich Lebewesen und Dinge befinden. Da sind die Wundergemälde (*La Phalène*, *Le Rêve*), die Zauberbilder zwischen Schlaf und Wachen sind, Erscheinungen einer strahlenden Leichtigkeit. Da ist die lächelnde Heiterkeit der Landschaften, von Champrovent bis Monte Calvello. Da sind die jungen Mädchen am Beginn ihres Frauseins, zwischen Kindheit und Unruhe, Infantinnen, auf die die Legende Balthus reduzieren möchte. Denn es gibt mehr Balthus zwischen Himmel und Erde als in der gesamten Philosophie der Kunstkritiker.

»*Warum wiederholt man sich*«, sagt er, »*da sich die Natur ja auch nicht wiederholt?*«

Und er setzt sogleich hinzu:

»*Und warum muß man, wenn man schon dasselbe sagt, es auf dieselbe Weise sagen?*«

Ich habe gehört, wie Balthus einem Interviewer, der im Gespräch bei jeder Gelegenheit auf die Wörter »Realität« und »Realismus« zurückkam, gereizt antwortete: »*Das Reale ist nicht das, was Sie zu sehen glauben. Man kann sowohl Realist des Irrealen sein als auch das Unsichtbare gegenständlich darstellen.*« Der Gesprächspartner versteift sich: »Aber Ihre Bilder sind gleichwohl *représentations* [*Wiedergaben*].« Darauf Balthus' superbe Erwiderung: »*Die Präsentation hat also schon zuvor stattgefunden?*«

Balthus am Fenster seines Schlafzimmers in Chassy, aufgenommen von Henri Cartier-Bresson, um 1966

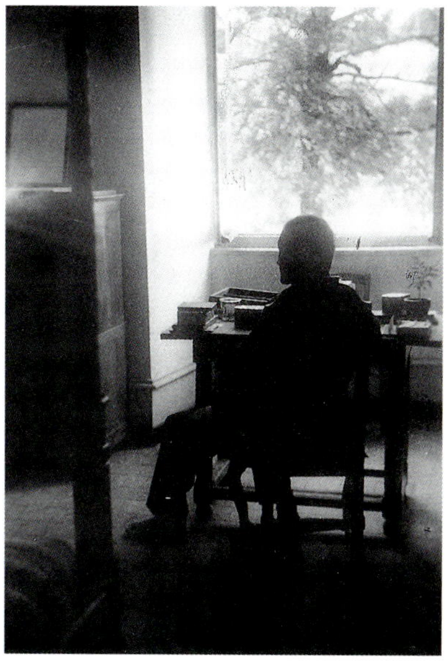

Doch am folgenden Tag, als wir über das Interview sprachen: »*Die Maler, die der Natur entsagen*«, sagt Balthus, »*verdursten angesichts der Quelle.*«

Gleichwohl entschuldigte sich Balthus nahezu, »Malerei zu reden« [*parler peinture*]. »*Ich frage mich immer*«, sagt er, »*ob man sich der Sprache bedienen kann, um zu verstehen, was Schweigen ist.*«

Die (komplexen) Beziehungen, die Balthus zu dem unterhält, was man Realität nennt, werden durch ein Gespräch eines Abends vor einigen Jahren mit einem Besucher in der Villa Medici ironisch veranschaulicht. Dem Gast des »directeur« war damals, so sagte er, aufgefallen, wie häufig auf Balthus' Bildern das Thema des Kartenspiels wiederkehrt: *La Patience* aus dem Jahr 1943, *La Partie de cartes* aus dem Jahr 1947, *La Tireuse de cartes* von 1956. »Darf man Sie fragen, ob Sie häufig Karten spielen oder gespielt haben?« fragt er. Balthus hat nicht gehört, oder er tut so, als habe er nicht gehört. Er legt es darauf an, daß die Frage wiederholt wird, mit einer Nuance höflicher Grausamkeit, die dem Besucher entgeht. Sich eine Dummheit wiederholen zu lassen, sie zweimal zu hören, welch subtiles Vergnügen! Balthus antwortet nicht direkt. »*Ich bin mir nicht sicher*«, sagt er lediglich, »*ob alle Maler, die den abgeschlagenen Kopf des Holofernes malten, die Enthauptung mittels Säbel geübt haben.*«

Der Gast gibt sich nicht geschlagen. »Es geht mir nicht um das Anekdotische«, sagt er, »sondern um das, was der Künstler im Schaffensakt von seinem tiefsten Inneren ausdrückt.«

»*Es ist nicht meine Absicht, mich auszudrücken*«, korrigiert Balthus sogleich. Die Vorstellung, die Kunst sei für den Maler eine Art und Weise, sein Ich »auszudrücken«, hat ihn immer irritiert. Er lehnt den Gedanken ab, daß man ein Bild malt, um auf der Oberfläche der Leinwand eine Persönlichkeit zur Schau zu stellen. Wenn ich ihm zuweilen (ein wenig provozierend, ein wenig boshaft) entgegenhalte, daß sich in jedem beliebigen Bild von ihm unabdingbar seine *Persönlichkeit* manifestiert, zuckt er die Achseln. »*Wenn ein Werk nichts ausdrückt als den, der es gemacht hat, ist es der Mühe nicht wert!*«

»Wenn Sie nicht das Bedürfnis hätten, sich auszudrücken, wären Sie dann Maler?« fragt an jenem Abend der hartnäckige Bewunderer. Und Balthus: »*Die Welt auszudrücken, sie zu verstehen, das erscheint mir interessant. Sie auszudrücken mittels der Komposition, der Wahl der Farben, der Verwendung des Materials ...*«

Man spürt in solchen Momenten, daß Balthus der Sache überdrüssig ist, daß er das Thema wechseln möchte, daß es ihn langweilt, mit seinen Tischgenossen »Malerei zu reden«. Er wirft sich bereits vor, daß er sich zu sehr darauf eingelassen hat, ihnen zu antworten, ihnen zu folgen. Er verschließt sich wieder, zieht sich zurück.

Balthus ergibt sich lieber tätig der Malerei als »Malerei zu reden«.

La Partie de cartes (Das Kartenspiel)
1948-1950
Öl auf Leinwand
139,7 x 193,7 cm
Madrid, Stiftung Thyssen Bornemisza

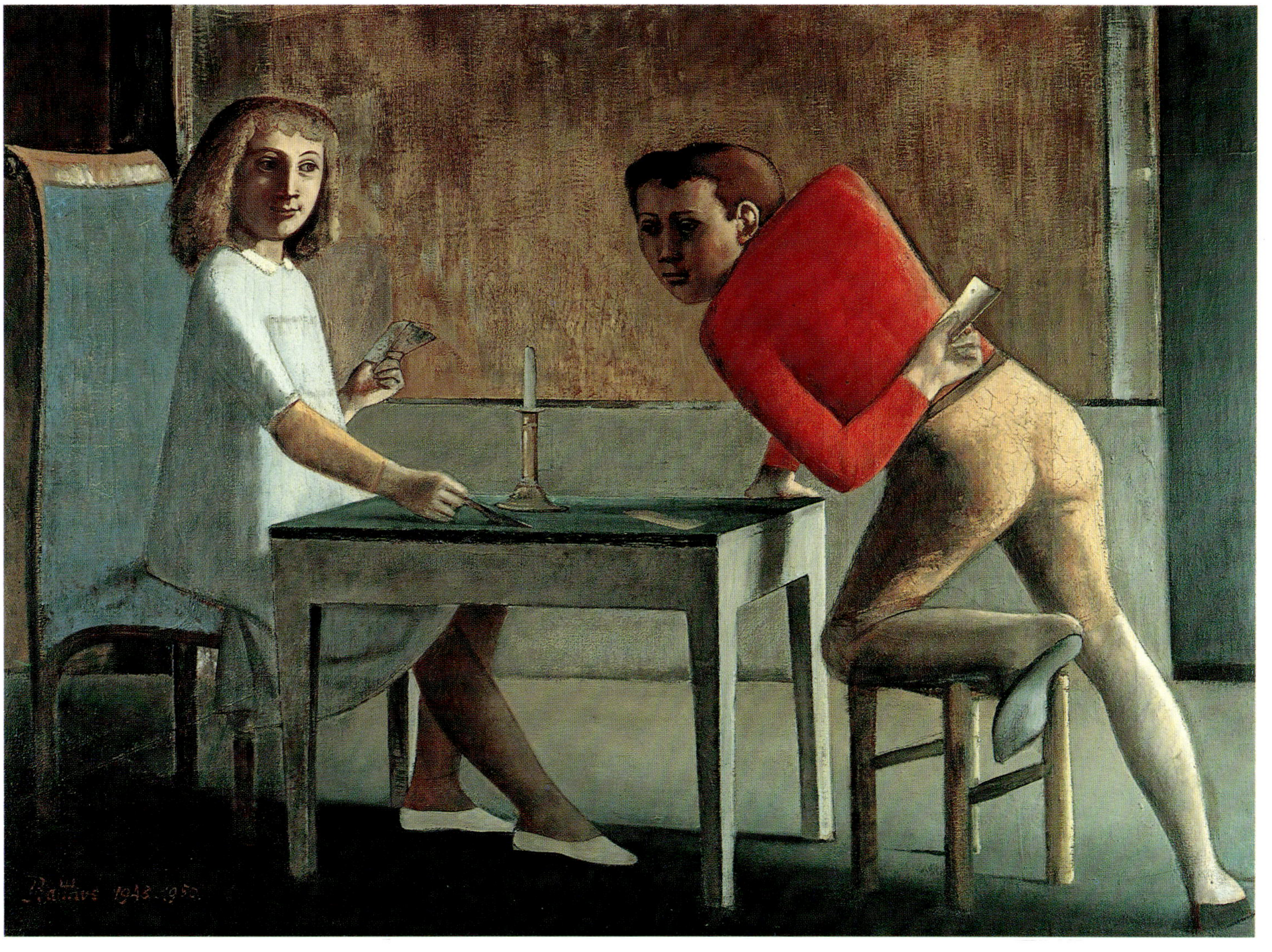

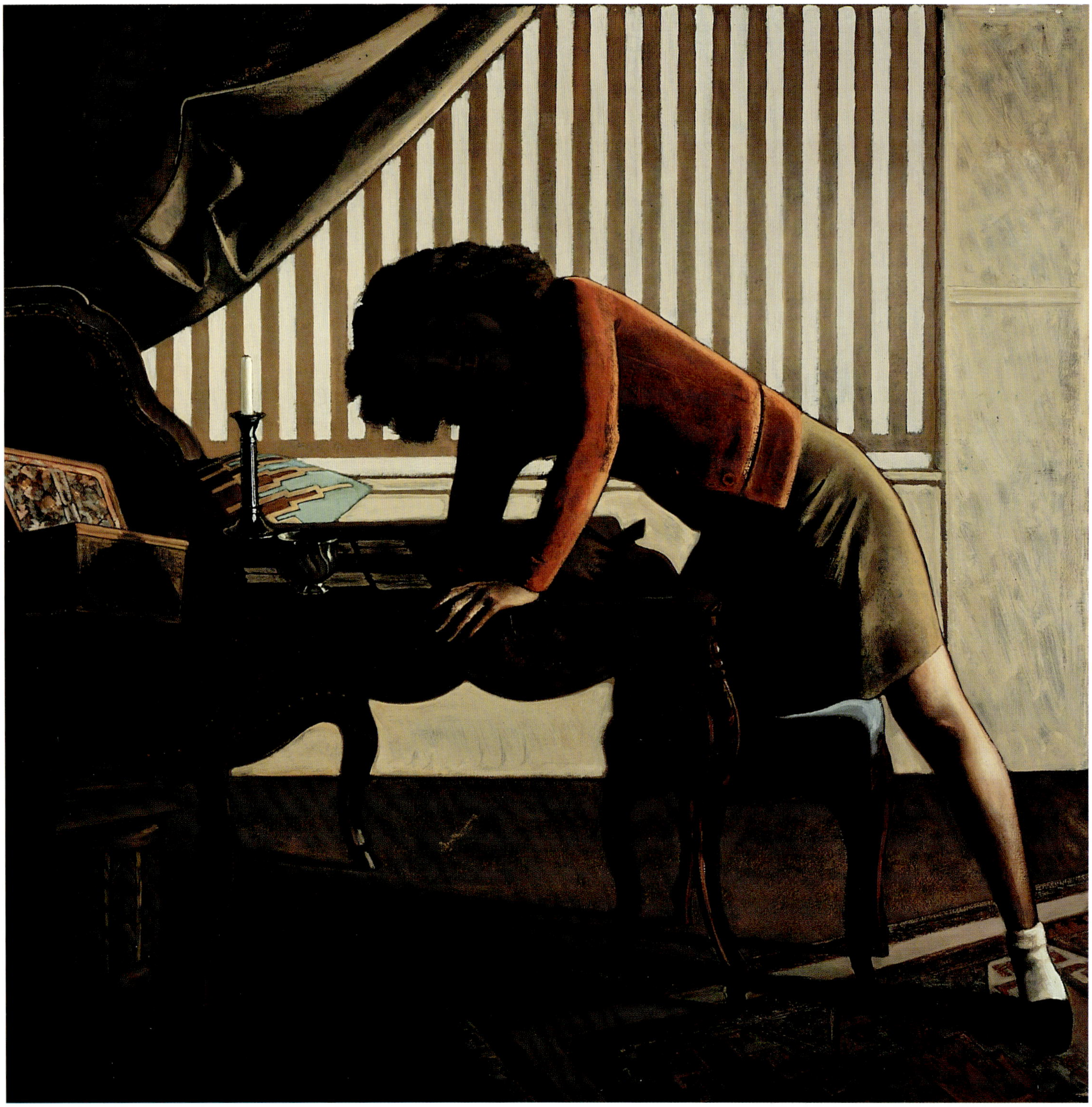

La Patience (Patience)
1943
Öl auf Leinwand
161 x 163,9 cm
Chicago, The Art Institute,
Sammlung Joseph Winterbotham

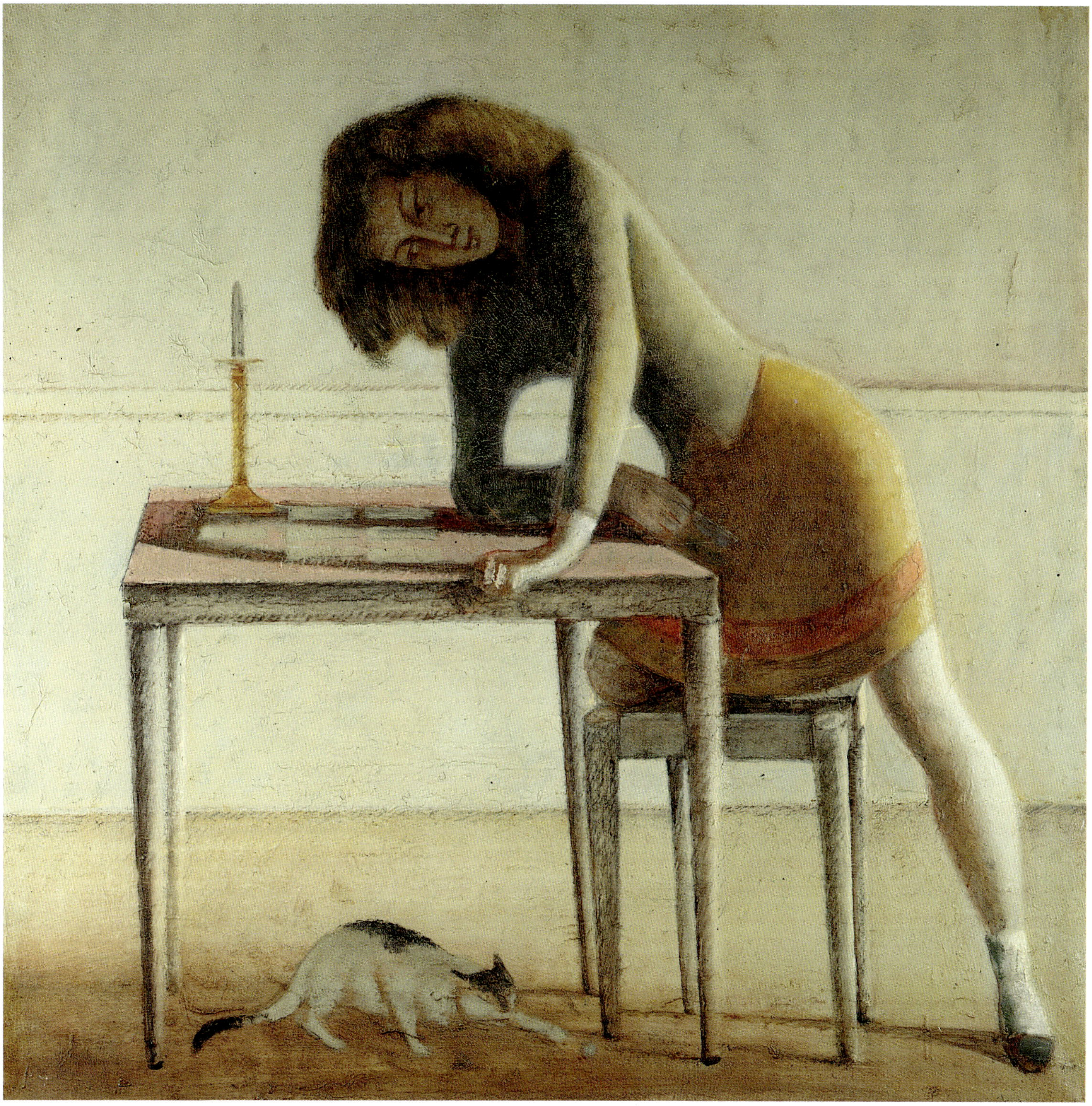

La Patience (Patience)
1954-1955
Öl auf Leinwand
90 x 88 cm
Privatsammlung

Vom Katzenkind zum König der Katzen

1922 vertraut Balthus im Alter von vierzehn Jahren einem Freund an: »*Ich möchte immer ein Kind bleiben.*« Das wird ihm gelingen, und er illustriert damit Baudelaires Gedanken: »*Genie, das ist die willentlich wiedergefundene Kindheit.*« Der große alte Herr von heute mit seinem Profil eines Sensenblattes, verstandesscharf und sarkastisch wie ein Weiser aus Asien, gestützt auf seinen Stock wie auch auf die Erfahrungen langer Jahre, hat sich die Ressourcen des kleinen Jungen bewahrt. Er hat tausend Jahre gelebt. Er hat die Frische von sieben Lebensjahren.

Das Kind Balthazar Klossowski de Rola beginnt seine Existenz, indem es sich unverfroren durch die Lücke eines Schaltjahres in die Welt einschleicht, und zwar am 29. Februar 1908 in Paris. Der »große Freund« Rilke wird es sich bis zu seinem Tod 1926 (als Baltusz, wie sich der Name im Polnischen schreibt, achtzehn Jahre alt wird) nicht nehmen lassen, seinem jungen Freund zum Ehrentag zu gratulieren bei »*öffentlicher Abwesenheit {seines} raren und diskreten Geburtstages*«. Rar und diskret, rar und verborgen, das wird Balthus, wie sein Geburtstag, immer bleiben.

Balthus ist Europäer, ohne sich dafür Mühe geben zu müssen. Ich schreibe das Ende 1992 in dem wunderbaren »Grand Chalet« von Rossinière mit seinen einhundertdreizehn Fenstern, dieser auf einem Berg auf Grund gelaufenen Karavelle, diesem Shinto-Tempel, dieser ein wenig größenwahnsinnigen Traumarchitektur, diesem bäuerlichen Palast, den sich 1754 ein Dorfvogt ausgedacht hat. Heute kommen die Freunde und Besucher, die von Balthus und Setsuko empfangen werden, aus allen Gegenden der Welt. Dieser gebürtige Europäer ist offen für den Osten, seit seiner Kindheit fasziniert von der asiatischen Malerei und der chinesischen Kultur, bis hin zu seiner Ehe mit einer Japanerin. Balthus spricht fließend Französisch, Englisch, Deutsch, Italienisch. Ein wenig Japanisch. Seine Kindheit stellt ihn inmitten einer Wegekreuzung der Kulturen. Ist das Milieu der Klossowskis *kosmopolitisch*? Das treffende Wort wäre: europäisch. Die Wirren der Geschichte sind Ursache dafür, daß Balthus' Vorfahren, die aus dem Bergmassiv der Tatra stammen, immer wieder die Nationalität wechseln. Die Revolte von 1830 mit ihren Schrecken verjagt die Rolas aus Warschau. Sie suchen in Westpreußen Zuflucht. Balthus ist stolz darauf, daß eine Rose und drei Sensenblätter sein Wappen zieren und daß seine Ahnen bodenständig waren. Der Großvater, der in Nachahmung Tolstojs seine Ländereien seinen Leibeigenen überließ, gehört zu seinen Lieblingsvorfahren. Die

Portrait Sheila Pickering
1935
Öl auf Leinwand
73 x 53 cm
Sammlung Maître Jean-Claude Binoche

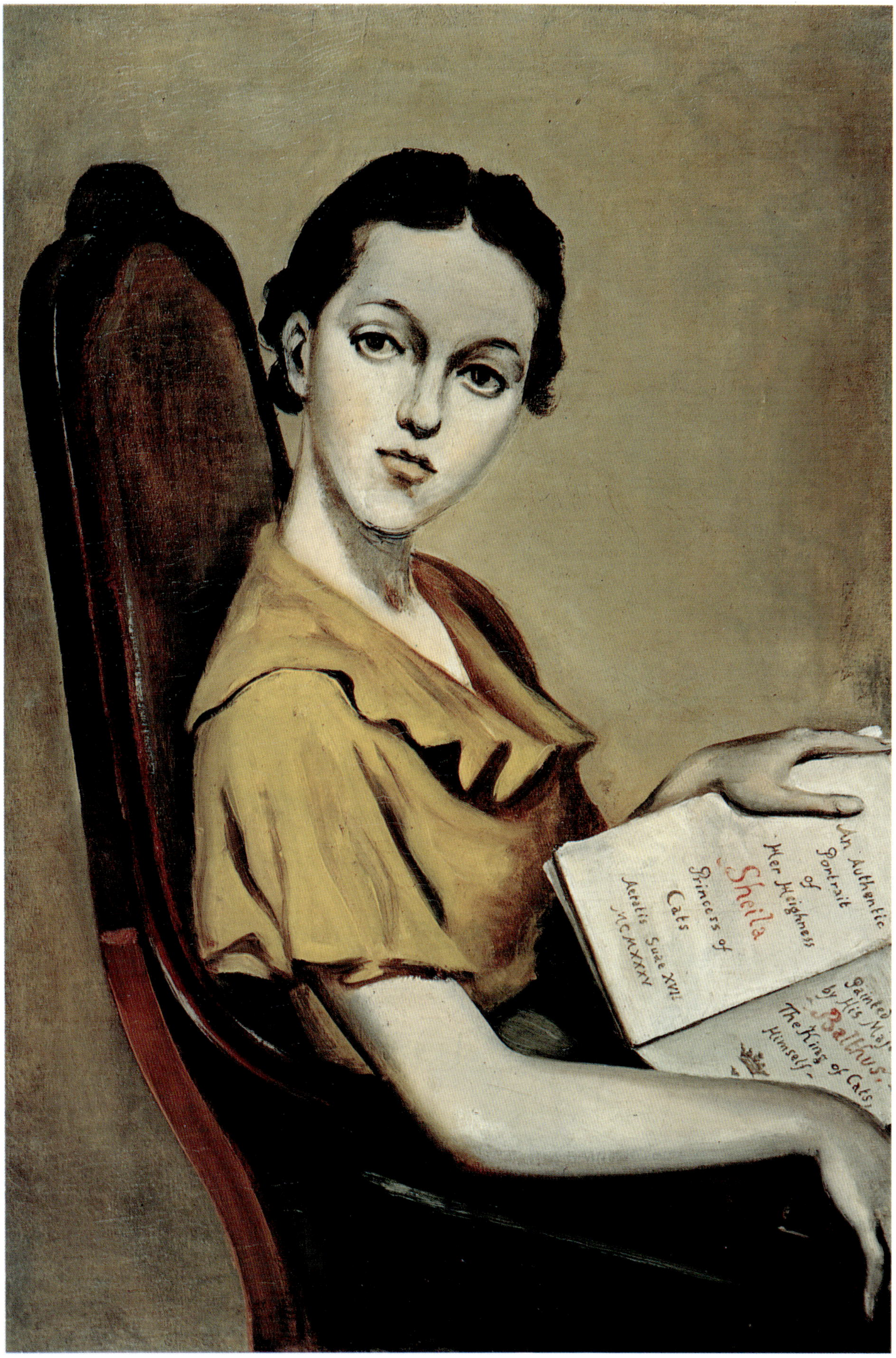
An Authentic
Portrait
of
Her Heighness
Sheila
Princess of
Cats
Aetatis Suae XVII
MCMXXXV
Painted
by His
Balthus.
The King of Cats,
Himself

Muschiks, entsetzt bei dem Gedanken, sie würden nun sich selbst (und der Willkür der Reichen) überlassen, baten ihn, sie nicht im Stich zu lassen und, wenn er schon nicht mehr ihr Herr sei, ihr Verteidiger zu bleiben. Um sie zu beruhigen, wurde Leonard Klossowski Advokat, und zwar im ostpreußischen Ragnit. Der Großvater mütterlicherseits verließ mit seiner Familie Kovelitz, in der Nähe von Minsk, um sich in Breslau niederzulassen. Der Großvater hat dreizehn Kinder, darunter der Maler Eugen Spiro (1874 bis 1972), der zunächst Freund und später Schwager von Balthus' Vater Erich Klossowski (1875–1946) wird; letzterer verläßt Schlesien im Jahr 1903, um in Paris eine Existenz zu gründen. Als Maler, Bühnenbildner, Kritiker und Kunsthistoriker knüpft er am Montparnasse rasch dauerhafte Freundschaften. Im *Dôme* begegnet er erneut Eugen Spiro, Wilhelm Uhde, Julius Meier-Graefe, Richard Muther, dem Herausgeber von *Die Kunst*, der großen Kunstzeitschrift, bei der sie alle Mitarbeiter sind. Pierre Bonnard und Matisse beugten sich liebevoll (und ziemlich verblüfft, so scheint es) über die Zeichnungen und Bilder des kleinen Balthazar. Unter den Vorfahren gibt es mehrere Maler. Seine Mutter Baladine zeichnet, malt, macht Pastellbilder. Man erzählt bei den Klossowskis, daß Bonnard eines Tages, als er ein neu aufgehängtes Bild von Baladine erblickte, plötzlich fragte: »Und wann habe ich das gemacht?« Erich Klossowski schreibt für Zeitschriften, veröffentlicht Bücher, darunter einen Essay über Daumier. Er ist einer der ersten, der die Bedeutung des Künstlers nicht nur als großer Karikaturist, sondern vor allem als großer Maler hervorhebt. Im *Dôme* und in der Wohnung der Klossowskis diskutieren Maler, Theoretiker, Schriftsteller, von Bonnard bis Maurice Denis, von Valéry bis Gide, von René Schickele, dem elsässischen deutschsprachigen Schriftsteller, bis hin zu Professor Strohl über Malerei und Literatur. Balthus erinnert sich noch an eine Reise mit seinen Eltern im Jahre 1913 (er war fünf Jahre alt). Erich Klossowski besuchte in Tholonet alte Freunde aus der Provence, nämlich den Vicomte de Lombardon und seinen Sohn Xavier. Dort treffen sie den alten Père Rey, einen benachbarten Bauern, Freund von Cézanne. »*Ich wußte nicht, wer Cézanne war*«, sagt Balthus. »*Doch während der zwei oder drei Tage, die wir in Tholonet verbrachten, wurde der Name Cézanne so oft und mit solch einem Ton der Hochachtung und Liebe wiederholt, daß er sich in mir festsetzte, wie ein Zauberwort, der Name einer großen Persönlichkeit ...*«

Später, so erinnert sich Balthus weiter, gab es einen Tag in Giverny, an dem Bonnard zum Bahnhof gekommen war, um die Klossowskis abzuholen. Bei der Rückkehr von einem langen ländlichen Spaziergang kündigt Marc Bonnard seinem Vater den Besuch eines Nachbarn an: Claude Monet möchte gern die neuesten Bilder seines Freundes sehen. Der kleine Balthus ist von dem schönen Bart des Besuchers schwer beeindruckt.

Der alte Balthus hatte sagen hören, daß seine Mutter vor ihm eine kleine Schwester erwartete, die sich dann als Pierre entpuppte, ein Junge. Die Klossowskis waren ein wenig zerstreut. Sie vergaßen, Pierre standesamtlich zu melden. Sie mußten eine Strafe von 200 Goldfranken bezahlen. Pierre wurde ebenfalls ein schöpferischer Mensch – Schriftsteller, Philosoph, Zeichner.

Die rauhen Winde und die Stürme der Geschichte sollten dieses Universum der Hochkultur und des Wissens erschüttern. »*Ich habe eine glückliche Kindheit gehabt*«, sagt Balthus (der oftmals wiederholt: »*Das beste*

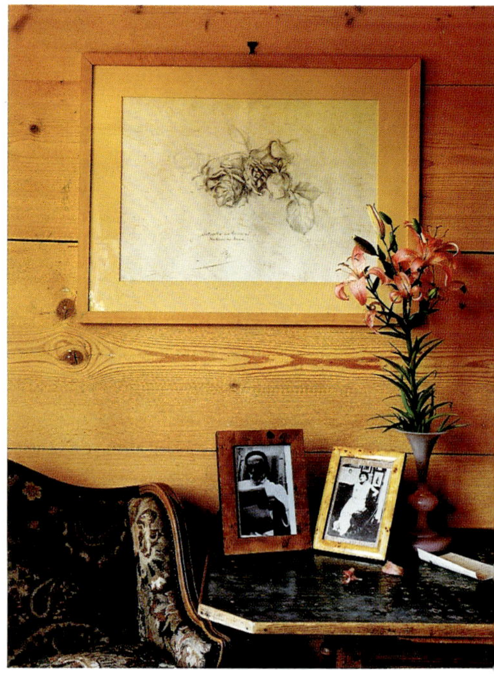

Im Grand Chalet, Rossinière; auf dem Tisch Portraits von Erich und Baladine Klossowski

Mittel, um nicht der eigenen Kindheit zu verfallen, ist, sie niemals verlassen zu haben.«).

Und dennoch, so setzt er hinzu, »*hat das europäische Unglück die Meinen schwer gezeichnet*«. Auf der russischen Seite der Familie markieren finstere Daten den Beginn des Jahrhunderts: 1905, 1914, 1917, 1920 ... Erich Klossowski gehört jener Gruppe von Menschen an, die man »citoyens déplacés« nennen könnte – Menschen, die aufgrund von Diplomatie, Kriegen, Grenzberichtigungen von einer Nationalität zur anderen wechseln müssen, den einen Morgen polnisch, anderentags deutsch, und plötzlich »feindliche Subjekte« sind. Dementsprechend müssen die Klossowskis 1914 Paris verlassen, und sie begeben sich nach Berlin. Alle Wertgegenstände von Erich und Baladine werden beschlagnahmt, wie es zur gleichen Zeit auch mit dem Besitz des großen Kunstliebhabers und -händlers D. H. Kahnweiler geschieht. Die Bilder, die Bücher, die Möbel des Ehepaars Klossowski werden versteigert. Bonnard kauft für seine Freunde einige Stücke, doch der größte Teil der Bilder, Bücher und Kunstgegenstände zerstreut sich hierhin und dorthin. »*Meine Eltern hatten Vorkehrungen getroffen*«, erzählt Balthus mit Humor (einem schwarzen oder grünen Humor). »*Sie hatten ihre Ersparnisse in Aktien der russischen Eisenbahnen angelegt. Das war, so sagte man, eine ausgezeichnete Anlage. Ich glaube, daß das Urteilsvermögen meines Vaters in Kunstdingen solider war als sein Urteilsvermögen in finanziellen und wirtschaftlichen Fragen.*« Mit Schreiben und Zeichnen verdient Erich Klossowski in Deutschland den Lebensunterhalt – vornehmlich macht er Bühnenbilder für das Lessingtheater, das unter Leitung von Viktor Barnowsky steht. (Zehn Jahre später wird dieser bei Balthus das Bühnenbild und die Kostüme für seine Pariser Inszenierung von *Wie es euch gefällt* in Auftrag geben.)

Das Leben während des Krieges in Berlin ist schwer, und das psychologisch um so mehr, als weder Erich noch Baladine sich von den Giftdünsten der »Gerüchteküche« anstecken lassen. Das, was Remy de Gourmont »Spielzeugpatriotismus« genannt hat, interessiert sie wenig. Erich Klossowski wird in den Augen der Regierungen oft ein verdächtiges Subjekt sein: Ist dieser polnische Patriot nicht in die ständigen Komplotte, in den Untergrundkampf für die Unabhängigkeit Polens verstrickt?

1917 trennt sich Baladine Klossowski von ihrem Ehemann. Sie nimmt ihre beiden Kinder, Pierre und Balthus, mit in die Schweiz, wo sie zunächst in Bern und später in Genf leben, »einer Oase des Friedens«. Die Kinder werden in der Ecole Inter, Route des Chênes, eingeschrieben, und mit Beginn der siebten Klasse tritt Balthus in das Collège Calvin ein. 1921 verläßt Baladine die Schweiz wieder, um in Berlin bei der Familie ihres Bruders Eugen zu leben, ehe sie 1923 in die Schweiz zurückkehrt. Das materielle Auskommen ist für Baladine nicht leicht. In Berlin versucht Balthus vergebens, in die Staatliche Akademie des Kunstgewerbemuseums aufgenommen zu werden. Dem Nationaltheater von München bietet er Bühnenbildmodelle an, jedoch ebenfalls ohne Erfolg. Doch das Wichtigste in dieser Epoche ereignet sich, als ein neuer Freund in das Leben Baladines und der beiden Kleinen tritt. Im Juli 1919 hat die Vorhersehung bestimmt, daß Rainer Maria Rilke sie in Genf besucht.

Es kommt vor, daß zu große Liebe, daß fehlgeleitete Liebe blind macht. Doch die Liebe kann auch sehend machen. Die Empfindung, die »René« zu ihr, der er den Namen Merline gibt, hindrängt, gilt auch ihren Kindern, die er mit demselben hellsichtigen und liebevollen Blick betrachtet. Rilke wird sich mit besonderer Aufmerksamkeit der Entwicklung des Jüngeren widmen. In dem Moment, als der Dichter die Bekanntschaft des Jungen macht, dessen Namen er Baltusz schreibt, ist dieser in einem Alter, in dem die Knospen aufspringen und die Fortschritte am »spektakulärsten« sind. Rilkes Briefe an das Kind sind in ihrem treffenden Ton ein Wunder. Rilke macht die Überlegenheit des Alters nicht geltend, er vermeidet durchweg die Herablassung oder das Sich-dumm-Stellen des Erwachsenen, der sich über ein Kind »beugt«. Er spricht mit Baltusz als Ebenbürtigem. Er erklärt im Dezember 1920, daß es keinen guten »erzieherischen« Grund gibt, sich mit Lobliedern zurückzuhalten, wenn ein Kind sie verdient. »*Es ist eher statthaft, eine Mißbilligung zu verbergen*«, schreibt er, »*als die Freude zu unterdrücken, die man empfindet, wenn man jemandem anerkennende Zufriedenheit bezeigt.*«

In Beatenberg, einem Bergdorf oberhalb des Thuner Sees, wo Baladine und die Kinder die schöne Jahreszeit verbringen, liest Balthus ein Buch über China und die chinesische Malerei, das bei ihm eine bleibende Prägung hinterläßt. Die Lektüre erweckt in ihm eine Leidenschaft für alles Chinesische, für dieses China, dessen Berge und Seen verglichen mit den Schweizer Alpen ihm nicht fremder erscheinen als Wang Wei im Vergleich zu Dürer. Im Verlauf weiterer Lektüre entdeckt Balthus Chuang-tzu, das Werk und das (in Legenden überlieferte) Leben des taoistischen Meisters. Das Kind ist beinahe dreizehn Jahre alt – man sollte lieber sagen: ist erst knapp dreizehn Jahre alt –, als Rilke entdeckt, was er in seinen Briefen die »*Zeichnungen, mit denen Sie spontan Ihre Erinnerungen an den chinesischen Roman ausgestattet haben*« nennt. Rilke ist der Auffassung, daß Baltusz sich dort mit recht tiefgehenden »*Kunstinstinkten*« begabt zeigt: »*Die Erfindung ist bezaubernd und von einer Leichtigkeit, die vom Reichtum unserer inneren Vision Zeugnis ablegt.*« Rilke spürt, weiß und sagt, daß die Malerei die Berufung seines jungen Freundes ist, während die Schule ihm eine »*erzwungene, beflissene und befohlene Aufmerksamkeit*« abverlangt. (Er ermahnt ihn dementsprechend, sich auf einen »Kompromiß« einzulassen und seine Prüfungen abzulegen, um anschließend frei zu sein, um das tun zu können, was er liebt.)

Ich habe Balthus einmal gefragt: »Was hatte es mit diesem chinesischen Roman auf sich?« Er sagte, Rilke habe sein erstes »chinesisches« Unterfangen mit einer Geschichte verwechselt, die er ein wenig später erfand. Was er zunächst in einer Reihe von Zeichnungen, einer Art von Comic strip, illustriert hatte, war in Wirklichkeit Chuang-tzu selbst. Eine Stelle hatte den jungen Baltusz besonders beeindruckt, nämlich die Passage, in der nach dem Tod der Frau des Meisters dessen Schüler, Huei-tzu, kommt, um ihm sein Beileid auszudrücken. Er trifft den Meister beim Tanz an, wobei er den Takt auf eine Schüssel schlägt. Der Besucher ist erstaunt. Ist das eine Art, seine Trauer zu bekunden? Chuang antwortet, daß er im ersten Augenblick von dem Todesfall betroffen gewesen sei. Doch bei genauerem Nachdenken habe er gedacht, daß es zu Beginn des Lebens kein Leben gebe, sondern nur »*irgend etwas Flüchtiges und Ungreifbares, das sich in Atem verwandelt, der Atem verwandelt sich in Form, die Form in Leben und hier, jetzt verwandelt sich das Leben in den Tod. Das Ganze ähnelt der Abfolge der vier Jahreszeiten. Wenn ich lauthals schluchzend gewehklagt hätte, dann wäre nur deutlich geworden, daß ich den Lauf des Geschicks nicht verstehe.*«

Doch zur gleichen Zeit, da er einen der Väter des Taoismus liest, erfindet der Junge tatsächlich einen »chinesischen Roman«, einen phantastischen Roman in orientalischer Manier. Rilke liest ihn und sagt, er sei »bezaubert«. Er war »*vor allem erstaunt angesichts des allgemeinen Aufbaus und der souveränen Verfügung über jedes Bild. Welch ein Reichtum an spontaner Vision! Die schmalen Augen der Frau zum Beispiel, welchen Schrecken drücken sie aus im Augenblick der Auferstehung des Gatten, als sich der Sarg öffnet und die Axt der perfiden Hand entfällt! Und dergleichen Dinge mehr!*« Balthus erinnert sich nicht mehr an die Peripetien seines »Romans« vom Dezember 1920. Doch man ahnt, daß die Erfindung schreckenerregend gewesen sein muß, ein wenig morbid.

Er war doch immerhin einzigartig, dieser kleine Junge, der Schreckensgeschichten erzählte und Lust hatte, die Weisheitslehren eines Chinesen von vor 2300 Jahren zu illustrieren, eines Dichter-Philosophen, der lehrte, daß man sich dem Lauf des Geschicks ergeben solle, den Tod zu akzeptieren habe wie man das Leben akzeptiert, zu akzeptieren, daß man alles verliert, wie man akzeptiert, daß man alles empfängt.

Der erste Verlust, dem sich das Kind stellen muß, ist der von Mitsou, dem geliebten Kater, adoptiert in Nyon, mitgenommen nach Genf, zahm, gehätschelt, verwöhnt, innig geliebt. Mitsou ist genauso abenteuerlustig und unfolgsam wie sein Freund und Herrchen. Eines schönen finsteren Tages verschwindet er – und kommt nicht wieder. Auf immer verloren.

Anders als Chuang-tzu überwindet Baltusz seinen Kummer nicht, indem er tanzt und den Takt schlägt, sondern indem er zeichnet. Vierzig Bilder: das Leben, die Tage, die Spiele, die Freuden Mitsous. Vierzig Tuschzeichnungen, mit starkem, »primitivem« Strich, im Geiste archaischer Holzschnitte oder des zeitgenössischen Stechers Franz Masereel, ein expressiver und sparsamer Strich. Das letzte Bild: ein Kind, das schwarze Tränen weint, schwarz wie sein Kummer.

Rilke läßt sich von Baltusz' »Bildern« bezaubern. Er beschließt, man solle ein Buch daraus machen. Für dieses Buch wird er sich in einen Literaturagenten verwandeln, in einen Propagandisten, Vorwortschreiber und gesetzlichen Vertreter des Autors, der als Minderjähriger keinen Vertrag unterzeichnen darf. Rilke wird an seinem Vorwort arbeiten, was sogar so weit geht, daß er Charles Vildrac darum bittet, sein Französisch zu verbessern (diese Zusammenarbeit soll allerdings eine Enttäuschung werden, denn Vildrac macht sich anheischig, Passagen des Originaltextes durch Platitüden zu ersetzen). Balthus ist fasziniert, sich als Gegenstand eines Vorwortes von Rilke zu sehen. Als Baladine in Genf eines Abends aus dem Theater kommt, wo sie *Hamlet* in einer Inszenierung von Georges Pitoëff, der auch den Titelhelden spielt, gesehen hat, findet sie zu Hause den kleinen Jungen vor, der sich weigert zu schlafen, um immer wieder den Text des Dichters über die Zeichnungen des Kindes zu lesen.

Daß ausgerechnet *Mitsou* Balthus' erstes Buch wird, ist nur das erste Zeichen der Schutzherrschaft dieser Katze, die Balthus zu seiner Begleiterin und seinem Emblem machen wird. »*Wer kennt die Katzen?*« fragt Rilke in seinem Vorwort. »*Ich gestehe, daß ihre Existenz für mich immer nur eine einigermaßen gewagte Hypothese gewesen ist.*« Rilke kann ebensowenig wie wir an der Existenz seines jungen Freundes Baltusz zweifeln. Gleichwohl tut er zuweilen so, als ziehe er sie in Zweifel, nur um am Schluß seiner Einführung zu bekräftigen: »*Beruhigen Sie sich. Baltusz existiert. Es gibt keine Katzen.*«

Es gibt Katzen. Zum Beispiel: Balthus.

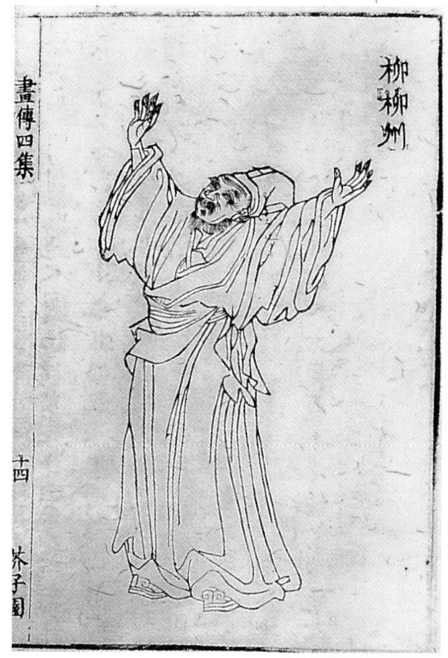

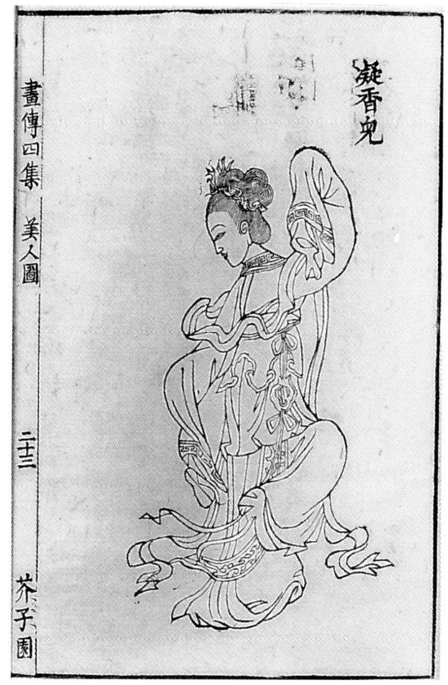

Volkstümliche Figuren aus chinesischen Märchen des 19. Jahrhunderts

Von seinen Freunden, den Katzen, von Mitsou, dem auf immer verlorenen Kater, bis hin zu der Katze Minot, die im Château de Muzot Rilke Gesellschaft leistet und in den Winternächten gefährliche Sprünge von einem Pflaumenbaum zum Balkon des Dichters unternimmt, mit allen seinen Katzenbrüdern teilt Baltusz zuweilen die spielerische und ein wenig dämonische Perversität. Das Baby der Freunde, mit denen sie die Wohnung teilen, und das kleine deutsche Dienstmädchen bekommen die spielerische Boshaftigkeit von Baltusz und Pierre zu spüren. »*Baltusz*«, schreibt Baladine im April 1921 an Rilke, »*ist der Teufel des Babyzimmers. Sie können sich nicht vorstellen, was er alles erfindet, um den armen kleinen Jungen aufzuregen, der ihn, den er zugleich liebt und fürchtet, entsetzt ansieht. Der Kleine ist sehr, sehr lieb und ähnelt mit seinen schönen und schwarzen Augen einem römischen Putto. Der Kleine schläft bei seinem jungen Kindermädchen vom Tegernsee. Sie hat die außerordentliche Gabe, während des Schlafes ständig* und zusammenhängend *zu reden. Und denken Sie nur, mein Lieber, die beiden Buben haben das herausgefunden und betreten das Zimmer, um sich mit einer Art Wonne anzuhören, was das Mädchen im Traum sagt. Es ist für sie ein Spiel geworden, und neulich, abends, als ich sehr spät nach Hause kam, habe ich sie im Nachthemd vorgefunden, sie waren noch auf und haben jedes Wort, das sie vernahmen, notiert – sie treffen regelrechte Verabredungen, und während des Tages sprechen sie bereits von dieser nächtlichen Vergnügung. H..., der gestern abend hier war und dem sie alles erzählt haben, blieb der Mund offenstehen, und er hat zu mir gesagt: »Ich weiß nicht, wie ich das finden soll, Ihre Kinder sind so unwahrscheinlich und irreal.*«

Man wird sich später fragen, ob Balthus »surrealistisch« ist oder nicht. Gewiß ist auf alle Fälle, daß das Kind Baltusz »*unwahrscheinlich und irreal*« ist.

Balthus hat niemals zu verbergen gesucht, welcher Familie er ursprünglich angehört. Von *Mitsou* bis hin zum (Selbst-)Portrait des *Roi des Chats* [König der Katzen] aus dem Jahr 1935 und zum Aushängeschild *Le Chat de la Méditerranée* von 1949 hat Balthus sich beständig auf seine Katzennatur berufen. Von Kindheit an ist er Katze. Die kleinen Katzen gehen nicht zur Schule. Ihre Eltern bringen ihnen das Wesentliche bei, das Jagen, das Nachdenken, das Laufen, das Sichrecken. Der Vater der kleinen Katze Balthus, Maler und Kunsthistoriker, seine Mutter, Malerin, die Malerfreunde der Familie, bringen dem Kätzchen alle der Reihe nach das Ihre bei. Die Katzen sind Autodidakten. Sie schreiben sich nicht an der Ecole des beaux-arts ein. Sie studieren, sie beobachten, sie lernen, sie experimentieren ganz auf sich allein gestellt. Der junge Balthus wird in den Louvre und nach Italien gehen, um zu kopieren. Er wird überall lernen. Er wird immer lernen. Die Katzen verstehen sich darauf, ihre Spuren zu verwischen. Balthus lernt von den Meistern, er macht sich zu eigen, was ihn nährt. Er respektiert die Tradition, verabscheut jedoch die Konvention. Er läßt sich von den großen Vorbildern inspirieren, doch er läßt sich weder auf Abklatsch noch auf Imitation ein. Katzen kommen nicht, wenn man sie ruft, sondern wann es ihnen gefällt. Katzen gehen nicht, wohin man sie zu gehen heißt, sondern wohin sie Lust haben. Katzen gehorchen keinen Befehlen, sie hören sie nicht einmal. Balthus lauscht nicht den Sirenen der Epoche. Die Gemeinplätze meidet er. Er gehorcht nur Befehlen, die er sich selbst gibt. Oberflächliche Menschen finden Katzen geheimnisvoll, weil sie diskret sind, verschwiegen, wenig mitteilsam. Balthus gehört als junger Mann der Katzen-

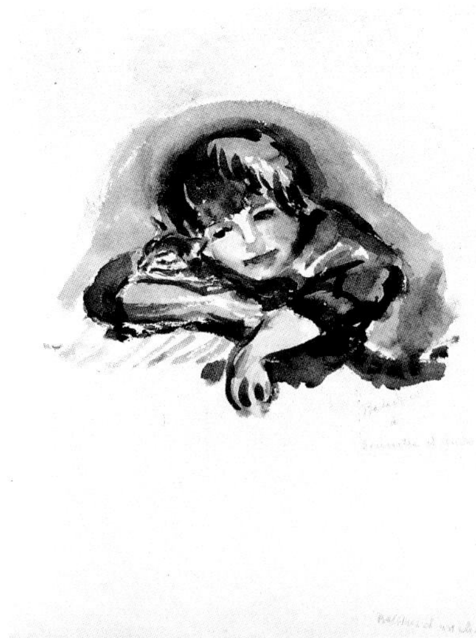

Baladine Klossowska
Balthus und seine Katze
1916
Gouache und Aquarell auf Papier
32 x 25 cm
Paris, Privatsammlung

Le Roi des chats
(Der König der Katzen)
1935
Öl auf Leinwand
71 x 48 cm
Privatsammlung

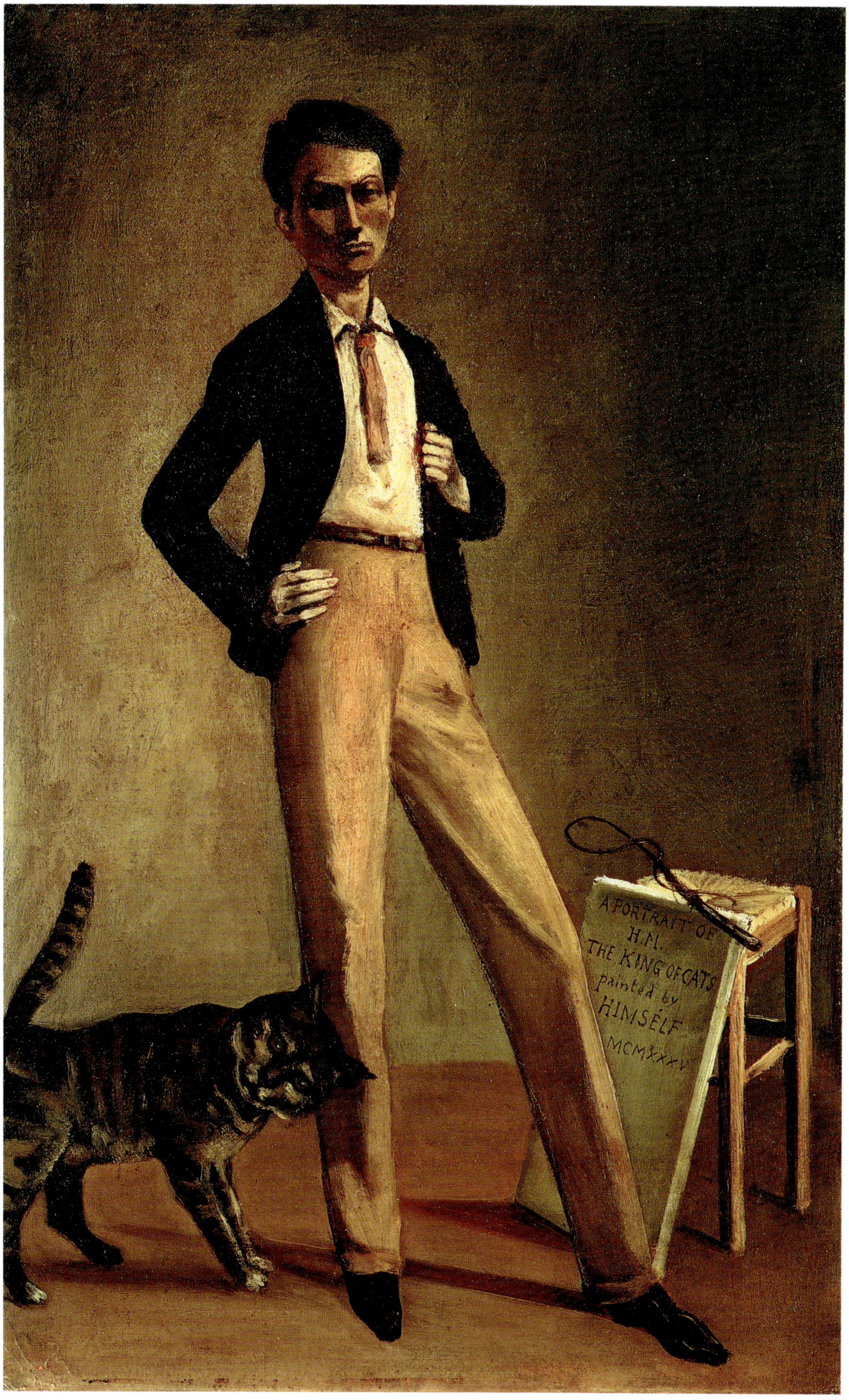
A PORTRAIT OF
H.M.
THE KING OF CATS
painted by
HIMSELF
MCMXXXV

rasse an, die instinktiv den englischen Lehrsatz befolgt *Never explain, never complain*. Er versteht sich darauf, brillant zu sein, doch selbst in der Brillanz bleibt er reserviert, scheu verstohlen, von höflicher Offenheit und hermetischer Verschlossenheit. Junge Katzen sind sehr schnell im Vollbesitz ihrer Möglichkeiten. Balthus beschließt im Alter von fünfzehn Jahren (und vielleicht schon früher), daß er Maler sein wird. Zehn Jahre später hat er bereits ein Œuvre gemalt, und seine erste Ausstellung ist die eines jungen Meisters, ähnlich der Katze von Kipling in *The cat that walked by himself* (Die Katze geht ihre eigenen Wege). Katzen beunruhigen naive Menschen, denn sie erwecken oft den Eindruck, daß sie sich über Leute lustig machen, ohne daß man es beweisen könnte. Törichte Menschen halten sie für Heuchler, denn sie haben das Gefühl, daß die Katzen Ideen im Kopf haben, die sie für sich behalten. »*Die Katzen wissen etwas, das wir nicht wissen*«, hat der amerikanische Humorist James Thurber gesagt. Und das ärgert manche Leute. Oft gibt es in Balthus' Auge eine stille Ironie, und manchmal in seinen Äußerungen grimmige Funken: Er hat das Schweigen der Katzen und teilt ihre Krallenhiebe aus. »*Matisse vereinfacht, ja: zu sehr. Mir ist Tintin lieber. Das ist auch schlicht, aber es ist amüsanter.*« Die Katzen kennen keine Familiennamen. Sie rufen alle ihre Freunde beim Vornamen. Balthus lebt die Freundschaft, ohne sich um die Zeit zu sorgen, er spricht von Abwesenden wie von Lebenden immer im Präsens, von Alberto oder von Albert, von Gaétan oder von François, von Jean oder von André. Die Katzen, die von den Verhaltensforschern in Dominierende und Dominierte eingeteilt werden, die Katzen sind das, was die Leute Snobs nennen. Zu Recht, denn die Katzen sind stolz auf ihre Abstammung von den Katzenfürsten des Orients, von den Gottkatzen Ägyptens, von den Katzenmumien, deren Nekropolen an die Gräber der Pharaonen grenzen. Wie sie ist Balthus ein Snob. Er sagt: »*Ich bin feudal.*« Das ist er vielleicht, aber dieser Feudalherr hat keine Vasallen, er hat nur erwählte Freunde, ausgesuchte Gesellschaft. Katzen sind zuweilen grausam, doch sie sind niemals vulgär. Balthus ist zuweilen sarkastisch, jedoch immer fürstlich, und zumeist ein gutmütiger Fürst. Katzen sind versonnen, von Natur aus elegant und delikat anspruchsvoll. Balthus' Bilder vermitteln immer das Gefühl äußerster Konzentration, langen stillen Nachdenkens. Er malt, lebt, richtet sich ein, kleidet sich mit aufmerksamem und zerstreutem Raffinement. Er verlangt von anderen wie von sich selbst das Beste.

Und wenn sich dieser höchst bescheidene große Hochmütige zum *Roi des chats* krönt, dann konstatiert er nur, was alle Katzen, denen er begegnet sein mag, seit jeher wissen: Balthus ist unser Herrscher, und wie alle wahren Monarchen ist er einfach einer von ihnen, der Primus inter pares.

Man weiß, daß Balthus »wenig produziert«, daß er oft Jahre mit einem Bild verbringt, daß er ein Werk lange in seinem Atelier behält, ehe er die Zustimmung gibt, sich davon zu trennen. Man geht fehl, glaube ich, wenn man sich vorstellt, daß der Maler während dieser Zeit ständig an dem *work in progress* arbeitet. Geduld bei den Skizzen, den Studien, den Zeichnungen, sicherlich. Doch auch, doch vor allem die Arbeit der Zeit, der Stille, der ruhigen Kontemplation, der versonnenen Träumerei. Die Themen, die er gewählt hat, das Bild, das er in Angriff genommen hat, Balthus läßt sie in sich reifen, läßt sich von ihnen durchdringen, läßt sich sanft von ihnen einnehmen.

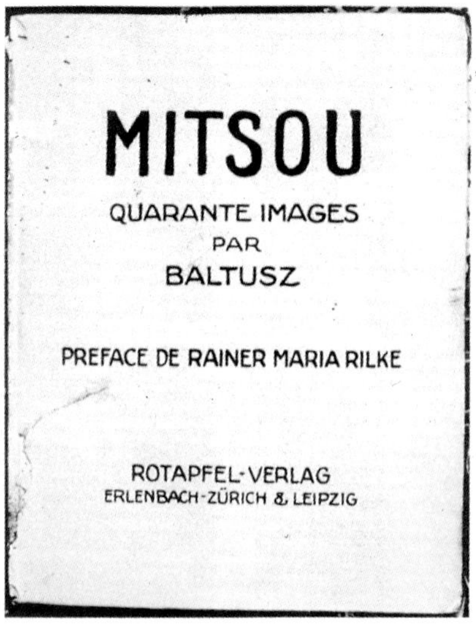

Erstausgabe von *Mitsou* (Umschlag)

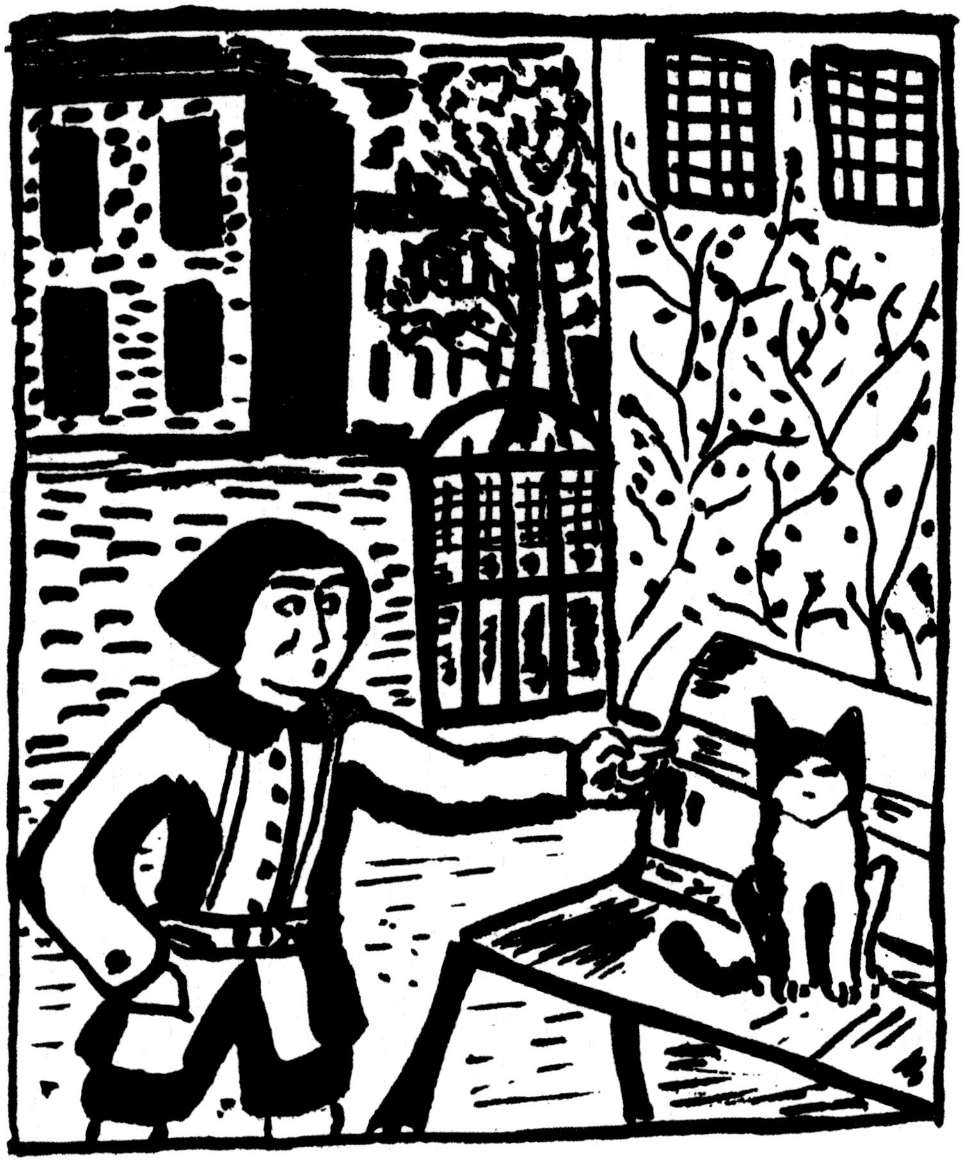

Die erste Illustration in *Mitsou*

Balthus *kontempliert*. Die Zeichnung ist eine Etappe seiner Kontemplation, doch diese beginnt schon, noch ehe ein einziger Strich gezeichnet ist, wenn das Vorhaben des Bildes gerade eben in seinem Geist Gestalt anzunehmen beginnt.

Wenn er von seiner Entdeckung der chinesischen Malerei in jungen Jahren spricht, betont er, wie verblüfft er war von der Ähnlichkeit zwischen der Berglandschaft, die er vom Fenster aus entdeckte, und den Reproduktionen des Genres *Bäume und Felsen* der Dynastien Tang oder Sung. »*Ich hatte vor mir*«, so sagt er, »*die Bäume, die Felsen, die Berge, den Schnee, den Himmel, und ich entdeckte, daß die Chinesen dieselbe Vision von der Natur hatten. Ich habe seitdem nicht aufgehört, mich für die Kunst des Fernen Ostens zu interessieren, China, Japan. Mir ist dann bewußt geworden, daß es zwischen deren Malerei und der sienesischen Malerei keinen Gegensatz gibt, sondern eine tiefe Übereinstimmung.*«

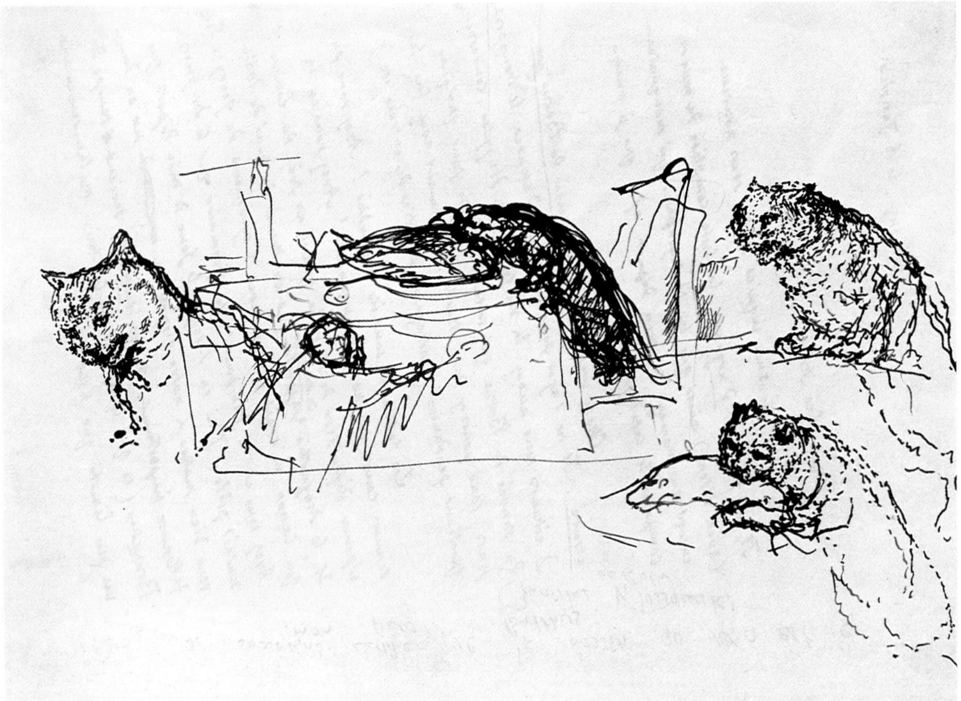

Katzenstudien
1946
Tusche auf Papier
20,8 x 29,4 cm
Privatsammlung

»Der chinesische Maler« so sagt Balthus des weiteren, *»ist weniger darauf aus, ›darzustellen‹ als vielmehr sich mit der Natur zu identifizieren, mit den Wesen und den Gegenständen der Natur.«*

Ich bringe Balthus jenen Satz des chinesischen Malers Shih-t'ao (1630 – ca. 1704) aus seinem Traktat über die Malerei in Erinnerung: *»Wenn die Landschaft aus mir geboren wird und ich aus der Landschaft, dann beauftragt sie mich, für sie zu sprechen.«*

»Er hat völlig recht«, sagt Balthus. *»Von sich sprechen, für sich? Es ist lohnender, für die Landschaft zu sprechen, sie sprechen zu lassen ...«*

Le Chat de la Méditerranée (Die Katze des Mittelmeeres)
1949
Öl auf Leinwand
127 x 185 cm
Privatsammlung

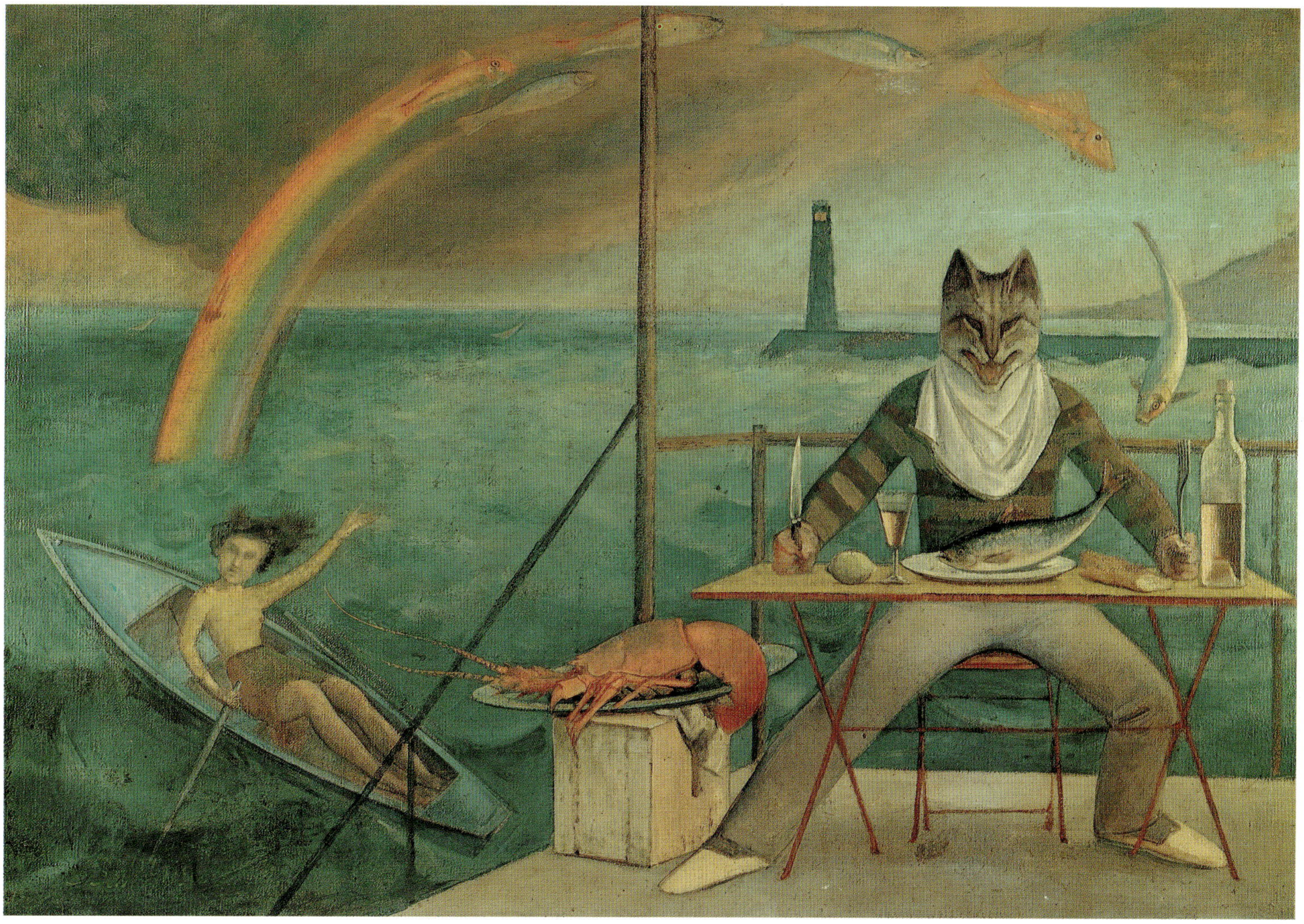

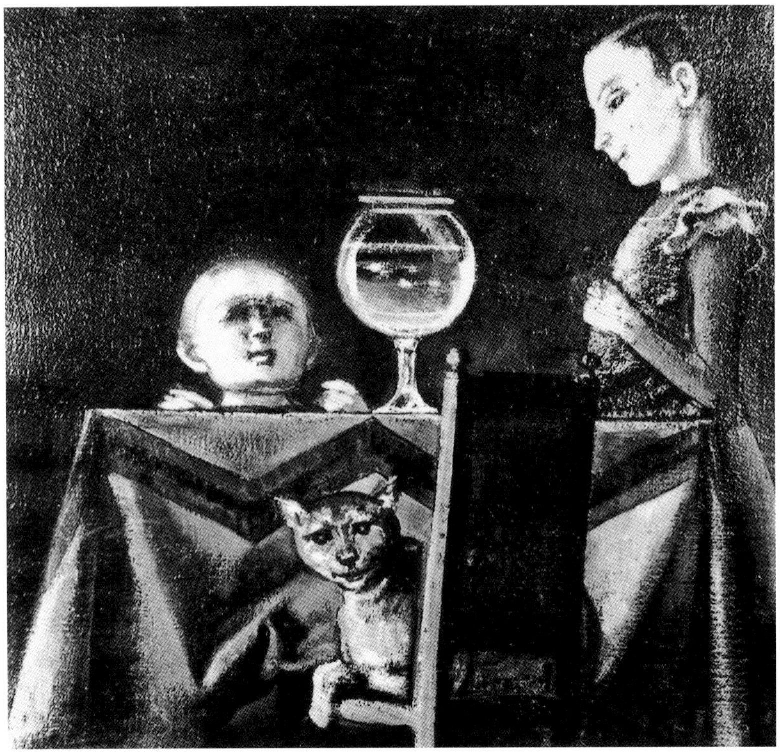

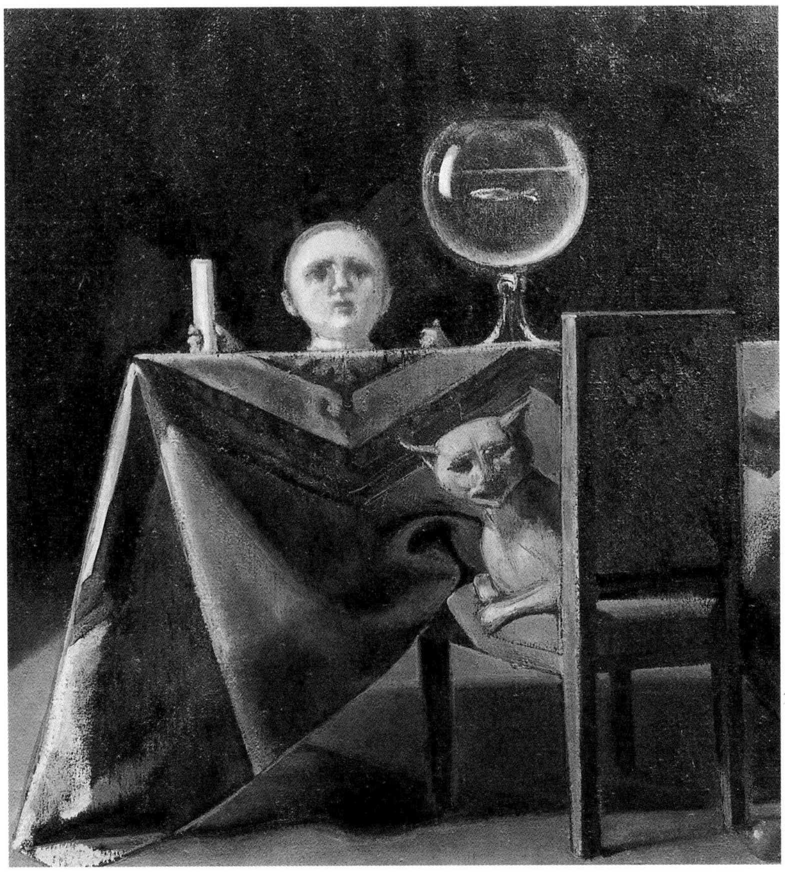

Les Poissons rouges (Die Goldfische)
1948
Öl auf Leinwand
60,5 x 63 cm
Privatsammlung

Le Poisson rouge (Der Goldfisch)
1948
Öl auf Leinwand
82 x 84 cm
Privatsammlung

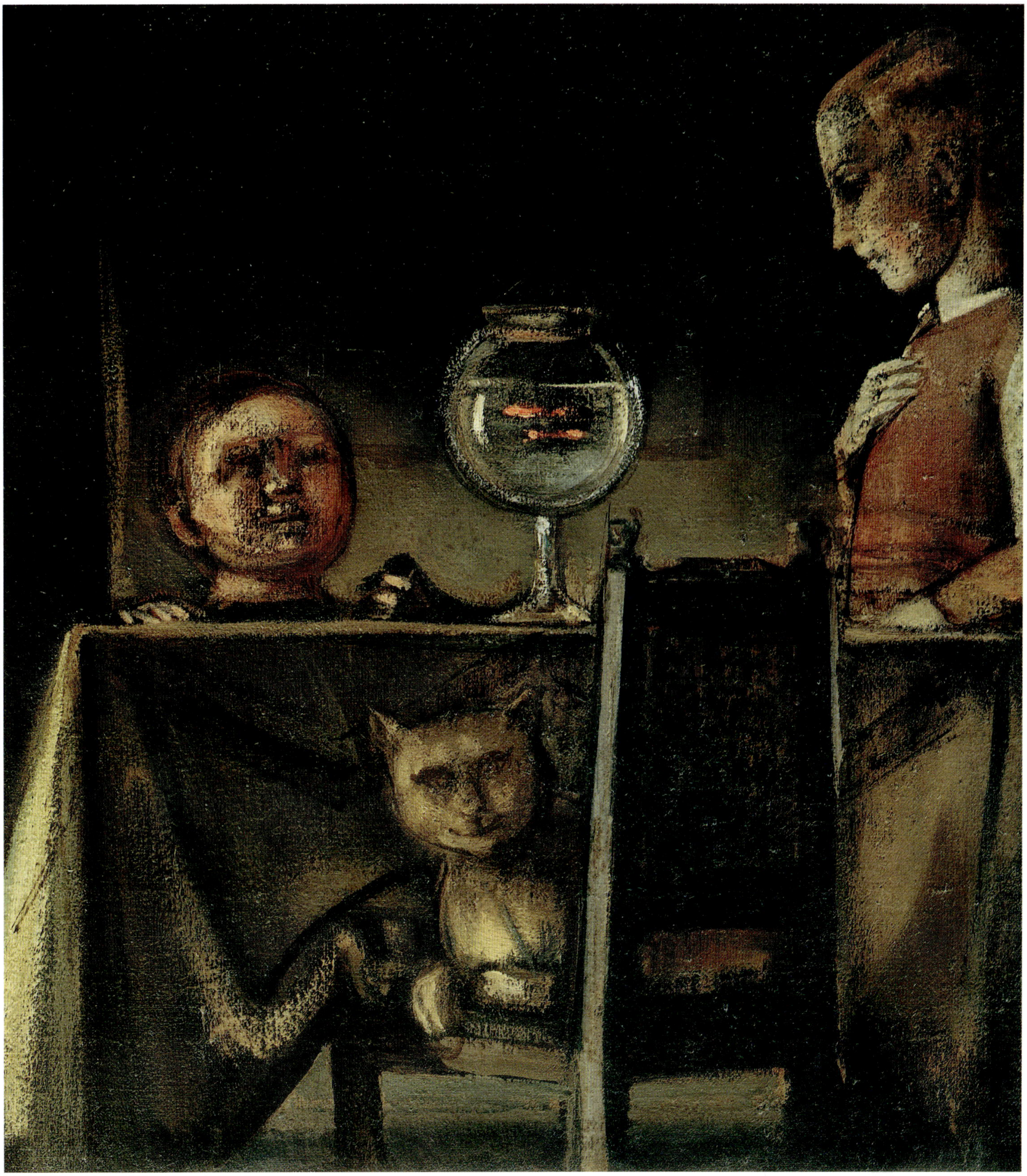

Les Poissons rouges (Die Goldfische)
1948
Öl auf Leinwand
62,2 x 55,9 cm
Privatsammlung

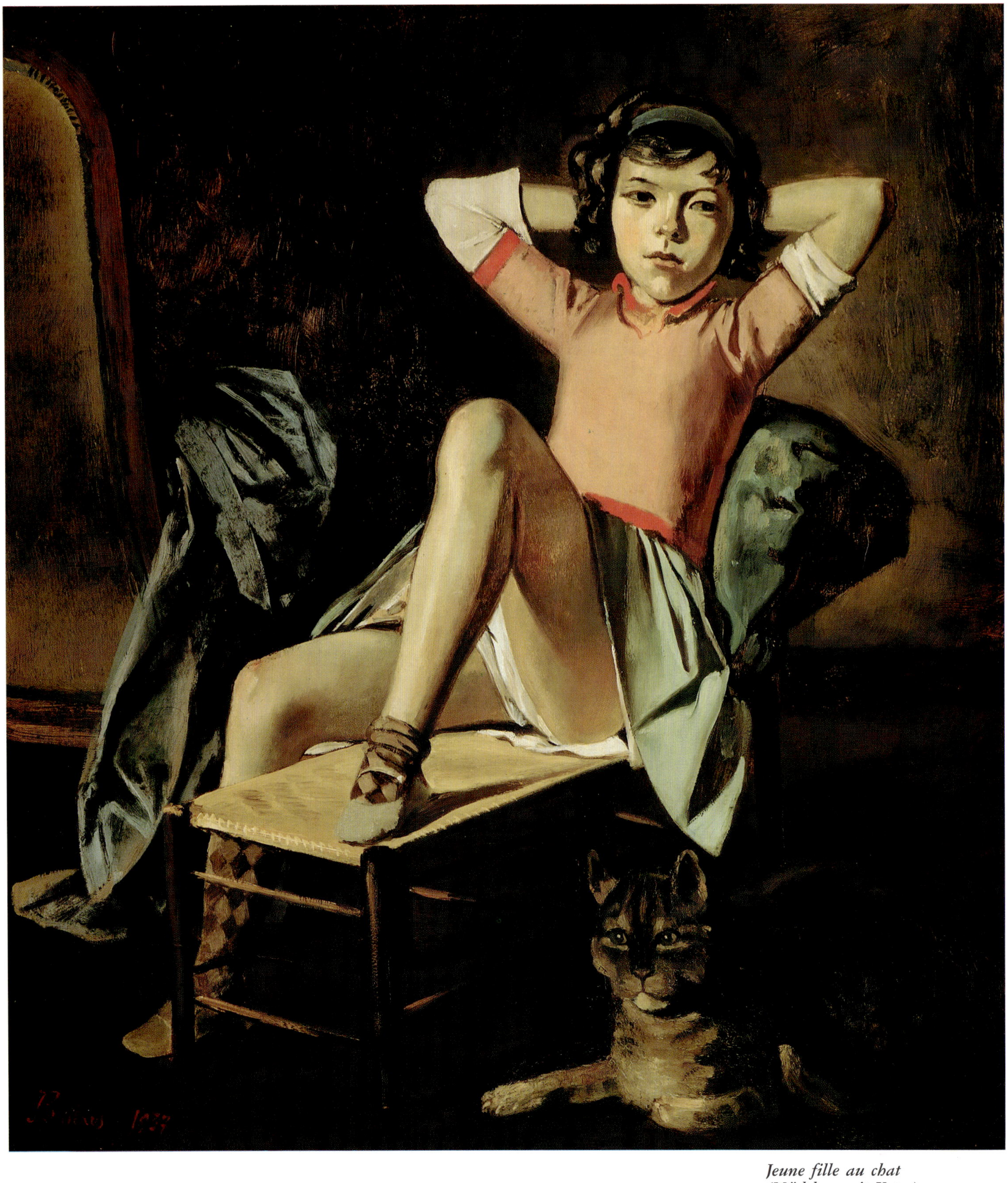

Jeune fille au chat
(Mädchen mit Katze)
1937
Öl auf Holz, 87,6 x 77,2 cm
Sammlung Lindy und Edwin Bergman
Chicago, The Art Institute (Leihgabe)

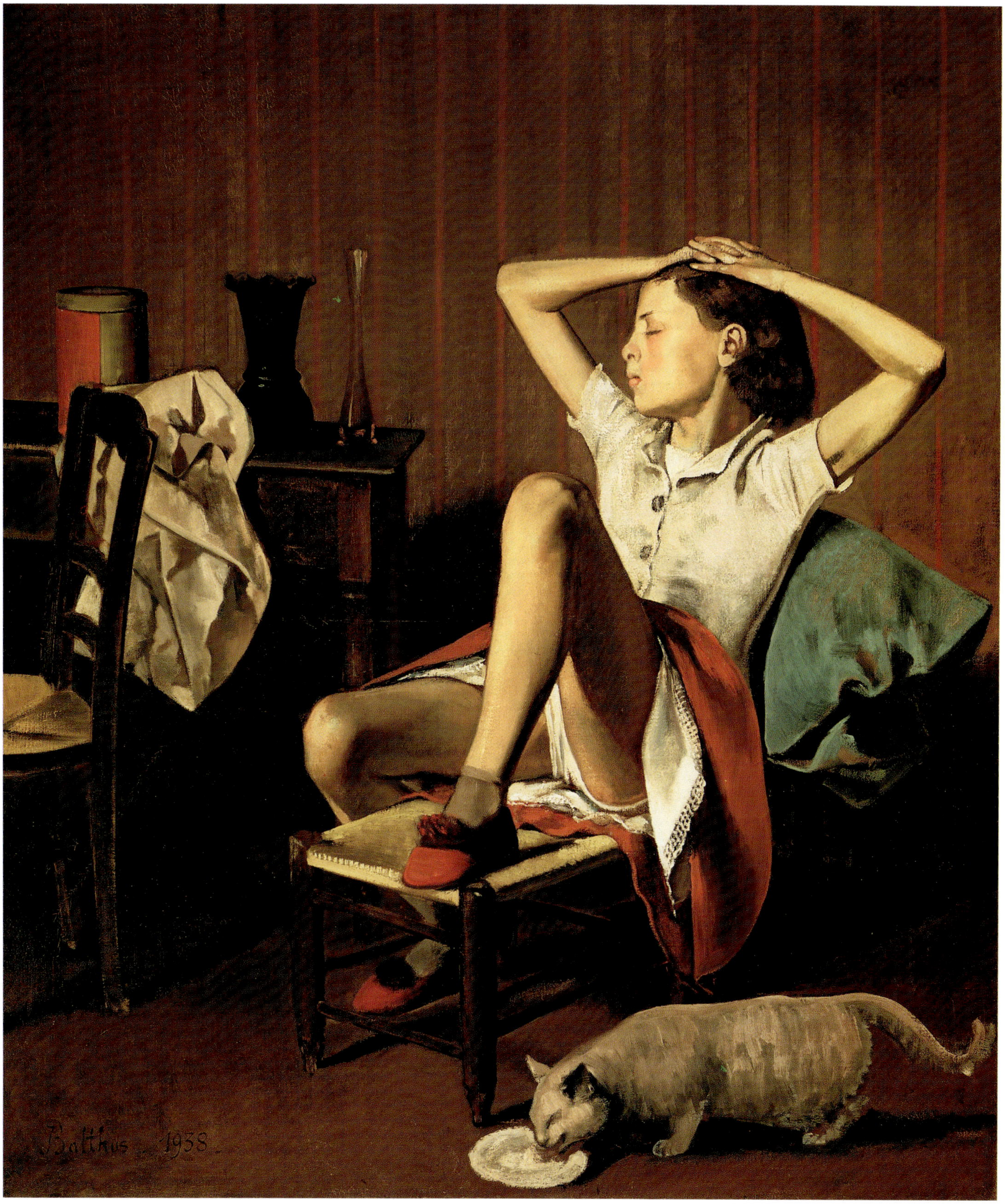

Thérèse rêvant (Thérèse, träumend)
1938
Öl auf Leinwand, 150,5 x 130,2 cm
Sammlung Jacques und Natasha Gelman
New York, The Metropolitan Museum of Art (Leihgabe)

Lehrjahre

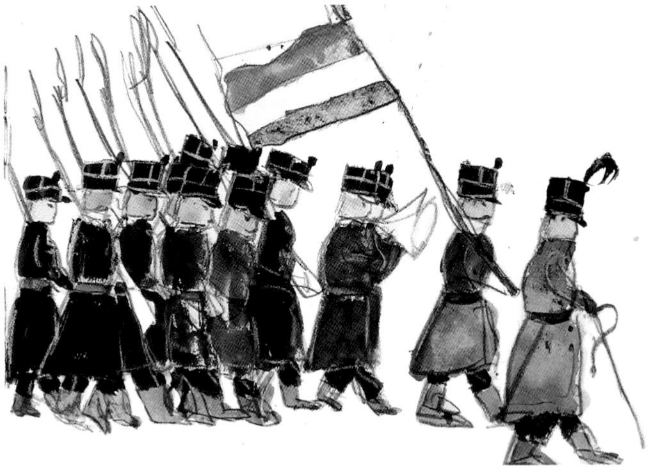

Soldaten
1917-1918
Bleistift und Aquarell auf Papier
(Blatt aus einem Skizzenblock)
28 x 18,5 cm
Privatsammlung

Marquis von Montcalm
1916
Bleistift auf Papier
(Blatt aus einem Skizzenblock)
28 x 18,5 cm
Privatsammlung

Im Alter von dreizehn Jahren nimmt das Kätzchen Balthus ein paarmal Reißaus. Im März 1921 informiert das Rektorat seines Collège die Mutter, daß der Schüler Klossowski sich in der Klasse nicht mehr blicken läßt. Merline deckt unter großen Mühen ein Lügengespinst des Jungen auf. Baltusz hat sich in eine Reihe von Unklugheiten verstrickt. Beim Rektor, Monsieur Pittard, sieht Baladine eine Pastellzeichnung ihres Sohnes an der Wand. »*Was für eine hübsche Pastellzeichnung Sie da haben*«, sagt sie. M. Pittard antwortet: »*Die stammt von Ihnen, Madame.*« »*Aber nein, Monsieur. Die ist von Baltusz.*« Um das Geschenk wertvoller erscheinen zu lassen, so dachte er, hat sich das Kind in eine neue Lüge verwickelt. Eine Lüge der Bescheidenheit. Er vertraut seiner Mutter an: »*Es ist gut, daß Monsieur Rilke in seinem Vorwort sagt, daß ich existiere. Ohne das würde Monsieur Pittard es nicht glauben.*«

Baladine kommt damit davon, daß sie M. Pittard ein Gemälde anbietet, das wirklich von ihr stammt, und Balthus beruhigt. Ja, er existiert. Er existiert bereits. Wie er nun einmal ist, so werden ihn die Jahre bleiben lassen: Hinter der hochmütigen Selbstsicherheit und der superben Unverfrorenheit zweifelt er indes doch an sich. Obwohl er auf großartige Weise existiert, ist er sich gleichwohl nicht sicher, daß er existiert. Rilke sagt zu Merline: »*Ich bleibe überzeugt, daß Baltusz existiert. Nur wird es immer schwierig sein, sich über den Ort zu verständigen, wo er existiert.*«

Im April 1921 geht Merline mit Pierre und Balthus erneut nach Berlin, wo sie bei den Spiros wohnen. Madame Klossowski engagiert eine französische Lehrerin, Mademoiselle Bouillon, damit Pierre und Balthus ihre Sprache nicht verlernen. Ein Berliner Bekannter gibt den Kindern Lateinunterricht: Es ist Hans Richter, der künftige Dadaist, der einige Klassiker des surrealistischen Kinos realisieren wird, darunter den berühmten Film *Dreams that money can buy*.

Balthus bringt sich in den Besitz eines Buddhas, den Rilke seiner Mutter geschenkt hatte und den sie dem Knaben nicht verweigern konnte. Er bekommt einen von Bonnard unterzeichneten Glückwunschbrief. Er bastelt und modelliert für das Baby der jungen Frau, die ihre Wohnung mit ihnen teilt, einen Samurai aus Wachs, »*ganz einfach genial*«, sagt die Mutter.

Die Freunde der Klossowskis regen an, die Knaben nach Paris zu schicken. Gide, Bonnard, Marquet, Maurice Denis, sie alle denken, daß Pierre und sein Bruder in Paris ihren Studien, ihren Arbeiten, ihren Erfahrungen nachgehen sollten.

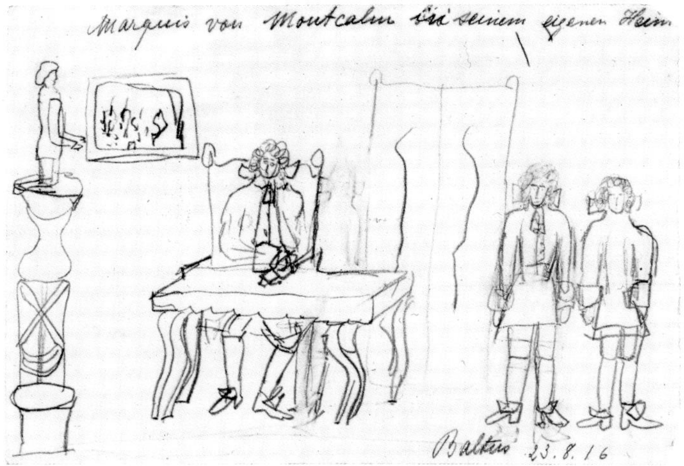
Marquis von Montcalm bei seinem eigenen Heim
Baltus 23.8.16

Im Herbst 1924 also sind sie in Frankreich. Bonnard kommt, um sich die Bilder von Baladine anzusehen, und bei der Gelegenheit entdeckt er auch die letzten Kompositionen von Balthus. Diesen läßt er zu dem Kunsthändler Druet kommen, um seine Arbeiten Maurice Denis zu zeigen. Baladine schreibt an Rilke: »*Baltusz berichtet von dieser Begegnung sehr nett. Er sagt, daß es eine echte Ausstellung bei Druet gewesen ist, daß Bonnard die ganze Zeit gesagt hat: ›Voilà, mein wackerer Baltusz, da haben Sie also jetzt bei Druet ausgestellt, ich frage mich, was er von Ihnen verlangen wird!‹ Und da Maurice Denis auf sich warten ließ, kommentierte Bonnard: ›Die berühmten Leute, die können niemals pünktlich sein.‹ Schließlich war dann auch Marquet da. Maurice Denis kam, und alle haben sich das Œuvre dieses jungen Knaben angesehen. Man war äußerst überrascht von den* Kompositionen. *M. D. sagte: ›Es fehlt Ihnen nur an Material und an* savoir-faire*; Sie schaffen es, aber mit Umwegen, die Sie sich sparen könnten.‹ Alles, was Baltusz macht, macht er aus sich heraus. Auf keinen Fall Malunterricht. – Bonnard rief mit seiner charmanten Bescheidenheit aus: ›Ich verstehe nichts von Malerei, aber das finde ich sehr schön und* außerordentlich.*‹ Schließlich ist man übereingekommen, daß Baltusz Poussin kopieren solle; er wird enorm viel lernen, indem er ihn kopiert. Außerdem hat Maurice Denis ihn eingeladen, einen Freitag bei ihm zu verbringen, um zu ›plaudern‹. – Bonnard sagt: ›Das ist ein Künstler, das ist ein wirklicher Künstler!‹*«

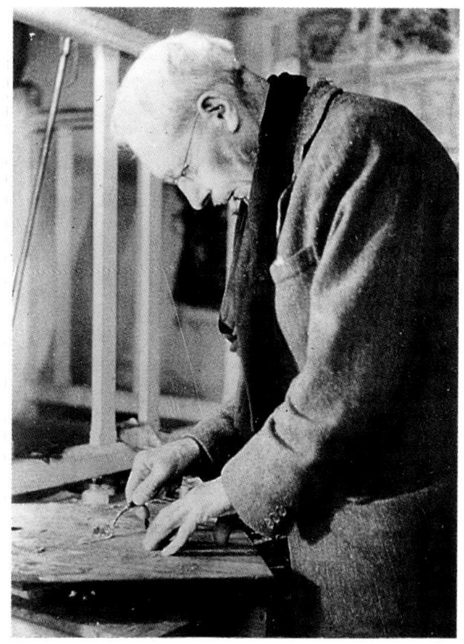

Pierre Bonnard in seinem Atelier (Photographie)

»*Auf keinen Fall Malunterricht*«, hält Madame Klossowski fest. Balthus wird in die Malerei »gestoßen« wie jemand, den man ins Wasser wirft, damit er Schwimmen lernt. Im Alter von vierzehn Jahren zeichnet er Bühnenbildmodelle für das Münchner Nationaltheater. Mit sechzehn arbeitet er in Paris im Rahmen des Teams, das die Kulissen für die Aufführungen der berühmten *Soirées de Paris* im Théâtre de la Cigale baut. Und als er zum Zeichnen die Grande Chaumière besucht, tut er es auf eigene Faust. 1919 assistiert er in Beatenberg der Bildhauerin Margrit Bay. Er arbeitet auch mit einem alten Kunsthandwerker, der vor allem Schirmständer in Gestalt von Bären macht. Der Knabe wird mit dem »letzten Schliff« betraut: »Mach für mich die Haare des Bären«, sagt der alte Mann zu dem Kleinen. Dieser feilt mit Liebe das zottige Fell des Schirmständers in Tiergestalt zurecht. Doch es kommt für Balthus keinen Moment lang in Frage, sich bei einer Akademie einzuschreiben, die Ecole des beaux-arts zu besuchen, »Stunden zu nehmen«.

»*Aber*«, so sagt er, »*nimmt man denn, wenn man in das Leben eintritt, Stunden*

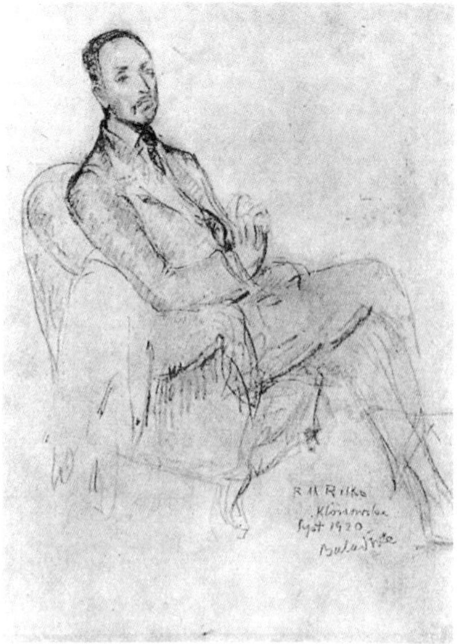

Baladine Klossowska
Portrait Rainer Maria Rilke
1920

im Sprechen? Ich habe mein Metier erlernt, wie man das Sprechen lernt: indem ich versuchte, es so zu machen, wie die anderen es machten, indem ich meinem Vater und meiner Mutter bei der Arbeit zusah, indem ich auf sie hörte, indem ich auf die Ratschläge von Bonnard, von Maurice Denis und später von Derain hörte. Indem ich im Louvre Poussin kopierte und später in Italien Piero. Und indem ich gearbeitet habe, Versuche, Experimente angestellt habe – wobei ich manchmal scheiterte. Wobei ich schließlich nach und nach dahin kam, das zu machen, was ich wollte.«

Balthus wird rasch zum Meister seiner Technik, seiner Techniken muß es heißen, denn er paßt sein bildnerisches Vorgehen den Sujets an, die er behandelt. Die »Pariser« Bilder der Jahre 1925-1928 sind in recht einfacher Manier ausgeführt. Die Leinwand scheint nur leicht vorbereitet, eine dünne Grundierung. Die Farben sind ohne die subtile Lasur gemischt, deren Balthus sich bald schon bedienen wird. Im Umgang mit Pigmenten und Bindemitteln gibt es noch keine »*Tiefenorchestrierung*«, wie es Ziloty formuliert, womit er treffend definiert, was die Ölmalerei mit ihren übereinandergelagerten Schichten erzielt, deren optische Mischung den Farben Tiefe gibt, sie modifiziert, nuanciert oder irisieren läßt. Ganz rasch verfügt der junge Maler über die Ressourcen eines Metiers, das nur noch wenige Maler seiner Generation beherrschen. Claude Lévi-Strauss hat 1980 konstatiert, daß »*das von den alten Meistern ererbte kunsthandwerkliche Wissen*« verlorengeht. »*Bestehend aus Rezepturen, Formeln, Prozeduren, auch manueller Übung, deren theoretische und praktische Aneignung Jahre erfordert, ist dieses kostbare Wissen heute verlorengegangen. Man kann befürchten, daß es ihm ergehen wird wie jenen Pflanzen- und Tiergattungen, die der Mensch in seiner Verblendung eine nach der anderen auslöscht.*« Dieses Wissen determiniert ebensowenig einen Stil, eine Sehweise, eine Persönlichkeit, wie die Kenntnis von Wortschatz, Grammatik, Syntax und rhetorischen Figuren die Schreibweise eines Schriftstellers determinieren kann oder wie die Kenntnis von Tonleitern, Harmonielehre und Kontrapunktik eine Form von Musik impliziert. Dieses Wissen hat Balthus wiederentdeckt und sich zu eigen gemacht. Er ist heute imstande, mit der Ölmalerei die wunderbare Mattheit der verschiedenen Versionen von *Chat au miroir* auszudrücken, wo das Vergnügen am »schönen Farbmaterial« die rätselhafte Ironie der Aussage begleitet, oder auch die ungreifbare und transparente Leichtigkeit des Sonnendunstes, in den auf einem Bild aus dem Jahr 1979 die Burg von Monte Calvello getaucht ist.

Portrait de jeune fille en costume d'amazone (Mädchen im Reitkostüm)
1932, neue Fassung von 1991
Öl auf Leinwand
72 x 52 cm
Privatsammlung

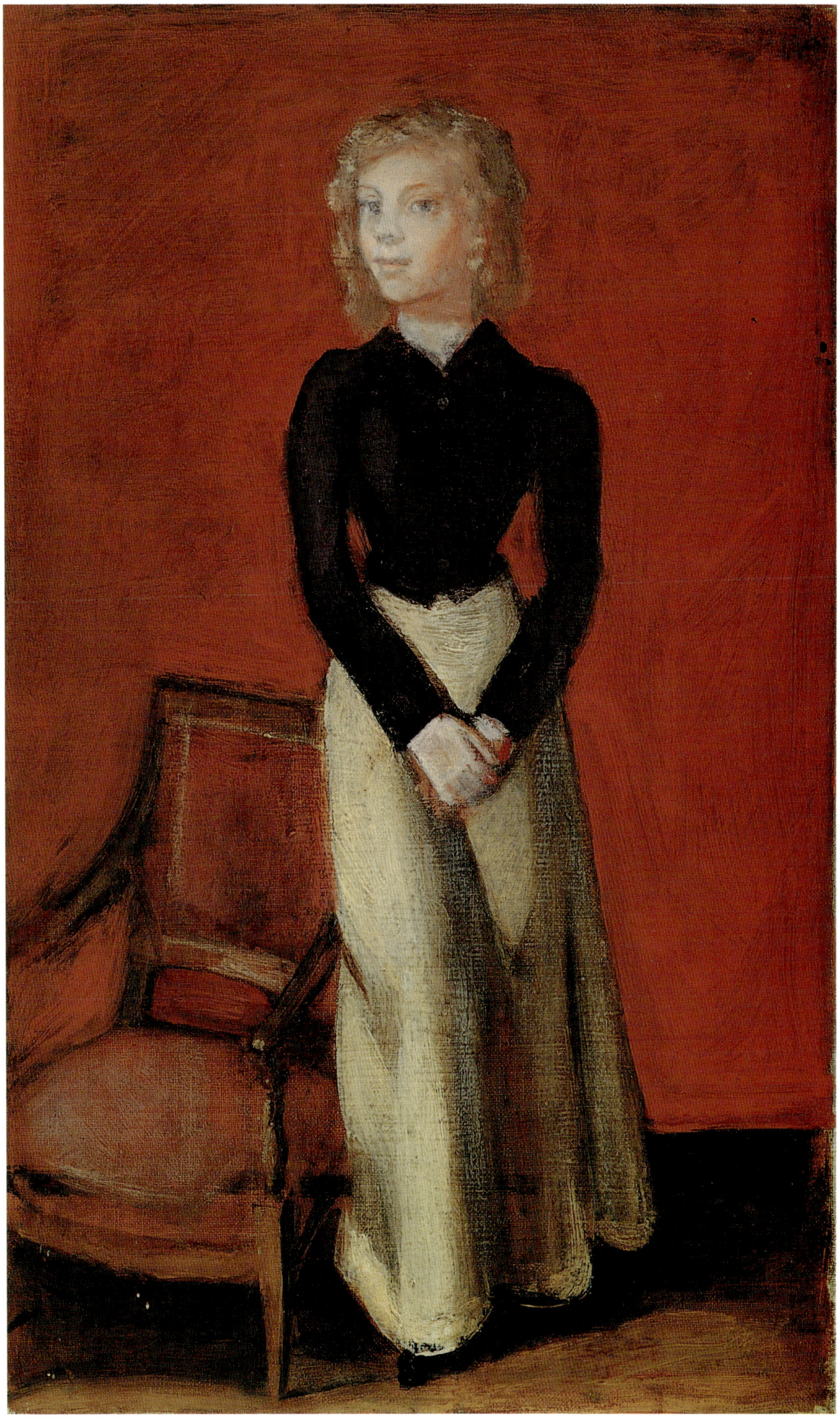

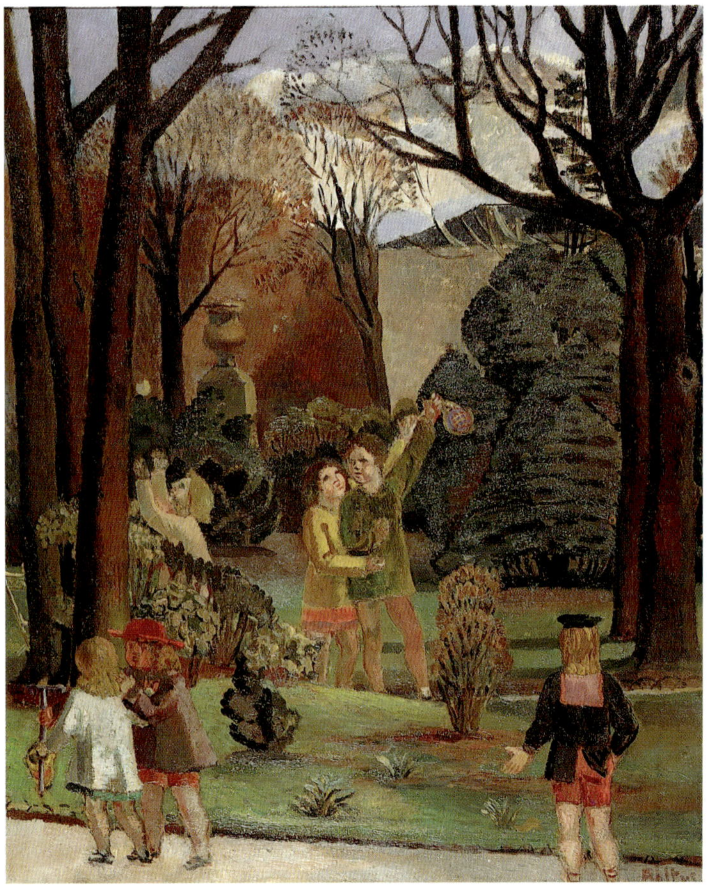

Kinder im Jardin du Luxembourg
1925
Öl auf Leinwand
72 x 59 cm
Privatsammlung

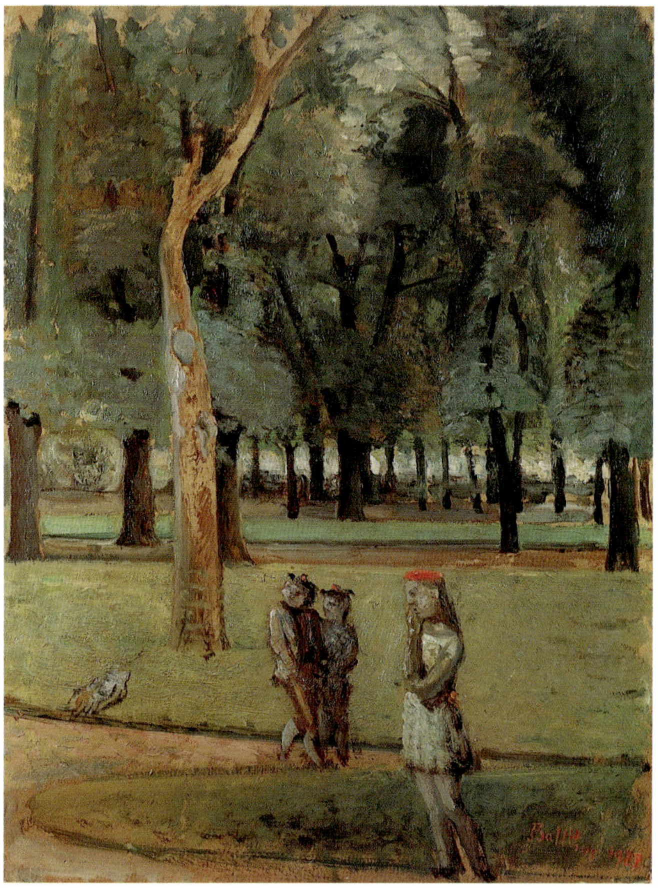

Jardin du Luxembourg
1927
Öl auf Leinwand
63 x 50,5 cm
Privatsammlung

Balthus ist ein Künstler, der von einem Handwerker synchronisiert wird. Ist das Wort *synchronisiert* hier treffend? Der Künstler und der Handwerker bilden in ihm eine einzige Person. Man muß gehört haben, wie er mit seinen Zunftgenossen fachsimpelt, aber auch mit den Malermeistern, die unter seiner Leitung an der Restaurierung der Villa Medici arbeiteten, um zu verstehen, daß für die Konzeption eines Werkes die Genauigkeit, der Scharfblick und das Geschick beim *Machen* keine Gegner einer aufs Große gehenden Sicht sind, sondern daß beide Bereiche einander komplementieren – sie sind gleichermaßen unerläßlich. Wenn sich Balthus gründlich mit allen Farbfabrikaten auskennt, von den *Medien* für Künstler bis hin zu den Wandfarben, wenn er weiß, daß ein Tropfen Urin einem Rot ein geheimnisvolles Glühen verleihen kann und daß das echte Leinöl, das man in Italien immer noch findet, zugleich die Arbeit des Malers erleichtert und ein gutes Altern des Bildes garantiert, wenn er lange Zeit die Farben der Marke Besançon (»*Au peintre dansant*« [Zum tanzenden Maler]) verwendete, ehe er, als diese nicht mehr aufzutreiben waren, seinen Sohn Stanislas losschickte, um in der Nähe der Bastille *Caparol* zu suchen, dann deshalb,

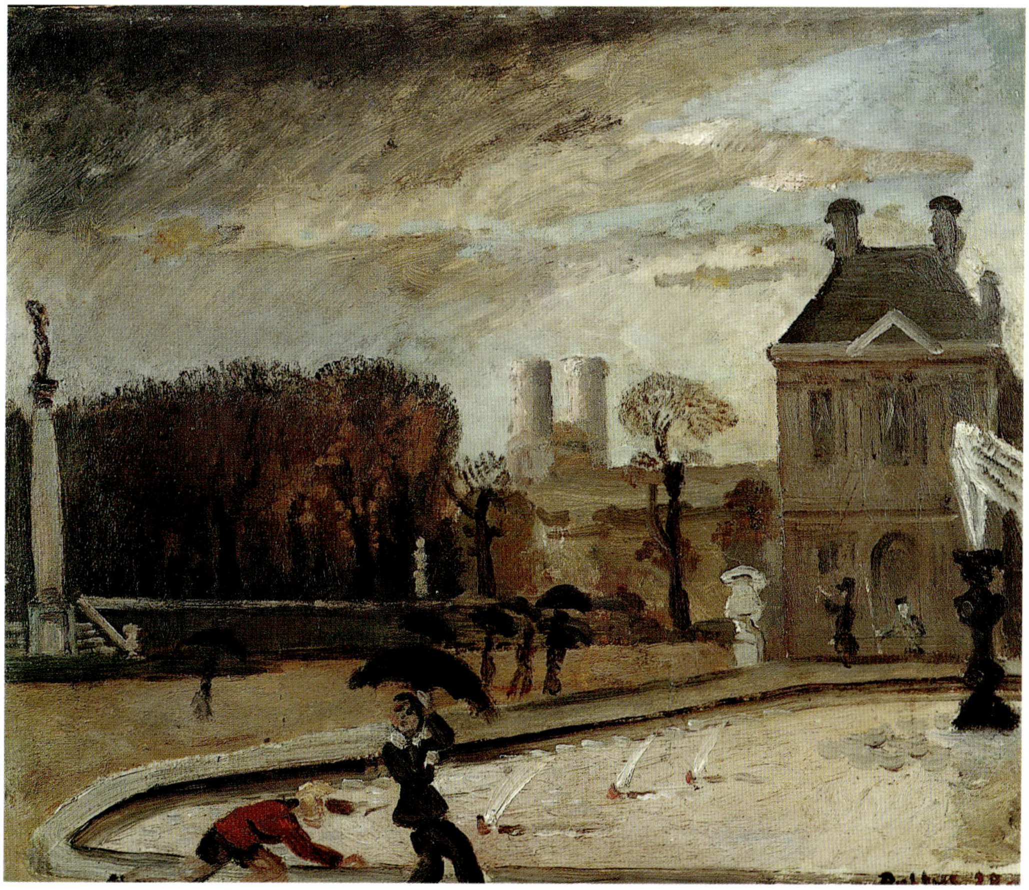

weil die Malerei für ihn seit seiner Jugendzeit eine Kunst und ein Handwerk gewesen ist – man wäre versucht zu sagen: eine Handwerkskunst.

Am 19. November 1925 kehrt Madame Klossowski von einem Besuch im Louvre zurück. Sie schreibt: »*Ich bin heute im Louvre gewesen, um mir die schöne Poussin-Kopie von Baltusz anzusehen. Ich bin stolz auf ihn: Aus ihm wird ein großer Maler.*« Es kommt vor, daß die Augen der Liebe blind sind. Es kommt aber auch vor, daß sie eine gute Sicht haben, daß sie weit sehen.

Bassin im Jardin du Luxembourg
1928
Öl auf Leinwand
46 x 55 cm
Privatsammlung

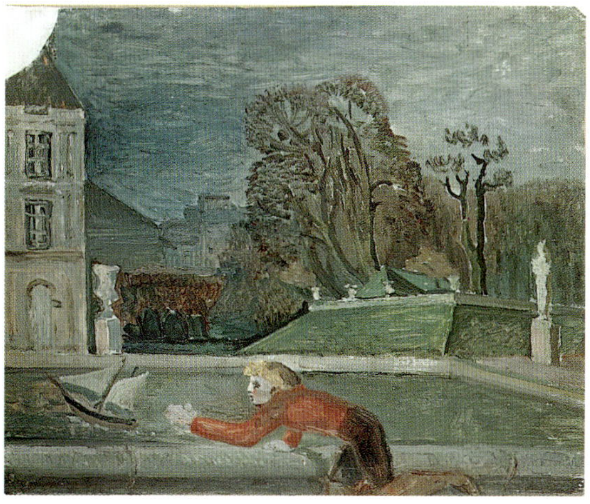

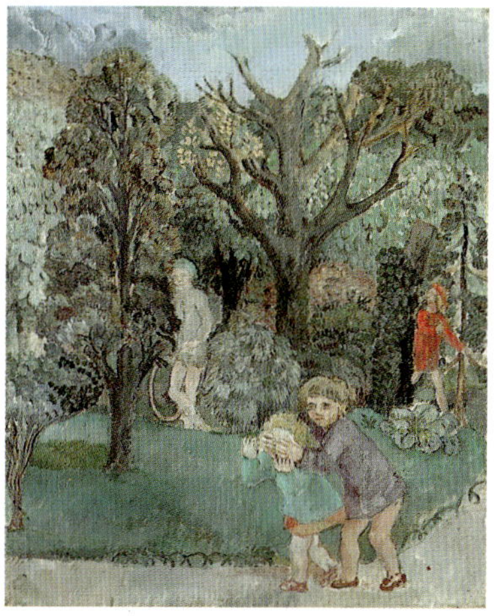

Bassin im Jardin du Luxembourg
1928
Öl auf Leinwand
45,6 x 37,9 cm
Paris, Privatsammlung

Kinder im Jardin du Luxembourg
1925
Öl auf Holz
55 x 46 cm
Paris, Privatsammlung

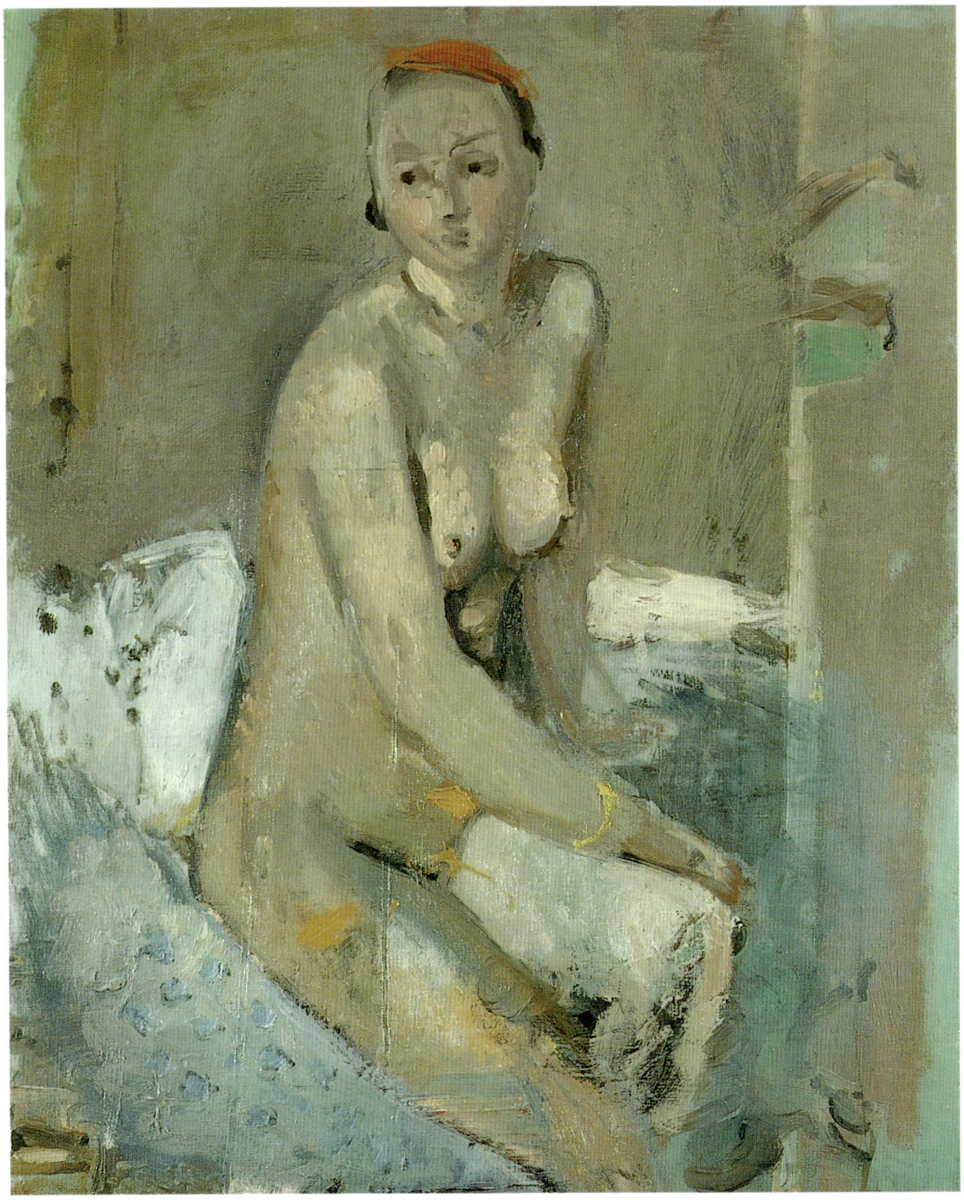

Nu (Akt)
1927
Öl auf Leinwand
55 x 46 cm
Paris, Privatsammlung

Nu à la veste rose
(Akt mit rosa Jacke)
1927
Öl auf Leinwand
98,5 x 77,5 cm
Privatsammlung

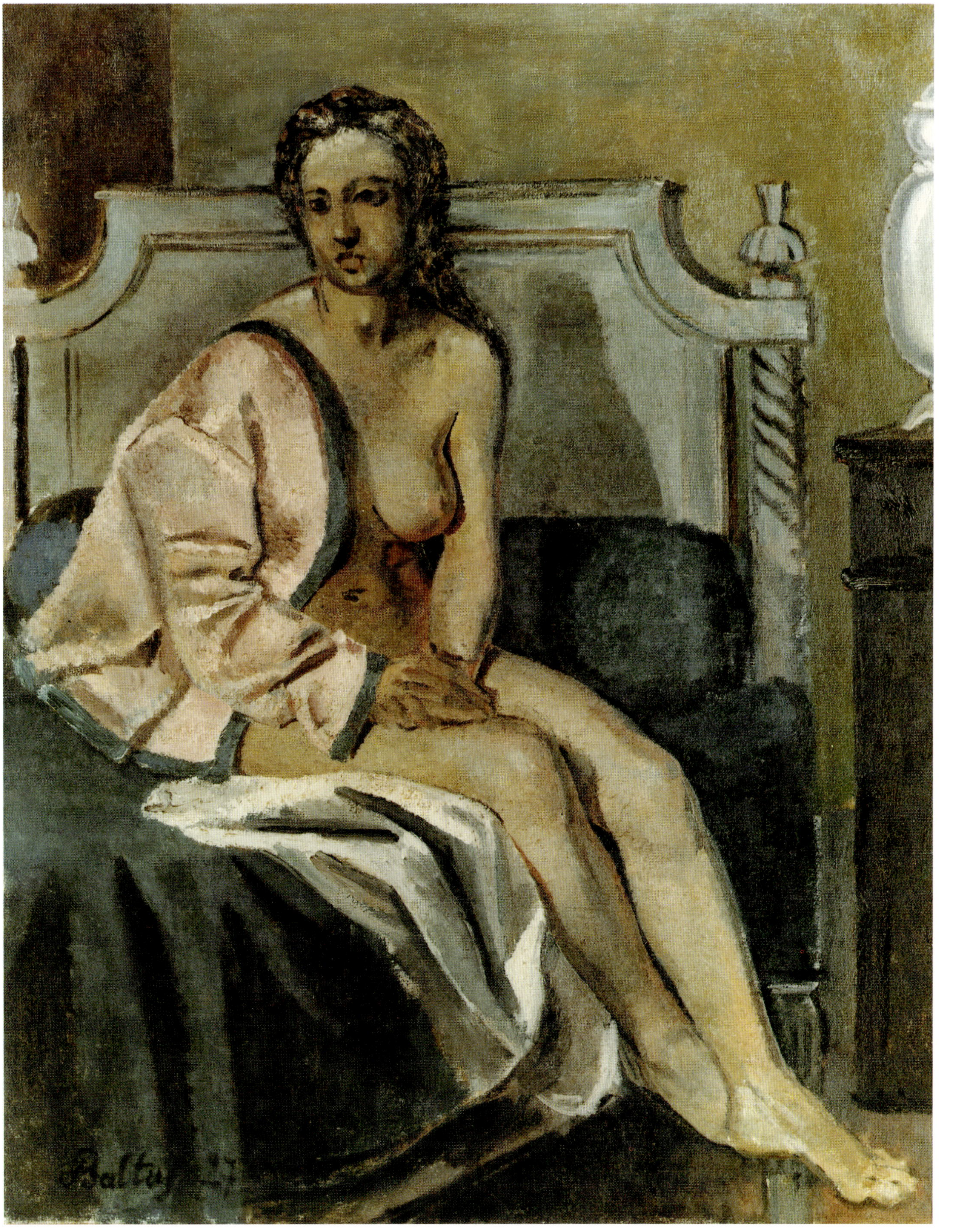

Der Malerknabe

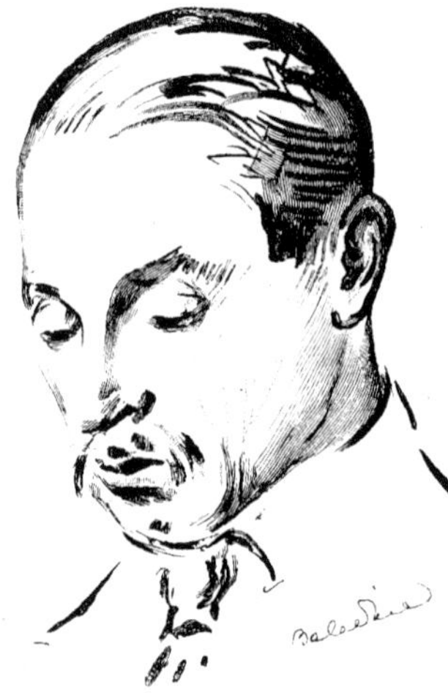

Rainer Maria Rilke, nach einer Zeichnung von Baladine Klossowska

Verhält es sich so, wie Rilke es sich vorzustellen beliebt, daß nämlich die Zeit des jungen Balthus, auf halbem Wege zwischen Kindheit und Jünglingsalter, stehengebliebene Zeit ist, oder ist es nicht vielmehr die Zeit rascherer Schritte und sich häufender Erfahrungen? Auf die Äußerungen eines Freundes der Familie Bezug nehmend (Äußerungen, deren Erfinder er sein dürfte), versichert Rilke, daß der außer in Schaltjahren unterschlagene Geburtstag ein Segen ist in einer Zeit, die solchen wenig zu spenden hat: »*Meine besten Wünsche, mein Lieber*«, schreibt Rilke im Februar 1923 an Balthus, »*daß dieses Jahr Ihres Lebens, das bald anbricht, für Sie ein gutes und gedeihliches sein möge, trotz allem, so muß man sagen, denn wir sind, so scheint es, in das schlimmste politische Unwetter zurückgefallen, das schon so viele Jahre vergiftet hat und das allmählich alle Menschen meines Alters jedweder vernünftigen Zukunft beraubt. Für Sie ist das etwas anderes, Sie müssen das Morgengrauen dieser Weltnacht erblicken, die uns verschlingt, ja, Sie müssen es erblicken und heraufrufen und mit all Ihrer Kraft vorbereiten.*«

Aber, so setzt der Dichter hinzu, das Verschwinden seines Geburtstags erlaubt es Balthus, sich in den *Crac* einzuschleichen, den winzigen Spalt zwischen dem Tag, der beginnt, und dem Tag, der endet. Wer dort eindringt, dem gelingt es, die Zeit zu verlassen, und er findet sich, so erklärt Rilke, »*in einem Reich, das unabhängig ist von all den Veränderungen, denen wir unterworfen sind; in jenem Bereich sind all die Dinge versammelt, die wir verloren haben (Mitsou zum Beispiel), ... die zerbrochenen Puppen von Kindern etc.*«

Mir kommt es manchmal so vor, als betrete Balthus nach so vielen Jahren immer noch häufig den *Crac*. Wenn ich ihn aus dem Scheunen-Atelier gegenüber dem Grand Chalet zurückkehren sehe oder wenn bei dem in Arbeit befindlichen Bild eine Zwischenstufe ihn dazu bringt, uns damit bekannt zu machen, dann kann man in seinen Augen lesen, daß er in Stille den *Crac* bewohnt und daß die Feier der Farben, die er der dritten Version von *Chat au miroir* angedeihen läßt, im jugendlichen Glanz des jüngsten aller Maler erstrahlt, der am 29. Februar 1908 geboren wurde und dessen Geburtsdatum, wie Rilke sagte, nur alle vier Jahre ans Licht tritt. »*Ich stelle mir vor, wie in einer Ausstellung von Geburtstagen die der anderen abgenutzt aussehen neben dem, der sich pflegt und den man nur mit langen Intervallen in vollem Glanz aus seinem Verwahrungsort hervorzieht. Ich möchte Ihnen um Ihrer teuren Mutter und um Pierres willen raten, nicht im* Crac *zu verschwinden, sondern nur im Schlaf hineinzusehen. Ihr Fest, dessen bin ich mir sicher, findet sich dort ganz nahe, Sie werden es*

Portrait de jeune garçon* *(Portrait eines Knaben)
1923
Öl auf Leinwand
41 x 32,5 cm
Privatsammlung

Le Vigneron (Der Winzer)
1924-1925
Öl auf Leinwand
90 x 67 cm
Privatsammlung

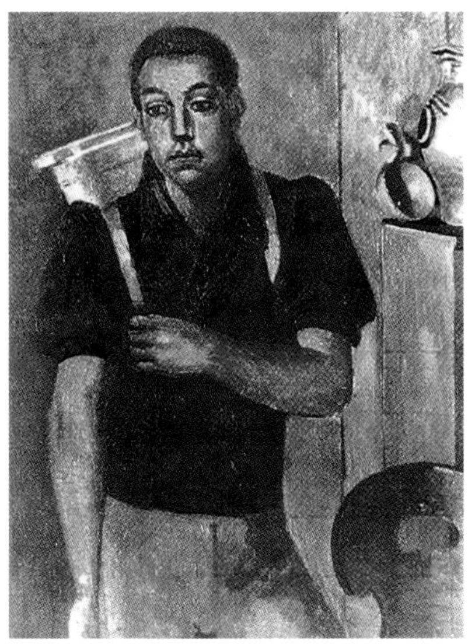

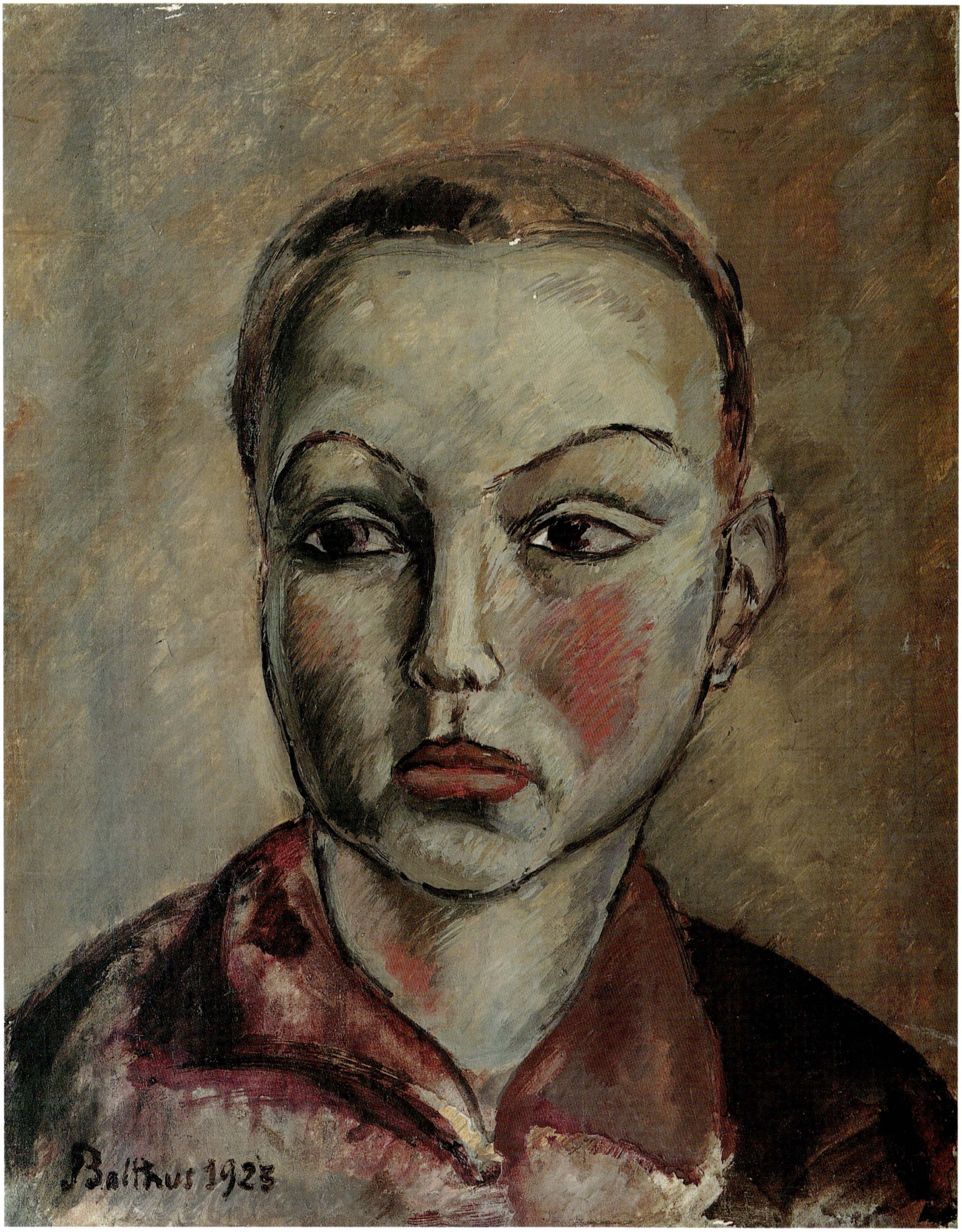
Balthus 1923

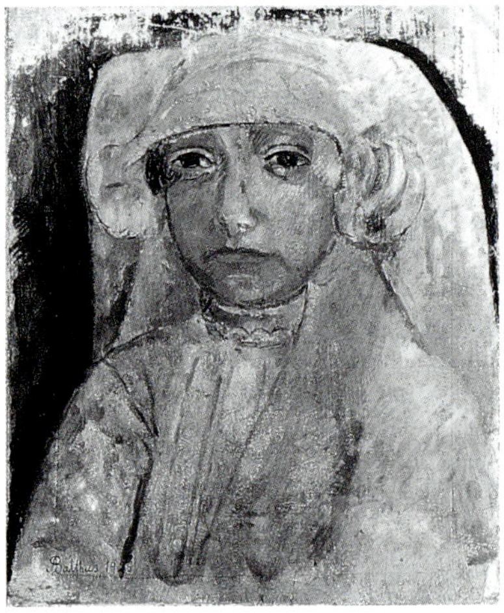

Rechte Seite

Paysage provençal (Landschaft in der Provence)
1925
Öl auf Holz
77 x 51 cm
Troyes, Musée d'art moderne
Schenkung Pierre und Denise Lévy

La Première Communiante (Die Erstkommunion)
1925
Öl auf Holz
43 x 35,5 cm
Privatsammlung

auf den ersten Blick sehen, und vielleicht haben Sie das Glück, dort auch noch andere Herrlichkeiten zu erspähen. Wenn Sie am 1. März erwachen, werden Sie sich ganz erfüllt finden von diesen wunderbaren und geheimnisvollen Erinnerungen, und anstelle Ihres eigenen Festes werden Sie großzügig daraus eins für die anderen machen, indem Sie ihnen von Ihren bewegenden Eindrücken erzählen und ihnen den großartigen Zustand ihres seltenen Geburtstages beschreiben, abwesend, doch unversehrt und von allererster Qualität!

Dieser diskrete Geburtstag, der die meiste Zeit in einer Art von Jenseits wohnt, gibt Ihnen gewiß das Recht auf viele Dinge, die hier unbekannt sind. Ich wünsche Ihnen, mein lieber B., daß Sie imstande sein mögen, ein paar davon auf unserer Erde einzugewöhnen, damit sie hier groß werden, trotz der Unzuträglichkeit unserer unsicheren Jahreszeiten ..., etwa so, wie es Monsieur de Jussieu mit jener Zeder des Libanon gemacht hat, die zur Zierde des Jardin des Plantes geworden ist.«

Rilkes Wünsche an das Kind Balthus wird das Werk des Mannes Balthus erfüllen, *»trotz der Unzuträglichkeit unserer unsicheren Jahreszeiten«* (seit Rilke 1923 diesen Brief geschrieben hat, sind die Jahreszeiten kaum weniger »unsicher« geworden).

Was sich von den Werken des fünfzehn- bis siebzehnjährigen Balthus erhalten hat, ist zweifellos wenig, gemessen an den Arbeiten, die, von Rilke bis Bonnard, von jenen bezeugt sind, die sich des von Malerei und Literatur leidenschaftlich entflammten Knaben annehmen. Doch lassen sich bereits die Ambition des Heranwachsenden und die Breite seiner Unternehmungen ermessen. Wenn die drei Portraits (*Le Jeune Garçon* aus dem Jahr 1923, *Le Vigneron* von 1924–1925 und *La Communiante* von 1925) noch nicht die Meisterschaft des Portraitisten belegen, der Balthus einmal sein wird, so ist *Paysage provençal* aus dem Jahr 1925, also mit siebzehn Jahren gemalt, bereits ein erster bemerkenswerter Schritt in jener Kunst der Landschaftsmalerei, für die der Maler sein Leben lang Beispiele liefern wird. Eine Kunst, die er bei seinen Meistern studiert, Poussin, Courbet, Cézanne, und vor dem Motiv. Diese erste Landschaft macht sich vertikal mit großer architektonischer Strenge geltend, konstruiert, nüchtern und gekrönt von der Kavalkade der Wolken und den Höhenwinden. Zur selben Zeit läßt sich der junge Maler während des Sommeraufenthalts in Beatenberg tollkühn darauf ein, die Dorfkapelle mit Kaseinmalereien auszuschmücken. Dieses Œuvre existiert nicht mehr. Nur ein paar Studien dazu sind erhalten geblieben. Selbst Baladine, die den eroberungslustigen Eifer ihres Sohnes gewöhnt ist,

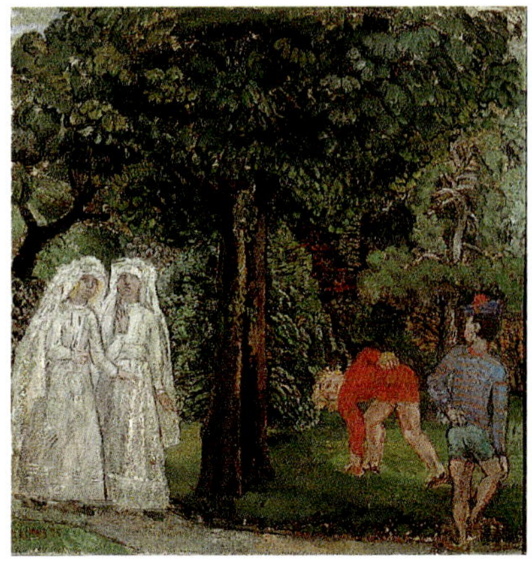

Les Premières Communiantes au Luxembourg
1925
Öl auf Leinwand
56 x 54 cm
Privatsammlung
London, The Tate Gallery (Leihgabe)

Landschaft (Muzot)
1923
Öl auf Karton
49,5 x 37,5 cm
Paris, Privatsammlung

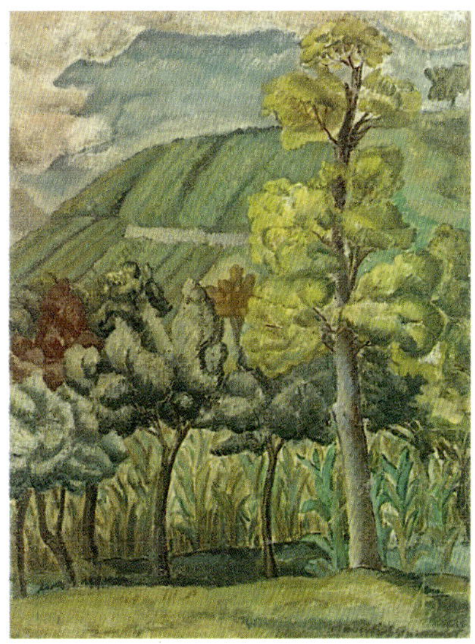

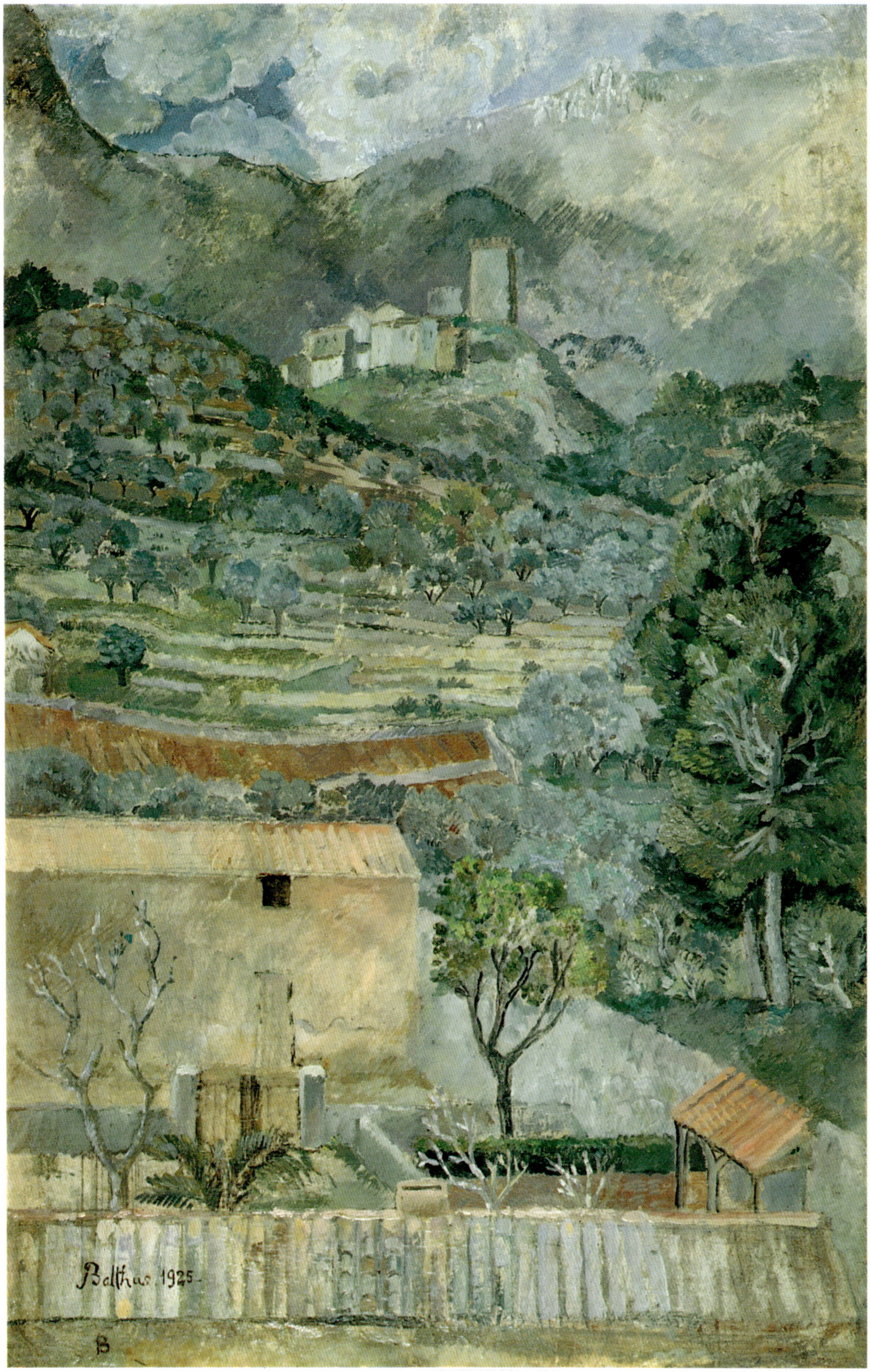
Balthus 1925
B

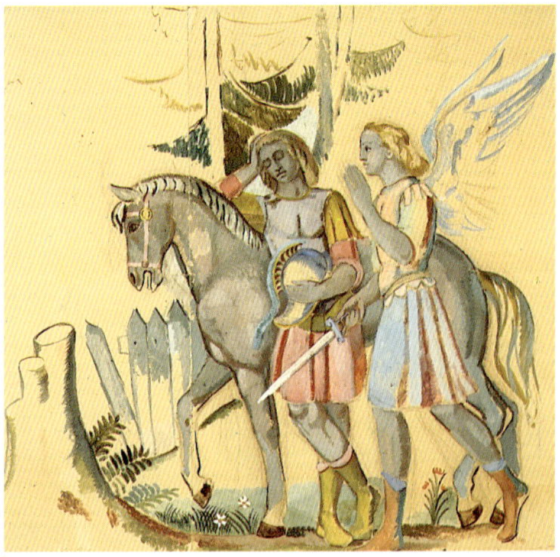

Der Engel überbringt dem Ritter von Strättlingen eine Botschaft
1926-1927
Tempera auf braunem Papier, zwei Blätter, aufgezogen auf Leinwand
155 x 148 cm
Privatsammlung

muß hier über seinen Schneid staunen: »*Wir haben ihm immer im Gegenteil gesagt*«, schreibt sie, »*nicht schon in seinen jungen Jahren Kompositionen zu machen. Hier sagen Bonnard und Maurice Denis, er solle so viele davon machen wie er kann.*« Das läßt sich Balthus nicht zweimal raten. Der Fünfzehnjährige macht sich bereits an eine riesige Komposition mit religiösem Thema: der Engel Gabriel, vor den Augen einer verängstigten Sarah davonfliegend. Er erinnert sich, daß er sich für die Figur der Sarah von einer jungen Bauersfrau inspirieren ließ, die er sah, als ihr beim Äpfelsammeln ein Gewitter angst machte. Zur gleichen Zeit, da sich in ihm dieses große Werk abzeichnet, liest Balthus enorm viel. Zu Weihnachten 1923 bekommt er (von Rilke) einen der ersten Bände des Werkes von Dante, der ihn sein Leben lang begleiten wird. Seine Mutter erzählt, wie er beim Öffnen des Pakets zu ihr sagte: »*Ich kann nicht mehr ohne Dante sein. Das erhebt mich, und das enthebt mich.*« Siebzig Jahre später habe ich gesehen, wie sich Balthus in Rossignère (gestern) auf der Suche nach einem Zitat in die *Göttliche Komödie* vertiefte, das ihm während des Gesprächs »wiedergekommen« war, und er fand die Terzine fast auf Anhieb. Er streichelt liebevoll die kleinen Dünndruckbände der Ausgabe des Insel-Verlags in Leipzig, die Rilke ihm zum Geschenk gemacht hat. »*A Baltusz, son ami, René*«, hat der Dichter auf das Vorsatzblatt geschrieben, unter Hinzufügung des Datums: »*Noël 1923*«. Balthus war fünzehn Jahre alt.

Es stimmt traurig, daß so gut wie nichts von der Ausmalung der Kapelle in Beatenberg erhalten ist. Es ist zu bedauern, daß Balthus seine Zeichnungen jahrelang nur als schlichte Vorbereitungen auf seine Bilder angesehen und sie erst relativ spät aufzubewahren begonnen hat. Man träumt davon, wie wohl eine Zeichnung aus dem Jahr 1924 gewesen sein mag, von der Rilke schrieb: »*Baltusz' Zeichnungen sind sehr schön. Es ist erstaunlich, wie er das Leben dieses Körpers er-lebt hat, ich möchte sagen, den Strom seiner Vitalität. Es ist wie eine Quelle des Lebens, deren Frische und ständige Bewegung B. gespürt hätte, den unbewußten Wirbel, der sich vollendet und sich erneuert im Bett dieser Frau {...} Er macht ständig dermaßen vortreffliche Fortschritte, selbst unter weniger günstigen Umständen, wie wird das erst in Paris!*« (24. Februar 1924).

Im März 1924 ist Balthus wieder bei seinem Bruder Pierre in Paris, der mit Gide zusammenarbeitet. Der junge angehende Maler besucht zum Zeichnen die Grande Chaumière. Er arbeitet in dem Team mit, das die Kulissen für die berühmten *Soirées de Paris* im Théâtre de la Cigale baut. Und im folgenden Jahr, im Herbst 1925, wird er sich daranmachen, im Louvre

Die Legende des Heiligen Kreuzes. Rückführung des Kreuzes durch Heraklius nach Jerusalem
(Kopie nach Piero della Francesca)
1926
Öl auf Karton
50 x 34 cm
Privatsammlung

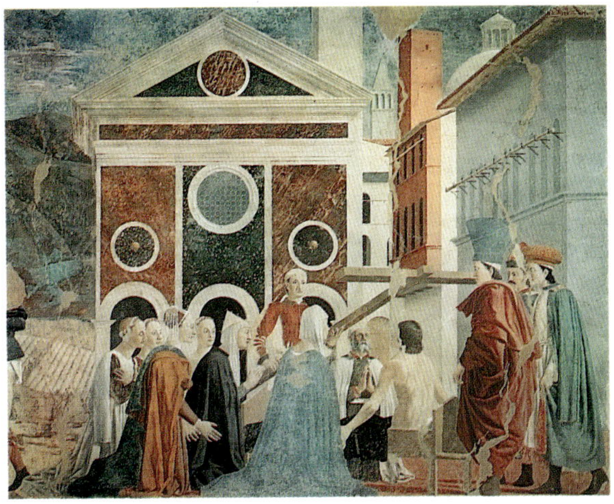

das Bild *Echo und Narziß* von Poussin zu kopieren. »*Seine Kopie ähnelt der Malerei Géricaults*«, schreibt Merline an Rilke. Im Jahr darauf wird Balthus achtzehn Jahre alt, und er verbringt den Sommer allein in Florenz, Assisi und Arezzo. Unterwegs macht er halt in Sierre, wo Rilke im Château de Muzot arbeitet. In Italien kopiert und »interpretiert« er *Die Legende des Heiligen Kreuzes* von Piero della Francesca, *Die Auferstehung* in Borgo San Sepolcro, die Fresken von Masolino und Masaccio. Um seinen Lebensunterhalt zu verdienen, verdingt er sich in Florenz im Restaurant der Signoria als Tellerwäscher und dient sich den Touristen als Dolmetscher und Fremdenführer an. Balthus beherrscht bereits drei Sprachen, Französisch, Deutsch und Englisch – und er ist dabei, sich auch das Italienische anzueignen. Diese Sommermonate in Freiheit auf den Straßen und in den Museen der Toskana sind der Anfang einer Liebesgeschichte mit Italien, seinen Malern, seinen Dichtern, seinen Städten, seinen ländlichen Gegenden – einer Liebesgeschichte, die sich sein ganzes Leben lang fortsetzen wird, von Florenz bis hin zur Villa Medici in Rom, von italienischen Freundschaften

Piero della Francesca
Die Legende des Heiligen Kreuzes. Kreuzauffindung und Kreuzesprobe
(Ausschnitt)
nach 1460
Fresko
Arezzo, San Francesco

Die Legende des Heiligen Kreuzes. Kreuzauffindung und Keuzesprobe
(Kopie nach Piero della Francesca)
1926
Öl auf Karton
45 x 67 cm
Privatsammlung

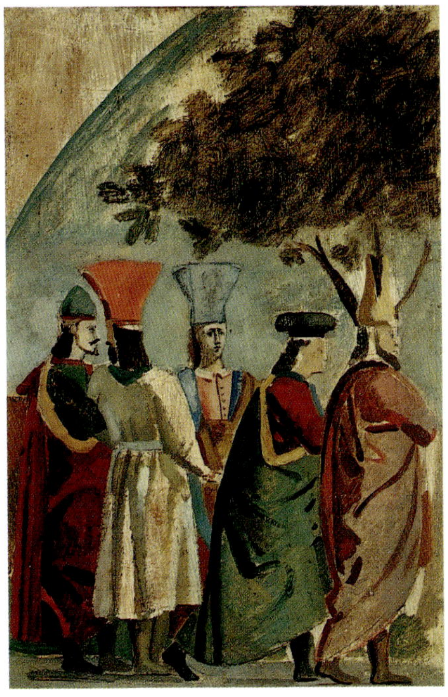

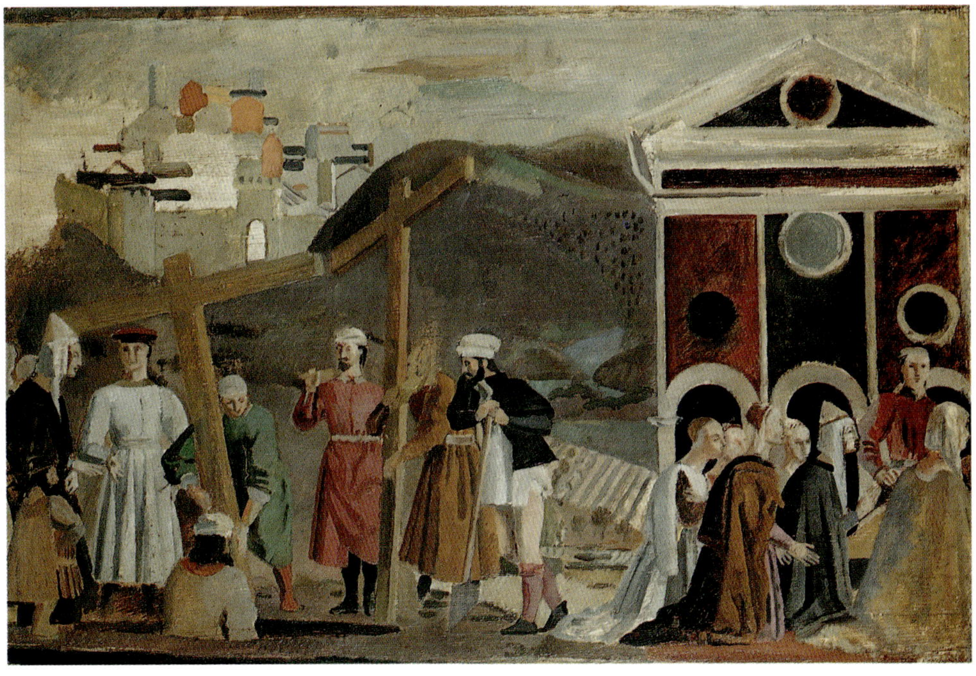

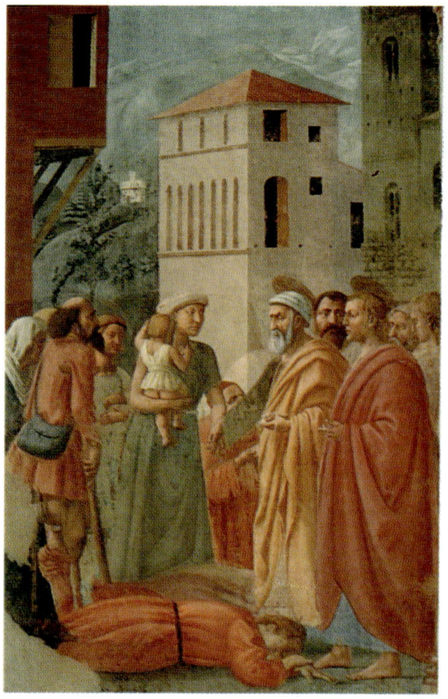

bis hin zum Erwerb der Burg von Monte Calvello. Eine Liebesgeschichte, die mit einer gefährlichen Doppelliebelei ihren Anfang nimmt. Balthus' Hauswirtin hat zwei Töchter. Weder die eine noch die andere ist unempfänglich für den Charme des Heranwachsenden. »*Was für eine Verwicklung!*« sagt er und lächelt dabei.

Auf den Bildern schließlich, die Balthus zwischen seinem siebzehnten und seinem einundzwanzigsten Lebensjahr malt, zwischen 1925 und 1929, tritt eine bestimmte Kulisse in Erscheinung, nämlich das Quartier von Saint-Germain-des-Prés, und ein bestimmter Geist des Lächelns der Katze, zwischen spitzem Humor und der Frische der Kindheit. Vom Jardin du Luxembourg bis zum Pont-Neuf, von der Cour de Rohan bis zur Place Saint-André-des-Arts, vom Odéon bis zum Pont des Arts lebt Balthus als Dörfler im Herzen dieses »Kantons«, der für ihn immer »*ein geistiger Ort*« geblieben ist, das Paris der schönen Louis-quinze-Hôtels und der Septembermörder, der Geburt der Guillotine und der großen Spaziergänger, eines Rétif und eines Apollinaire. Ein Dorf, das Balthus ausgiebig abgeschritten haben wird, zwischen den langen Jahren des Rückzugs im Morvan, in Rom oder im Pays d'En Haut des waadtländischen Gruyère. Ein Dorf, in dem er alle kennt, von den Concierges bis hin zu den Katzen, von den Kindern bis hin zu den kleinen Bäckerburschen. Ein kleines Land, auf das der junge Balthus einen freundschaftlichen und durchdringenden Blick richten wird.

Masaccio
Almosenspende und Tod des Ananias
1424-1427
Fresko
232 x 157 cm
Florenz, S. Maria del Carmine, Brancacci-Kapelle

Almosenspende und Tod des Ananias
(Kopie nach Masaccio)
1926
Öl auf Karton, auf parkettierter Tafel aufgezogen
59,5 x 54 cm
Paris, Privatsammlung

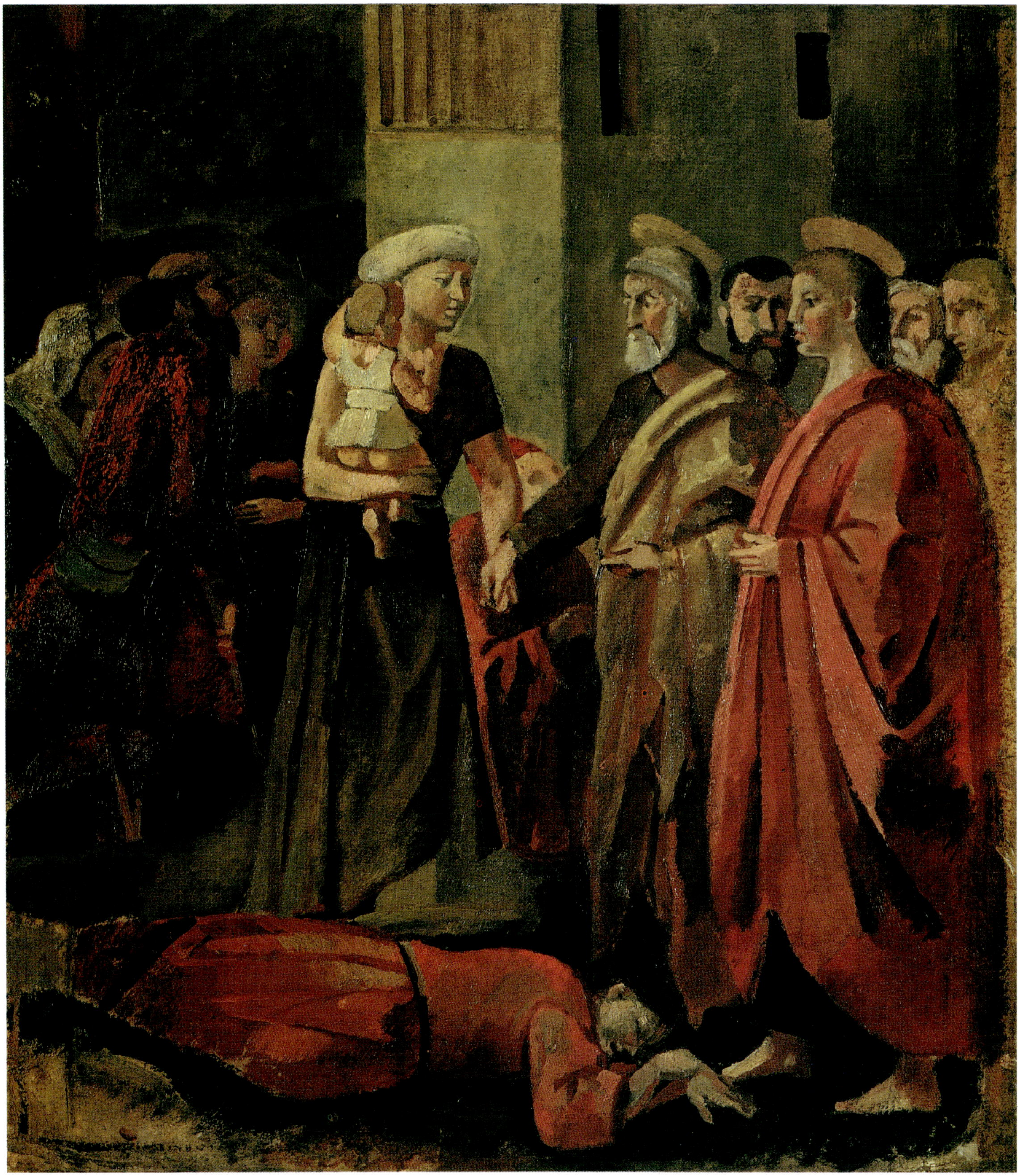

Ein träumerisches Lächeln

Über den »Pariser« Bildern des ganz jungen Balthus, *Le Café de l'Odéon, Le Pont-Neuf, Les Quais*, gemalt 1927 und 1928, scheint ein leichtes Lächeln zu schweben. Es ist vielleicht das des Heranwachsenden, das seiner Freundin, der Katze aus Cheshire, jener berühmten Katze von Lewis Carroll, deren schnauzbärtiges Gesicht nach und nach verschwindet und sich in Luft auflöst, während ihr Lächeln im Raum stehenbleibt. Der heranwachsende Balthus hat seine lebhafte Freude daran, die kleine Welt seines Quartiers zu betrachten und sie zu malen. Er vermittelt uns ein Gefühl der Frische, des Frohsinns und der Kindheit. Dieser junge Mann ist kein naiver Maler, doch liegt in seinen ersten Gesellenstücken eine glückliche Naivität. Der Begriff Naivität umfaßt recht verschiedene Elemente. Dazu gehört die Vorstellung eines Beginns, der ersten Schritte, des Ursprünglichen und Angeborenen. Auch das Zutagetreten von Unkundigkeit, Unbeholfenheit, Ungeschicklichkeit. Es ist das die Naivität der Hand, der Unerfahrenheit, des Metiers an seinen Anfängen. Der »naive Maler« ist der, der nicht besonders gut malen kann, sich aber munter an die Arbeit macht und dem sein Selbstvertrauen oftmals einen unschuldigen Charme verleiht. Die Naivität ist aber auch ein moralisches Charakteristikum, sie impliziert Tugenden: Aufrichtigkeit, Spontaneität, Einfachheit. Laclos sagt von einem jungen Mädchen: »*Sie bietet das Bild naiven und sanften Frohsinns.*« Die Neugier, der jugendliche Frohsinn des achtzehn- oder zwanzigjährigen Balthus sind zweifellos weniger sanft und kristallklar als bei einer jungen Naiven. Seinem Vergnügen gesellt sich ein Anflug von Bosheit hinzu, wenn er betrachtet, wie sich ein Bäckerlehrling mit seinem Brotkorb auf dem Kopf entfernt, oder wenn er dem Kaffeehauskellner beim Meditieren zusieht. Bei den Spaziergängern, die ihre Hunde trennen, weil der größere den kleineren zu verschlingen droht, oder bei der runden Gevatterin, die am Seine-Ufer ihren Kater in den Armen hält, ist man versucht zu sagen, daß Balthus sie mit einer Ironie malt, die ebenso leicht ist wie das Lächeln der Katze von Alice. Wenn der Frohsinn hier einen Eindruck von Naivität erweckt, so ist das vielleicht der Technik des Künstlers zuzuschreiben, und ich würde gern sagen: dem, was ohne Zweifel Schüchternheit und bezaubernde Unbeholfenheit ist. Balthus' Art zu malen wird genauer werden und an Sicherheit gewinnen. Zwischen 1927 und dem Anfang der dreißiger Jahre sind die Vorbereitungen und die Grundierung der Bilder offenbar noch von leichter Hand. Die Körnung tritt unter dem Pinselstrich mit den Pigmenten hervor. Die Zeichnung scheint

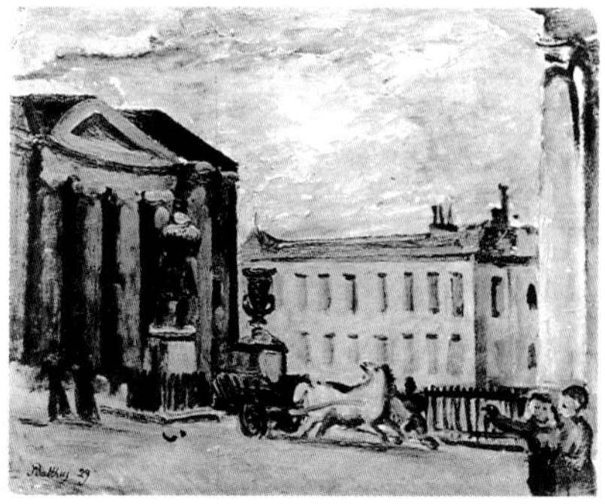

Place du Panthéon
1929
Öl auf Karton
48 x 63,5 cm
Privatsammlung

Place de l'Odéon
1928
100 x 88 cm
Paris, Privatsammlung

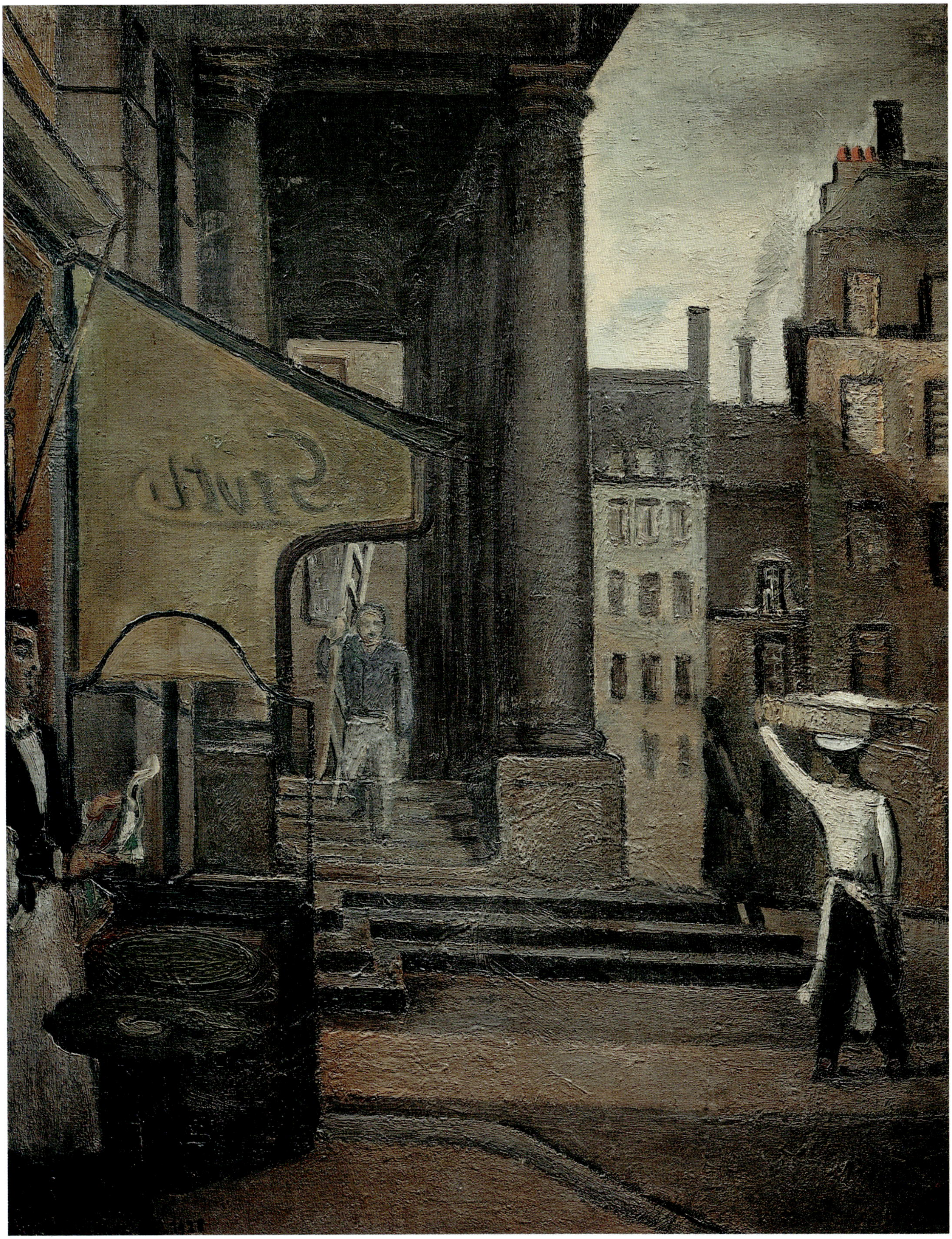

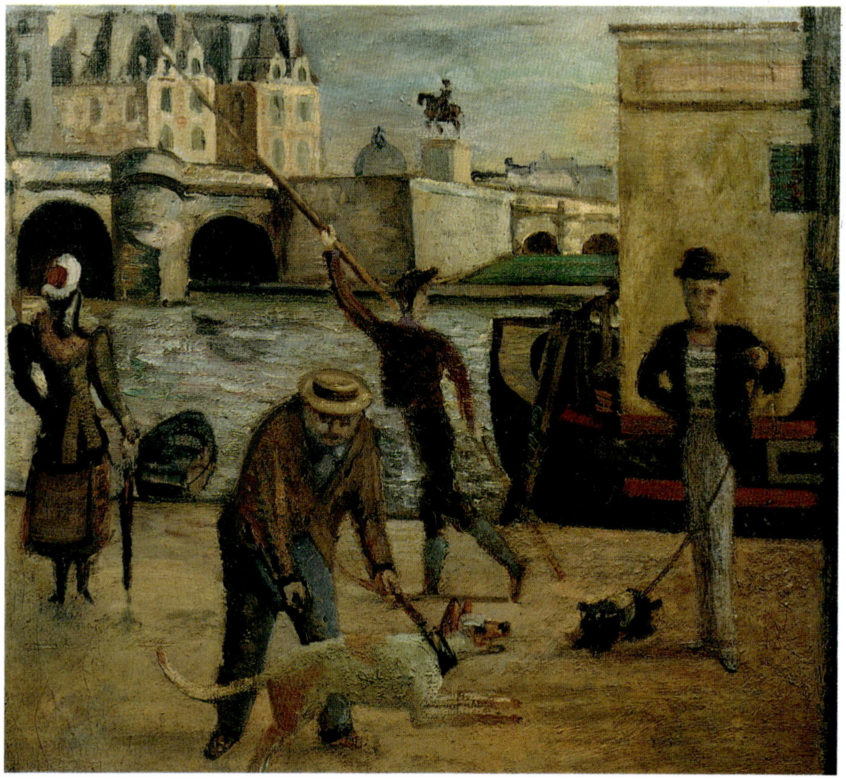

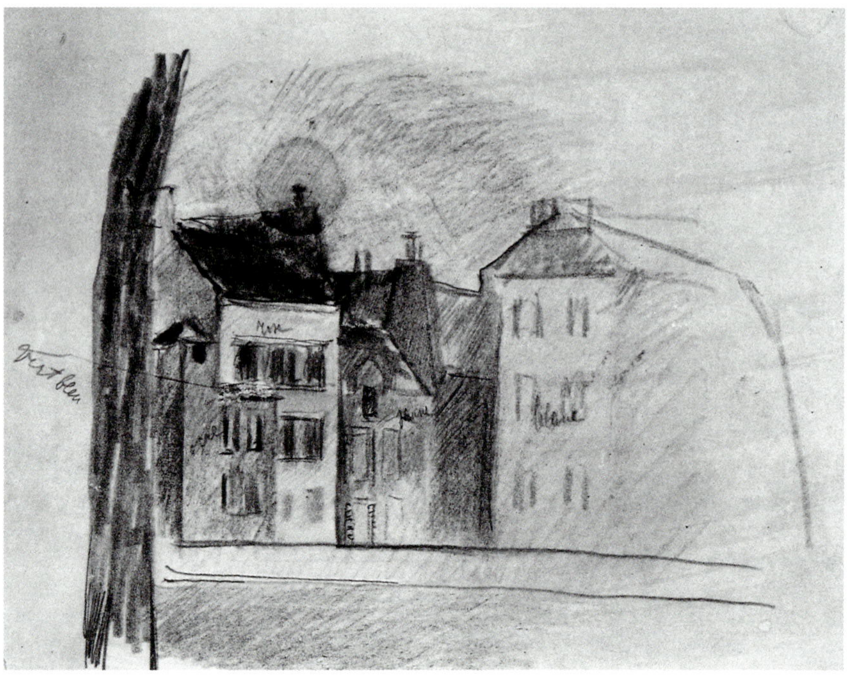

Pont Neuf
1928
Öl auf Leinwand
73 x 79 cm
Privatsammlung

Dieses Gemälde gehörte zur ehemaligen Sammlung Alberto Giacometti

Studie zu *La Berge de l'île Saint-Louis*
1929
Bleistift und Kohle auf Papier, 15 x 19 cm
Privatsammlung

Les Quais (Die Quais)
1929
Öl auf Leinwand
73 x 59,8 cm
Privatsammlung

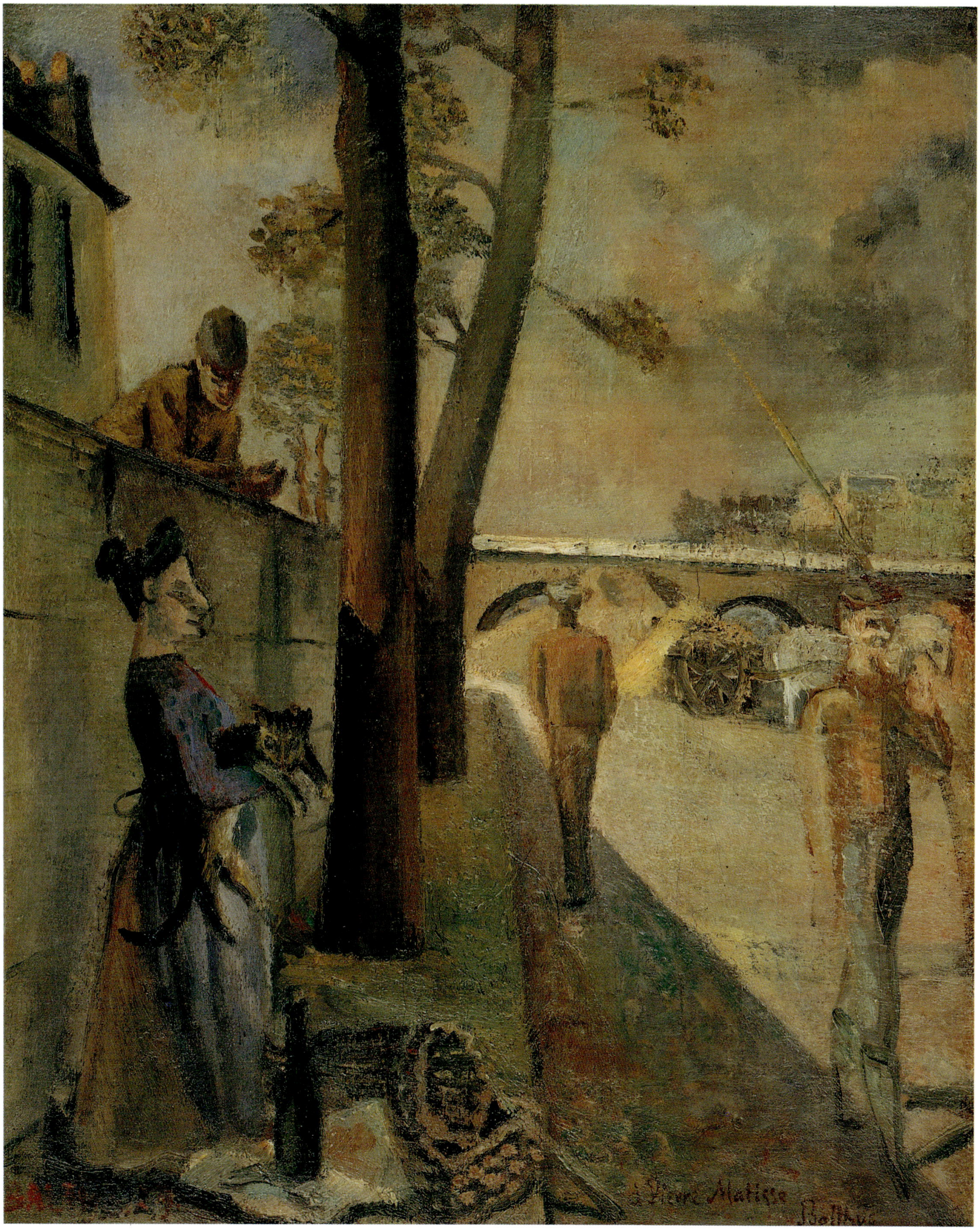
à Pierre Matisse
Balthus

noch nicht die Festigkeit zu haben, die sie gewinnen wird, es sei denn, die Figuren wären willentlich verschwommen – und beide Interpretationen träfen gleichermaßen zu, wenn der junge Maler auf intelligente Weise eingesetzt hätte, was bei ihm noch eine Schwäche des Metiers ist, um daraus einen »Kunsteffekt« zu machen.

Doch da ist noch etwas anderes auf diesen Bildern der Rive Gauche, das über die Etüden des Lernenden und das Stammeln dessen hinausgeht, der sich aufmacht, seine Ressourcen zu entdecken. Die Passanten der Place de l'Odéon oder der Quais der Rive Droite, im Hintergrund die Statue von Henri IV., der Kaffeehauskellner und die Hundeherrchen, die Matrone mit der Katze und der Angler mit seiner Rute, der von seinem *»coup«* am Seine-Ufer zurückkehrt, das alles können nicht nur »Genreszenen« sein, wie sie Longhi und Generationen kleinerer Meister gemalt haben. Es gibt auf diesen Bildern eben doch noch ein *je-ne-sais-quoi*, das man gleichwohl zu verstehen suchen sollte – und zwar um so mehr, als sich dieses *je-ne-sais-quoi* in Balthus' Malerei bald schon entwickeln und entfalten wird. Es gibt nichts Banaleres und Gewöhnlicheres als diese alltäglichen Augenblicke der Straßen und Quais. Doch Balthus' Blick gibt ihnen eine ironische Fremdheit und zugleich eine verschmitzte Unschuld. Es ist die *première vue* der Jugend, ihr glückliches Erstaunen, die lachende Entdeckung der Dinge und der Menschen und die Bosheit jener Bilderbücher, von denen sich Balthus immer betören lassen wird, von früher Kindheit bis ins hohe Alter, *Der Struwwelpeter*, John Tenniels Illustrationen zu *Alice im Wunderland*, die Bilderbogen aus Epinal für die Jugend und schließlich Tintin, den er vom ersten bis zum letzten Band kennt. Wir werden bei ihm später Ähnlichkeiten zu dieser Bilderwelt finden, etwa bei *Les Poissons rouges* aus dem Jahr 1948 oder bei *L'Enfant aux pigeons* (1959–1960). Es ist nicht seine Kindheitsbibliothek, welche direkt die Straßen- und Quai-Szenen der Jahre 1927–1929 beeinflußt, sondern eine Geistesverwandtschaft. Wie die großen Illustratoren der Bücher für die Jugend gibt sich Balthus hier *»den Kindern ähnlich«* – er gibt sich so, oder er ist eben Kind.

Was sich also abzeichnet, ist die Spur eines kaum greifbaren Komplizen, den Balthus häufig dazu einladen wird, seine Bilder zu betreten, oder der sich selbst dort einladen wird. Ist es der Engel des Bizarren? Ist es der Besucher im Schlaf? Diese »Genreszenen«, diese Straßenlustspiele, haben einen Charakter irrealer Realität, was die französischen Psychoanalytiker in Anlehnung an Freuds unübersetzbaren Ausdruck *Das Unheimliche* als *»inquiétante étrangeté«* [beunruhigende Fremdheit] bezeichnen, das Nicht-Zuhause, das Nicht-Vertraute, *»die befremdliche Fremdheit«*. Letzteres »Äquivalent« evoziert vielleicht am ehesten den Effekt des Bizarren, den Balthus erzielt, indem er uns neugierig macht mit etwas, das banal ist, indem er uns überrascht mit etwas, das geläufig ist, indem er das *Vertraute* effektiv *fremd* macht. Ein Effekt, der 1927–1930 vielleicht über das hinaus, was der Maler wollte, akzentuiert ist, gerade weil er ihm entgeht, weil er sich bald in seiner Kunst nicht mehr manifestiert: eine gewisse Unbeholfenheit, die Naivität – Geschenke, die der Traum und die Ungeschicklichkeit der Anfänge dem schöpferischen Menschen machen.

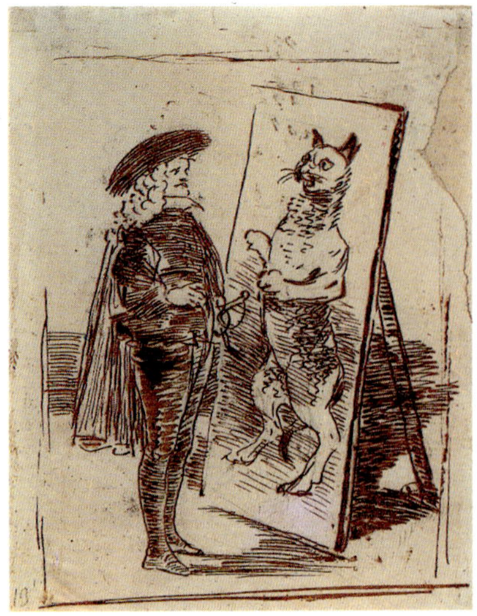

Francisco Goya
Choleriker, 1797-1798
Sepia auf Papier, 20 x 17 cm
Madrid, Prado

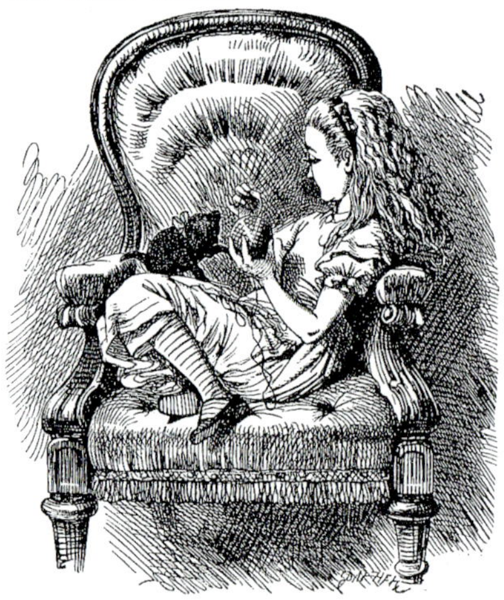

John Tenniel
Illustration zu *Alice hinter den Spiegeln* von Lewis Carroll

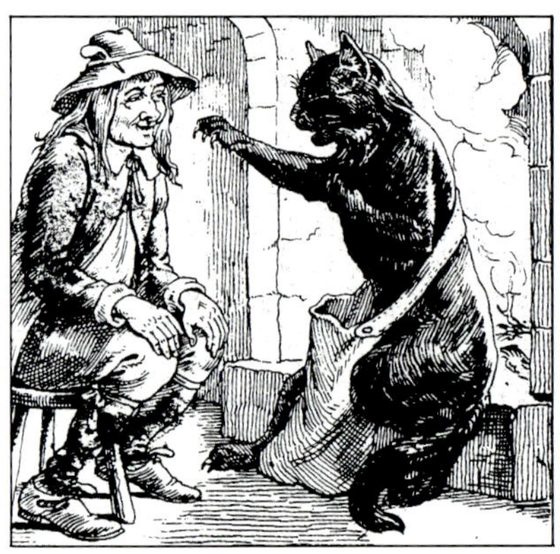

Der schwarze Kater
Imagerie Pellerin (Epinal Nr. 3012)

L'Enfant aux pigeons (Kind mit Tauben)
1959-1960
Öl auf Leinwand, 162 x 130 cm
Privatsammlung

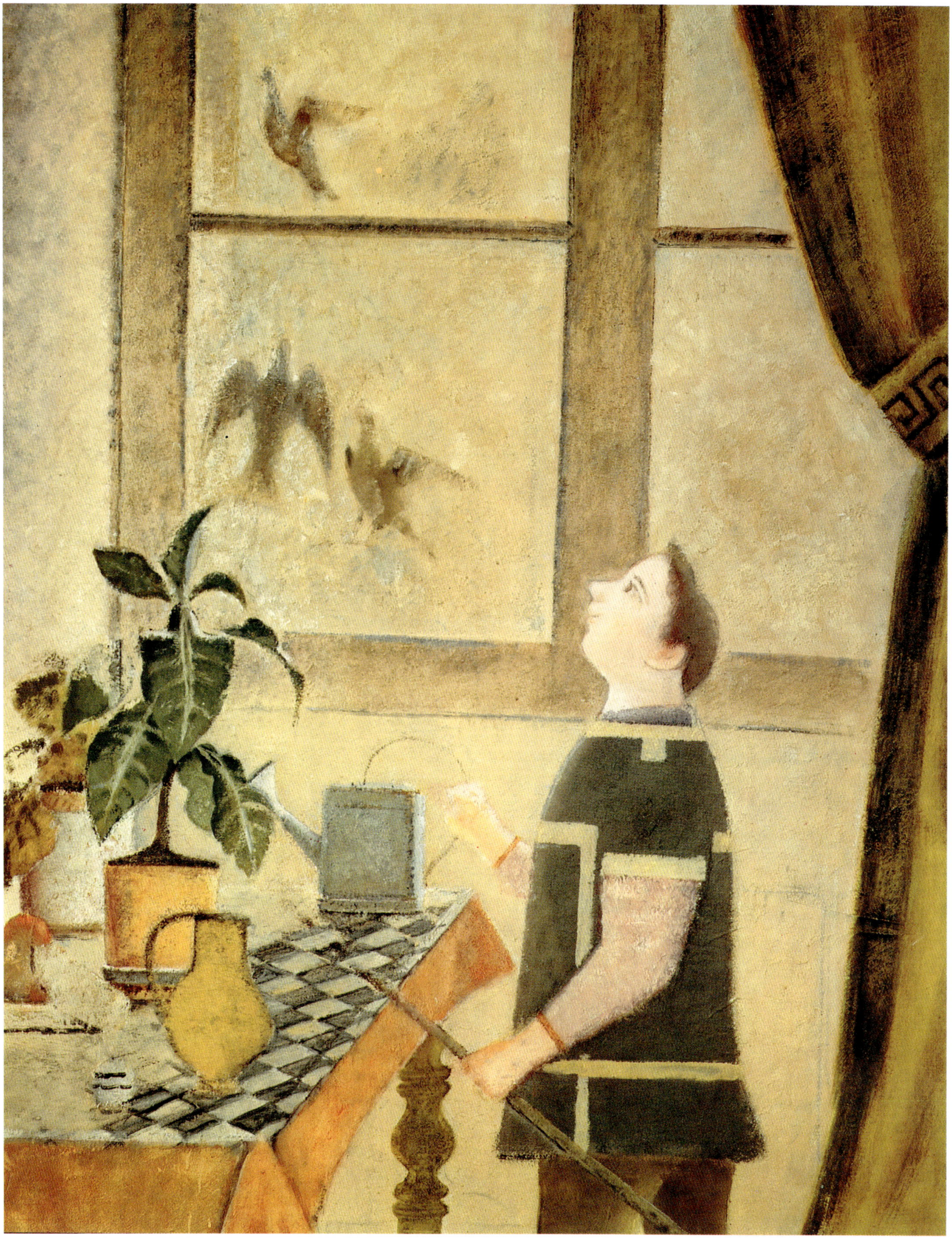

Spahi

Was geschieht in Balthus' Malerleben zwischen dem Monat November 1930 und dem Anfang des Jahres 1932? Nichts. Fünfzehn Monate Militärdienst im langweiligsten der verlorenen »Nester« Marokkos, in Kenitra. In den zunächst folgenden Jahren hatte Balthus keine sehr gute Erinnerung an diese Zeit. Gewiß, er schloß dort einige Freundschaften, angenehme Kameradschaften mit den Leutnants seines Regiments, insbesondere mit einem aus dem Süden, aus dem Departement Lot, mit Namen Vidal, dessen Esprit und Frohsinn die Kasernentage aufhellten, und mit einem brillanten Sproß der alten Familie Dampierre. Zunächst zum 4. Régiment de Tirailleurs Marocains abkommandiert, wird er in der Folgezeit zum 7. Régiment de Spahis – ein aus Nordafrikanern zusammengestelltes Reiterregiment – versetzt.

Die Entdeckung der Marokkaner berührt Balthus, trotz der Distanz zwischen ihnen und ihm, die auf die Unterschiede in Dienstgrad und Nationalität zurückgeht, trotz der schiefen Beziehungen, die eine Kolonialgesellschaft mit sich bringt, verschärft durch die Militärhierarchie. Doch insgesamt erinnert sich Balthus vor allem an die finstere Langeweile des Garnisonslebens, an das von der Sonne ausgeglühte Städtchen, an den Geruch von Pferdemist und Stallungen, an das Sumpffieber in der Umgebung und die Amöbenruhr. Doch mit den Jahren, als das Kap des achten Lebensjahrzehnts umschifft ist, hört man Balthus eher von den guten Erinnerungen sprechen, die dieser Zeitabschnitt ihm läßt: Die verlorene Zeit wandelt sich, wenn sie zur vergangenen Zeit wird, in das *Einst* der Jugend. Diese wiederkehrende Zeit hat die Tendenz, in der Erinnerung zu einer guten Zeit zu werden. Wenn er Ausgang hatte, nutzte er ihn dazu, Fes, Marrakesch oder Rabat zu entdecken, den Süden oder die Wüste zu besuchen. Diese Ausflüge haben bei Balthus schöne Erinnerungsbilder hinterlassen. Von denen einige Spuren in seiner Arbeit zurückbleiben, wie etwa ein Bild aus dem Jahre 1933, zwei Spahis mit hohen roten Kappen beim Versuch, ein kapriziöses Pferd zu bändigen. Es ist ein kleines Bild, das vom Geist, wenn schon nicht vom Pinselstrich her, den Pariser Bildern der Jahre 1925–1930 nahesteht, mit der Steifheit und dem naiven Frohsinn von Marionetten. Doch was bildnerischen Orientalismus anbelangt, so begrüßt ihn Balthus nach mehr als einem Jahr in Marokko lieber auf den gelungenen Bildern seines geliebten Delacroix und seines weniger geliebten Matisse. Er wird sich nicht dazu hinreißen lassen, mit ihnen auf diesem Gebiet wahrhaft zu konkurrieren.

Die Schlafstube in Kenitra
1931
Bleistift auf Papier
23 x 28,5 cm
Privatsammlung

Le Spahi et son cheval
(Der Spahi und sein Pferd)
1949
Öl auf Leinwand
58,9 x 64,2 cm
Washington, The Hirshhorn Museum and Sculpture Garden, Smithsonian Institution, Schenkung Joseph H. Hirshhorn, 1966

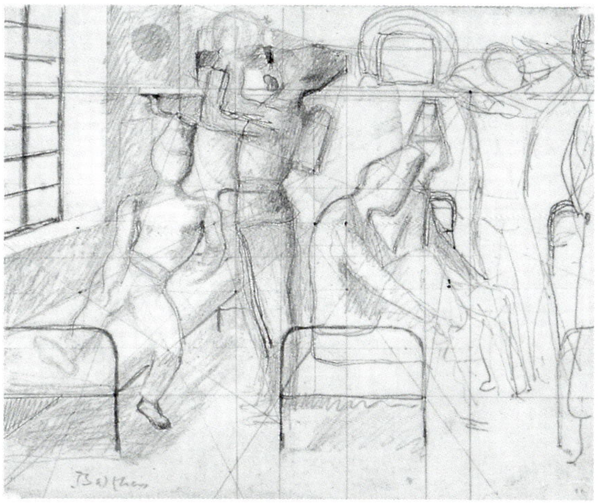

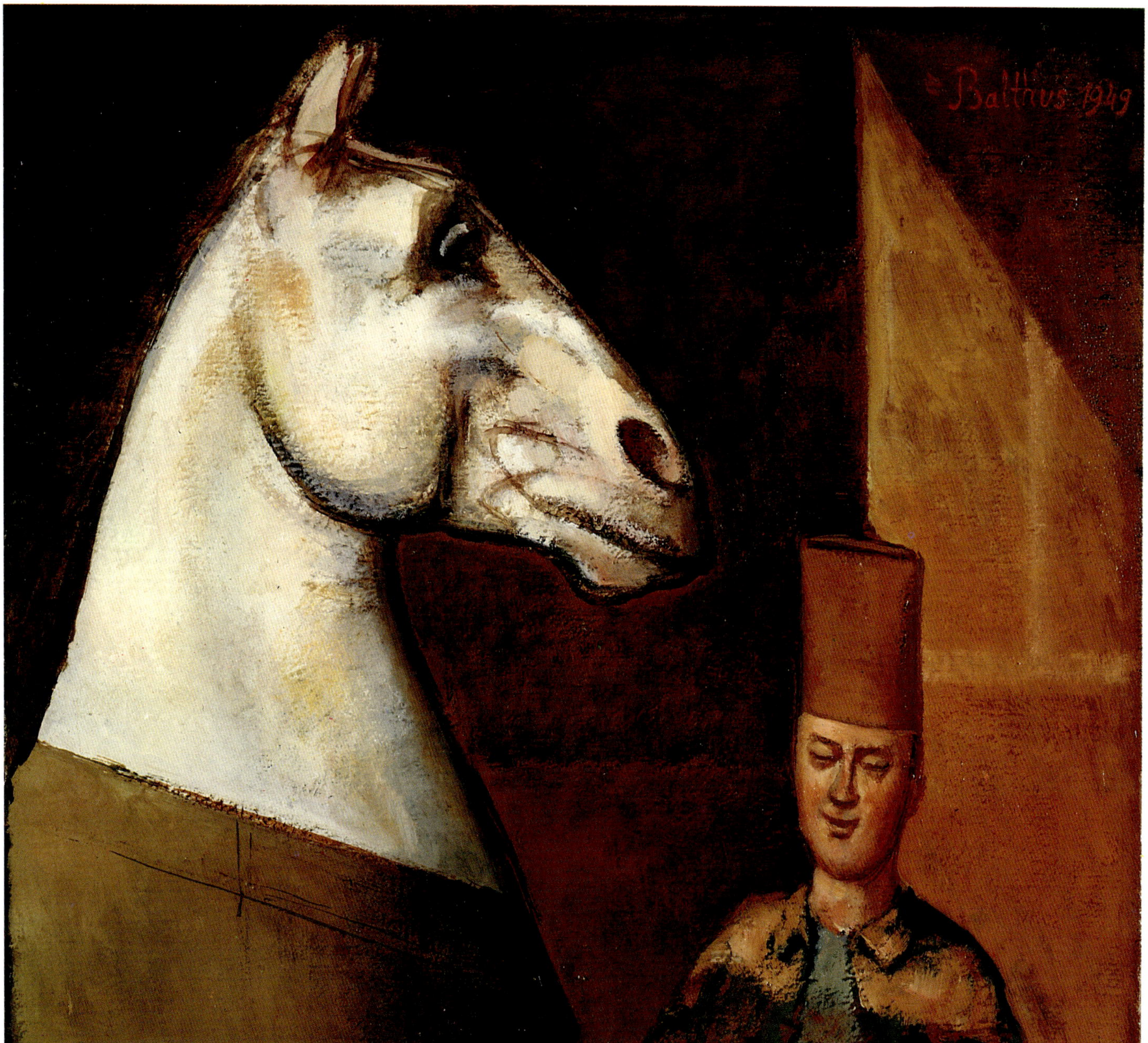
Balthus 1949

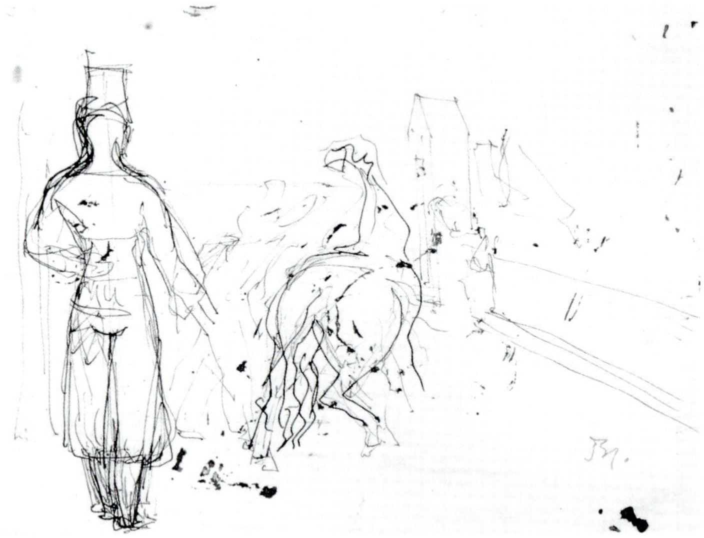

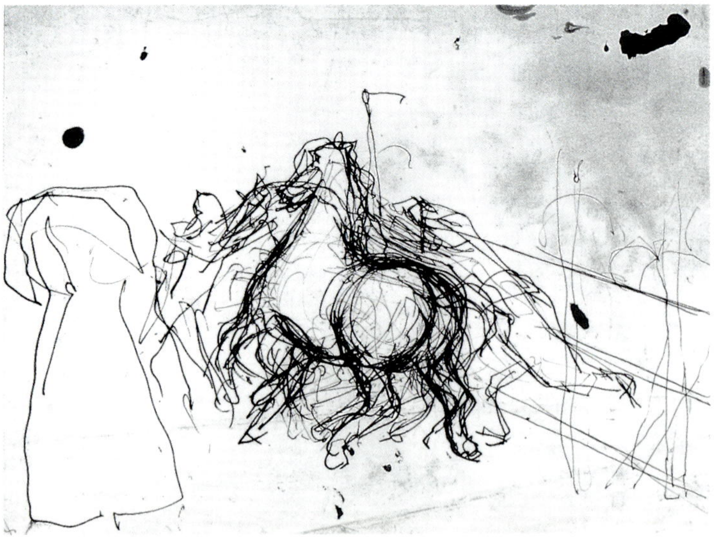

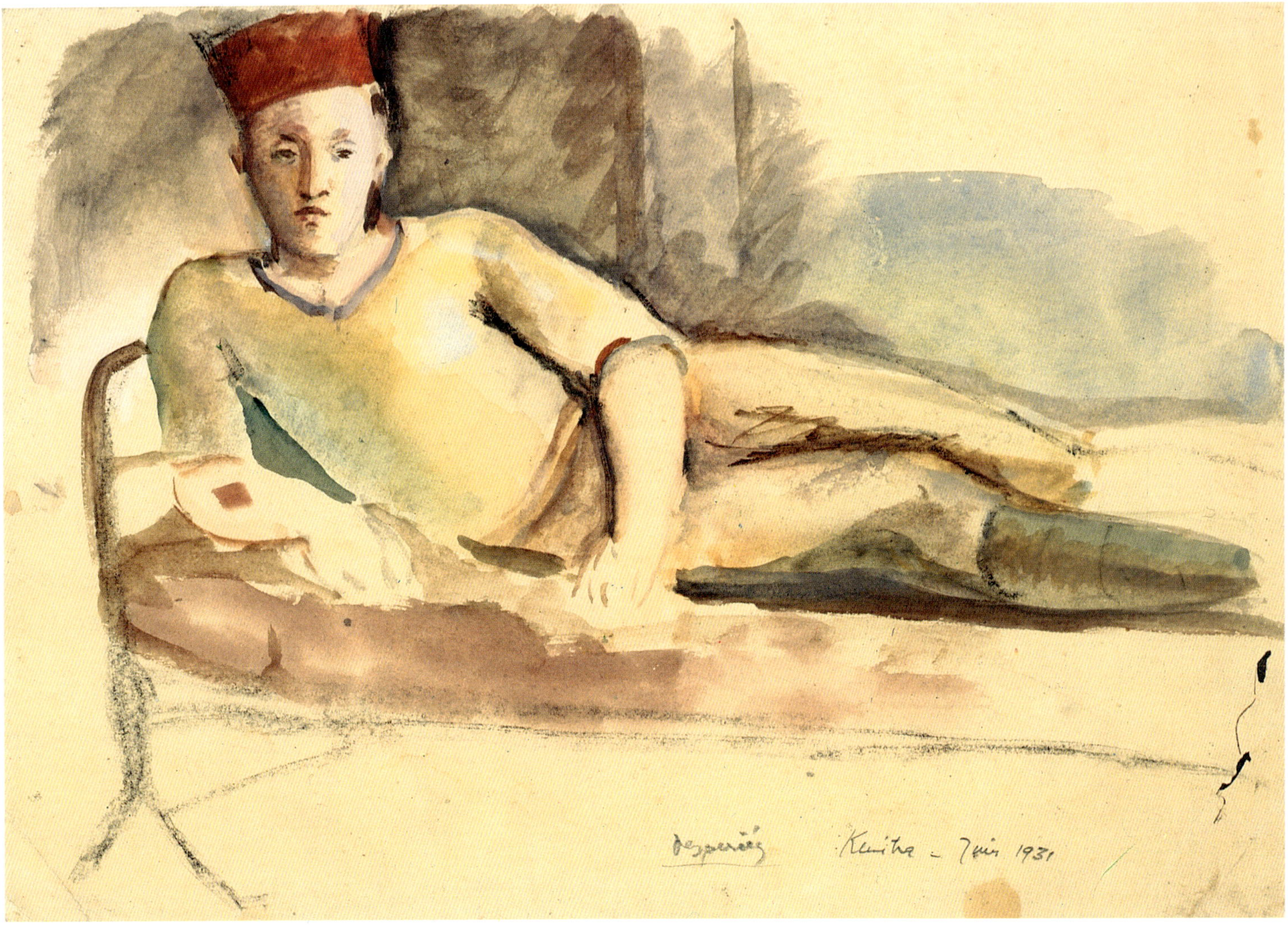

Portrait Despériez
1931
Aquarell und Bleistift auf Papier
24 x 35 cm
Privatsammlung

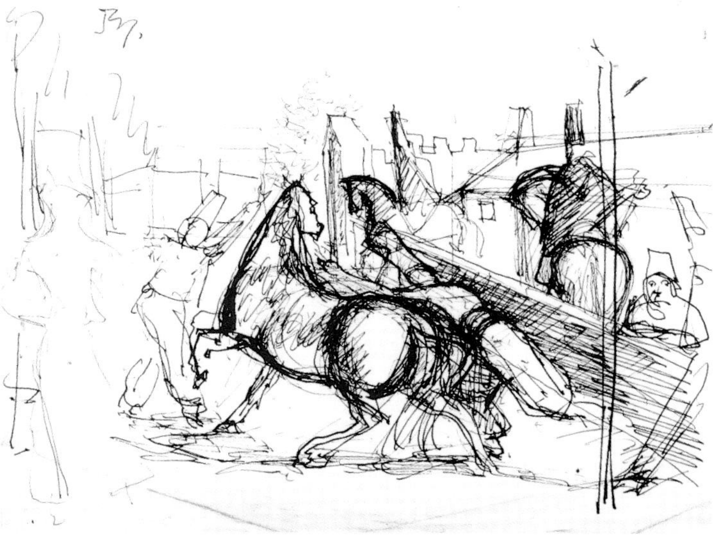

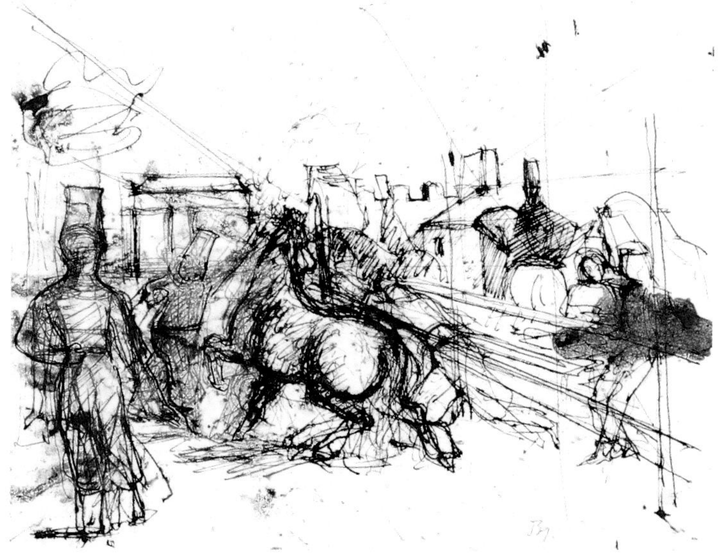

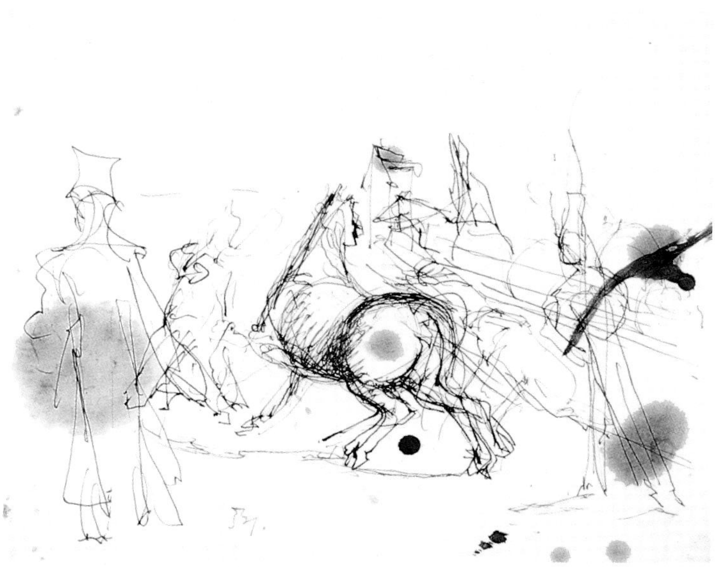

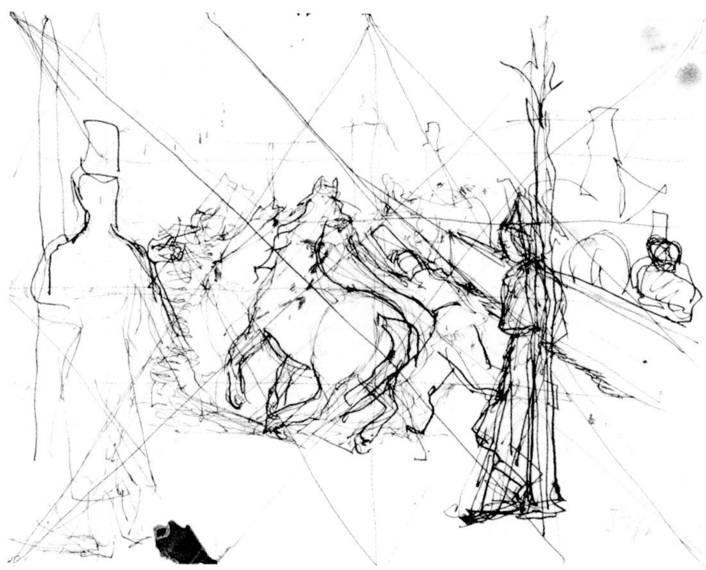

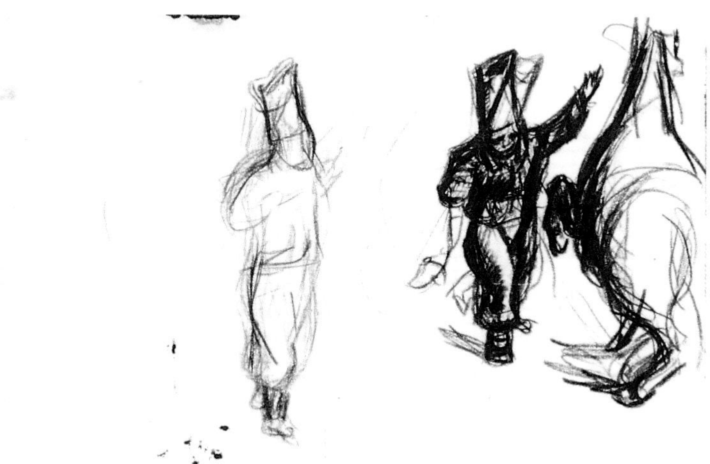

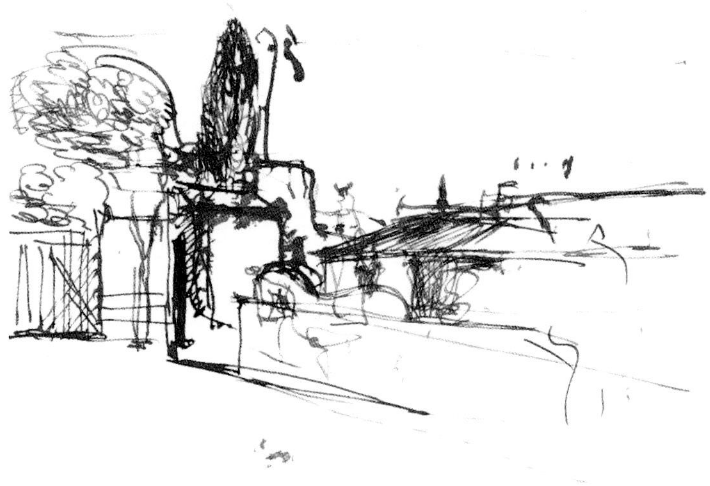

Eigenartigerweise setzt nun gerade am Ende dieser Monate des Nichtstuns und der Leere die Verwandlung ein, die den wahren Balthus zutage treten läßt und seinen Arbeiten bis zum Jahr 1932 ihren präludienhaften Charakter verleiht. Sie erscheinen jetzt als Verheißungen, als Entwürfe, als Gesellenstücke eines sehr begabten Kindes und Heranwachsenden. Balthus ist von nun an im Besitz des Wesentlichen seiner Kunst und der Grundlagen seines Metiers. An die Stelle des Pinselstrichs seiner ersten Bilder, den man »impressionistisch« nennen könnte, an die Stelle seines leichten und »sahnigen« Malmaterials treten saubere und scharfe Konturen, große Flächen glatter Farben und die wissende Tiefe von Lasuren. Zwei »Male« erlauben es, die Entwicklung von Balthus' Arbeit zu ermessen – die erste Version von *La Rue*, ein kleines Bild aus dem Jahr 1929, und ein größeres Bild mit demselben Sujet von 1933. Das kleine Bild gehört noch dem hingehauchten und flüchtigen Universum der Pariser Szenen an. *La Rue* von 1933 hat auf einmal all die Charakteristika, die künftig Balthus definieren, die Kraft, die Statur und das Gewicht, die sich mit der Eleganz des Strichs und mit einem Gefühl undefinierbarer Bizarrerie paaren, diese erstaunliche Vermählung des alltäglichsten der Tage mit dem ausgefallensten der Träume, dieses eigenartige Gleichgewicht zwischen der Festigkeit der Konstruktion (das, was Balthus *»meine private Mathematik«* nennt) und der maliziösen Leichtigkeit der Passanten und ihrer Bewegungen, zwischen dem, was das Bild an *Kräftigem* hat und zugleich seltsamerweise an *Schwerelosigkeit.*

Daß mit *La Rue* ein bedeutender Maler in Erscheinung tritt, wird nicht unbemerkt bleiben. Etwa zwanzig Jahre später kauft ein großer amerikanischer Sammler, James Thrall Soby, *La Rue*. Soby ist entzückt von seiner Akquisition. Er bekennt, daß er selten von einem Bild so hingerissen gewesen sei, doch er stört sich zugleich am skandalösen Benehmen einer der Figuren, das die öffentliche Ausstellung des großen Bildes zu einer einigermaßen delikaten Angelegenheit macht, zumal in einem Land wie Amerika, wo die Moralwächter mächtige Gruppen bilden. Der Sammler wendet sich mit seinem Problem an Balthus, und dieser fordert ihn auf, ihm das Bild anzuvertrauen. Er wird es zwei Jahre lang behalten, wird es noch »vervollkommen« und die umstrittene »Stelle« höchst anständig machen. *»Früher habe ich gern schockiert«*, sagt er zu Soby, *»doch heute langweilt mich das.«* (Gleichwohl wird es vorkommen, daß Balthus zuweilen den Geschmack am Schockieren wiederfindet ...)

Man hat die Wandlung von Baltusz zu Balthus verschiedenen Einflüssen zugeschrieben, vom marokkanischen Licht bis hin zu seiner Bewunderung für Piero della Francesca, von seiner Vorliebe für Lewis Carroll und die kindliche Bildwelt bis hin zu seinem Interesse an den Bildern von Joseph Reinardt, einem Schweizer Maler Ende des 18. Jahrhunderts, von dem das Historische Museum in Bern eine Reihe von Portraits mit Typen und Trachten Schweizer Kantone besitzt. Nach seiner Rückkehr aus Marokko wird Balthus mehrere davon kopieren.

Man kann festhalten, daß sich nach mehreren Monaten, in denen das »Feld« des Maler nahezu brachgelegen hat, der zweifellos bedeutendste qualitative Sprung seiner Laufbahn vollzieht. Balthus ist der erste, den dieses Phänomen ein wenig irritiert.

»Es stimmt schon«, sagt er, *»ich habe während meines Militärdienstes sehr wenig gemalt und sehr wenig gezeichnet. Doch wie eigentlich während meines ganzen Lebens*

Vorhergehende Doppelseite
(von links nach rechts
und von oben nach unten)

Studien zu *La Caserne*
(recto und verso)
1931
Tusche auf Papier
27 x 35 cm
Privatsammlung

Studie zu *La Caserne*
1931
Tusche auf Papier
26,5 x 35 cm
Privatsammlung

Studie zu *La Caserne*
1931
Tusche auf Papier
26,5 x 35 cm
Privatsammlung

Studie zu *La Caserne*
1931
Tusche auf Papier
26,5 x 32 cm
Privatsammlung

Studien zu *La Caserne*
1931
Tusche auf Papier
26,5 x 32 cm
Privatsammlung

Studie zu *La Caserne*
1930
Bleistift auf kariertem Papier
22 x 17 cm
Privatsammlung

Studie zu *La Caserne*
1931
Tusche auf Papier
17,5 x 21,7 cm
Privatsammlung

hatte ich zu jener Zeit das, was man ein ›inneres bildnerisches Leben‹ nennen könnte. Ich höre niemals auf, die Welt als Gegenstand der Malerei zu betrachten. Ich lasse in meinem Kopf nicht davon ab, zu ›komponieren‹ und zu arrangieren, auszuleuchten, zu malen. *Es kommt manchmal vor, daß ich mich frage, ob ich in bestimmten Momenten nicht eher ein Maler bin als ein ›normales‹ menschliches Wesen. Ich fand die Anekdote über Claude Monet frappierend, der sich am Bett seiner toten Frau daran macht, sie, die er so sehr geliebt hat, zu malen und dabei mit einem unbeteiligten und zugleich schmerzvollen Auge beobachtet, wie sich eine Fliege auf die Stirn der Toten setzt. Ich glaube, daß ich tatsächlich niemals aufhöre zu arbeiten, selbst wenn ich nicht arbeite ...*«

Wie oft ist es uns nicht so ergangen, daß wir in Balthus' Auge den Gedanken an ein Bild gespürt haben, das vorübergeht, eine Zeichnung im voraus gespürt haben, die sich einstellt? ...

Pierre Jean Jouve, der auf Anhieb die Bedeutung des jungen Malers gespürt hatte, trifft ihn bei der Rückkehr aus Afrika wieder: »*Ein prekärer Hochmut ließ ihn nahezu alle gängigen Lösungen verwerfen. Die Malerei wurde für ihn in dem Quartier der Montagne-Sainte-Geneviève und des Jardin du Luxembourg geboren, ein derart eindringliches Viertel, derart sensibel und monumental, genährt von der Seele großer Männer, der von Méryon und von Delacroix. Und schon bestand für den wißbegierigen jungen Mann die ganze Lektion darin, erneut zu lernen. Behalten wir diese Eigentümlichkeit, die sich im Werk des Malers entwickeln wird, im Auge: Für seinen Geist muß alles aufs neue gemacht werden, und zwar in dem Sinn, daß die Dinge, die verlorengegangen sind, aufs neue gefunden werden müssen, während andere noch zu erfinden sind. Auf diese Weise debütierte Balthus, entschieden abseits der Schule, wie ein Unabhängiger, für den aber das Wesentliche die wahre Schule ist und der den Louvre auswendig kennt.*

Ich habe Balthus nach seinem Militärdienst in Afrika wiedergesehen, er hauste in einer Dachkammer in der Rue de Fürstenberg. Er hatte also den Ort gefunden, der seinem Vorhaben entsprach, alldem, was er machen wollte und was er bereits mit charakteristischer Verbissenheit vollbrachte. Wären nicht die Häuser eines strengen und wie von David gemalten nüchternen Hofes gewesen, so hätte er von seinem Zimmer aus das vom zugehörigen Garten umgebene Atelier sehen können, in dem Delacroix gestorben ist. Das eigenartige Gäßchen Rue de Fürstenberg mit seinem provinziellen Platz hinter der Abtei von Saint-Germain-des-Prés aus dem 17. Jahrhundert nährte seine Gedanken, wie manch andere Gasse in der Gegend, mit altmodischen und seltsamen Formen, dazu angetan, mit Traumelementen verwechselt zu werden. Balthus malte diese Bilder von riesigen Dimensionen, die Erstaunen hervorrufen mußten, als er sie zu der einzigen Ausstellung versammelte, die er in Paris machen sollte.«

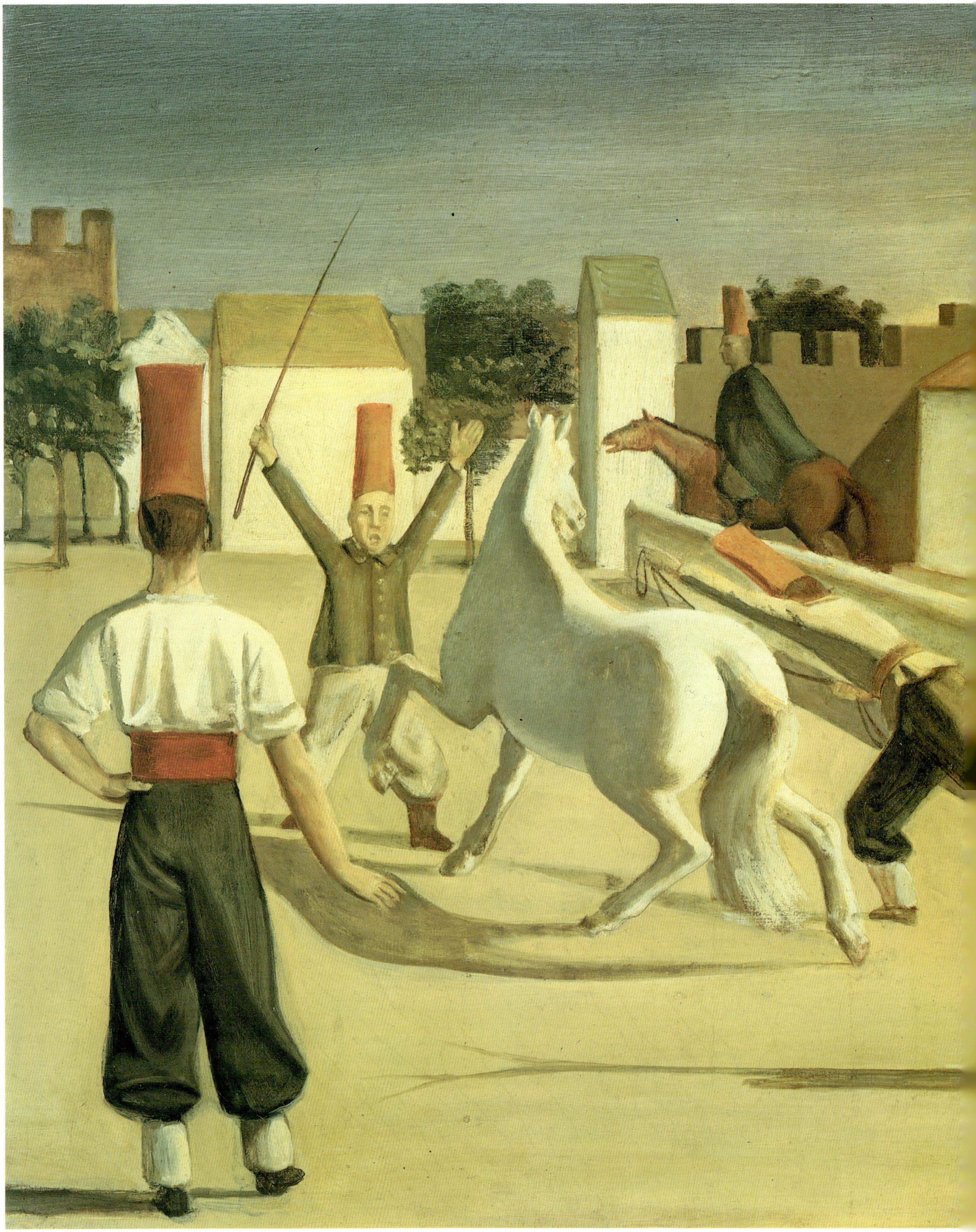

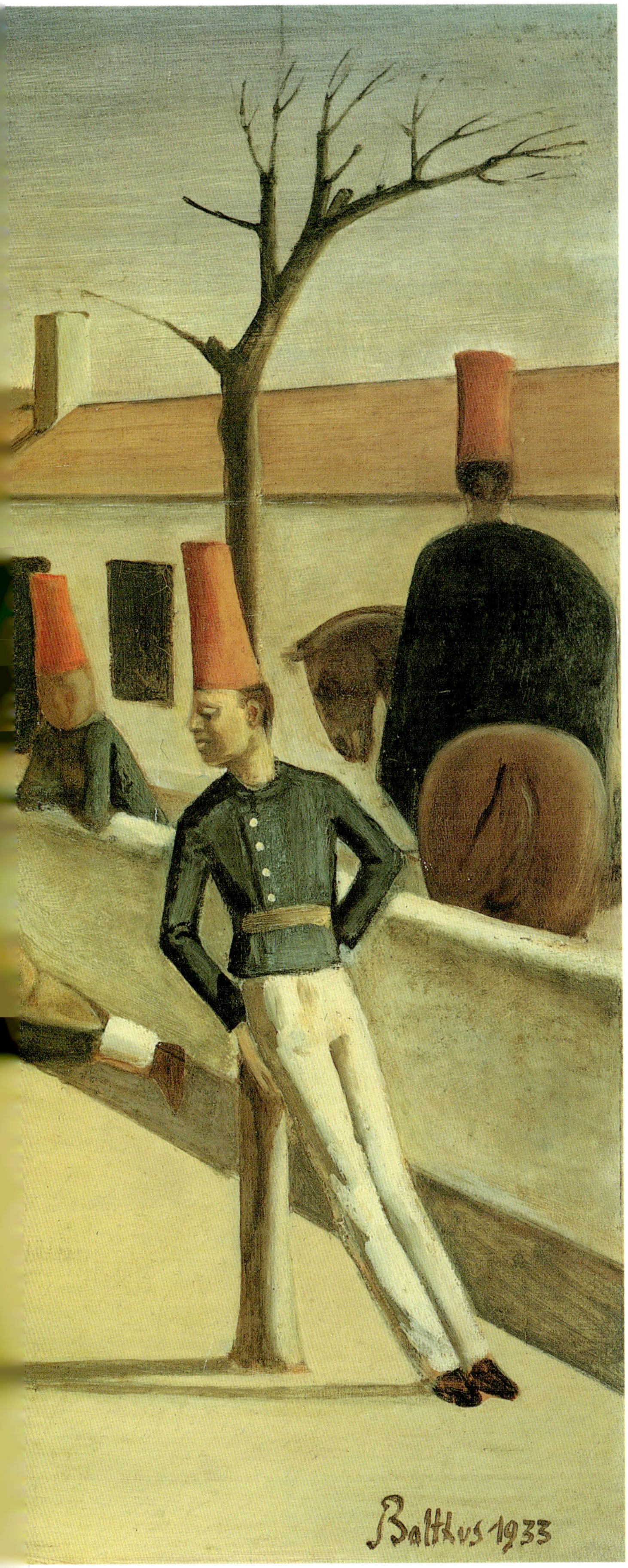

La Caserne
(Die Kaserne)
1933
Öl auf Leinwand
81 x 100 cm
Privatsammlung

La Rue

Es kommt immer wieder vor, daß Balthus nicht nur monatelang an einem Gemälde arbeitet und es überarbeitet, oft nimmt er sich auch des Themas und des Aufbaus eines Bildes völlig von neuem an. Zwischen 1977 und heute (1992) entstehen mindestens zwei Versionen von *Joueurs de cartes* und drei Versionen von *Chat au miroir.* Jean Leymarie weist völlig zu Recht darauf hin, daß letzteres tief in Balthus' frühester Jugend verwurzelt ist, vereinigt es doch das Thema der Katze – Sujet seines ersten illustrierten »Buches« (im Alter von zwölf Jahren), das mit der Erinnerung an Rilke (der das Vorwort geschrieben hat) verbunden ist – mit einem Rilke'schen Thema, das in seinem Werk immer wiederkehrt, dem des Spiegels. Wenn man die Versionen dieser *Bilderfolgen* vergleicht, wird man gewahr, daß der Arbeitsansatz des Malers letztlich nicht dahin tendiert, die *Darstellung* zu modifizieren bzw. das Gefühl der Realität oder der »taktilen Valeurs« des Gemäldes zu vervollkommnen. Gewiß, er versucht, neue Beziehungen zwischen den Farbtönen herzustellen, das Gleichgewicht (oder die Gegensätze) der Farben neu auszutarieren. Doch im wesentlichen kommt es ihm darauf an – wobei die Technik im Dienst dieses Bestrebens steht –, daß das Bild eine bestimmte Emotion ausdrückt, das undefinierbare Empfinden, das in seinen Augen allein das Gemälde suggerieren kann. »*Wenn ich versuche, von meiner Malerei zu sprechen*«, sagt Balthus immer wieder, »*habe ich immer den Eindruck, daß ich an den Dingen vorbeirede. Und wenn ich andere darüber sprechen höre oder lese ...*« Er beendet seinen Satz nicht und blickt ein wenig boshaft den befreundeten Schriftsteller an, den Tollkühnen, der es vielleicht wagen wird, trotz allem *Malerei zu reden*, über die Bilder von Balthus zu sprechen.

Es ist eben so, daß der unglückliche Maler von dem, der *Malerei redet*, zuweilen zusätzliche Ruten geliefert bekommt, um sich auspeitschen zu lassen, und noch triftigere Gründe, den Worten zu mißtrauen. So etwa von der Kunsthistorikerin, die Balthus' Zorn erregt, wenn sie schreibt, daß in seinem Werk »*die Katze vielleicht eine erotische Metapher*« ist – (»*eine Katze ist eine Katze, das reicht doch völlig!*« sagt Balthus mit ironischer Wut).

So auch von dem Philosophen, bei dem man lesen kann, daß die dritte Version eines Bildes von Balthus »*gegenüber den früheren eine andere, sehr viel molekularere Behandlung der plastischen Bestandteile aufweist. Ein gewisses Etwas, das sich auf eine weiche Topographie einläßt, auf intensive, unterschwellige Abstufungen, das uns aber nichtsdestoweniger in eine Verwandlung des Universums ohne Wiederkehr schleudert*«. Der Philosoph fährt fort, indem er »*die grundlegenden*

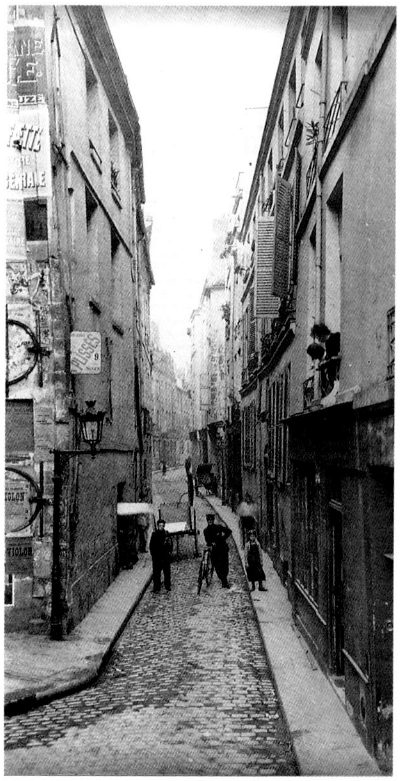

Ansicht der Rue Suger in Paris

Rechte Seite

Studie zu *La Rue*
1929
Feder und Tusche
17,5 x 21,8 cm
New York, The Museum of Modern Art, Schenkung Mr. James Thrall Soby

La Rue (Die Straße)
1929
Öl auf Leinwand
130 x 162 cm
Privatsammlung

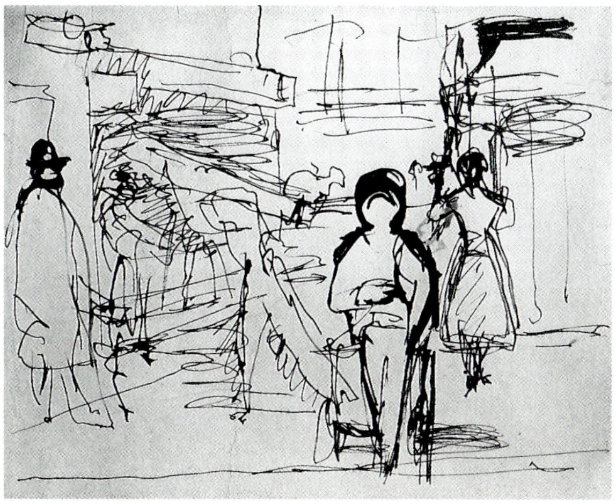

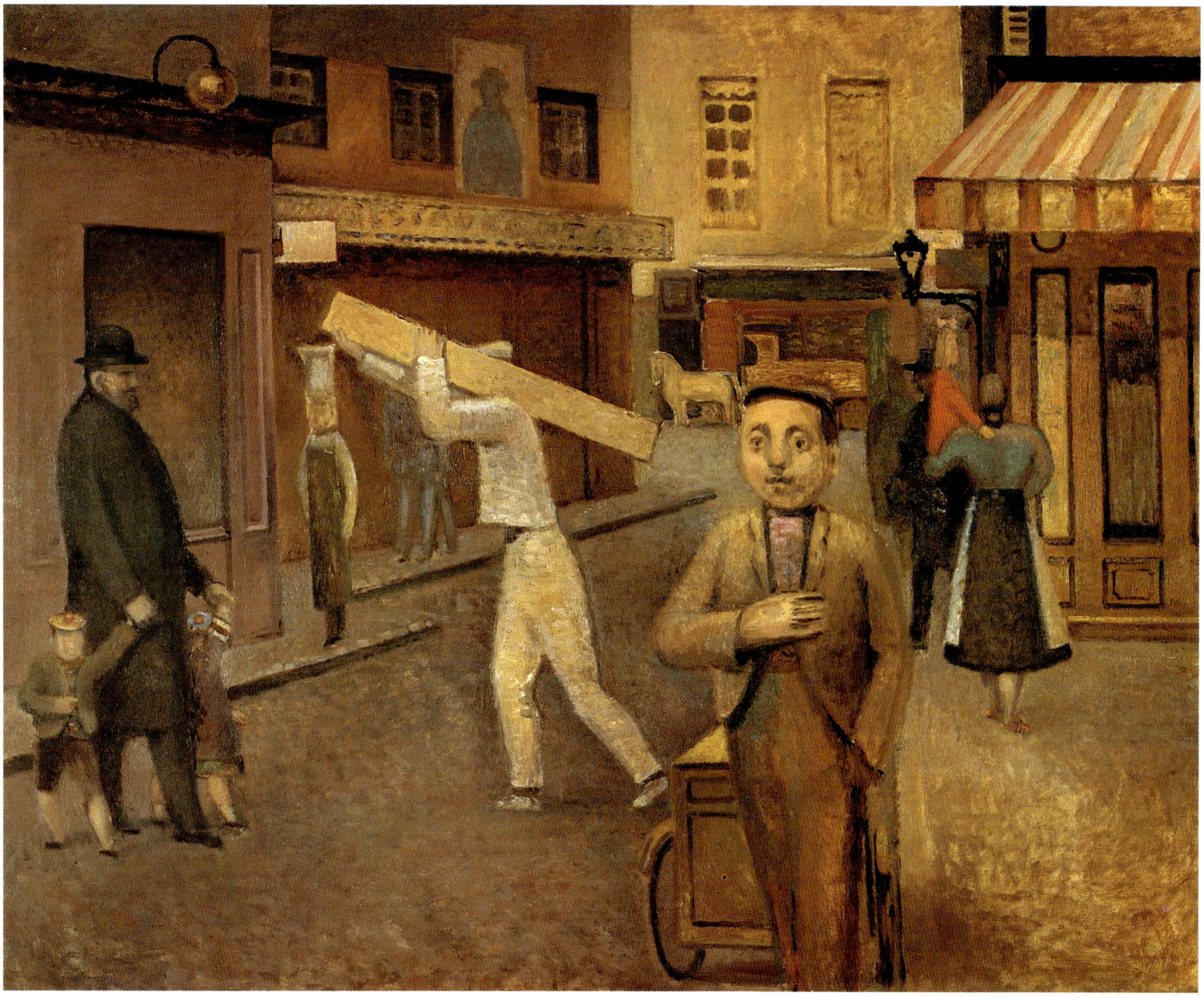

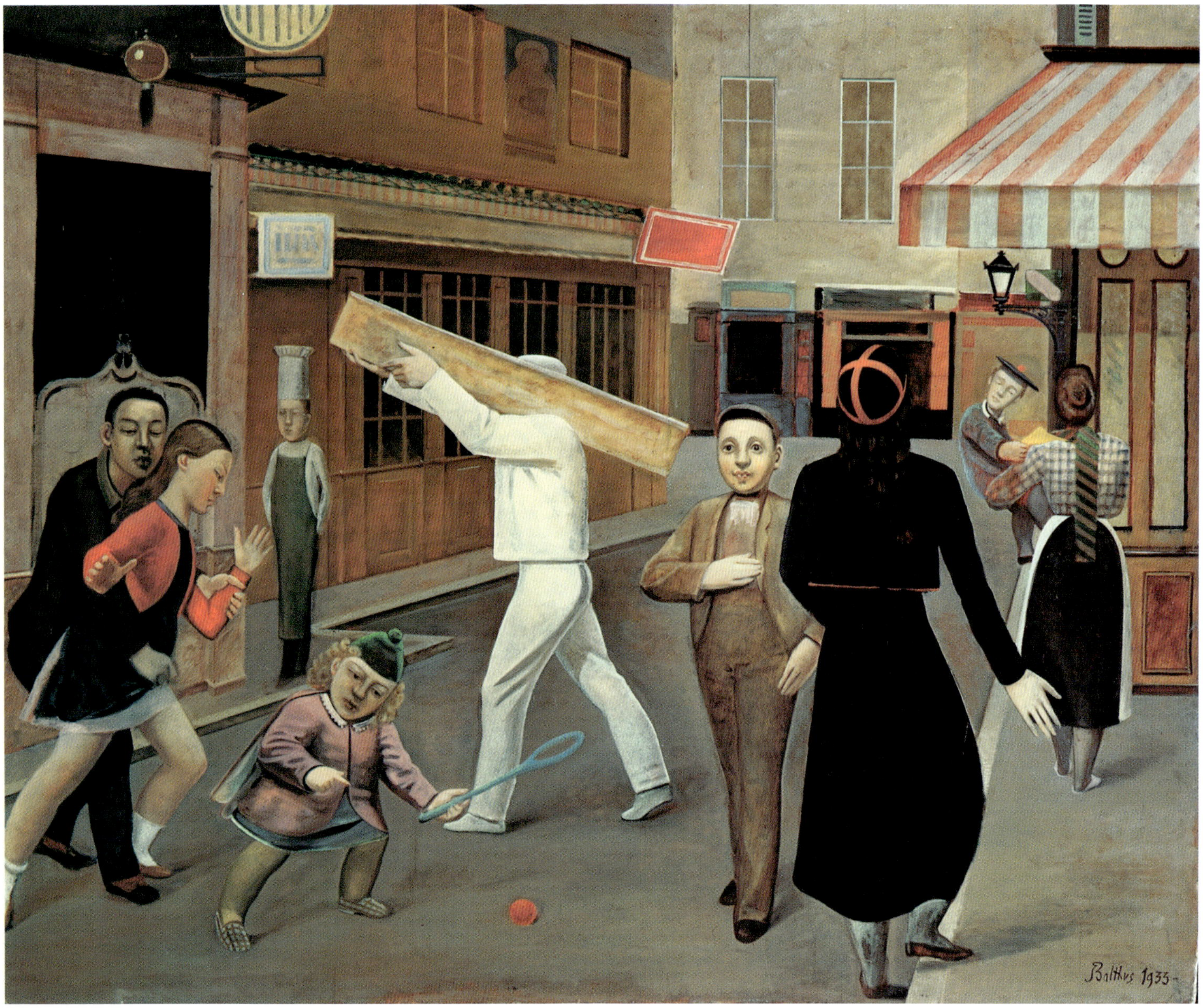

La Rue (Die Straße)
1933
Öl auf Leinwand
193 x 235 cm
New York, The Museum of Modern Art,
Nachlaß M. James Thrall Soby

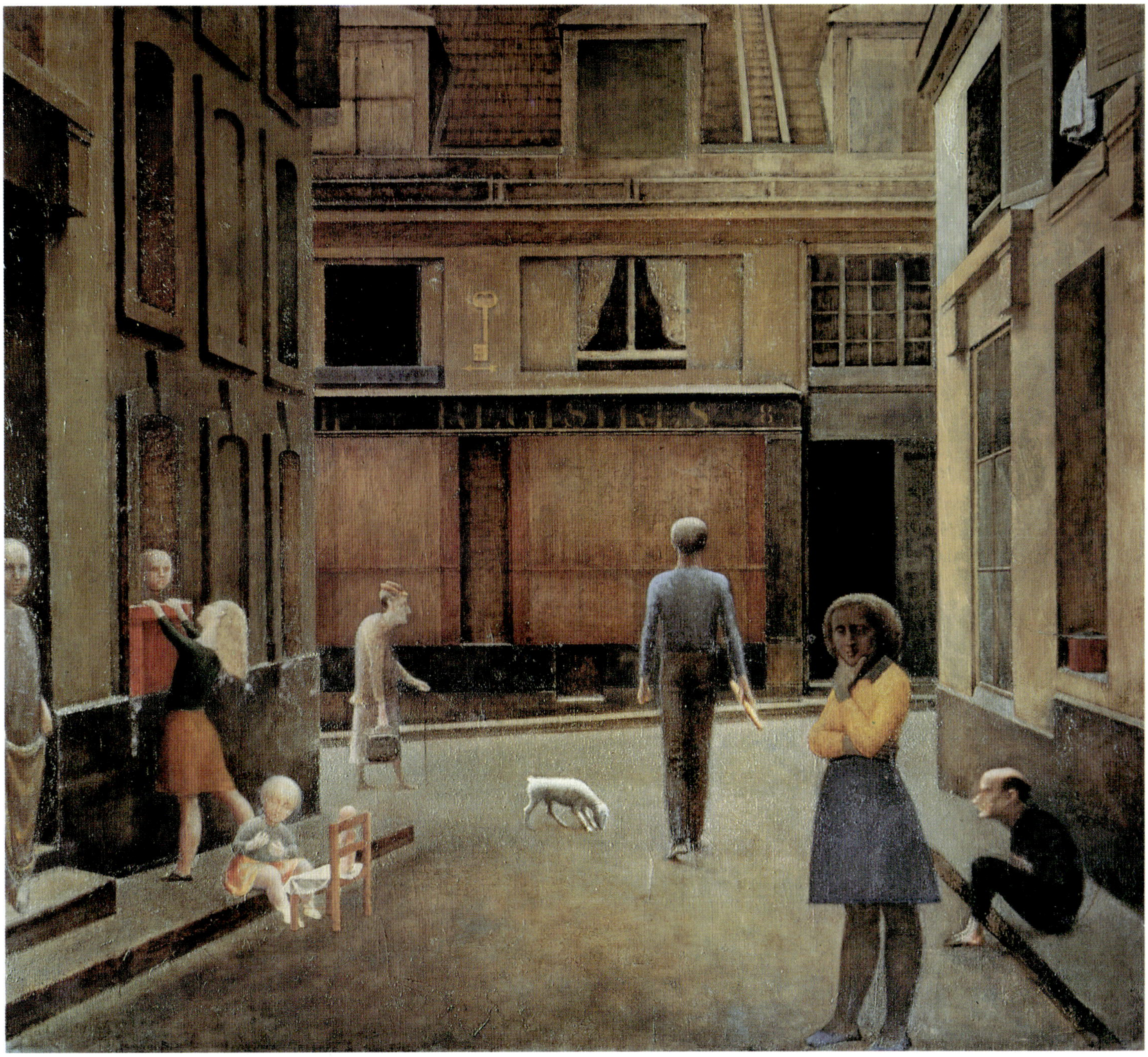

Le Passage du Commerce-Saint-André
(Die Passage Commerce-Saint-André)
1952-1954
Öl auf Leinwand
294 x 330,2 cm
Privatsammlung

Charakteristika des Umwandlers fraktaler Impulse, der von Balthus in Gang gesetzt wird«, unterstreicht und zustimmend schließt: »*Die Wirkung des ›Aufknackens‹ verschiebt sich von ganzheitlichen Ensembles zu molekularen Intensitäten; die pulverige Körnung der bildnerischen Materie erhält Vorrang gegenüber strukturell qualifizierten Beziehungen. Das Nachlassen der Dynamik der Blicke steht nicht mehr im Mittelpunkt.*«

Versuchen wir trotzdem, wenn auch etwas einfacher, zu beobachten, was sich abspielt bei der sukzessiven Behandlung von *La Rue* 1929, dann 1933 und sodann von einem 1952–1954 entstandenen Bild, das das Thema unter einem anderen Blickwinkel wieder aufnimmt, nämlich *Le Passage du Commerce-Saint-André*. Bei der zweiten Version von *La Rue* »verkompliziert« sich die Anordnung durch die Einführung neuer Figuren, bleibt aber im Grunde die des ersten Bildes. Der große Unterschied besteht im Pinselstrich und in den Farben. Grob gesprochen läßt sich feststellen, daß die Technik bei dem Bild von 1929 sich eines »freien« und anspielungsreichen Strichs bedient, herrührend vom Impressionismus, mit einer Auswahl gedämpfter Farben, akzentuiert von Flecken lebhafterer Farben. Die erste Version von *La Rue* ist friedlich, man möchte gar sagen *herzlich*. Der Monsieur mit der Melone auf dem Kopf und zwei Kindern an den Händen, der Bauarbeiter, der einen Balken auf der Schulter trägt, die Mutter, die sich, das kleine Mädchen in lebhaftem Rot auf der Schulter, von uns entfernt, der Lehrling mit dem Mondgesicht im Vordergrund – sie alle sind in ein sanft-freundliches Licht getaucht. »*Da gibt es*«, sagt Balthus, »*nur Leute, die einander kennen, die Freunde aus der Nachbarschaft, die Bewohner unseres Pariser Dorfes …*« Es ist der ruhige Morgen eines ruhigen Quartiers, in dem ruhige Städter ihren Geschäften nachgehen.

1933 ist das Format des Bildes merklich größer (193 x 235 cm statt 130 x 162 cm), der Auftrag des Öls ist ganz anders, und der Strich ist glatter und einheitlicher, dichter und voller, die Farben sind gleichmäßiger, die Flecken von Rot sehr viel lebhafter. Die Szenerie ist in ihrer Geometrie entschieden ausgeprägter. Man könnte hier ohne Übertreibung die »praktischen Arbeiten« des Heranwachsenden von 1926 in Italien anführen, als er *Die Legende des Heiligen Kreuzes* von Piero della Francesca in Arezzo und die Fresken von Masolino und Masaccio in Florenz kopierte. Wie Piero seine Figuren von den geraden Vertikalen und den architekturalen Rechtecken abhebt, »verhärtet« Balthus die städtische Landschaft seines Quartiers, er geometrisiert den Winkel von Paris, der von der Place de Fürstenberg, der Cour de Rohan und der Passage du Commerce-Saint-André gebildet wird. Ein Kritiker hat sich darin gefallen, in den Figuren subtile »Zitate« wiederzufinden. Das Mädchen, das sich den Avancen des Burschen entzieht, evoziert für den Kritiker das Profil der Königin von Saba bei Piero. Das federballspielende Kind sei der kleine Bruder eines Engelchens von Luca della Robia. Der Bursche mit dem runden Gesicht und den runden Augen sei inspiriert von einer Figur auf einem Fresko von Masaccio in der Carmine. Doch ohne diese Ähnlichkeiten zu leugnen, ist sich Balthus sicher, daß alle seine Figuren der Straße, seiner Nachbarschaft entstammen und daß er mit jeder von ihnen eine Erinnerung und alltägliche Szenen verbinden kann. Und was den Burschen angeht, der von Masaccio stammen soll, so ist sich Balthus sicher, ihn einer anderen Quelle entlehnt zu haben: nämlich *Tweedledum and Tweedledee* von Lewis Carroll.

Rechte Seite

La Toilette de Georgette (Die Toilette von Georgette)
1948-1949
Öl auf Leinwand, 96,5 x 92 cm
New York, The Elkon Gallery Inc.

Jeune fille au miroir (Mädchen vor dem Spiegel)
1948
Öl auf Leinwand, 100 x 80 cm
Privatsammlung

Jeune fille à sa toilette (Mädchen bei der Toilette)
1948
Öl auf Leinwand, 55,9 x 46,4 cm
Privatsammlung

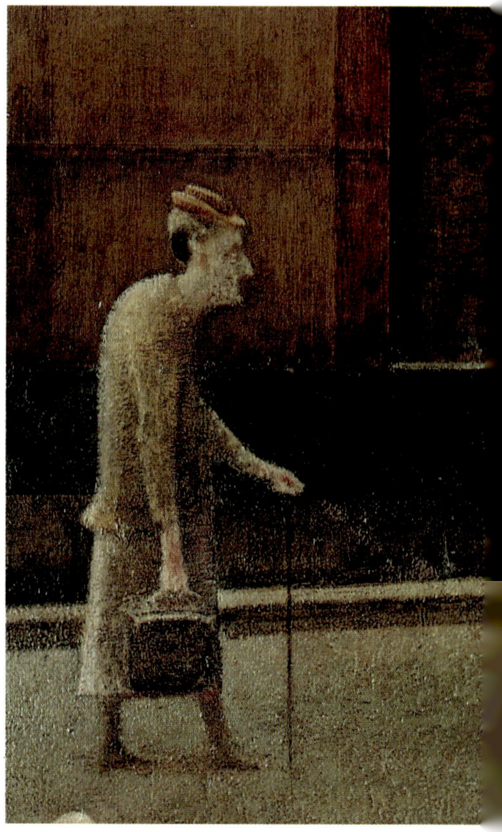

Le Passage du Commerce-Saint-André (Ausschnitt) 1952-1954

La Toilette de Cathy (Ausschnitt)
1933

Es fehlt mir an Kühnheit, das Vorhaben definieren zu wollen, das Balthus sich setzt, als er die zweite Version von *La Rue* in Angriff nimmt, noch würde ich mit unvorsichtiger Präzision das Projekt umreißen, das er sich vorgenommen hat. Allerdings darf man wohl, der Subjektivität des Betrachters eingedenk, die allgemeine Wirkung formulieren, die das Bild hervorruft. Diese Straße ist mit ihren Geschäften, ihren Gebäuden, der Markise eines Cafés und den Ladenschildern an und für sich solide und banal, sie strahlt eine gewisse Sicherheit aus. Die acht Figuren, die sie überqueren oder dort spielen sind für sich genommen ebenfalls ganz und gar alltäglich und gewöhnlich. Zusammengenommen jedoch stellt sich eine leichte Empfindung von Beunruhigung ein, von Unsicherheit und flüchtigem Spott. Die Koexistenz von Gegensätzen bringt ihre Paradoxa in die Konstruktion ein. Alles ist wahr, und nichts ist ganz und gar wahr. Diese Straße ist eine Straße der Realität, doch die Realität erweckt hier eine gewisse Ungläubigkeit: Ist diese Realität wirklich so real? Wenn man den Arbeiter nach seinen

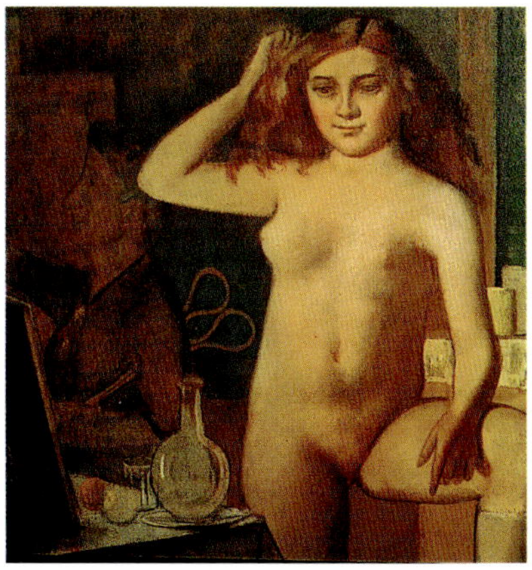

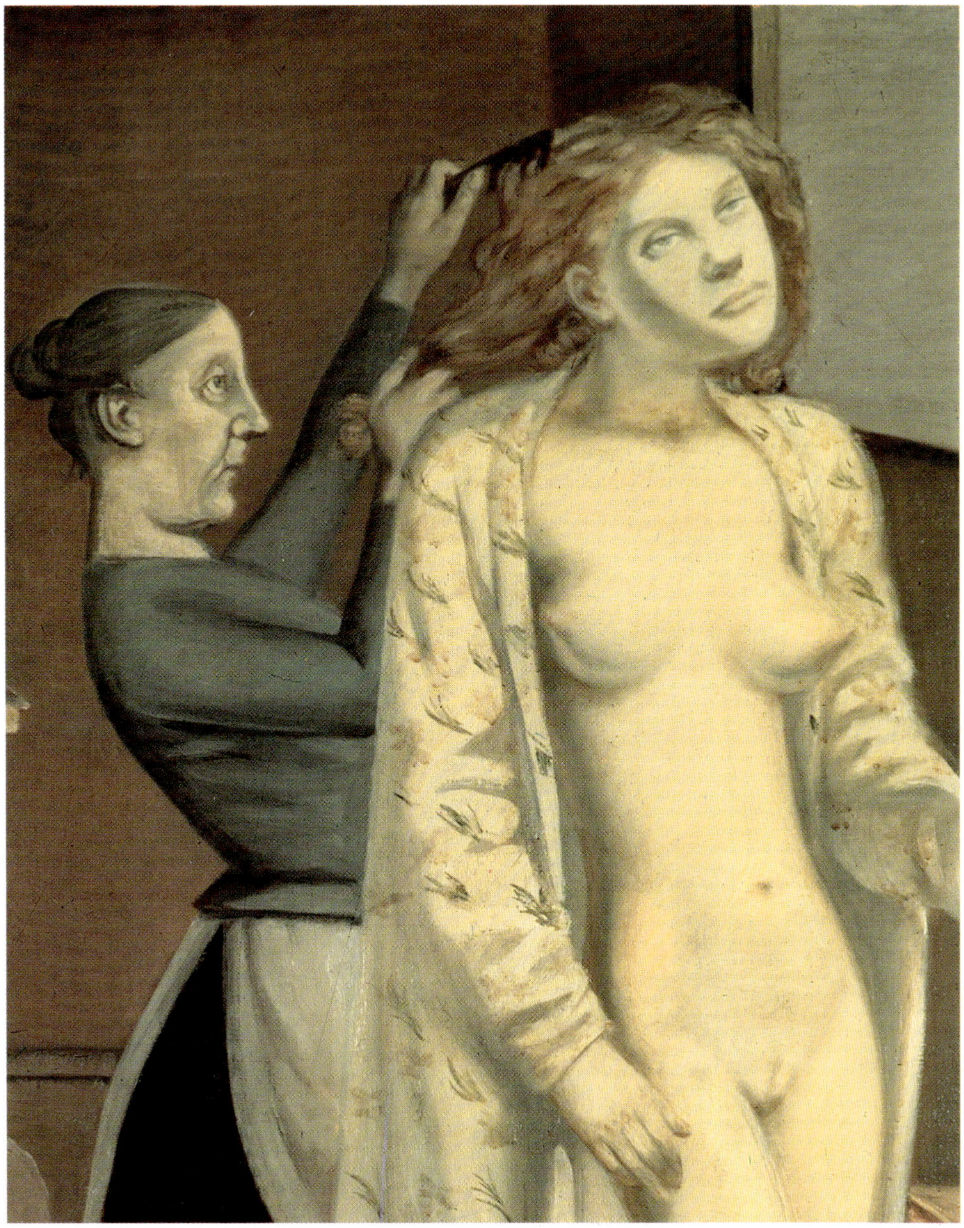

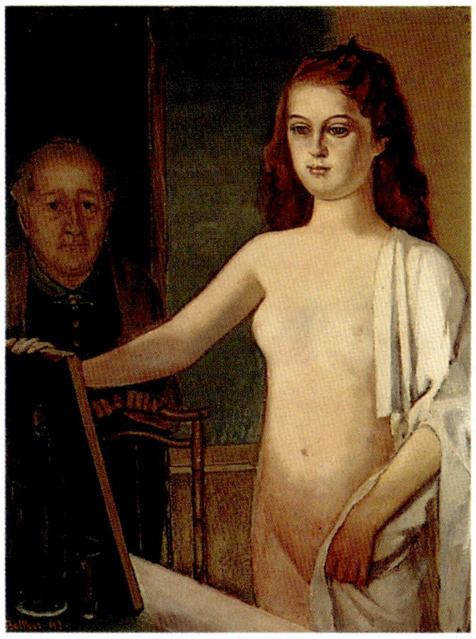

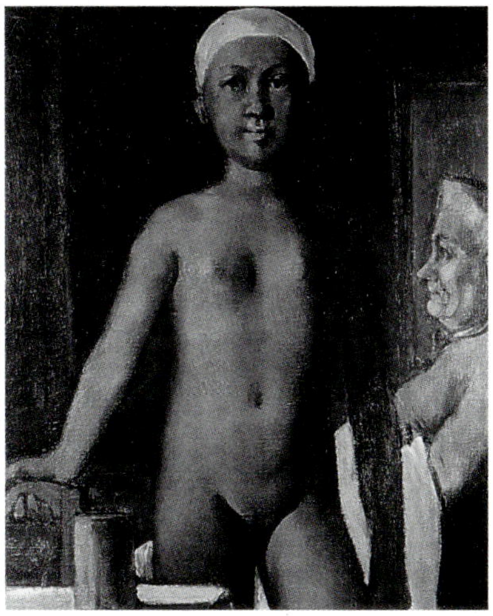

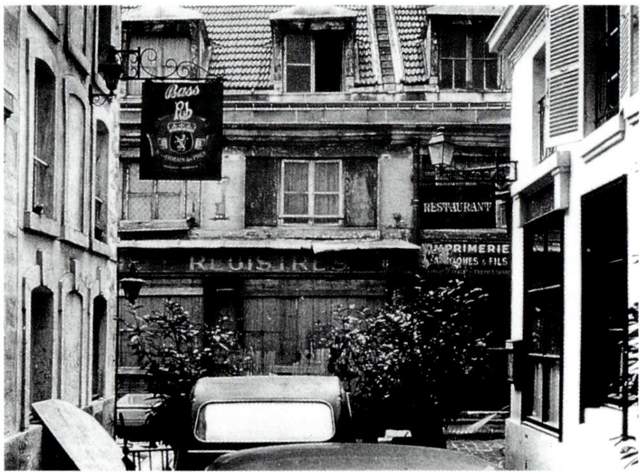

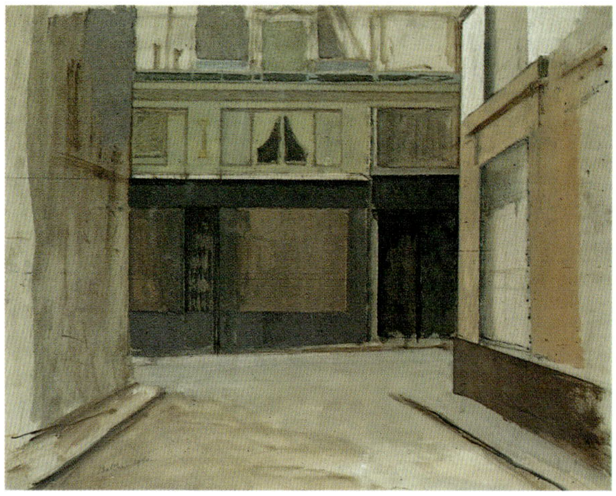

Papieren fragte, könnte er beweisen, daß er auf einer Baustelle in der Nähe arbeitet. Die Dame, die uns den Rücken zukehrt, ist eine ehrbare Bürgerin des Quartiers, den Kaufleuten als ehrbar bekannt, beispielsweise der Händlerin als ehrbar bekannt, die sich vom Betrachter entfernt, wobei sie ein bizarres kleines Kerlchen mit Matrosenmütze auf dem Arm trägt. Ja, alle Komparsen dieser Straße sind vertraute Silhouetten. Woher also kommt es, daß diese Realität nicht zu jener guten Ruhe und dem soliden Vertrauen inspiriert, nicht zu jenem fraglosen Blick und der Sicherheit ohne Probleme, die wir so gut kennen, die wir tagein, tagaus in den Straßen als unsere Normalität erleben? Wenn man etwas näher hinsieht, entdeckt man, daß all diese Passanten ein kleines Detail aufweisen, das sie als *schräg* erscheinen läßt, das sie hinterhältig destabilisiert. Weshalb spreizt die Dame im schwarzen Mantel ihre Hand in einer seltsamen Geste ab? Weshalb befindet sich das Kind auf dem Arm der Frau mit der Schürze in einem so instabilen Gleichgewicht? Was bedeuten das runde Auge und die auf der Brust liegende rechte Hand bei dem Jugendlichen, der uns entgegenkommt? Wird der jüngste Bursche, der dem Mädchen »hart zusetzt«, nicht fallen und sie bei seinem Sturz mit sich reißen?

Dieses Schräge und der Ausdruck auf den Gesichtern – die schmerzlich geschlossenen Augen bei dem Kind auf dem Arm der Frau, das zu glatte Gesicht des Jugendlichen, die Gesichter des Burschen und des Mädchens, als seien sie nicht »bei der Sache«, die sie doch tun, und das irgendwie Zwergenhafte des kleinen Mädchens, das Federball spielt – all das bewirkt zusammen beim Zuschauer eine mit leichtem Unbehagen durchsetzte Ratlosigkeit, das Empfinden einer realen Realität und eines wahrnehmbaren Scherzes. Diese schweigsame Welt, in der sich alles *fast* wie im Leben abspielt, in der die Leute *fast* echte Leute sind, in der alles *fast* natürlich ist, in der man nicht zu viele Fragen stellen darf – wir kennen sie: Es ist das Universum des Traums. Doch Balthus erzielt die »Empfindung des Träumerischen« mit äußerster Sparsamkeit der Mittel. Er hat es hier nicht nötig, die Schauspieler und die Kulissen des Großen Traumtheaters aufzubieten, die phantastischen nächtlichen Inszenierungen, von denen sich Füssli oder Dalí leiten lassen. Wir alle kennen, so meine ich, das Erlebnis des wahrhaft »surrealistischen« Traumes und auch das des Traums, der nur seltsam ist, wo das Alltägliche und das Banale einfach ein wenig verschroben sind, wo winzige Details hinterhältig den Blick necken. *La Rue*, gemalt in Paris, und,

Ansicht der Passage du Commerce-Saint-André, 1983

Studie zu *Le Passage du Commerce-Saint-André*
1950
Öl auf Karton
71 x 90 cm
Paris, Privatsammlung

Studie zu *Le Passage du Commerce-Saint-André*
1952
Tusche auf Papier
30 x 22,5 cm
Privatsammlung

Studie zu *Le Passage du Commerce-Saint-André*
1951
Öl auf Karton
92 x 72,5 cm
Privatsammlung

zwanzig Jahre später in Chassy gemalt, *Le Passage du Commerce-Saint-André* sind vorzügliche Beispiele für Balthus' Meisterschaft in der Kunst der *beunruhigenden Fremdheit*. Das subtile Ungleichgewicht, das *Le Passage* hervorruft, wird mit sehr wenigen Details erzielt. Die Kinder, die auf der linken Seite spielen, sind vollkommen beruhigend und friedlich. Der Mann, der sich mit einer Baguette in der Hand von uns entfernt, ist ganz und gar natürlich, trotz seiner ein wenig steifen Haltung und des kleinen weißen Hundes, der dicht bei ihm ist. All das ist auf ruhige Weise normal. Das aufwendige Spiel der Farbgebung bei den Mauern und dem Laden mit einer Palette à la Zurbarán von Ocker- und Siena-, Braun-, Grau- und gedämpften Gelbtönen, das ist die Feier des Glücks der Malerei, Balthus' souveräne und diskrete Virtuosität. Doch diese alte, bucklige Dame, die aus der Straße links herauskommt, die nachdenkliche Haltung des Mädchens im Vordergrund, der kahlköpfige und verkrüppelte Gnom, der auf dem Trottoir rechts hockt, sie genügen, um dieser Szene aus dem Leben im Quartier Saint-Germain das, nun ja, *je-ne-sais-quoi* zu verleihen, das wir bereits ein paar Jahre früher empfunden haben, jenes *je-ne-sais-quoi*, das uns im unklaren läßt: Haben wir diesen Beinahe-Traum gesehen, oder haben wir diese Vision geträumt?

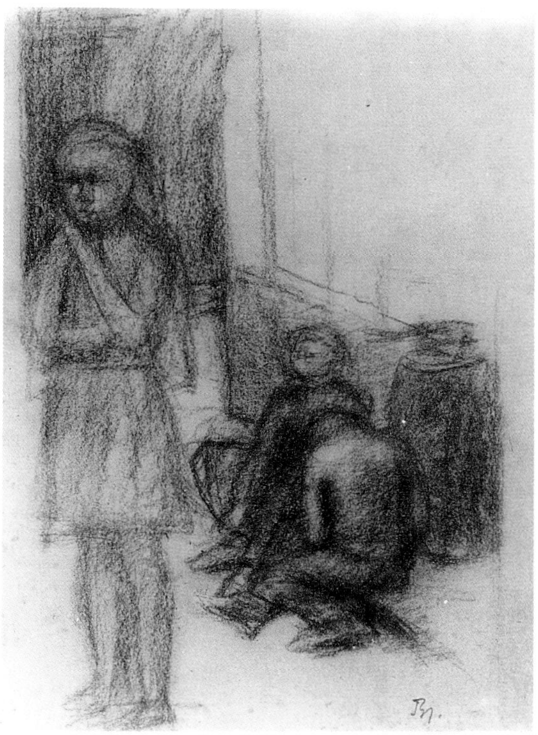

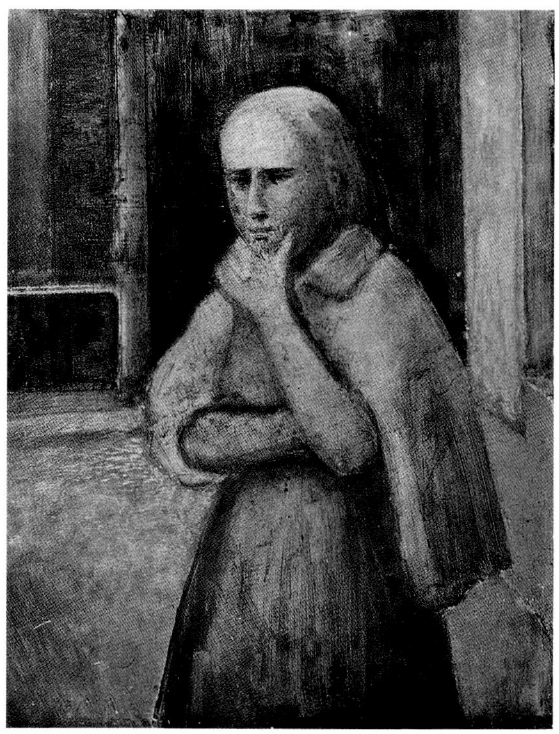

»Das aristokratische Vergnügen, Mißvergnügen zu bereiten«

(Baudelaire)

Bei der Ausstellung von 1934 präsentiert sich Balthus zu seinem öffentlichen Kunstdebüt mit *La Rue* und *La Toilette de Cathy* – ein Bild, auf dem es der goldenen Nacktheit des jungen Mädchens nicht gelingt, das finstere Gesicht des Malers aufzuhellen, der neben ihr sitzt und dessen Blick anderswo weilt. Er stellt außerdem *La Fenêtre*, *Alice* und das provokante, das »skandalisierende« Gemälde *La Leçon de guitare* aus. Dieses Bild, dessen sinnliche Gewalt und explizite Erotik in der allgemeinen dumpfen Meinung das vereinfachende Etikett von Balthus als Maler jugendlicher Perversitäten verankern werden, jener Vergnügungen, die sich oft nicht einem anderen verdanken oder die vom anderen das Unerwartete erwarten. Ein Thema, das, so muß man zugeben, mehr Bewunderer irritiert als die wunderbaren Landschaften von Balthus, als die herrlichen Portraits und die Bleistiftskizzen eines der größten Zeichner seiner Epoche.

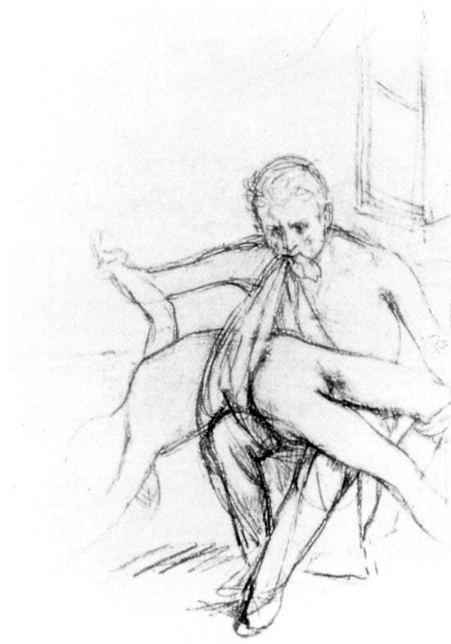

La Leçon de guitare* *(Die Gitarrenstunde)
1949
Bleistift auf Papier
29 x 19 cm
Privatsammlung

Doch der fünfundzwanzigjährige Maler, der mit aggressiv *meisterlichen* Bildern die Welt der Bewunderer plötzlich durcheinanderbringt, dürfte ein heimliches Vergnügen dabei gehabt haben, dafür zu sorgen, daß sich den »feinen Leuten« die Haare sträuben. Balthus' absichtsvolle Unverfrorenheit, seine Aggressivität der Öffentlichkeit gegenüber sind die eines Schriftstellers, an dessen *Don Juan* er Geschmack fand und an den er oft erinnert: Lord Byron. Die Mischung aus hochmütiger Poesie und spitzer Ironie, die ostentativ vorgehaltene Maske des »großen Herrn als Bösewicht«, der subtile Einsatz von Humor, um der Sentimentalität »das Wasser abzugraben« und die Tränen zu entziehen, die *Ungeniertheit* des Verführers und zugleich der Ernst und die Reserviertheit eines zurückhaltenden Mannes, wie es Poussin oder Delacroix waren, die kunstvolle Dosierung dieser Elemente umreißt einigermaßen treffend das Profil des Balthus, der sich 1933 abzeichnet. Wie Byron verschmäht er es nicht, der Strenge des Schaffens die Würze eines durchaus »literarischen« Satanismus zu geben und die Nüchternheit der Technik mit der »Perversität« sinnlicher Zwischenspiele zu vereinbaren. Sein Privatleben schützt er mit großem Bedacht vor den Blicken der Öffentlichkeit, doch er malt oder suggeriert »*jene Vergnügungen*«, von denen Colette spricht, »*die man leichthin körperliche nennt*«. Der Katalog der Retrospektive von 1968 in der Tate Gallery erinnerte die Öffentlichkeit daran: »*Balthus ist ein Maler, über den man nichts weiß.*« Weshalb naive Menschen sich zuweilen erlauben, alles zu glauben, und das zu Unrecht.

Dem jungen Byron und dem jungen Balthus war es nicht zuwider, daß

La Leçon de guitare* *(Die Gitarrenstunde)
1934
Öl auf Leinwand
161 x 138,5 cm
Privatsammlung

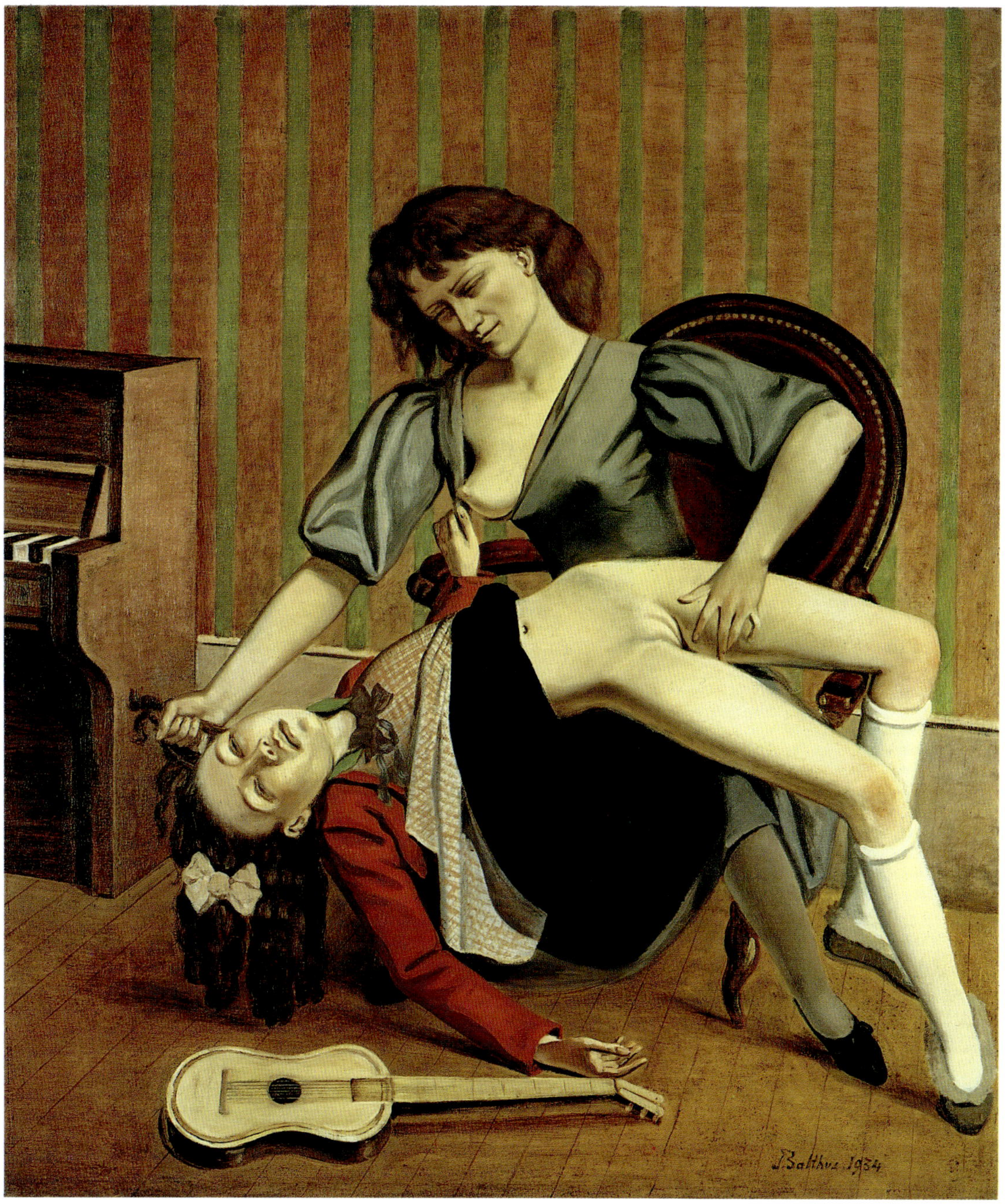

man sie sich als dämonisch vorstellte. Doch das Selbstportrait auf *La Toilette de Cathy* ist nicht das einer leicht luziferischen Persönlichkeit oder eines aristokratischen Lüstlings à la Don Juan. Im Alter von fünfundzwanzig Jahren ist Balthus düster und grüblerisch. Pierre Jean Jouve, der zu dieser Zeit seine Bekanntschaft macht, beschreibt ihn so: »*Er war damals ein junger Mann, der mit einer einzigartigen Gemessenheit begabt war, und als wäre er mit einer Erfahrung gewappnet, die ihm eigentlich nicht anstand: Die Malerei war bereits sein Leben, und ein prekärer Hochmut, gepaart mit Klugheit, ließ ihn nahezu alle gängigen Lösungen verwerfen.*«

Als ich Balthus elf Jahre später kennenlernte, hatte er von dem »*prekären Hochmut*«, den Jouve erwähnte, nichts verloren. Doch die gespielte Sicherheit, er habe sein Projekt einer Kunst gegen die Strömungen der Zeit verwirklicht, hatte inzwischen, wenn nicht »die Klugheit«, die Jouve bei ihm spürte, so zumindest das Selbstbewußtsein verstärkt, die Gelassenheit, die von Unverfrorenheit gefärbte Fröhlichkeit, die 1933 noch von der »*schwarzen Sonne der Melancholie*« verdüstert scheint. Die Ironie, die Balthus mit fünfunddreißig Jahren in seiner Kunst wie im Leben an den Tag legt, ist der beißende Humor eines Byron in der Rolle des bösen Byron, ist die hochmütige Herausforderung Don Juans, ist die elegante Aggressivität des großen Herrn, der sich den Luxus erlaubt, ein wenig dämonisch zu sein. 1933, als er sich noch gar nicht sicher sein kann, das Werk zu vollbringen, das er sich vorgenommen hat, als er sich von Feindseligkeit oder zumindest von Unverständnis umgeben sieht, von Gleichgültigkeit oder zumindest Reserviertheit, da ist es nicht souveräne Ironie, was den jungen Mann leitet, der gerade die Illustrationen zu *Die Sturmhöhe* verfertigt. Da hat er Balthus' Züge, heimgesucht von der Melancholie und der Niedergeschlagenheit der *tristizia*, die sich in Dürers *Melancholie* findet. Eine Niedergeschlagenheit, aus der der Held, mit dem sich der Maler identifiziert, in die Wutanfälle und Leidenschaftszuckungen von Heathcliff flüchtet. Der Seelenbruder, den sich der fünfundzwanzigjährige Balthus erwählt hat, ist dieser verfolgte und erniedrigte Heranwachsende, der in seiner Raserei brüllt: »*Ich habe kein Mitleid, ich habe kein Mitleid. Je mehr die Würmer sich krümmen, desto mehr verlangt es mich danach, sie zu zertreten. Es ist wie ein moralisches Zahnen: Je schlimmer die Schmerzen werden, um so kräftiger beiße ich die Zähne zusammen.*« Die sechzehn Federzeichnungen, die den Roman von Emily Brontë illustrieren, werden von einer gewaltigen Bewegung mitgerissen, von dem wilden Elan eines aus

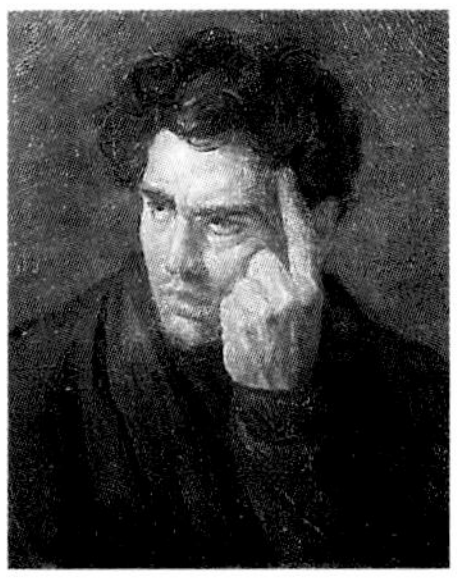

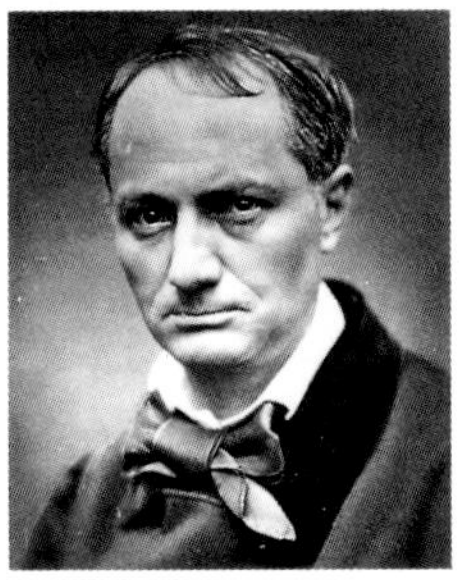

Théodore Géricault
Portrait Lord Byron
Öl auf Leinwand
60,5 x 50 cm
Montpellier, Musée Fabre

Baudelaire, aufgenommen von Carjat
Paris, Archives Larousse

Alice
1933
Öl auf Leinwand
162 x 112 cm
Paris, Musée national d'art moderne, Centre Georges Pompidou

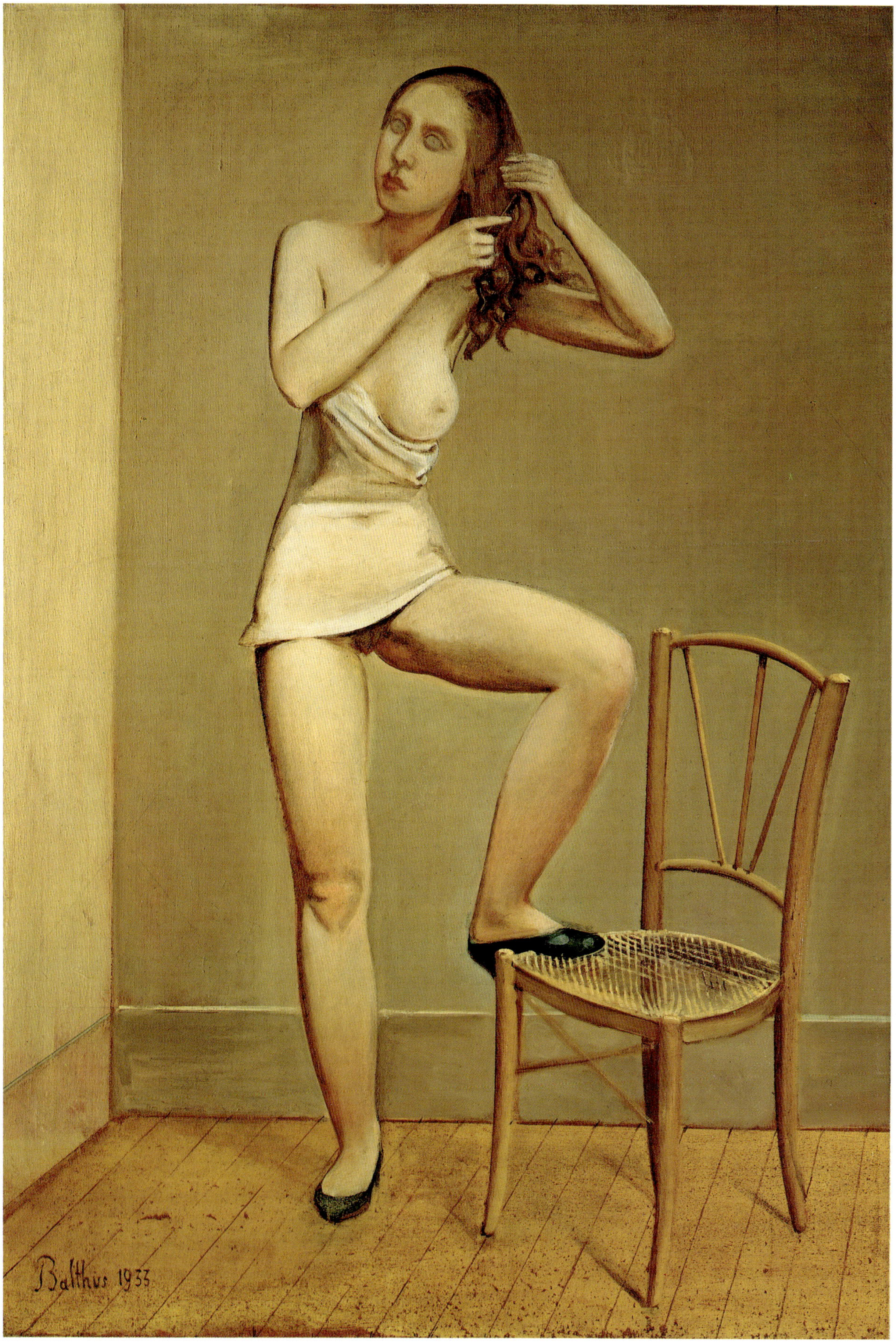
Balthus 1933

den Fugen geratenen Begehrens und der Rebellion gegen das Schicksal. Die sehr leichte (und sehr durchdachte) Betonung der Proportionen des Kopfs von Heathcliff und von Cathy erzielt, was man einen »Unsicherheitseffekt« nennen könnte: Wer diese Zeichnungen sieht, ist sich seines Blicks nicht völlig sicher. Er fragt sich, ob es der Künstler ist, der so sieht, oder ob es er, der Betrachter selber, ist. Diese meisterliche Bildfolge führt schließlich zu *La Toilette de Cathy*, das in den Tönungen abwechselnd stumpf (die Szenerie) und leuchtend (Cathys Körper) behandelt ist, wobei Braun-, Ocker-, Grau- und Schwarztöne vorherrschen. Die dem Gemälde entsprechende Zeichnung aus der Reihe der Tuschblätter illustriert getreu das achte Romankapitel, in dem das Dienstmädchen, das zugleich Erzählerin ist, Cathys »Toilette arrangiert« und Heathcliff, da sie nicht die Absicht hat auszugehen, sie fragt: »*Warum hast du dann das seidene Kleid an?*« Cathys Nacktheit auf dem Gemälde und das schmerzliche Portrait des jungen Mannes erwecken den Eindruck einer »Einsamkeit zu zweit«. Heathcliff sieht Cathy nicht an: Er fixiert seine Traurigkeit. Cathy sieht Heathcliff nicht an: Sie fixiert ihre Melancholie. Hieße es, der Versuchung zu interpretatorischer Raserei, zu Drei-Groschen-Philosophie und Schundpsychologie nachzugeben, wenn man in diesem Bild eine »realistische« Allegorie sieht, die die Einsamkeiten der Leidenschaft, die Unterbrechungen der geistigen Übereinstimmung, die Wüste der Liebe abbildet?

1934 enthüllt die Galerie Pierre *La Rue, Alice, La Toilette de Cathy* und, im Hinterraum, »weil das Werk ein wenig gewagt war«, *La Leçon de guitare*. Jouve hat jene Epoche im Leben seines jungen Freundes sehr treffend evoziert: »*Balthus war sechsundzwanzig Jahre alt. Es herrschte damals eine komplette ästhetische Anarchie, und die Malerei ging gerade von der kubistischen Ungezwungenheit zur surrealistischen Ungezwungenheit über. Der ernste Eindruck, den diese exakt und voller Tiefe gemalten, in befremdlichen Szenen versammelten Figuren machten, erweckte Betroffenheit bei nahezu allen, die, unter der Unordnung des Momentes leidend, sich nach einer neuen Bemühung um Struktur sehnten. Da für einen wahren Künstler nichts unschuldig ist, war die erste Ausstellung, die Balthus machte, eine derart umfassende Prüfung für ihn, stellte ihn in solchem Maße aus, daß er anschließend trotz Erfolgsanzeichen in eine schwere Krise geriet. Bald schon verließ er die Rue de Fürstenberg, um in der Court de Rohan Logis zu nehmen, eine vom Schmutz her noch monumentalere Umgebung, die Ruine des Hôtel de Rohan, die zwischen dem Boulevard Saint-Germain und der Rue Saint-André-des-Arts den Unbilden der Zeiten widerstand. Dort hatte er ein riesiges baufälliges Zimmer; die Allegorie der Zerstörung, die er sich damals im Geiste immer wieder erzählte, konnte dort ihren freien Lauf nehmen. In diesem verführerischen und schrecklichen Zimmer bringt es der Maler nun wirklich zu seinem ersten größeren Œuvre, im Verlauf von vier Jahren der Mühe und des Verdrusses, ohne einen Tag der Erholung. Die Bilder, die unter großen Schwierigkeiten entstanden, gingen in die Rue La Boétie oder nach Amerika, ohne daß er sich allzu sehr darum kümmern mußte. Doch – darin einem alten Meister ähnlich, nämlich dem berühmten Toscanini, der nach einem Konzert niemals ungetrübte Freude bezeigte – Balthus war niemals zufrieden.*«

Die Verbissenheit in die Arbeit, der fundamentale Anspruch an sich selbst, die Schwierigkeit, zur Zufriedenheit mit sich selbst zu finden, diese Züge sind die des Balthus in Rossinière geblieben, wie sie es die des jungen Mannes waren, den Jouve bewunderte. Was die »Melancholie« des Fünfundzwanzigjährigen betrifft, so tritt an ihre Stelle die provokante Persönlichkeit,

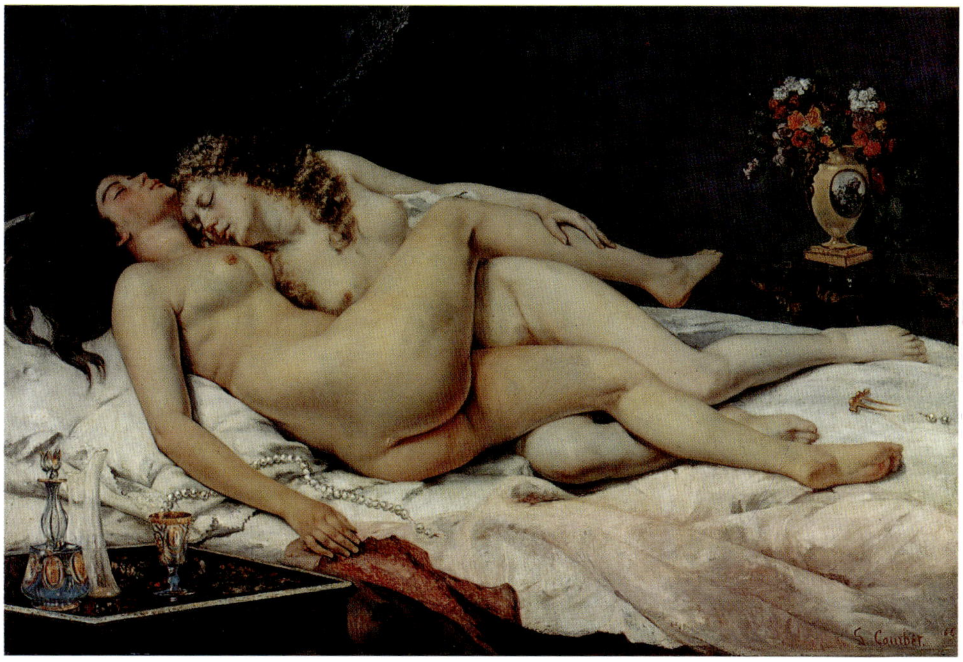

Gustave Courbet
Der Schlaf
1866
Öl auf Leinwand
135 x 200 cm
Paris, Musée du Petit Palais

die Balthus auch zu sein versteht; dieses Kind des *Dom Juan* von Molière ist bestrebt, sich seinen anspruchsvollen Ernst und seine »metaphysische Unruhe« nicht anmerken zu lassen. Und Balthus wird sich später noch oft ärgern über die Legende, die zu verbreiten ihm ein boshaftes Vergnügen bereitet hatte.

Eines Abends in der Villa Medici, wo wir zum Vergnügen in dem Nachschlagewerk Robert den Artikel *Balthus* suchten, entdeckte er zusammen mit uns, daß die Redakteure des berühmten Wörterbuchs seine Kunst zusammenfaßten, indem sie sie als »*glauque*« qualifizierten. Die Definitionen des Wortes bewegten sich im Umkreis der Vorstellung von Mißhelligkeit, des *Grünlichen* (sic), des Ungesunden. Wir lachten darüber. Doch das Wehklagen der verletzten Moral, das durch die Ausstellung 1934 hier und da hervorgerufen wurde, dürfte dem jungen Balthus ein ähnliches Vergnügen bereitet haben, wie es Byron 1819 empfand, als er in der *Edinburgh Review* die Rezension der ersten Cantos seines *Don Juan* las: »*Wir haben an Lord Byron auszusetzen, daß seine Schriften die Tendenz haben, jeden Glauben an die Tugend zu zerstören und die Begeisterung und die Treue der Zuneigung lächerlich zu machen.*« Gibt es ein größeres Vergnügen für einen mitfühlenden Menschen, als sich für einen Teufel auszugeben und sich nachsagen zu lassen, er rieche nach Schwefel? Auf die Gefahr hin, daß er sich ärgert wie Balthus, wenn ihn naive Menschen beim Wort nehmen und die Person eines empfindlichen Künstlers von der Figur eines schönen Finsterlings verdüstert wird.

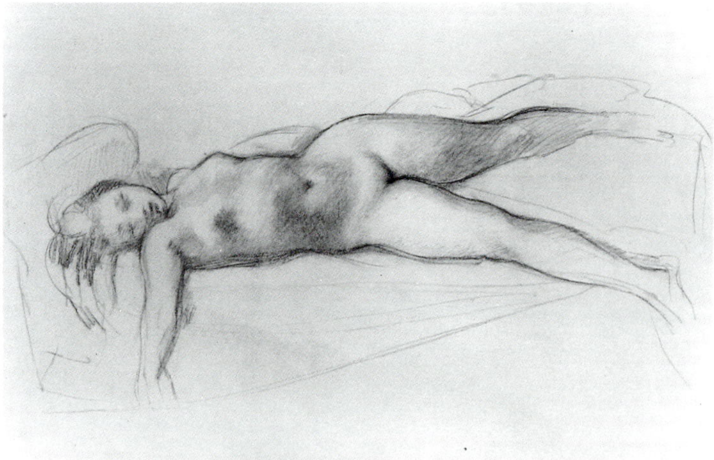

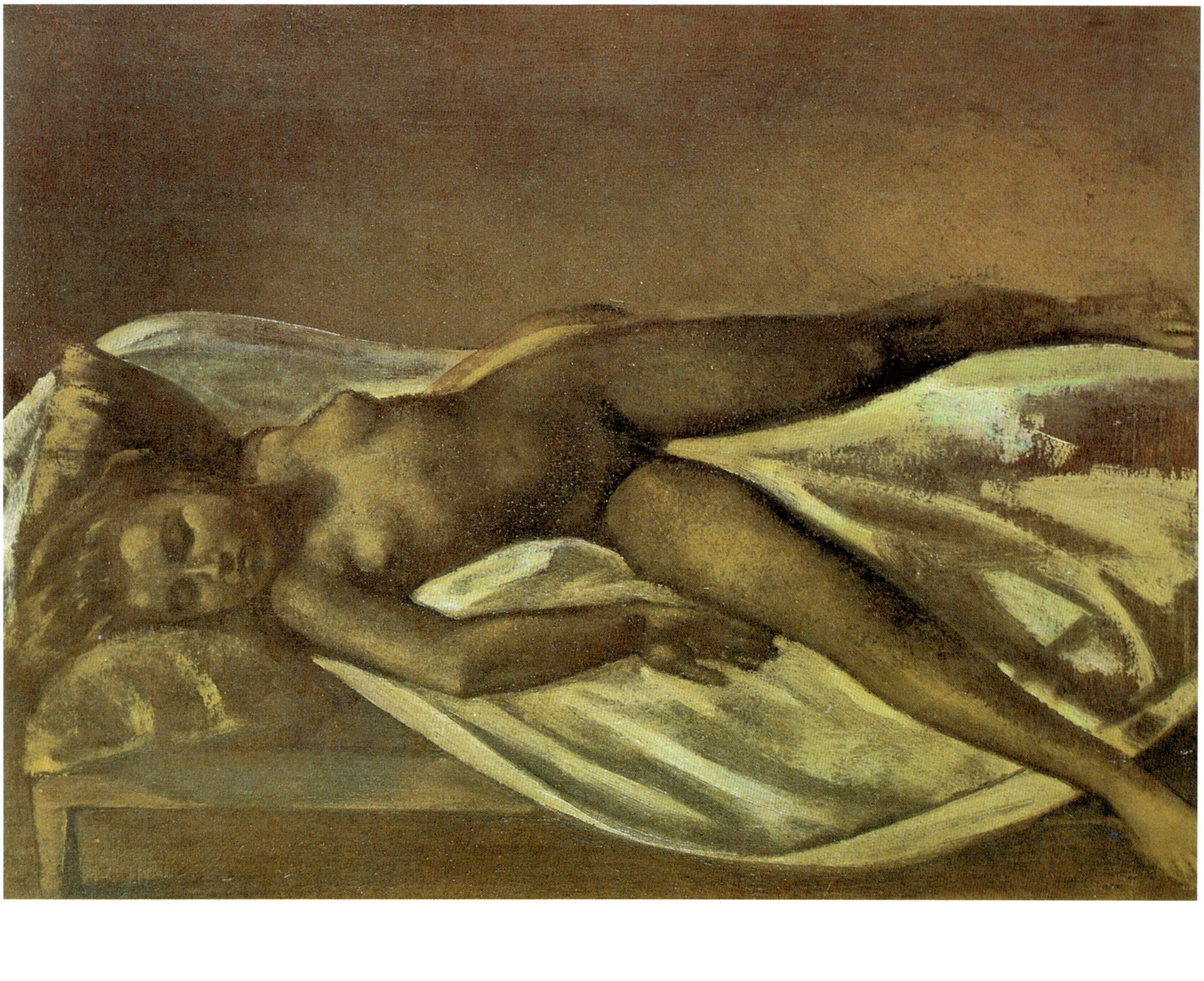

Liegender großer Akt
1965
Bleistift auf Papier
68 x 103 cm
Paris, Privatsammlung

Nu couché (Liegender Akt)
1945
Öl auf Leinwand
44,5 x 59,7 cm
Privatsammlung

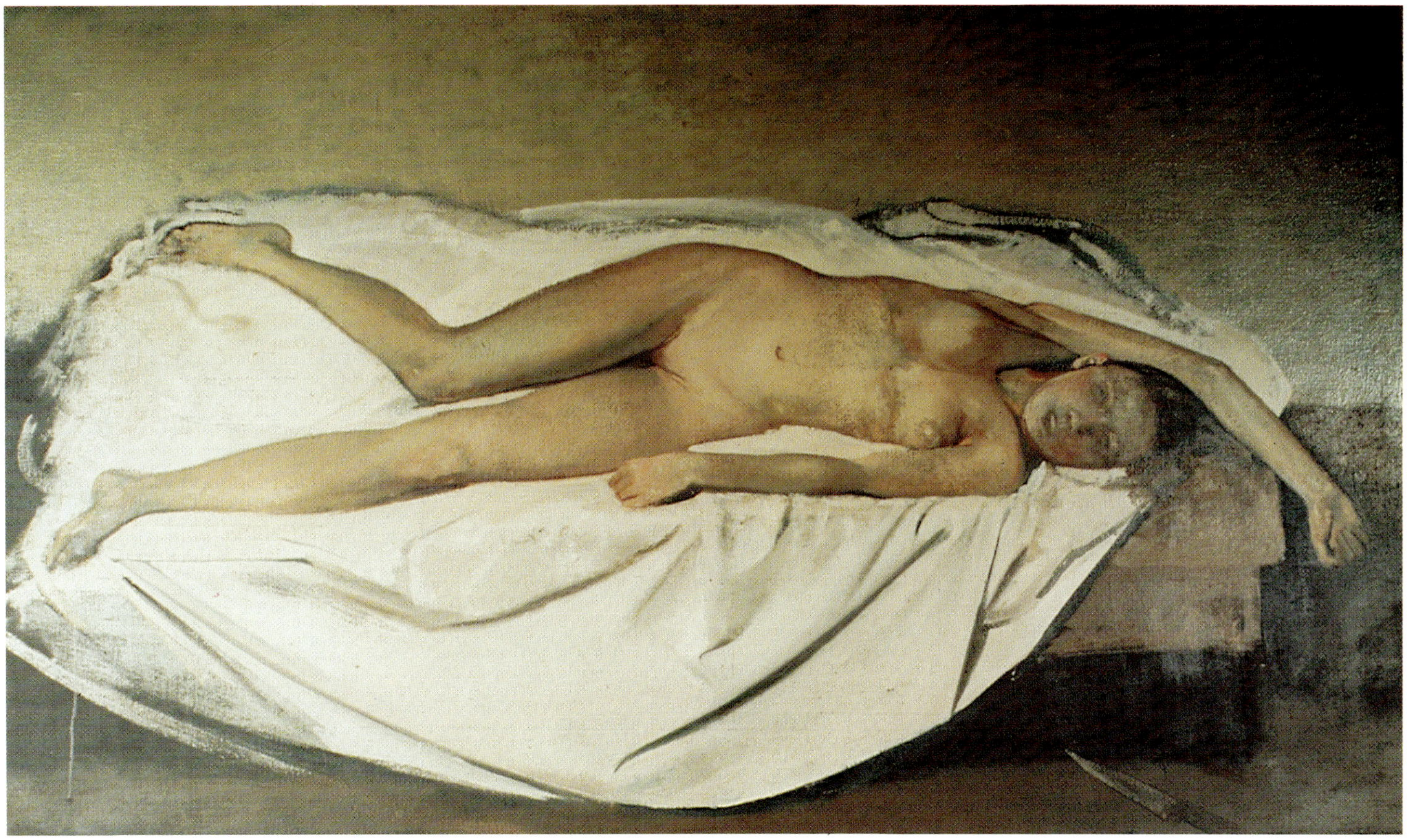

La Victime (Das Opfer)
1939-1946
Öl auf Leinwand
132 x 220 cm
Privatsammlung

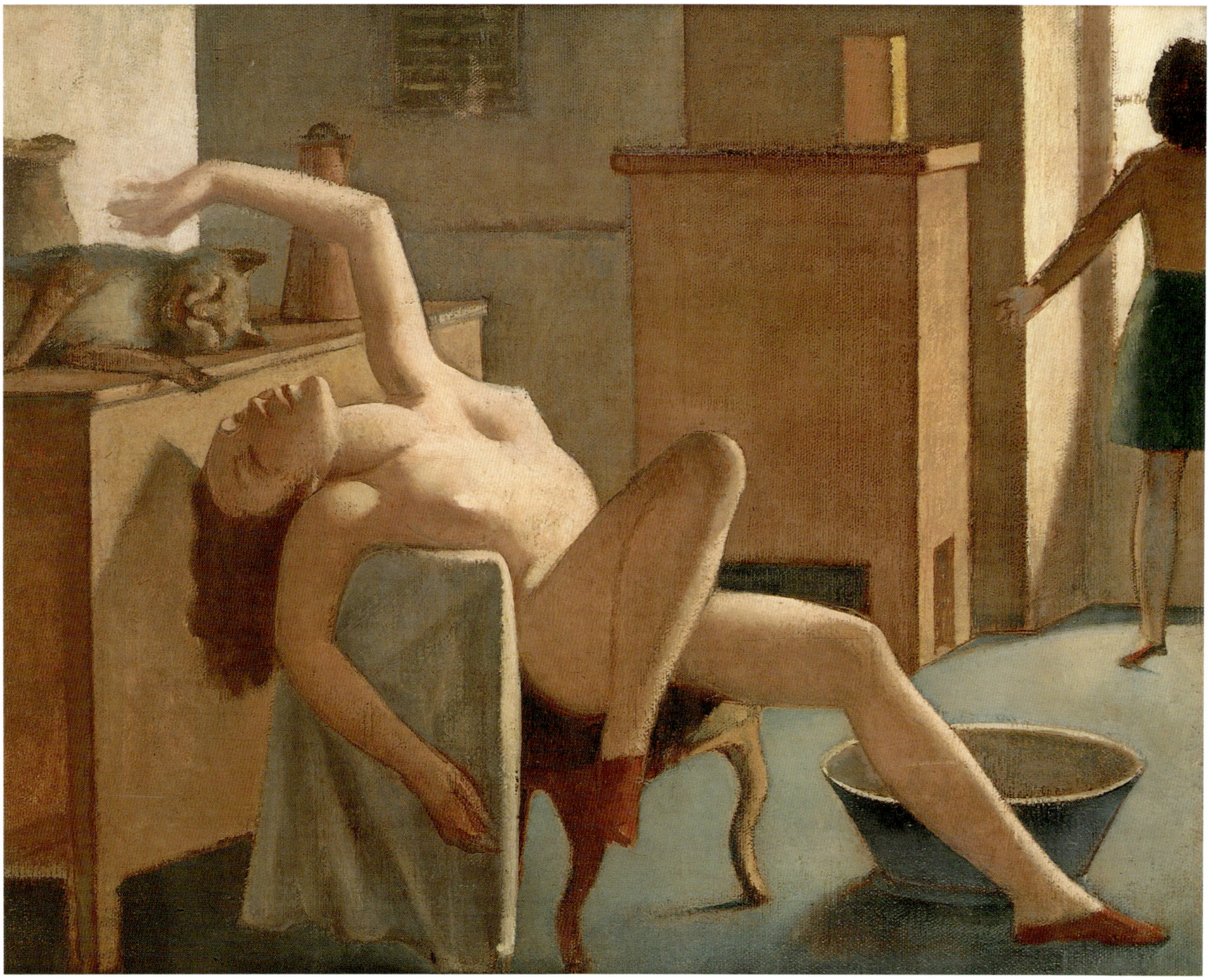

Nu au chat (Akt mit Katze)
1949-1950
Öl auf Leinwand
65,1 x 80,5 cm
Melbourne, National Gallery of Victoria
Nachlaß Felton, 1952

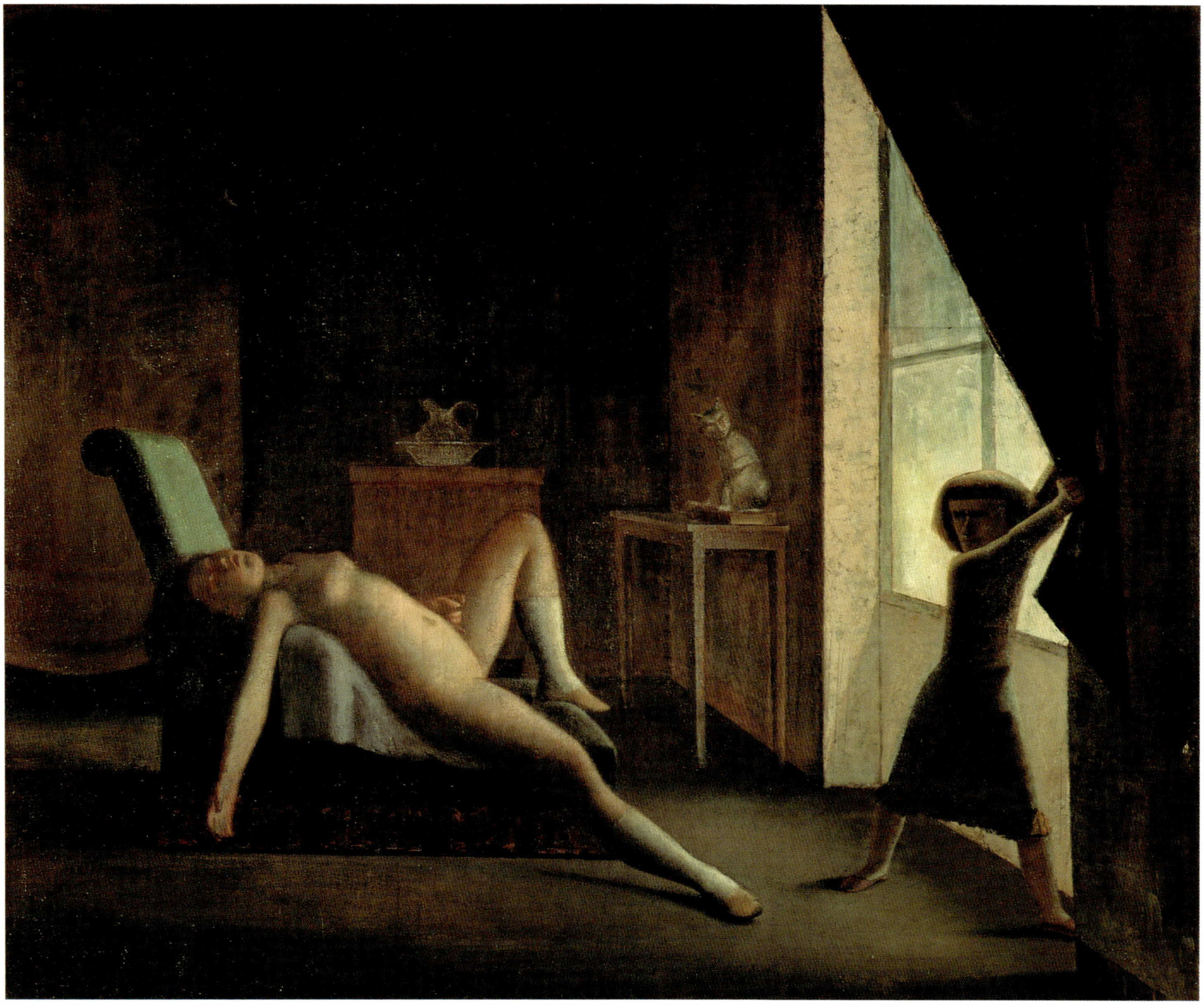

La Chambre (Das Zimmer)
1952-1954
Öl auf Leinwand
270,5 x 335 cm
Privatsammlung

Beim Malen des Bildes dachte der Künstler an den Titel *Bonaparte endeckt die fruchtbaren Ebenen Italiens*

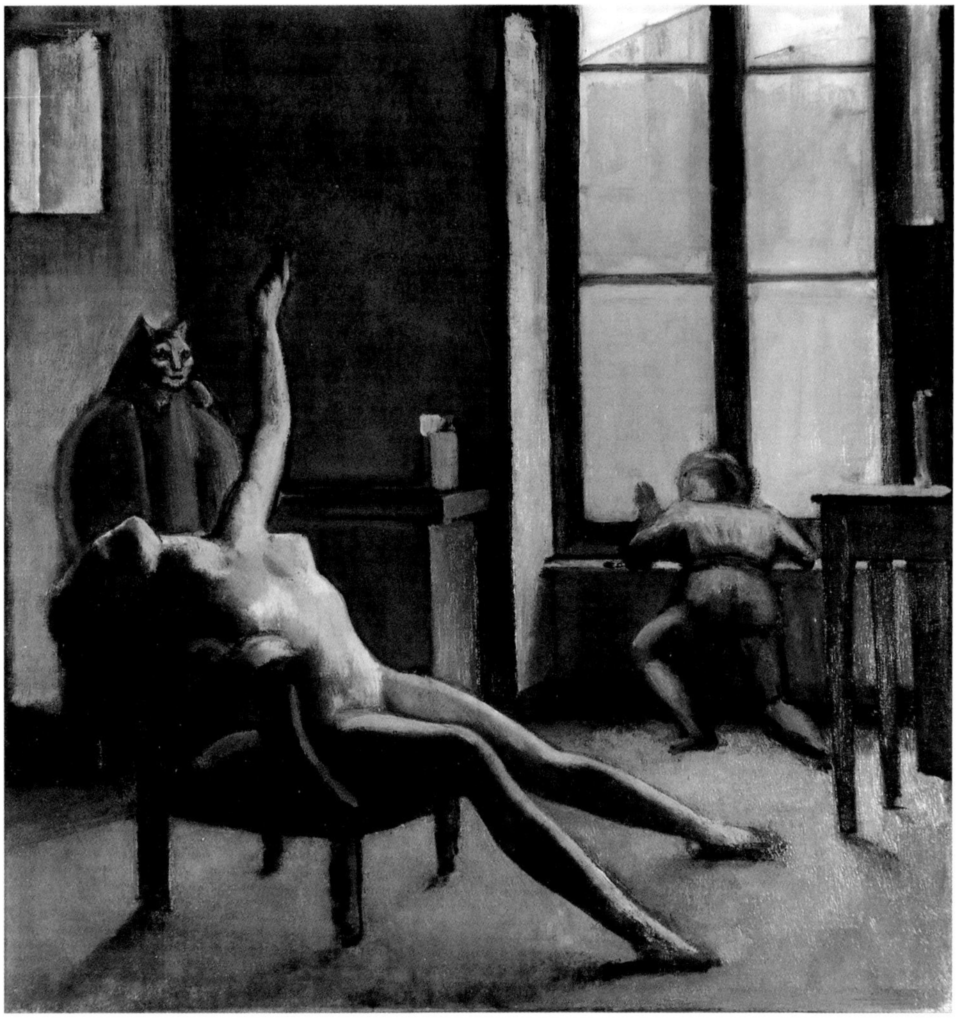

Studie zu *La Semaine des quatre jeudis*
Öl, 57 x 58 cm
Privatsammlung

La Semaine des quatre jeudis (Der Sankt-Nimmerleins-Tag)
1949
Öl auf Leinwand
97,7 x 83,8 cm
Poughkeepsie, The Frances Lehman Loeb Art Center, Vassar College, Nachlaß Richard Deutsch, 1994

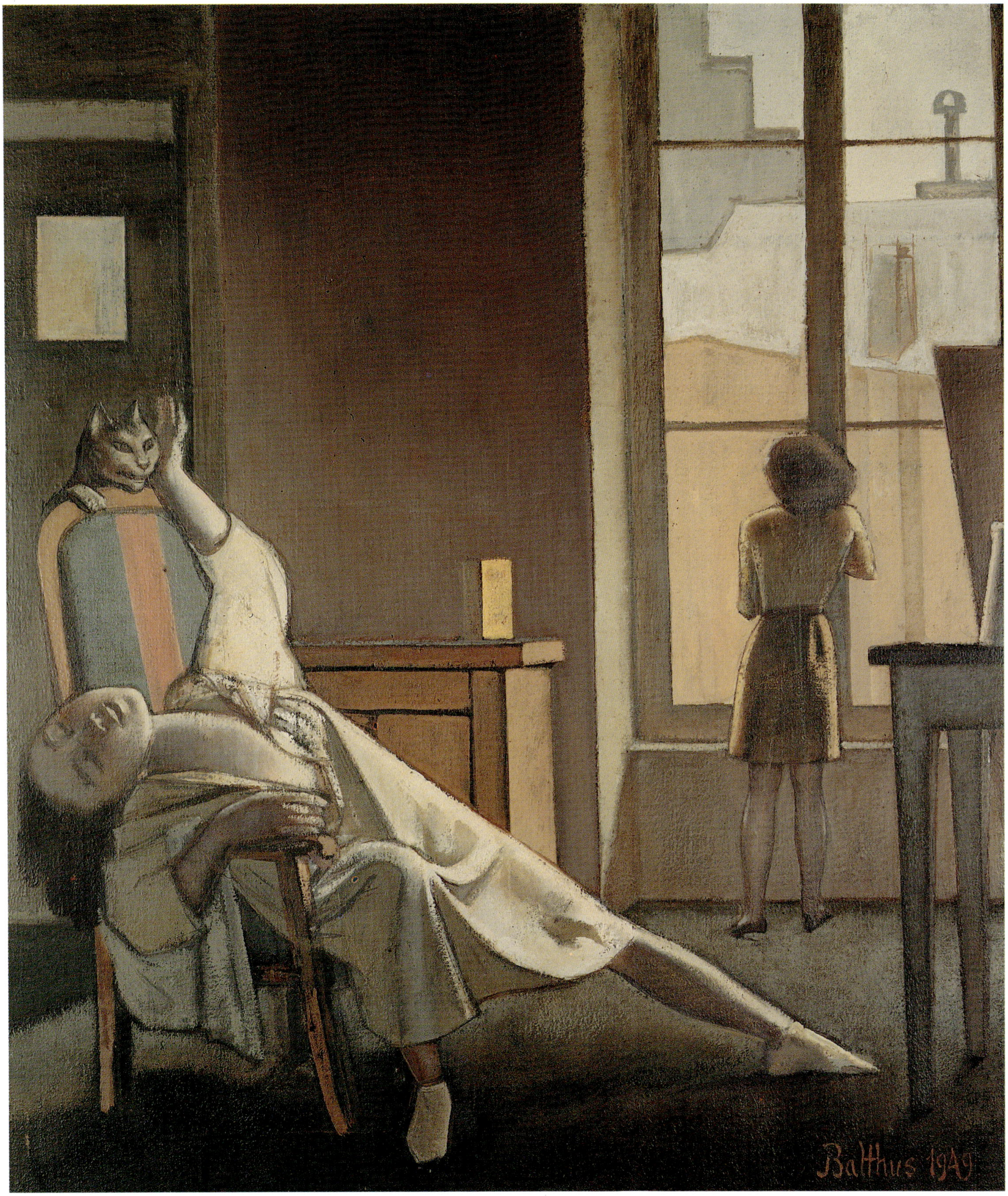
Balthus 1949

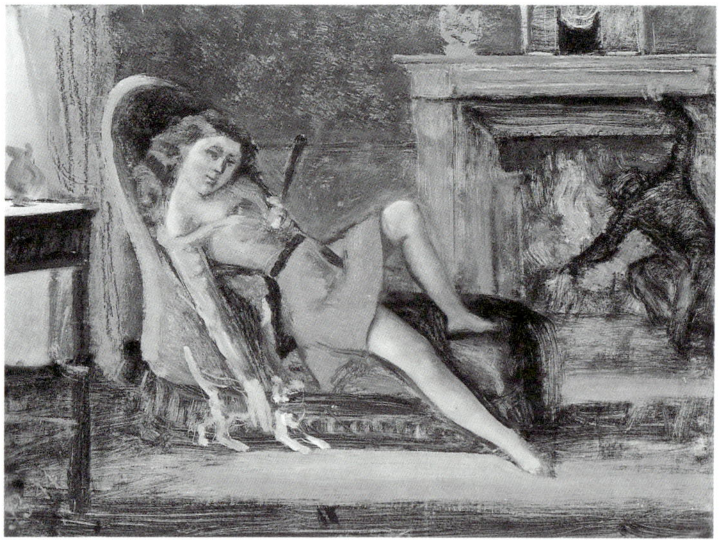

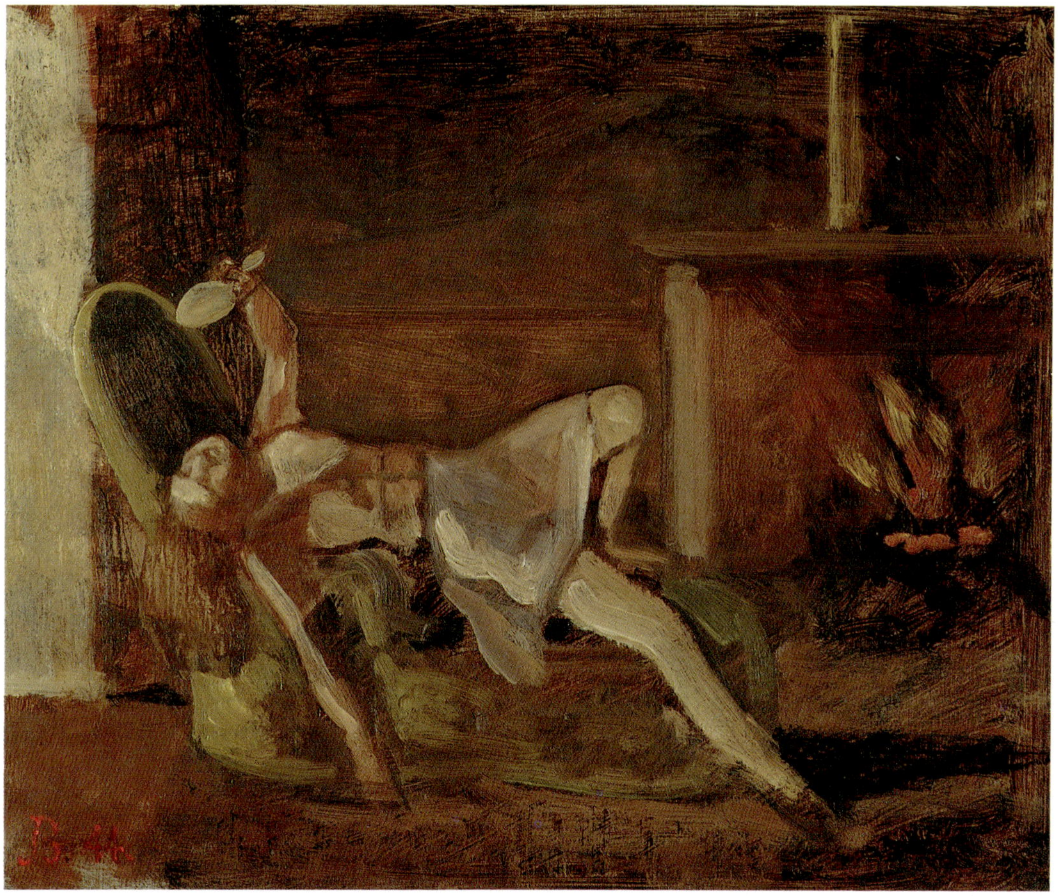

Studie zu *Les Beaux Jours*
1944
Öl
80 x 100 cm
Privatsammlung

Studie zu *Les Beaux Jours*
1944
Öl auf Papier, aufgezogen auf Leinwand
37 x 44,5 cm
Privatsammlung

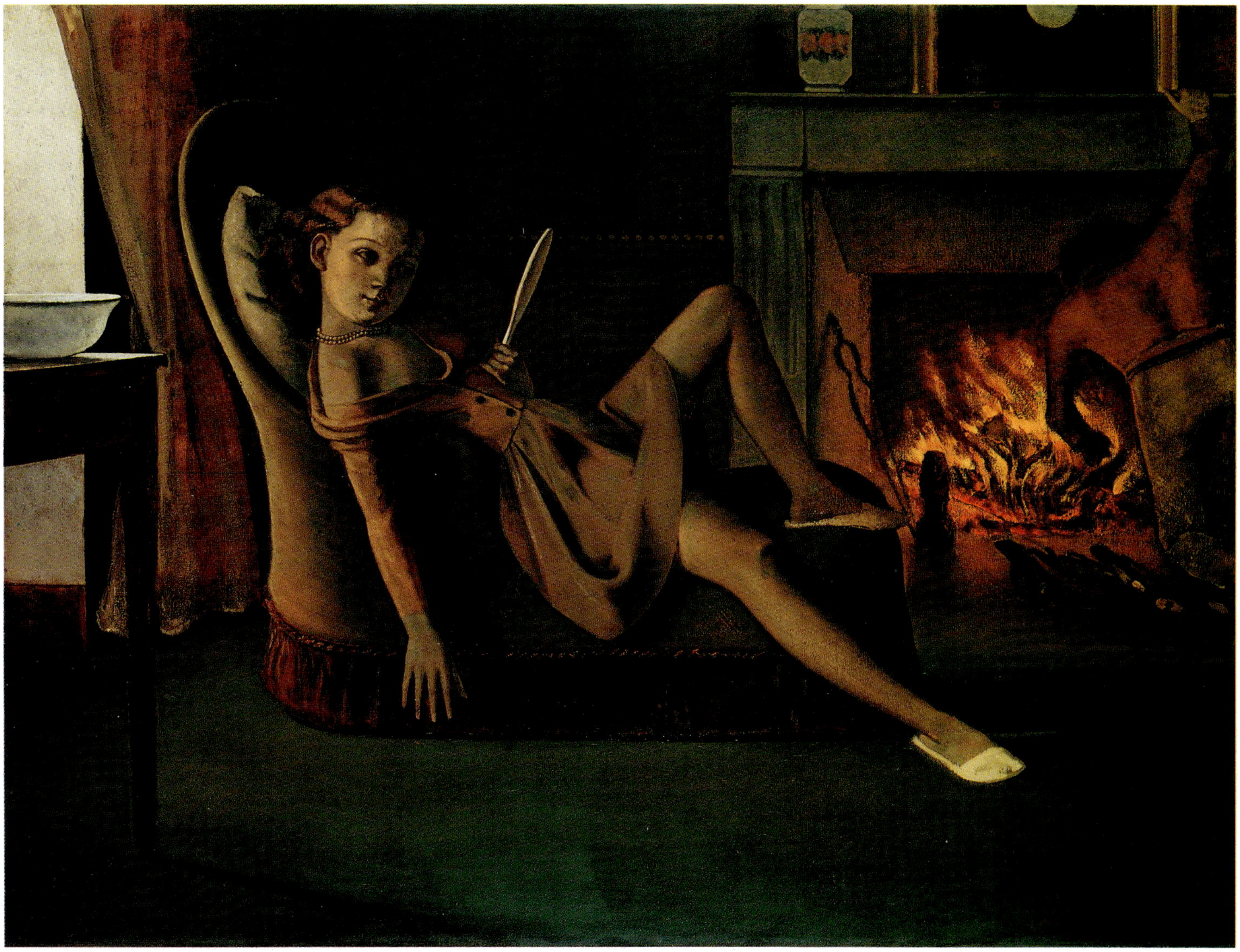

Les Beaux Jours (Die schönen Tage)
1944-1946
Öl auf Leinwand
148 x 200 cm
Washington, The Hirshhorn Museum and Sculpture Garden, Smithsonian Institution, Nachlaß der Stiftung Joseph H. Hirshhorn, 1966

Portraits

Wenn ich zu Balthus sage, daß er sich sein ganzes Arbeitsleben lang niemals eines der großen Vergnügen hat entgehen lassen, die die Praxis gegenständlicher Kunst bereiten kann, nämlich die Malerei (unter anderen Begabungen) als Instrument der Erkenntnis zu benutzen, runzelt Balthus ratlos die Stirn. Doch er räumt ein, daß diese ein wenig abstrakte und »theoretische« Formulierung tatsächlich jener ruhigen *allegria* entspricht, die er empfindet, wenn er sich einer Figur annimmt, Bleistift- oder Ölportrait, Gesicht, ganze Person, bekleidet oder nackt. Das Portrait von jemandem zu fertigen bedeutet viel mehr, als sich nur um Ähnlichkeit zu bemühen, es bedeutet (vor allem) den Versuch, »sich an die Stelle zu setzen«, an die Stelle des Modells, sich behutsam in dieses hineinzuversetzen.

Denn ob man nun Zeuge oder das Modell selbst ist, man beobachtet die Augen des Malers, die zwischen dem Gegenstand seiner Studie und der Oberfläche des Papiers oder der Leinwand hin und her gehen, man spürt, daß der Blick, den er auf eine »Figur« konzentriert, komplexe Funktionen erfüllt. Das Auge vermißt, umringt, steckt ab, organisiert. Es skizziert eine Landkarte, doch es weiß, daß die Karte nicht die Landschaft ist, daß die *Form* ohne Geist nichts ist, daß ein Portrait sehr viel mehr ist als ein Bild, und wenn der Künstler sich darum müht, (auch) ein Spiegel zu sein, dann weiß er, daß dieser Spiegel in erster Linie und vor allem *reflektieren* muß.

Die nichtgegenständlichen Maler führen offenkundig die Tradition des Portraits, die Kunst der Figurenmalerei nicht fort. Von den Mumienportraits von Faijum bis hin zum Automatenphoto für den Personalausweis soll das Bild des Dahingegangenen oder des Reisenden diesem die Überquerung des Styx in Richtung Ewigkeit oder bei einem Reisepaß den Grenzübertritt in aller Freiheit gewährleisten. Doch in dieser Hinsicht einem Fingerabdruck näher als einem Bildnis, ist das nichtgegenständliche Bild immer eine Art von Selbstportrait des Künstlers – man könnte es einen Charakterabdruck nennen. Die »Abstrakten« sind sich dessen bewußt, wobei sie sich entschieden gegen alles verwahren, was einer Beschreibung oder einer Reflexion von äußeren Erscheinungen ähnelt. Pollock resümiert sein bildnerisches Vorgehen, wenn er sagt: »*Ich will die mir eigenen Empfindungen ausdrücken, ich will sie nicht beschreiben.*« Anklänge hierzu finden sich bei Gérard Schneider: »*Ich beschreibe keinen Zustand, ich bin dieser Zustand.*« Und Manessier bestätigt, daß er sich nur für die Seele des Menschen interessiert, dessen »*äußere Erscheinung nur ein durchsichtiges Trugbild ist, wenn sie geistigen Inhalts*

La Princesse Maria Volkonska à l'âge de douze ans
(Maria Volkonska, zwölf Jahre alt)
1945
Öl auf Karton
82 x 64 cm
Sammlung Setsuko Klossowski de Rola

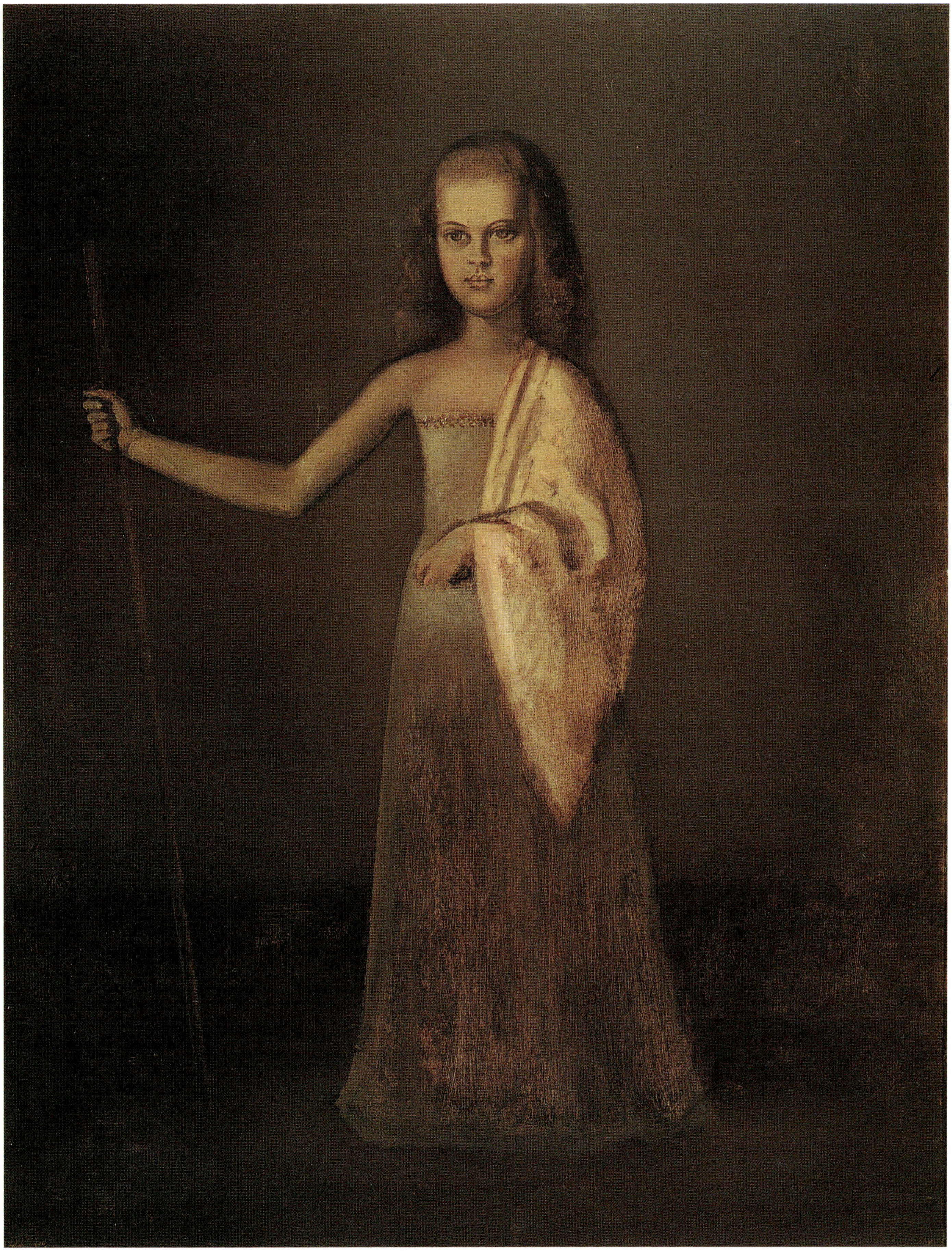

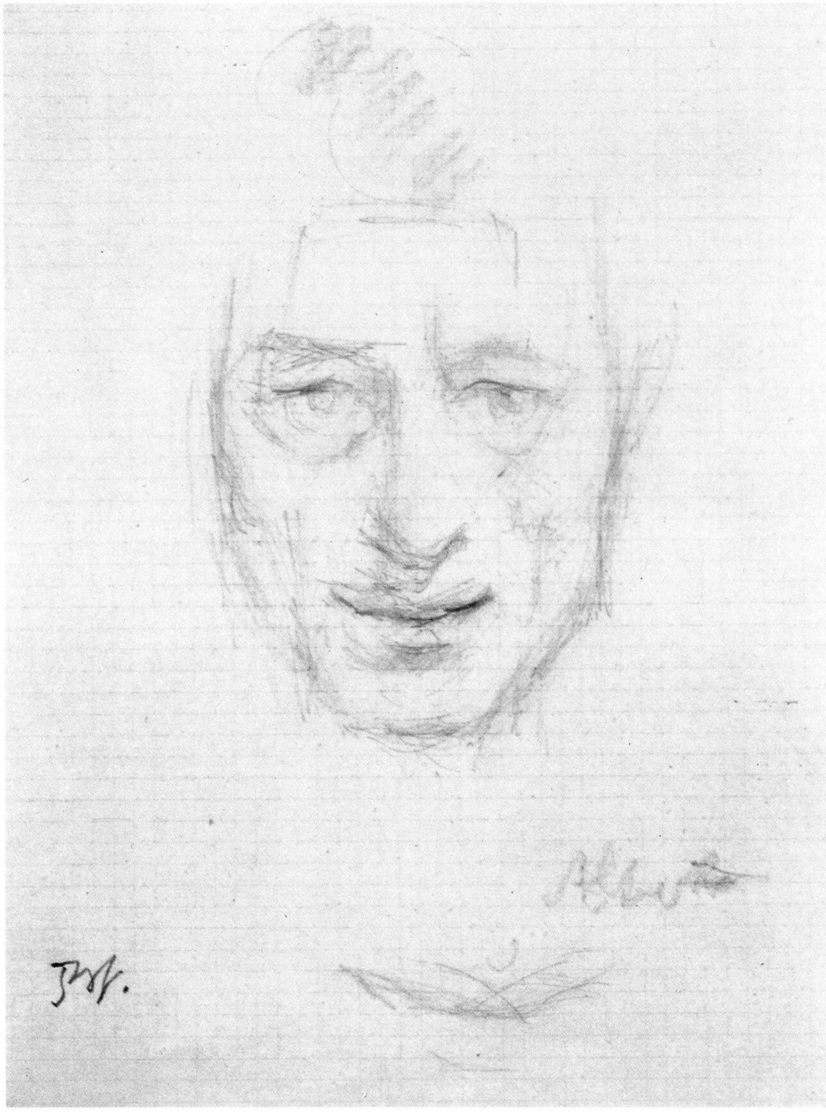

Portrait Alberto Giacometti
1950
Bleistift auf kariertem Papier
21 x 16,5 cm
Privatsammlung

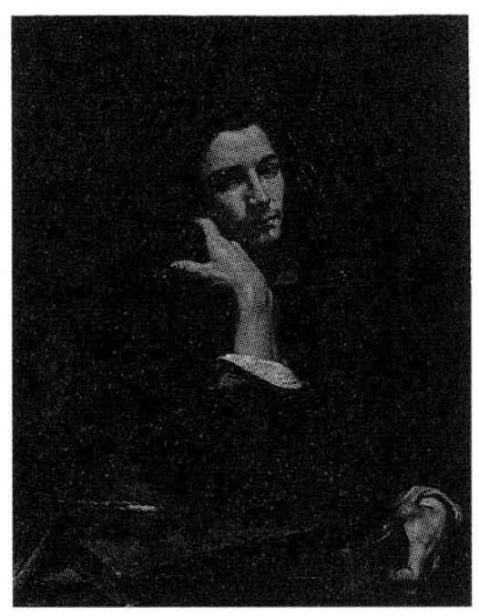

Gustave Courbet
Der Mann mit dem Ledergürtel
1846
Öl auf Leinwand
100 x 82 cm
Paris, Musée d'Orsay

ermangelt«. Dieses Bestehen auf der Suche nach dem Unausdrückbaren, dem *Unbenennbaren* in des Wortes strenger Bedeutung, veranlaßt Schneider zu folgender Äußerung: »*Vor seiner Leinwand befreit der Maler den, der in ihm ist, der aber keinen Namen* hat.«

Mit diesem »*der keinen Namen hat*« haben wir ein Phänomen vor uns, das möglicherweise keine Vorgänger kennt. Von den Felsbildern bis hin zu den Ikonen, von den Mandalas bis hin zu den Altartafeln haben die Bilder ständig religiöse Glaubensvorstellungen oder die Zuflucht ins »Heilige« begleitet, unterstützt, inspiriert, belebt. Doch die Erfahrung dieser Zustände, die man mystisch nennt, weil man sie nicht präzise zu definieren vermag (Zustände, die nicht unbedingt mit einer Theologie oder einem System von Heiligkeit verknüpft sind), diese Erfahrung hat sich immer wieder mittels des Wortes auszudrücken und mitzuteilen gesucht, vom Islam bis hin zum Goldenen Zeitalter Spaniens, von afrikanischen Tranceübungen bis zu den »Erscheinungen« zeitgenössischer volkstümlicher Frömmigkeit. Al-Rūmī und der heilige Johannes vom Kreuz haben vom »Sagen« der Poesie verlangt, es solle ausdrücken, was ihre inneren Reisen an Unsagbarem umfassen. Mit der Ausbreitung des Nichtgegenständlichen in der Malerei

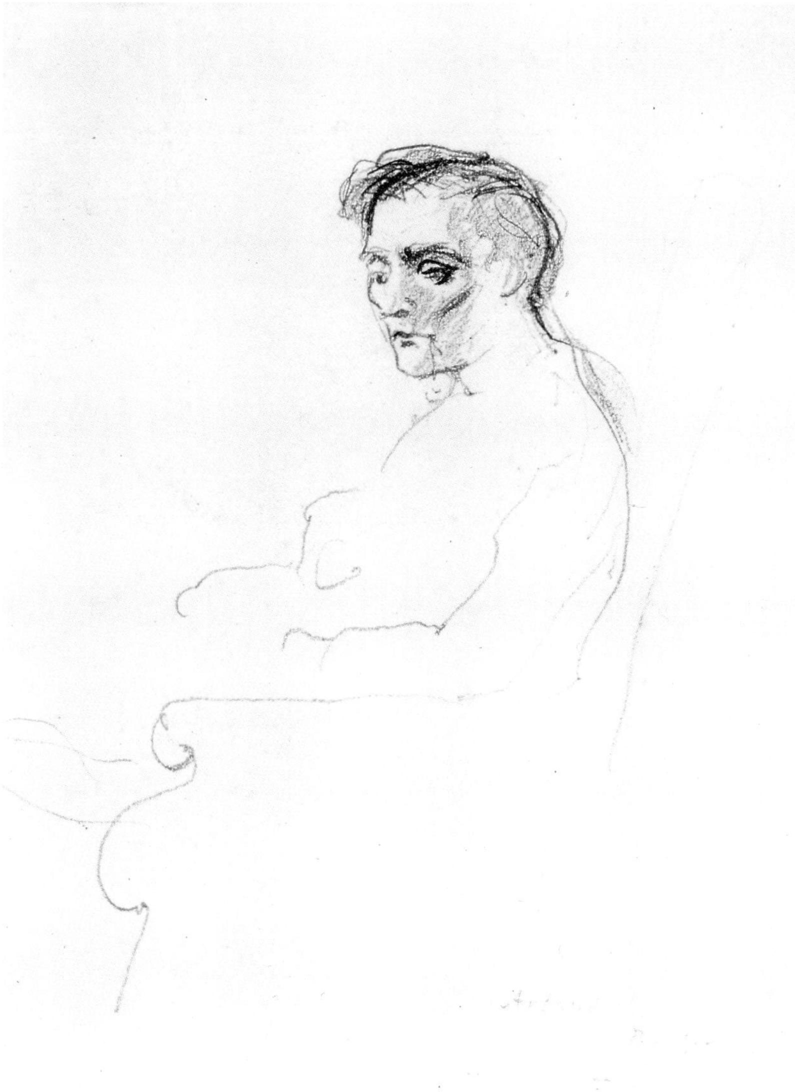

Portrait Antonin Artaud
1935
Bleistift auf Papier
30,5 x 23,5 cm
Privatsammlung

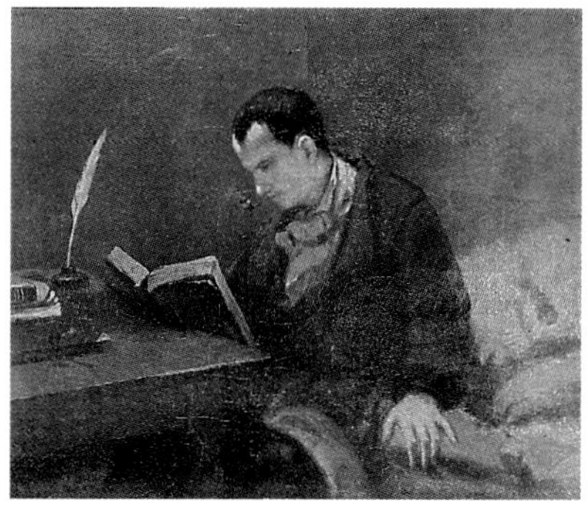

Gustave Courbet
Portrait Charles Baudelaire
1847
Öl auf Leinwand
51 x 63 cm
Montpellier, Musée Fabre

seit den zwanziger Jahren bietet die Kunst bildnerische Äquivalente zu den mystischen *Verzückungen*. Dabei geht es offensichtlich nicht um provisorische *Mauern aus Ölfässern* von Christo, um die *Akkumulation von Manometern* oder in Plastik gehüllte Geigen von Arman und auch nicht um »komprimierte« Autos von César. Doch die *Abstraktion* wird zur Transkription der Visionen, der Erleuchtungen oder der großen Leere, die den Geist besänftigt. In seiner Abhandlung *Über das Geistige in der Kunst* hat Kandinsky diese neue Richtung »kodifiziert«. Für ihn muß der Maler einer Notwendigkeit gehorchen: »*Die innere Notwendigkeit*«, schreibt er, »*(...) wird von drei mystischen Notwendigkeiten gebildet: 1. hat jeder Künstler, als Schöpfer, das ihm Eigene zum Ausdruck zu bringen (...); 2. (...) das dieser (seiner) Epoche Eigene (...); 3. (...) das der Kunst im allgemeinen Eigene*«. Das Werk und die Äußerungen von Manessier, der bei weitem nicht der einzige Abstrakte ist, der sich auf eine Mystik beruft, illustrieren auf vollkommene Weise die Verwendung des nichtgegenständlichen Bildes zur Sichtbarmachung unsichtbarer Phänomene, deren »*äußere Erscheinung (...), durchsichtiges Trugbild*«, welche Manessier verschmäht, die »innere« Gegenwart zweifellos nicht zutage treten läßt. Der Maler bezieht sich hier auf die »Seelennacht« des heiligen Johannes vom Kreuz, um seine

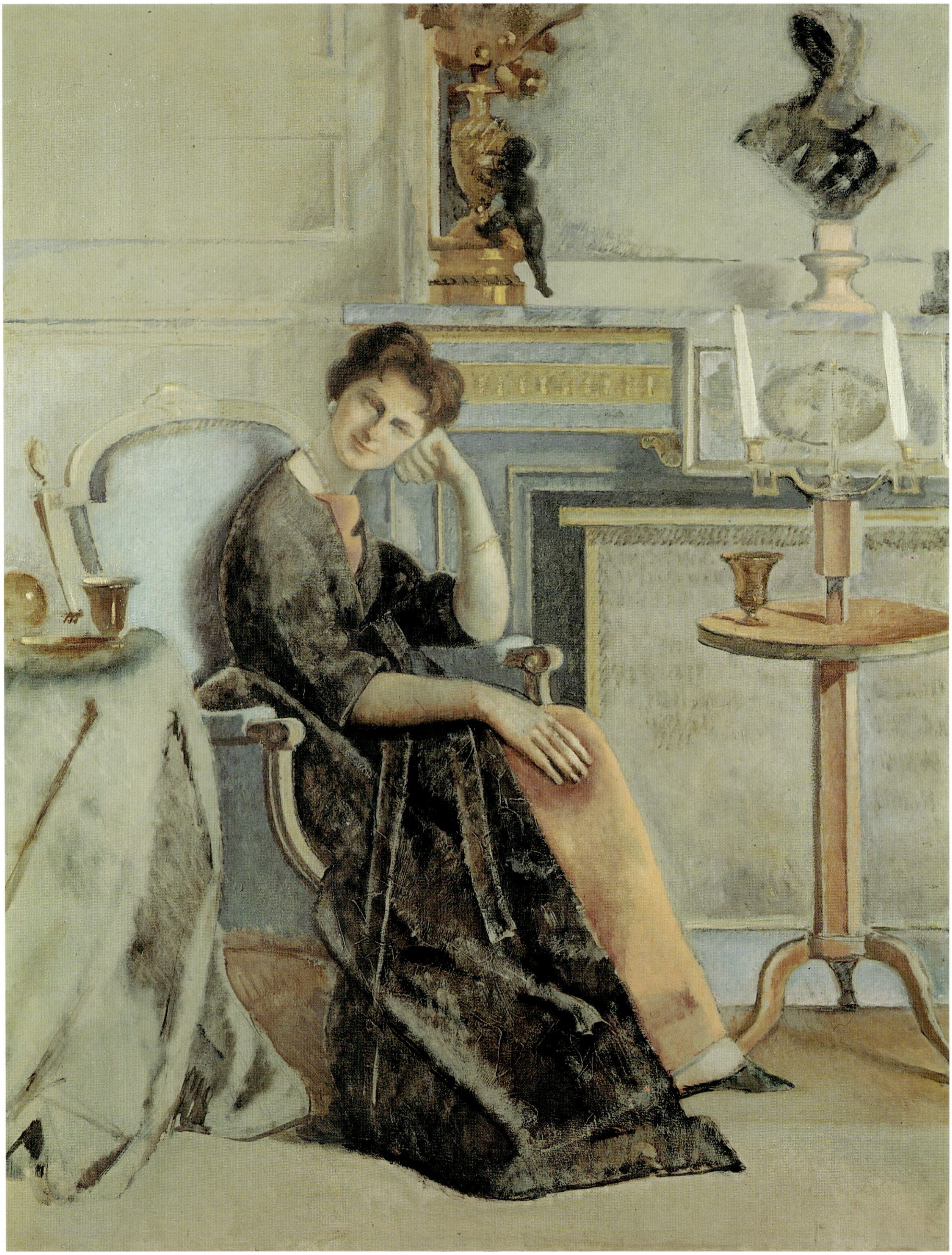

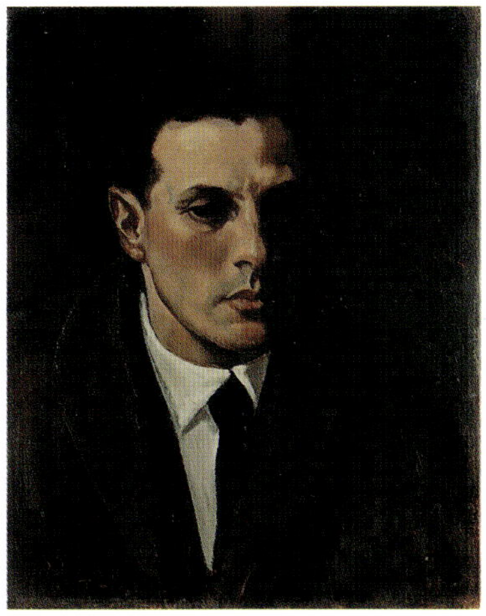

Bilder zu erklären: »*Ausgehend von meiner Nacht gelingt es mir, die Dinge zu erhellen.*«

Balthus ist einer der (seltenen) großen Portraitisten seiner Zeit, denn die besten seiner Portraits sind Verdichtungen eines Lebens, eines Körpers, eines Charakters, einer Epoche. Denn sie suggerieren den Ort (oder die Distanz), die Zuneigung (oder die Ironie), die zwischen dem Modell und dem Maler existieren. Denn das bildnerische Glück, die Freude an der Farbgebung, die Anmut oder die Kraft der Komposition, die glückliche Wahl des Materials und der frische Atem des Lichts verschmelzen und veschwimmen mit (und in) der psychologischen Intelligenz, dem affektiven Verständnis und der Kraft zur Synthese. Derain wird mit dem kalten Blick eines mißtrauischen Megaliths auf den Boden gestellt, von der machtvollen Größe eines unangreifbaren Menschenfressers, der ein wenig von einem Elefanten hat. Die Bevorzugung kalter Nuancen, eine Dominanz von glanzlosen Honig- und gedämpften Goldtönen, der weite Morgenrock mit den Längsstreifen, im Hintergrund das halbnackte Modell, bereit, gefügig die verlangte Pose wiedereinzunehmen, das alles trägt dazu bei, den physischen und fühlbaren Eindruck eines Mannes zu erwecken, der ebenso imponieren wie sich in Pose setzen will. Nahezu »im Gegenteil« ist Miró von der Leichtigkeit eines Schwimm-Männchens, eines kleinen Vogels, von der schüchternen und mutwilligen Leichtigkeit der Körperchen, die auf seinen Bilder flattern. Die Verbindung von Schüchternheit, Melancholie und Zärtlichkeit auf diesem Portrait von Vater und Tochter, die doppelte Bewegung der Hand von Miró, die das Kind hält, während die Hand des Mädchens auf der anderen Hand des Vaters ruht, das alles verknüpft sich anmutig und bescheiden, um in Stille die keuscheste aller Empfindungen auszudrücken, die väterliche Liebe.

In den Jahren unmittelbar vor dem Krieg, als Balthus gewisse Schwierigkeiten hat, seinen Lebensunterhalt zu sichern, sind die meisten Portraits bestellte Auftragsarbeiten. Die Erfahrung der größten Maler, die sich so oft von erzwungener Arbeit geknechtet sahen, läßt um das Wort »Portrait« eine vage Atmosphäre des Unfreiwilligen und der Strafarbeit schweben, ein griesgrämiges Klima, in dem sich die Position des Modells mit dem autoritären Status des Auftraggebers/Befehlshabers vermengt. Es dürfte vorgekommen sein, daß Balthus die Langeweile fürchtete, wenn er es akzeptieren mußte, ein Portrait »abzunehmen«, das mondän zu sein drohte. Doch das Vergnügen am Sehen und Beobachten, das Glück, malen zu dürfen, die Be-

Portrait Lord Derwent
1942
Öl auf Leinwand
41 x 33 cm
USA, Privatsammlung

Portrait Baronin Alain de Rothschild
1958
Öl auf Leinwand
190 x 152 cm
Privatsammlung

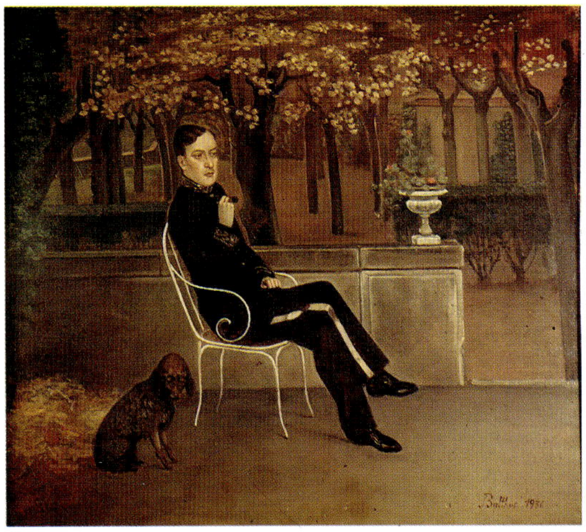

weglichkeit der Intelligenz, die Neugier auf den anderen behielten bei Balthus immer die Oberhand. Die Vielfalt der *Geisteszustände*, mit denen der Maler seinen Modellen *begegnet*, bannt jede Gefahr der Monotonie oder Trübseligkeit. In den Jahren 1935–1936 praktiziert der junge Balthus die Kunst des Portraits, sei es lyrisch oder vertraut-friedlich, ironisch oder tragisch. Das Licht, das *Lady Abdy* überströmt, ist ein helles Feuer, das Gold einer Ikone, auf dessen Grund sich das rote Kleid abhebt, gemalt »*wie ein Primitiver einen Engel gemalt hätte*«, sagte Artaud. Der »Primitive« wäre in diesem Fall eher präraffaelitisch als sienesisch, doch die vorherrschende Note des Portraits besteht in Balthus' Romantizismus, hier eher elegant als gewalttätig, eher in Richtung Byron als in Richtung Brontë. Im selben Jahr wird Balthus den glücklichen Zauber der Bourgeoisie malen, die ruhige *Famille Cassandre-Mouron*, ein Bild, bei dem die Augen der Tochter und der Mutter auf eine Zukunft fixiert sind, die 1935 vielleicht noch friedlich scheint (obgleich man da seine Zweifel hat).

Wie bei dem berühmten Grinsen der Cheshire-Katze von Lewis Carroll, das nach dem Verschwinden der Katze noch lange in der Luft schwebt, gibt es Portraits von Balthus, auf denen ein boshaftes Lächeln oder ein ironisches Augenzwinkern schwebt. Das Portrait des *Préfet de Pontoise* in großer Amtsuniform erweist mit einigen Hintergedanken dem Zöllner Rousseau Ehre. (Allerdings ist Balthus keineswegs dieser Meinung, und er versichert, daß es keinerlei Bosheit auf diesem Portrait gebe.) Ein Schmetterling der Fröhlichkeit gaukelt auch auf dem Portrait der *Vicomtesse de Noailles*. Die berühmte »Marie-Laure« streckt ihre Beine zwischen einem Rohrgeflechtstuhl und einem Küchentisch mit dem »Uff!« einer Frau aus, die einen schweren Tag hinter sich hat. Man ahnt den freundschaftlichen Spaß, den Balthus dabei gehabt hat, als er die Schutzherrin von Kunst und Literatur in eine höchst karge Kulisse setzte und einen Fleck Zinnoberrot am Halsausschnitt des kleinen Schwarzen der Pariserin aufleuchten ließ.

Le Préfet de Pontoise
(Der Präfekt von Pontoise)
1936
Öl auf Leinwand
108 x 125 cm
Schweiz, Privatsammlung

Portrait Martin Hürlimann
1929
Öl auf Leinwand
99 x 79 cm
Privatsammlung

Folgende Doppelseite
La Fenêtre (Das Fenster)
1933
Öl auf Leinwand
162,2 x 114,3 cm
Bloomington, Indiana University Art Museum

Lady Abdy
1935
Öl auf Leinwand
186 x 140 cm
Monte Carlo, Privatsammlung

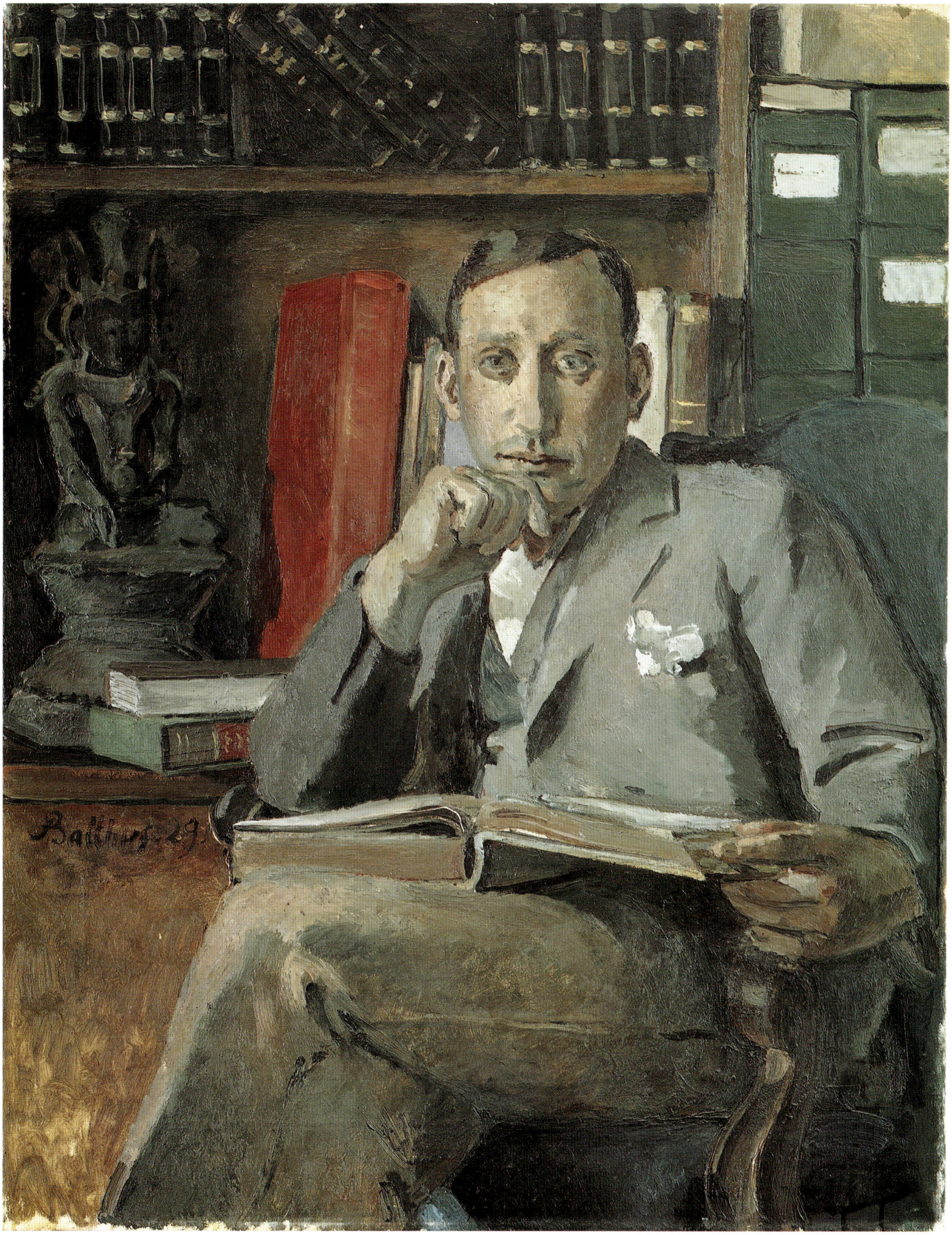
Balthus 29

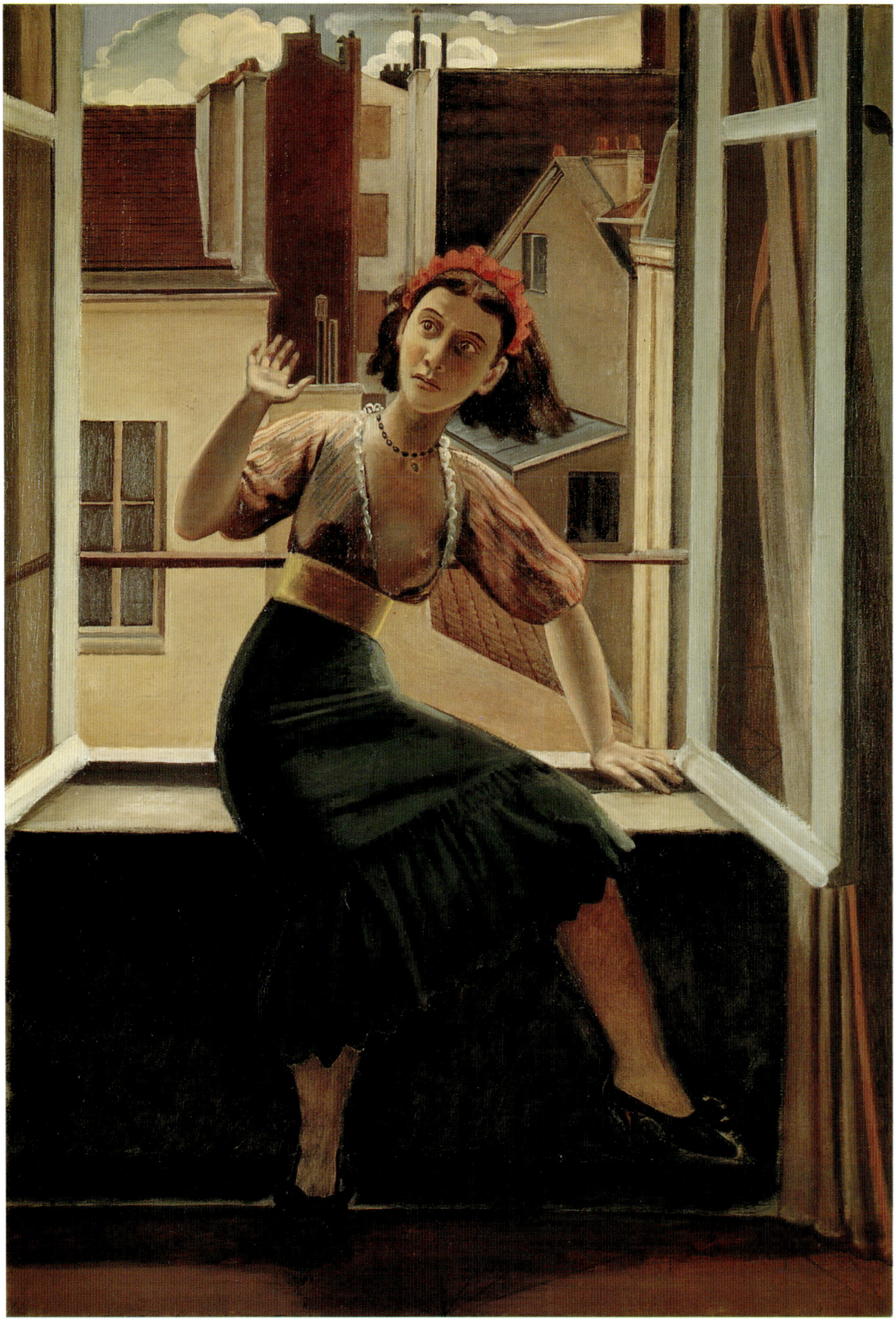

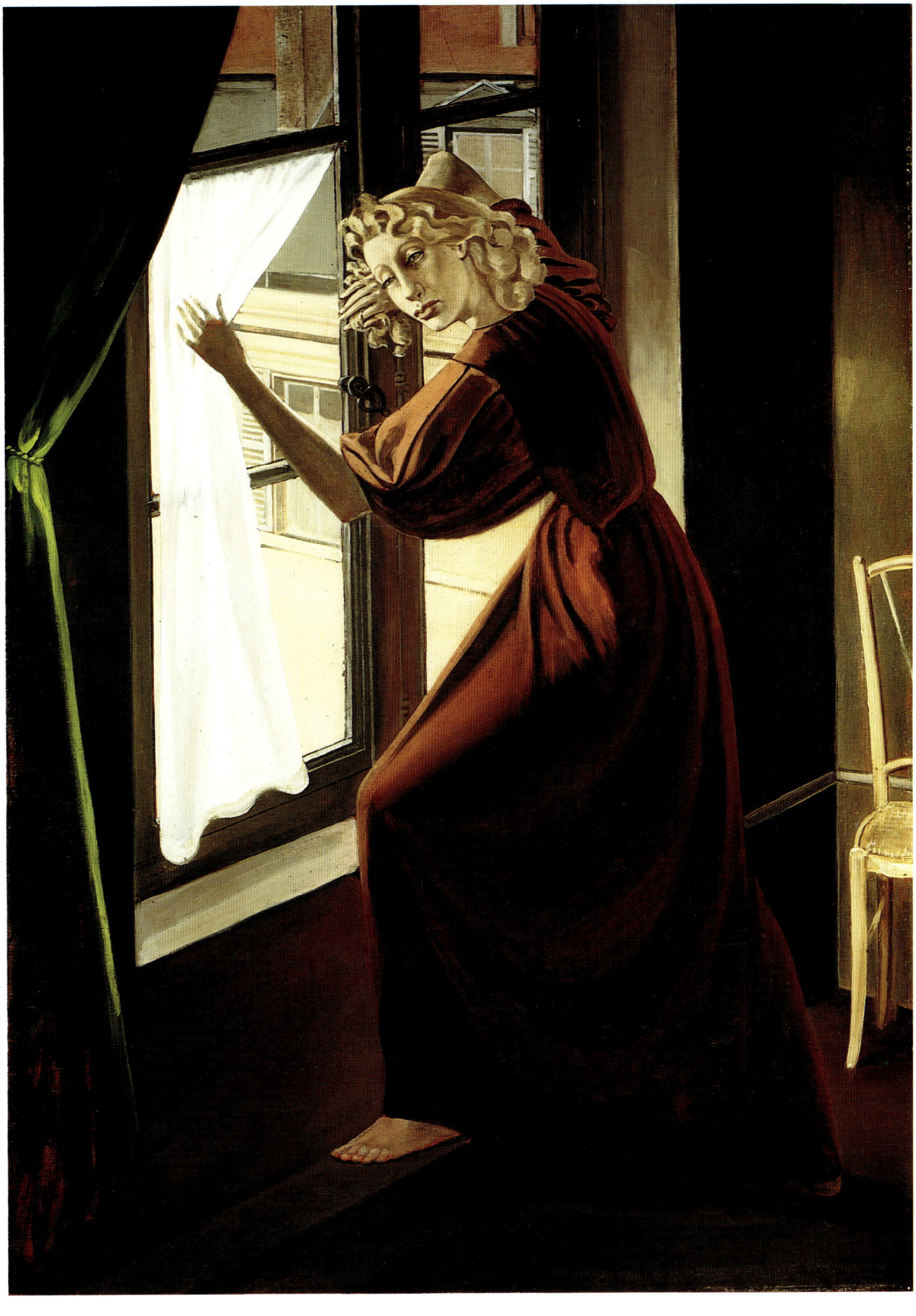

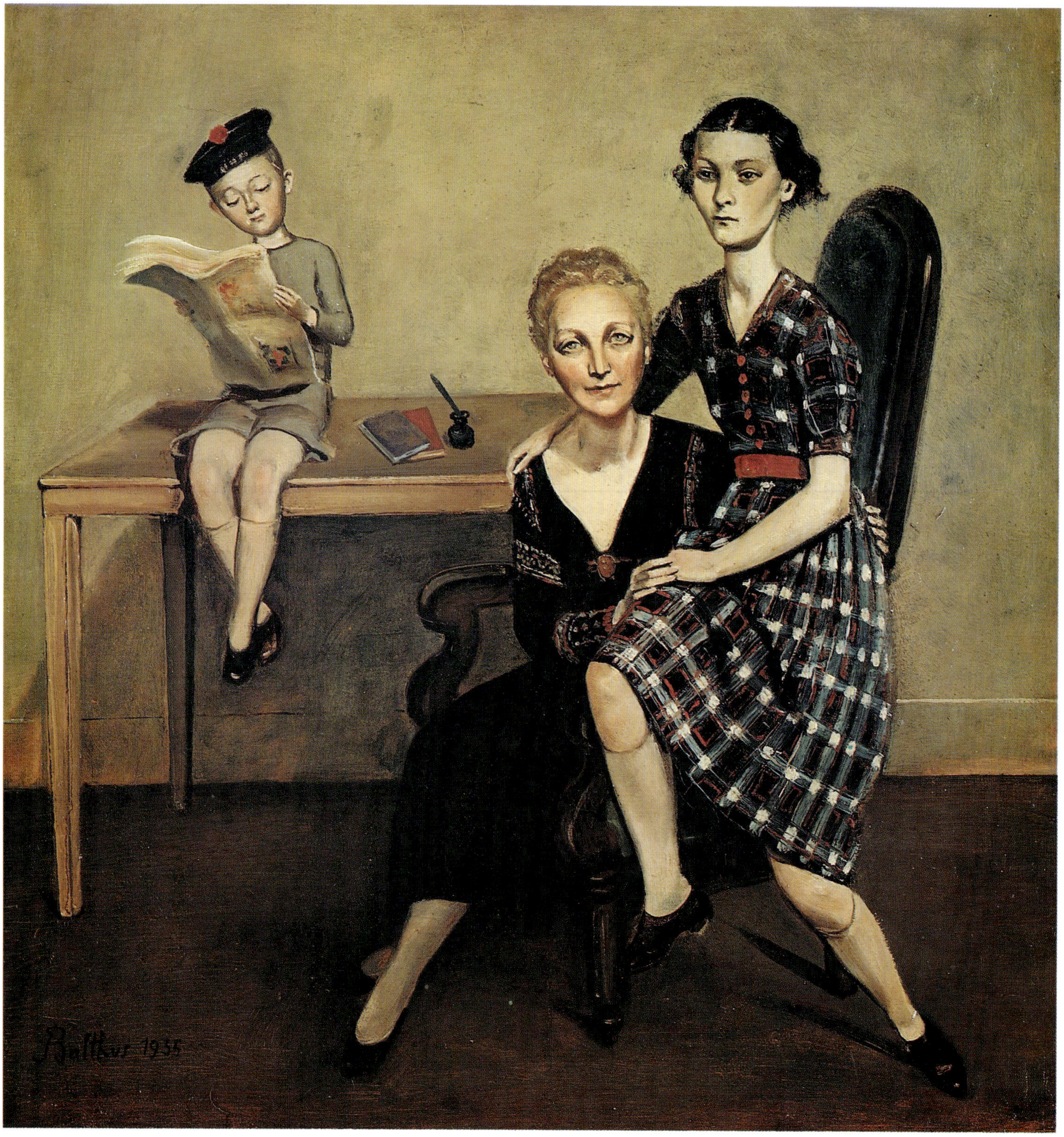

Familie Mouron-Cassandre
1935
Öl auf Leinwand
72 x 72 cm
Schweiz, Privatsammlung

Portrait Vicomtesse de Noailles
1936
Öl auf Leinwand
158 x 135 cm
Privatsammlung

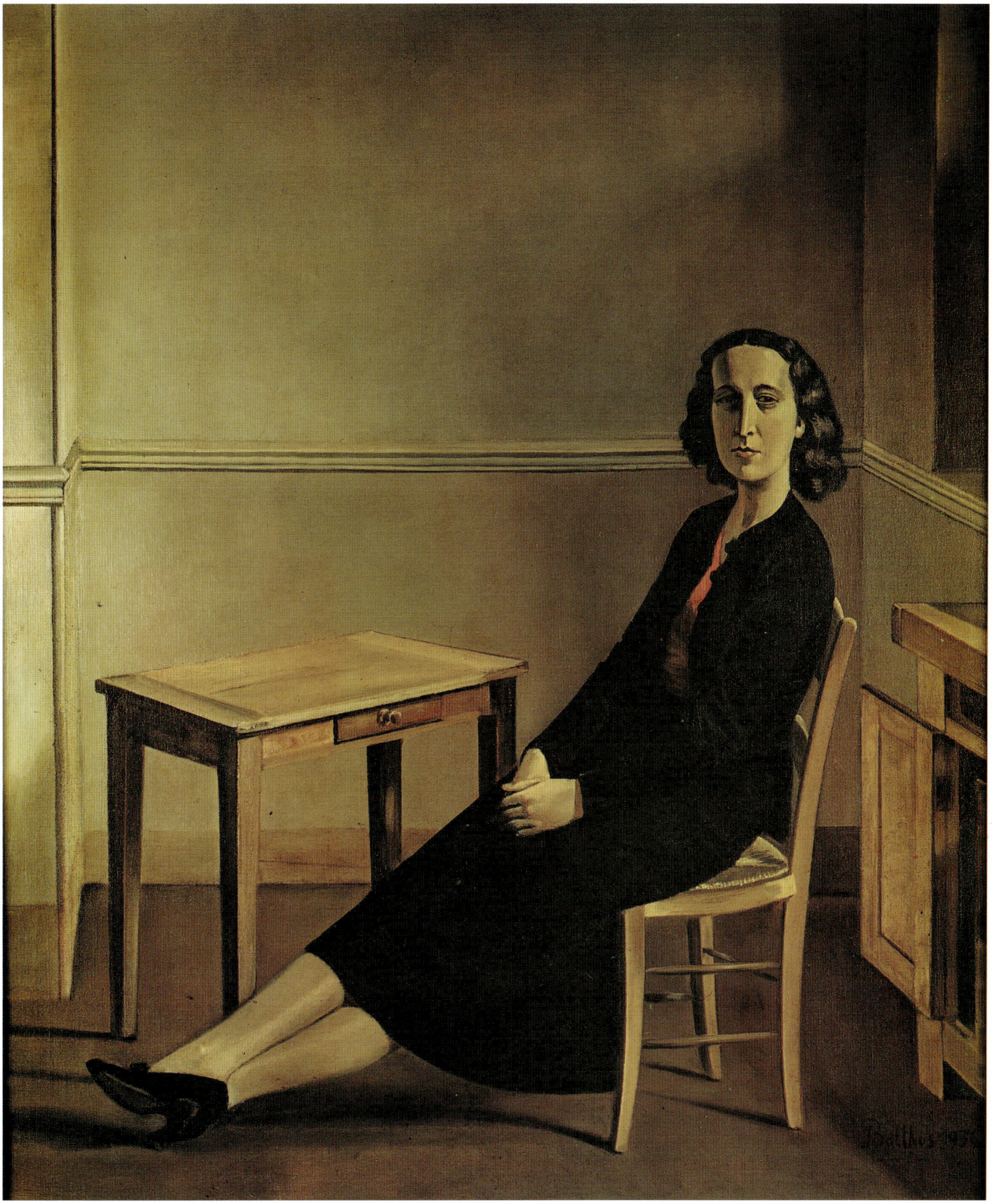

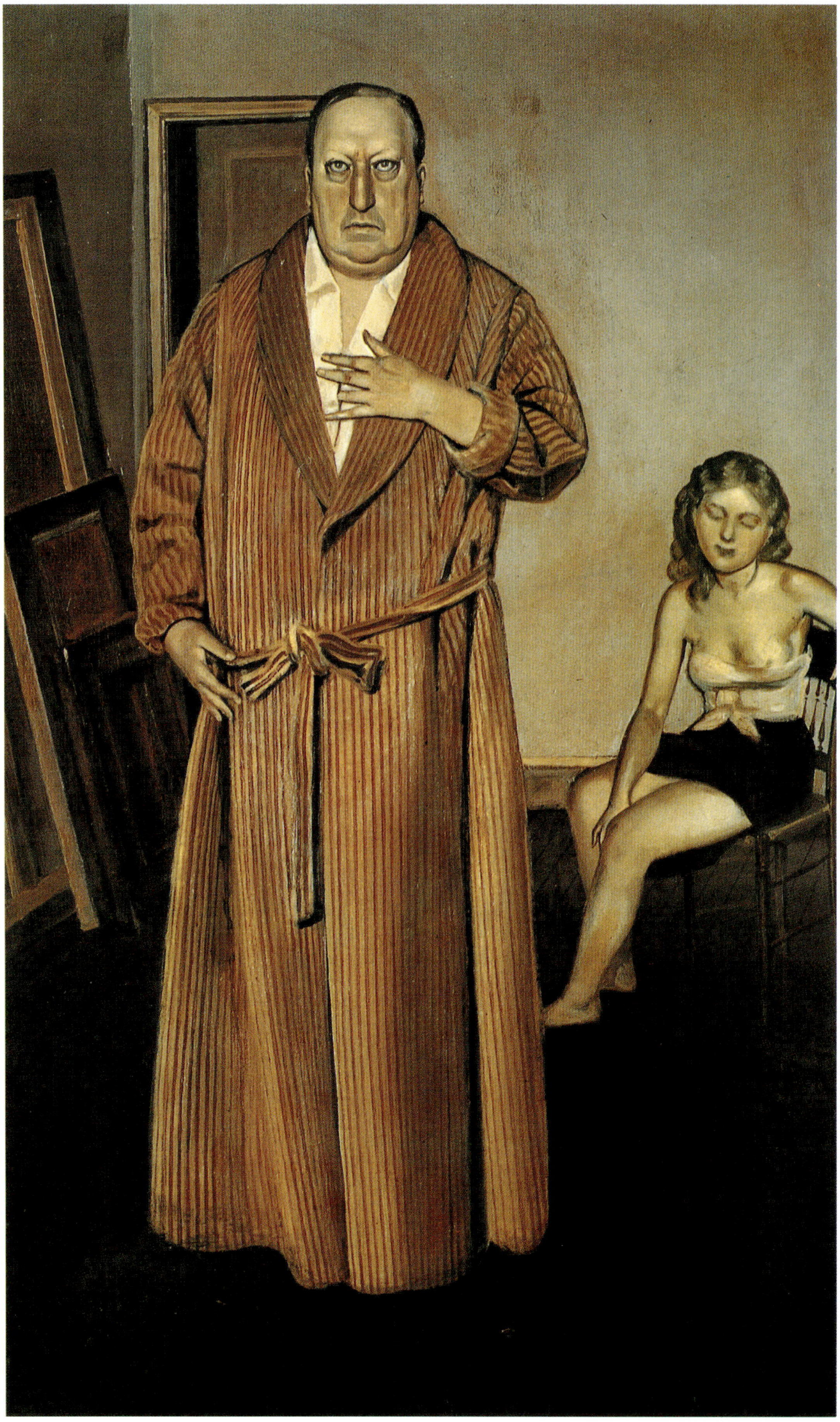

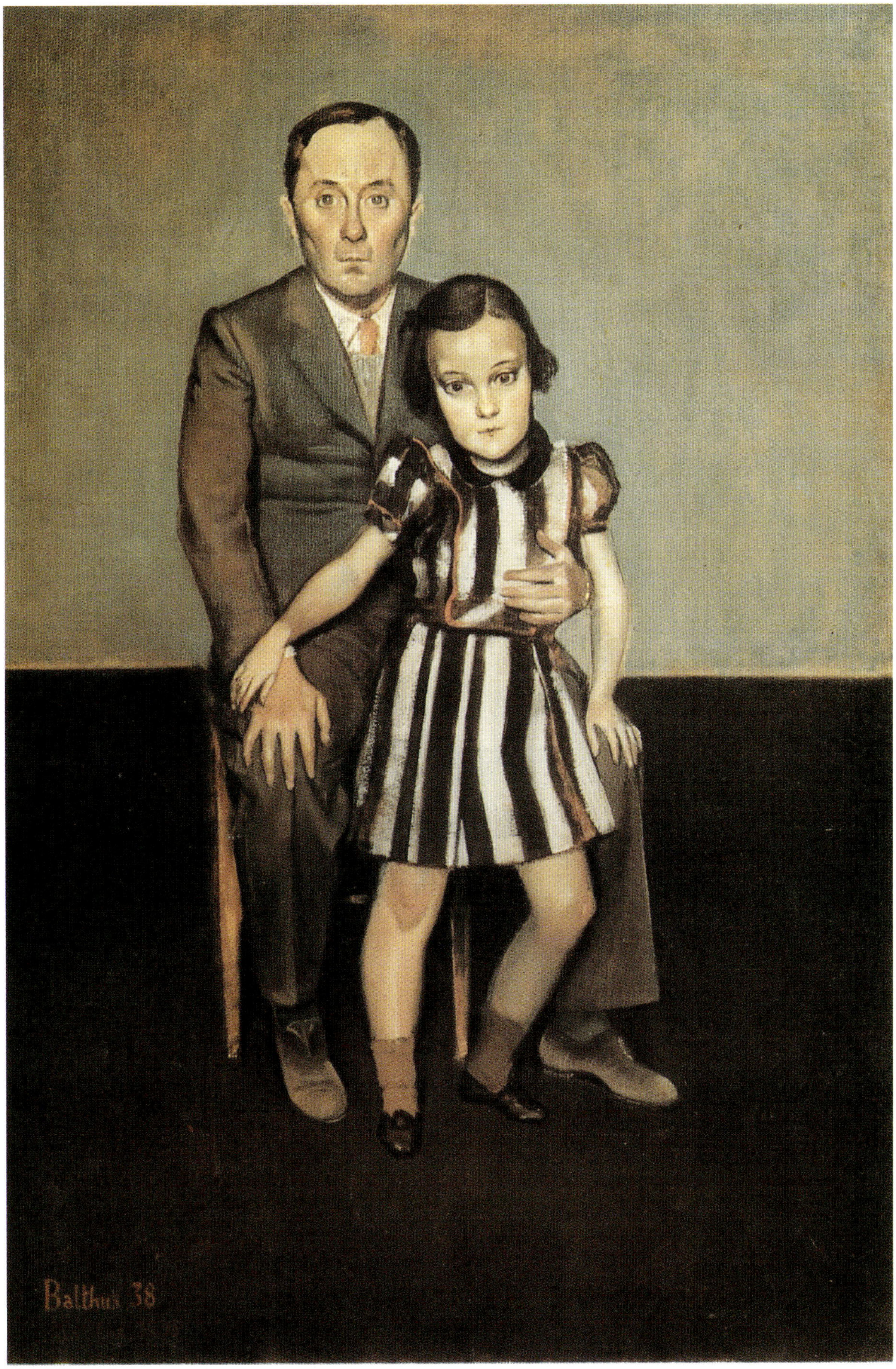
Balthus 38

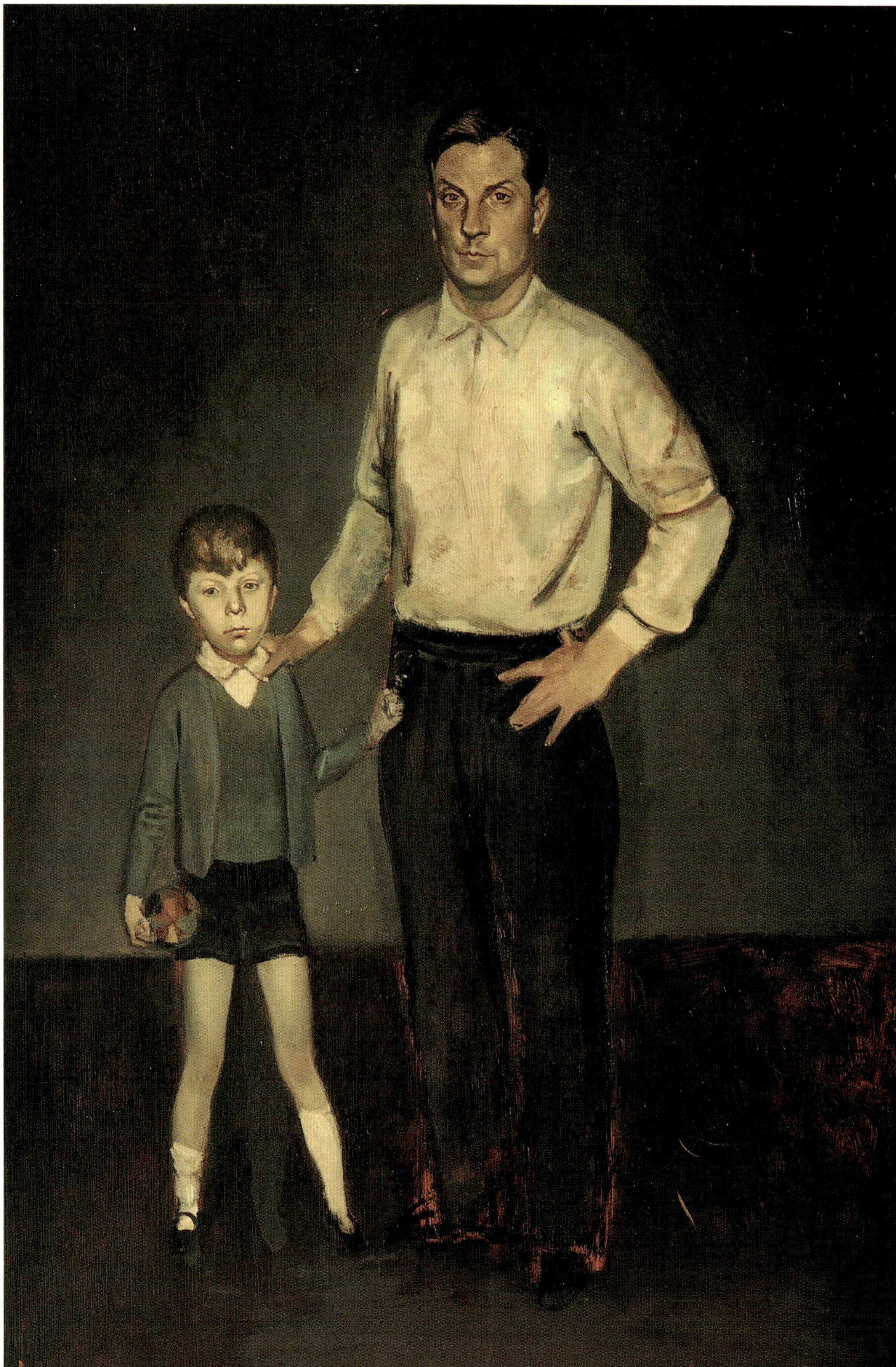

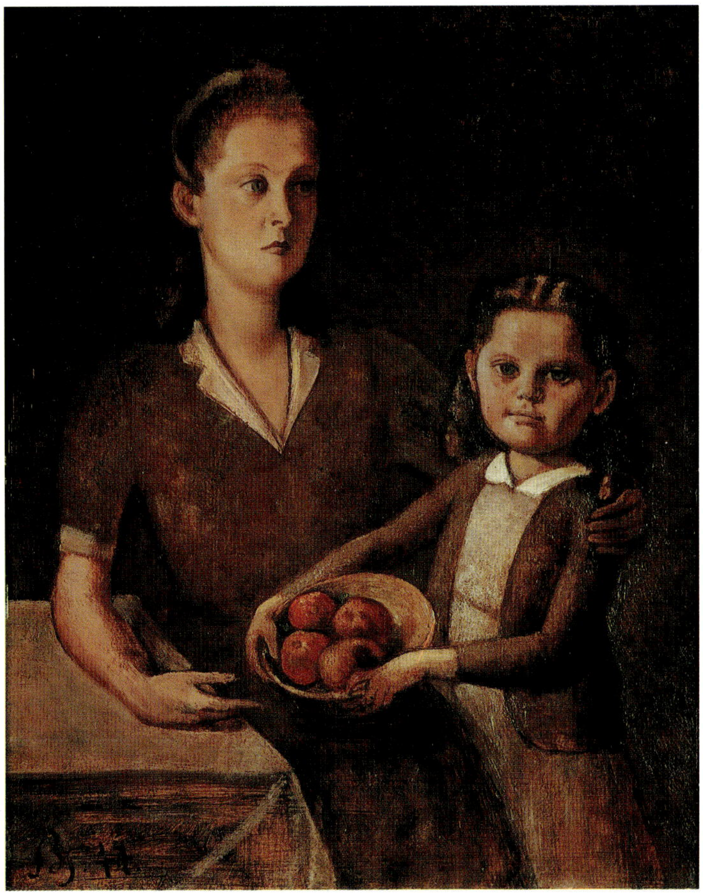

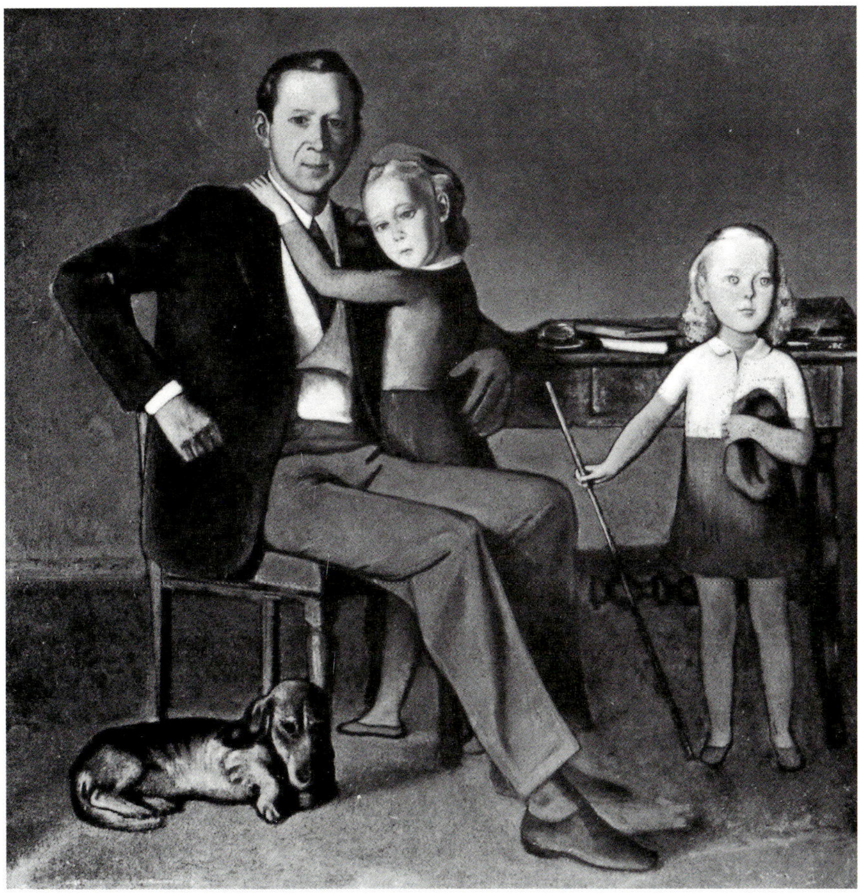

Vorhergehende Doppelseite

Portrait André Derain
1936
Öl auf Holz
112,8 x 72,4 cm
New York, The Museum of Modern Art,
Nachlaß Lillie P. Bliss

Joan Mirò mit Tochter Dolorès
1937-1938
Öl auf Leinwand
130,2 x 88,9 cm
New York, The Museum of Modern Art,
Fonds Abby Aldrich Rockfeller

Portrait Madame Matossian mit Tochter Dalité
1944
Öl auf Holz
54 x 43 cm
Privatsammlung

Portrait Monsieur L. de Ch. mit seinen Kindern
1943
Öl auf Leinwand
105 x 108 cm
Privatsammlung

Roger und sein Sohn
1936
Öl auf Holz
125 x 89 cm
Paris, Musée national d'art moderne,
Centre Georges Pompidou

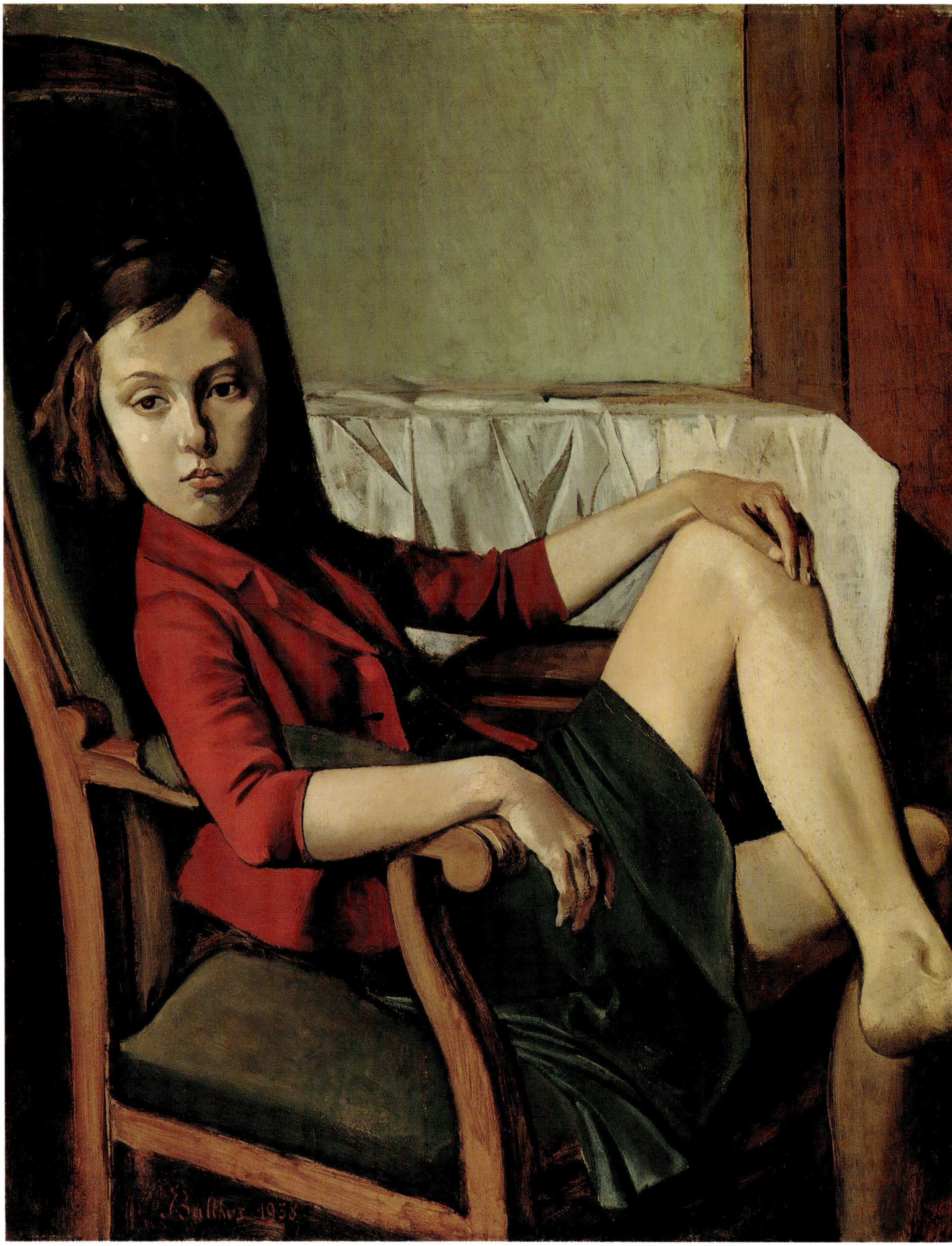
Balthus 1938

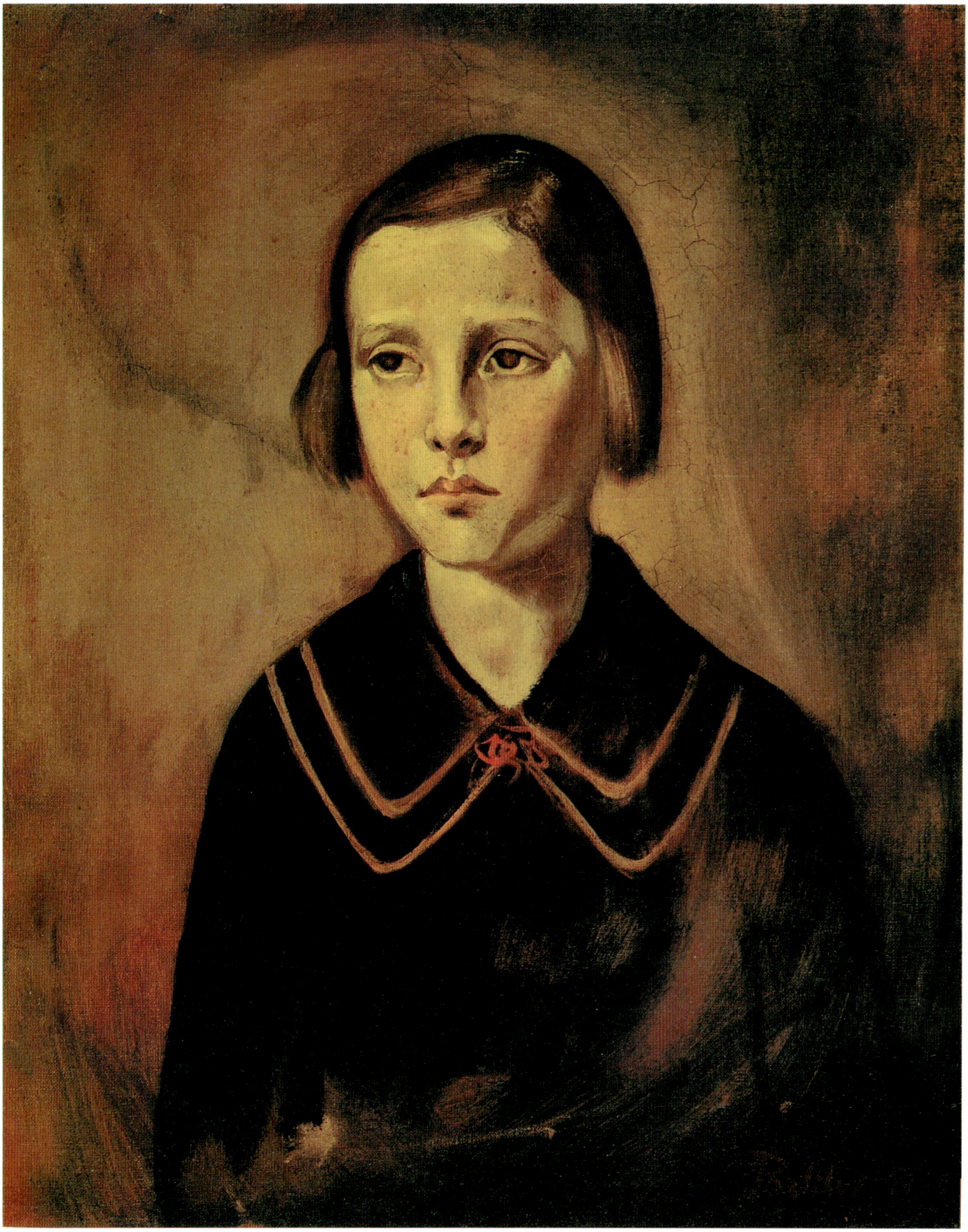

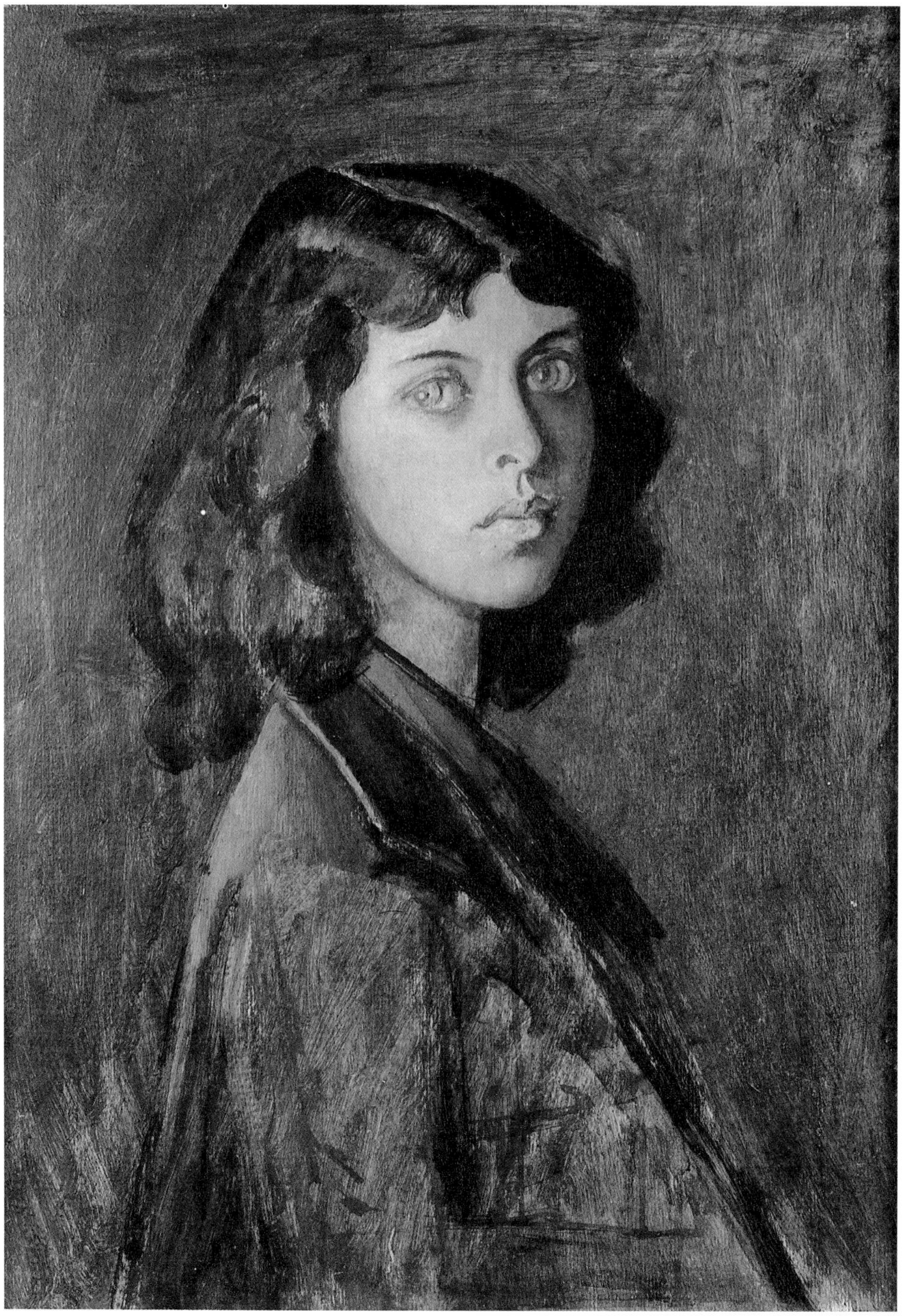

Vorhergehende Doppelseite

Thérèse
1938
Öl auf Karton, aufgezogen auf Holz
100,3 x 81,3 cm
New York, Metropolitan Museum of Art,
Vermächtnis Mr. und Mrs. Allan D. Emil,
zu Ehren von William S. Lieberman, 1987

Portrait Thérèse
1936
Öl auf Leinwand
62 x 71 cm
Privatsammlung

Portrait Laurence B.
1949
Öl auf Karton
63 x 44,5 cm
Privatsammlung

Portrait Laurence B.
1947
Öl auf Leinwand
80 x 60 cm
Privatsammlung

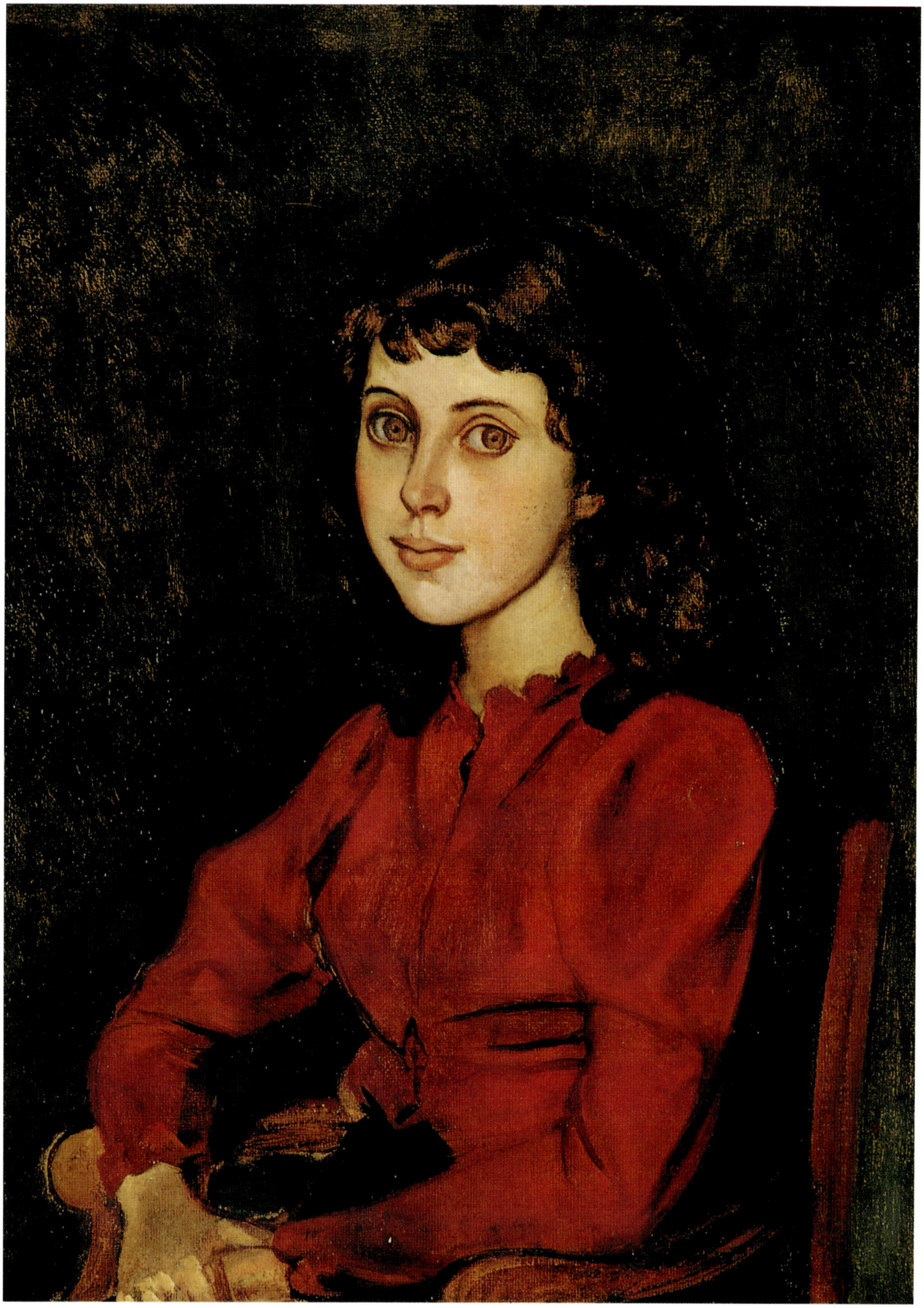

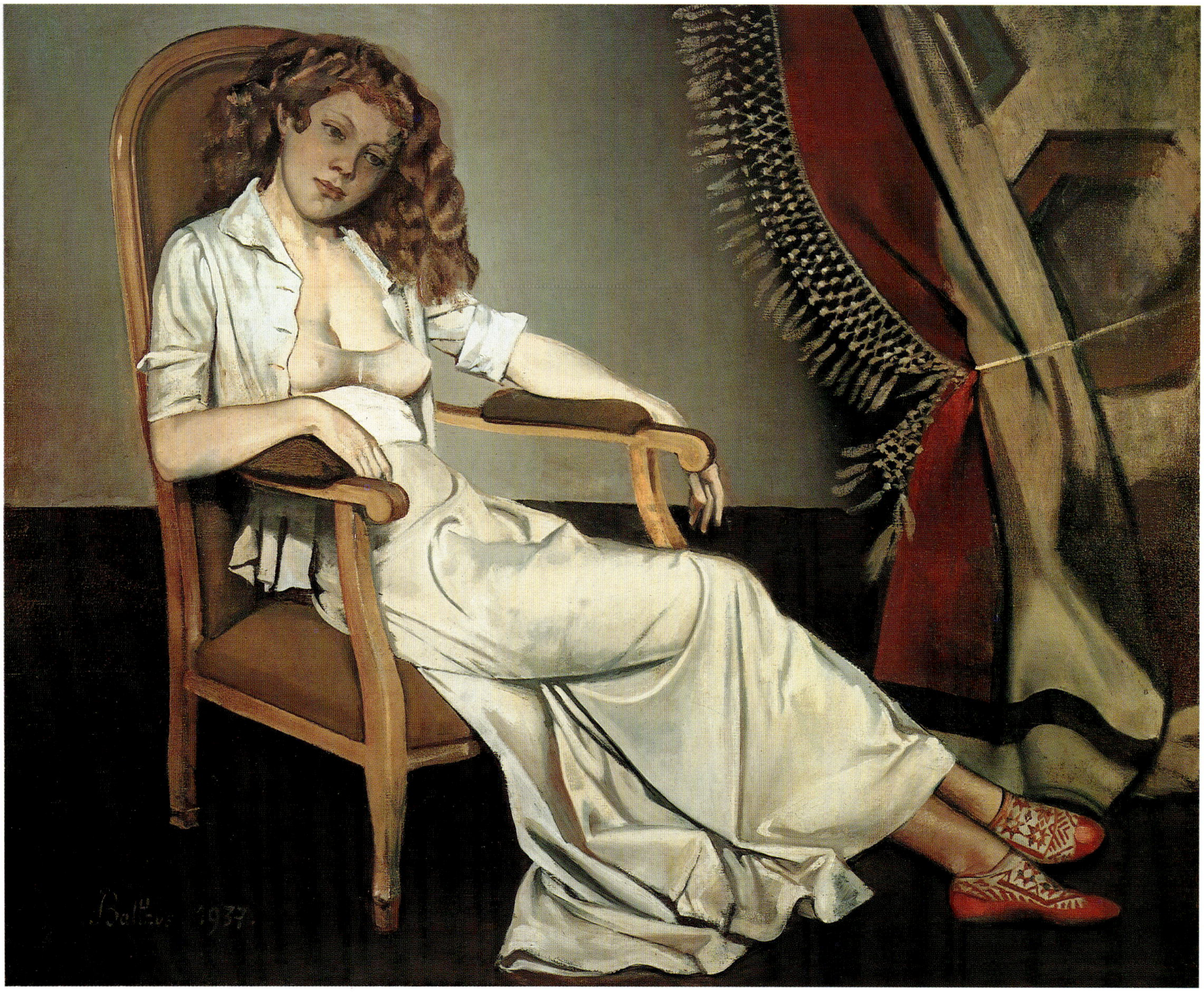

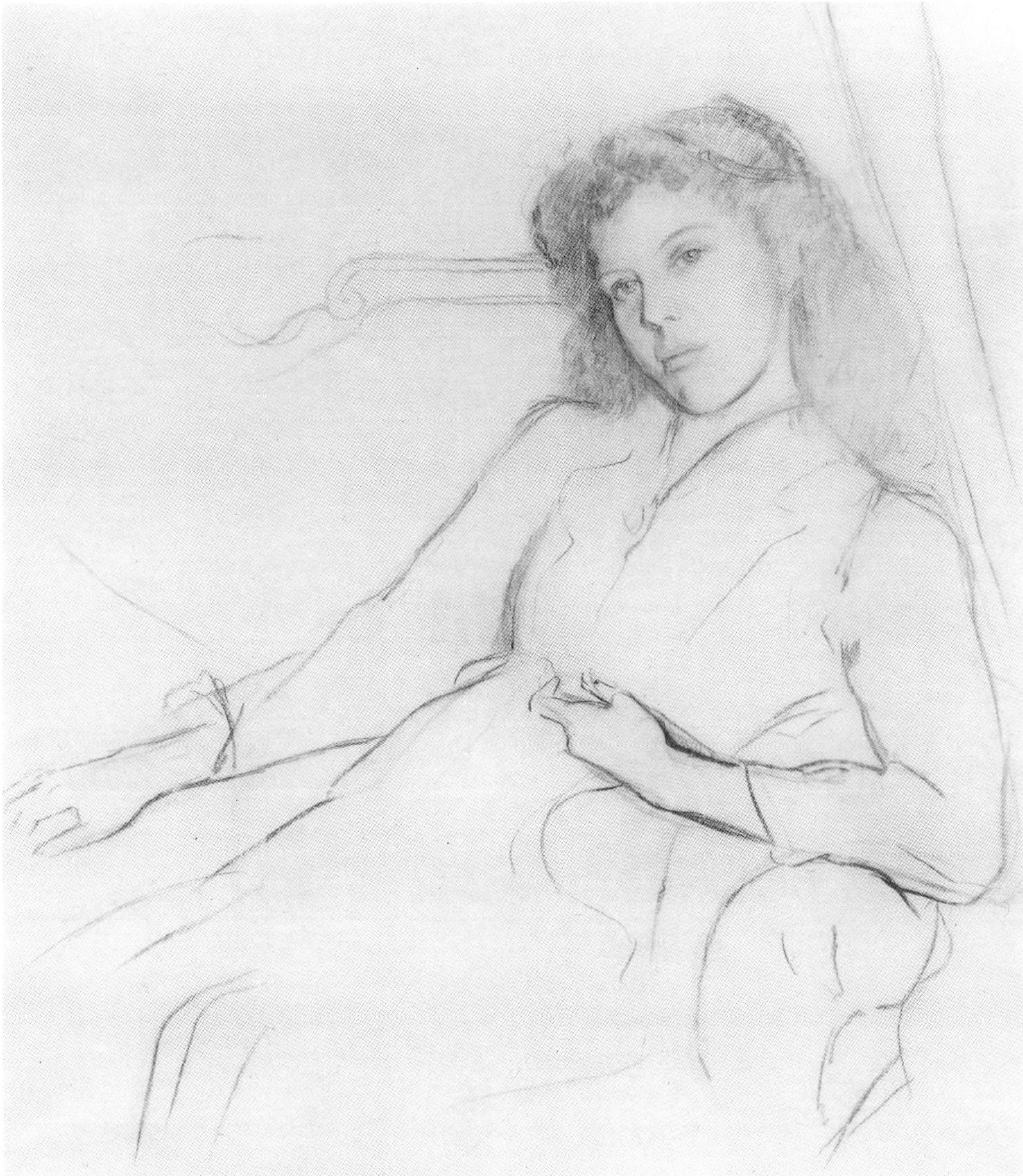

La Jupe blanche (Der weiße Rock)
1937
Öl auf Leinwand
130 x 162 cm
Privatsammlung

Portrait A.
1943
Bleistift auf Papier
82,5 x 75 cm
Privatsammlung

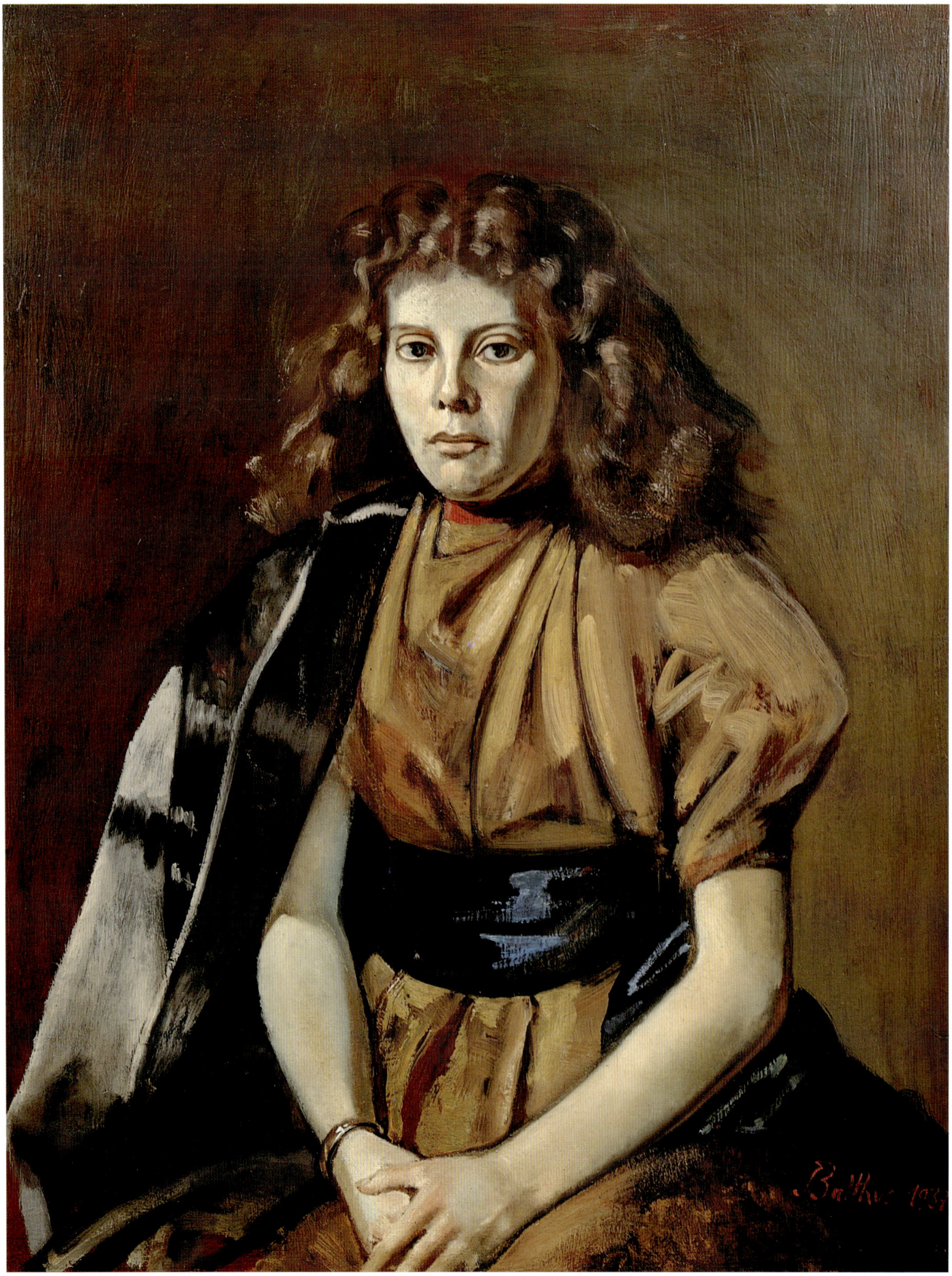

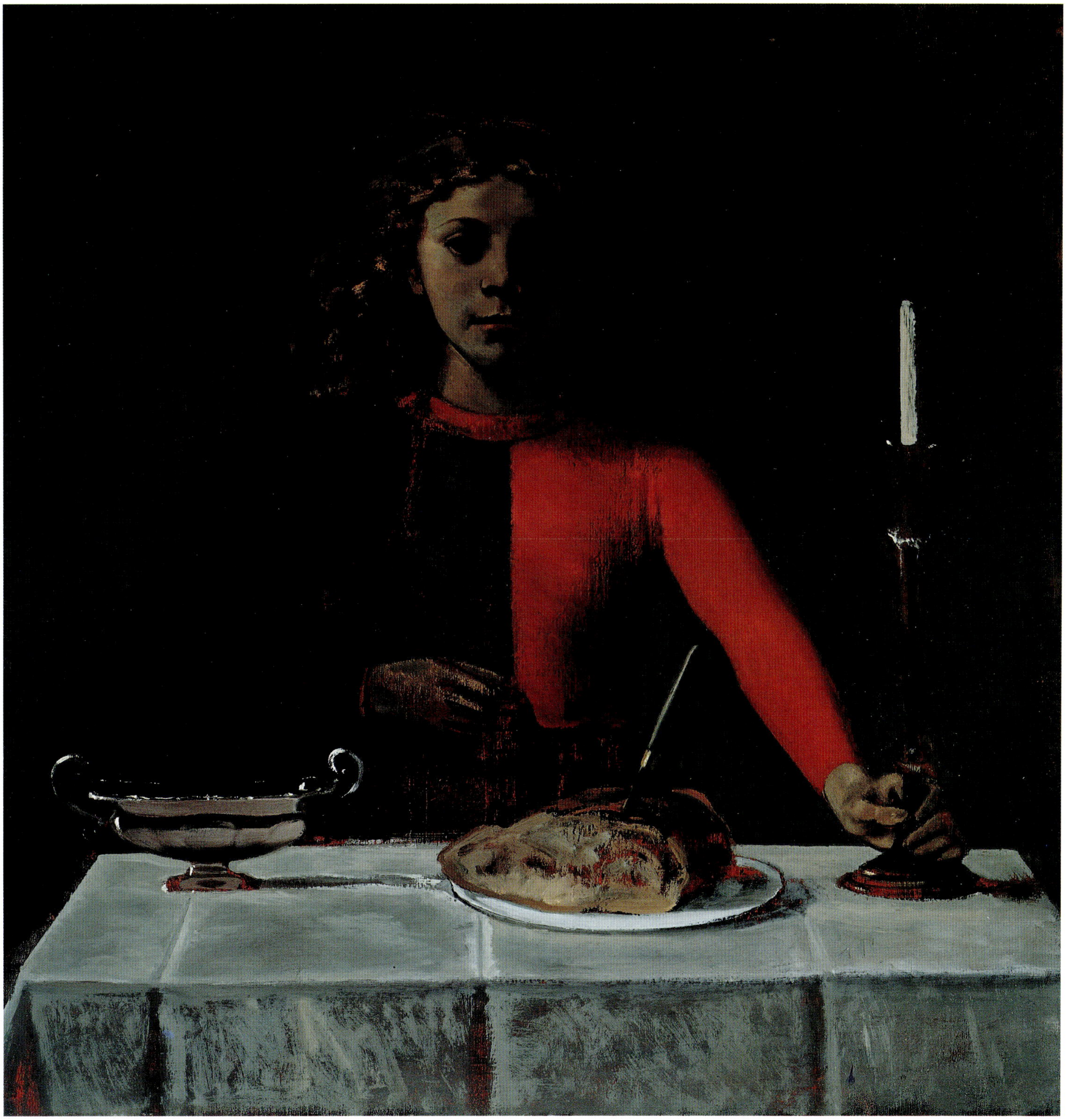

La Femme à la ceinture bleue
(Die Frau mit dem blauen Gürtel)
1937
Öl auf Holz
91,5 x 68,5 cm
Amiens, Musée de Picardie

Jeune Fille en vert et rouge
(Mädchen in Grün-Rot)
1944
Öl auf Leinwand, 92 x 90,5 cm
New York, The Museum of Modern Art,
Fonds Helen Acheson

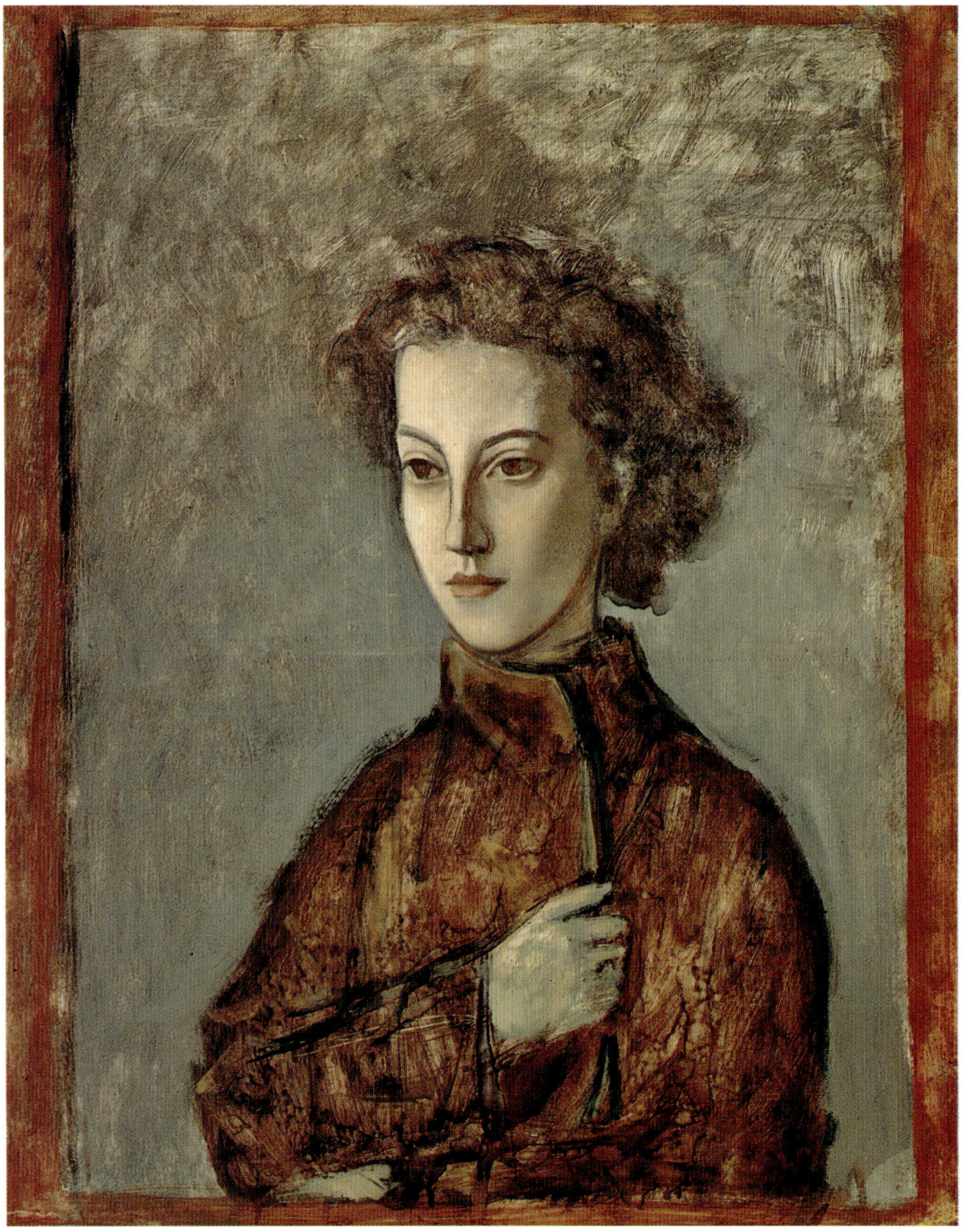

Portrait Rosabianca Skira
1949
Öl auf Leinwand
60 x 48,5 cm
Privatsammlung

Portrait Hélène Anavi
1952
Öl auf Leinwand
108 x 90 cm
Privatsammlung

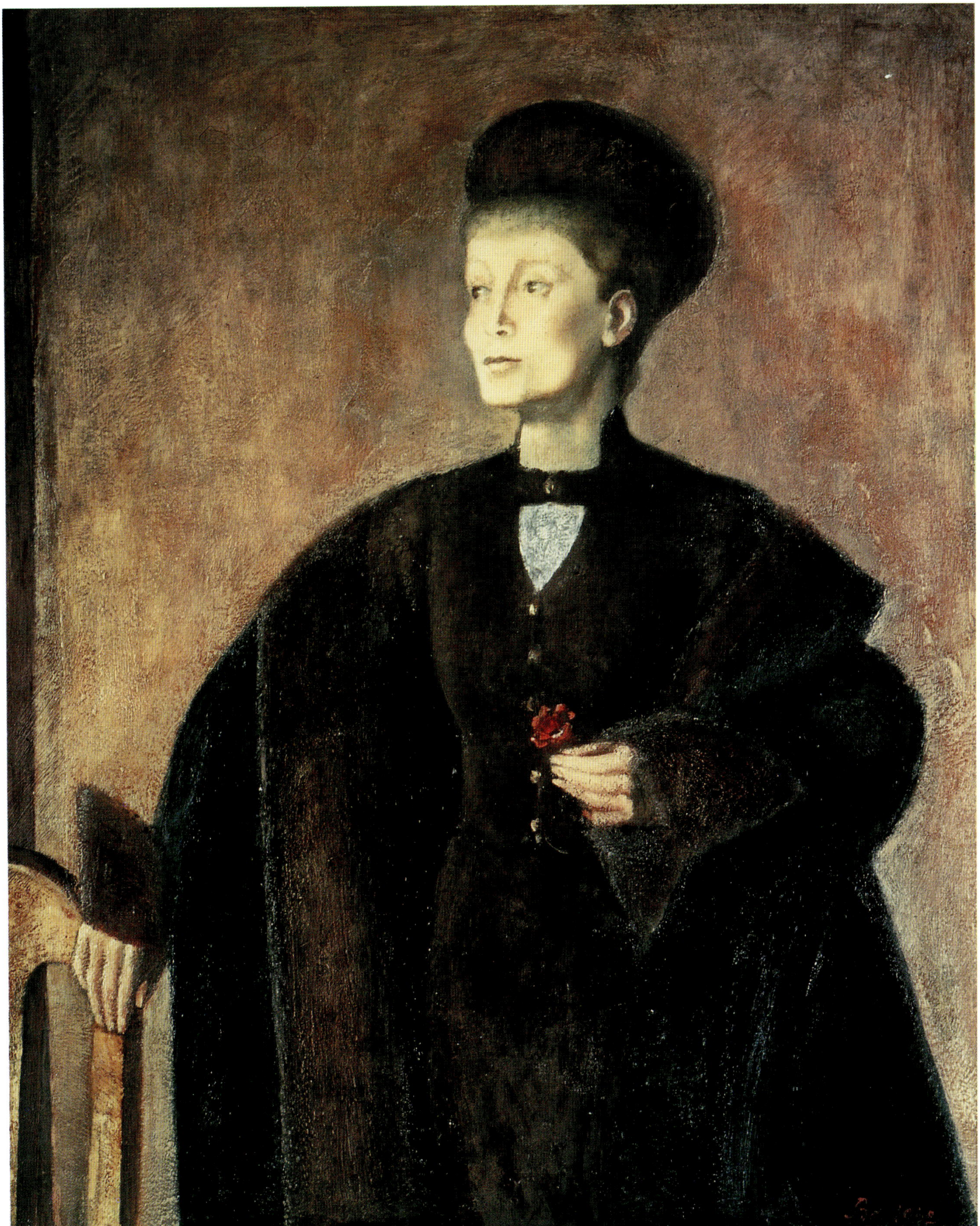

Etappen des Orients

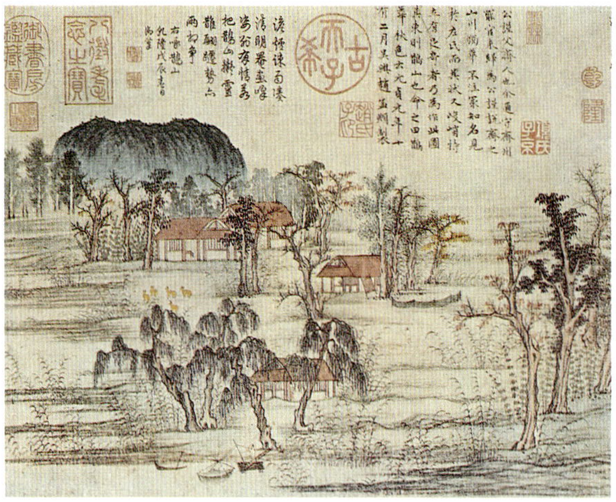

Chao Mêng-fu
Herbstlandschaft am Elsterberg
1245 (Yüan-Dynastie)

Einen Großteil seines Lebens verbringt Balthus in Savoyen, im Bugey, in der Schweiz, im Schatten und in der Sonne der Berge. Die Berge und die Schweiz scheinen für ihn der Mittelpunkt zu sein, der Ort des Waagebalkens, ein Land auf halbem Weg zwischen seinen großen geistigen Heimatländern, dem Orient und Italien.

Der Maler hat den Namen des Autors und den Titel des Buches vergessen, das er 1922 im Alter von vierzehn Jahren entdeckt und dessen Lektüre in ihm wie ein Blitzschlag eine Liebe zu China entfacht, die seitdem nicht mehr erlischt. »*Es gab in dem Buch einige Reproduktionen von Landschaften der Sung-Dynastie, Berghorizonte der Sung des Südens, oft im Dunst ertränkt, und Gipfel, wie sie die Maler der Sung des Nordens gemalt haben, hochfahrend, schroff, schwindelerregend.*« Balthus sagt, daß er von da an begann, die Schweizer Berge mit einem tieferen Blick zu betrachten. Siebzig Jahre nach dieser ersten Begegnung bewundert er die chinesischen Landschaftsmaler immer noch, mehr und mehr. »*Wie in der ganzen Kunst des Orients*«, sagt er, »*sind ihre Bilder nicht einfache Nachahmungen der Natur, sondern der graphische Ausdruck eines Gedankens, die Übersetzung einer Philosophie in Formen.*« Eines der Axiome der berühmten *Abhandlung über die Malerei des Senfkorngartens*, die Balthus oft zitiert, ruft dem Künstler in Erinnerung: »*Jeder Pinselstrich muß eine lebendige Idee sein.*«

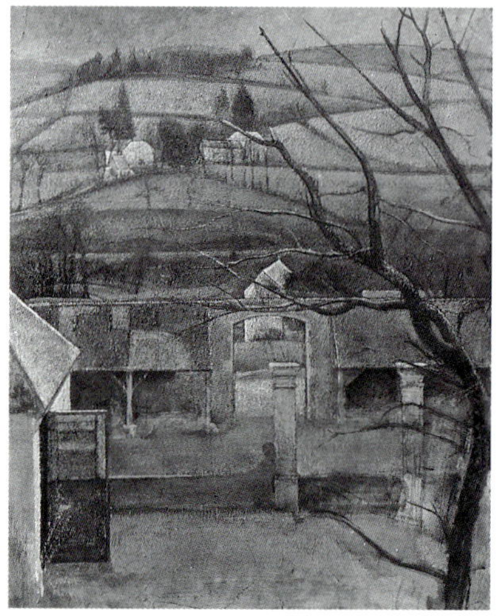

Paysage de Chassy
(Landschaft bei Chassy)
1954
Öl auf Leinwand
100 x 81 cm
Privatsammlung

Von Kindheit an übt der Orient auf den kleinen Balthus eine unwiderstehliche Anziehung aus. Herrisch nimmt er den Buddha in Besitz, den Rilke 1921 seiner Mutter geschenkt hat. »*Ich glaube, daß Balthus sich nicht von dem wunderbaren Buddha trennen wird*«, schreibt sie. »*Er trägt ihn wie eine Katze in den Armen herum, und er sagt dabei zu mir: Solange ich lebe, wirst du ihn nicht verkaufen. Er könnte gar nichts Besseres sagen, um mich zu dem Entschluß zu bringen, daß ich ihn ihm lasse.*«

Als Balthus dem Baby ihrer Freunde Spaß bereiten will, so erzählt Baladine Rilke, »*bastelt er für den kleinen Péter einen ungeheuren* Samurai – *genauso groß wie der Kleine. Er hat die Wachsfigur gemacht, während er eine halbe Stunde lang im Zimmer* spazierenging, *und ich wage nicht, Dir die ergreifende Maske zu schildern, die er dieser Puppe gegeben hat, das würde zuviel Platz beanspruchen. Man meint wirklich, Zeuge eines Wunders zu sein, wenn man ihm zusieht, wie er das macht. Er ist ganz einfach genial.*«

Cour de ferme à Chassy
(Gutshof in Chassy)
1954
Öl auf Leinwand
75 x 92 cm
Paris, Privatsammlung

Zwei Jahre später, 1923, ist Balthus wieder mit einem »orientalischen« Projekt befaßt. Rilke schreibt ihm im Februar: »*Die Katze Minou schläft immer*

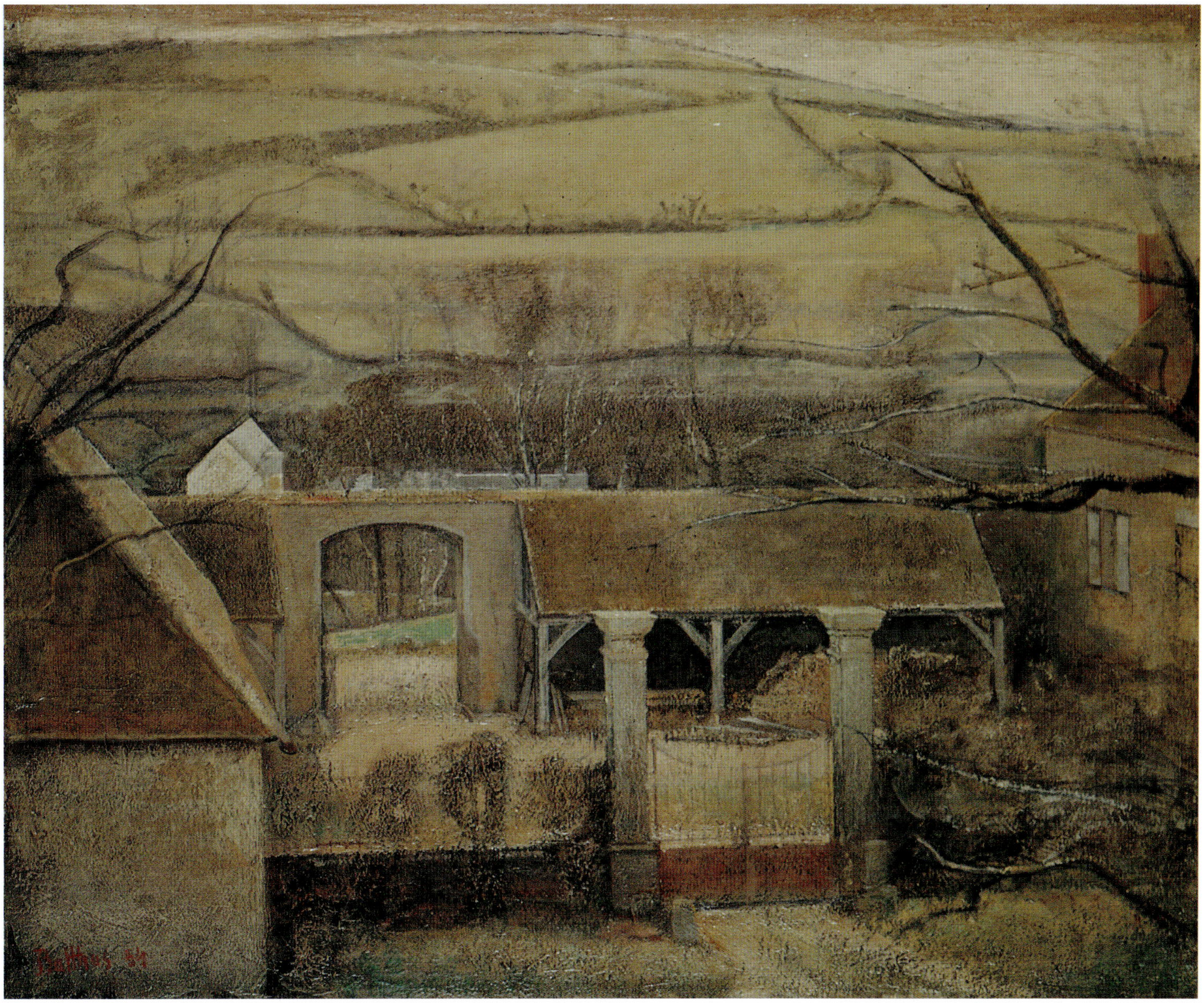

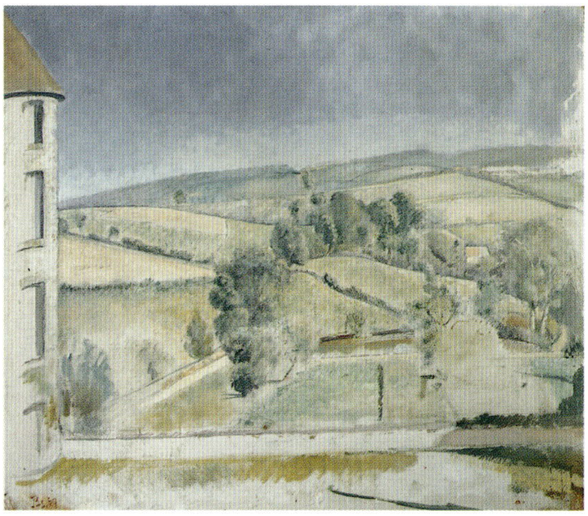

noch die ganze Nacht auf dem großen Ofen im Eßzimmer, doch was ihre ›Dienste‹ angeht, so interessieren die Mäuse sie kaum, sie macht Jagd auf die Fliegen und würde gern Jagd auf die Vögel machen, die zum Glück in ihrer Schule lernen, daß Katzen keine Flügel haben.

Und Sie, lieber Freund? Was macht die Kunstschule? ... Besuchen Sie sie jetzt? Und wird man Ihr Stück über den Fernen Osten spielen? Oder werden die Ereignisse der ›Ruhr‹ das vereiteln – wie alles andere auch.«

Heute ist Balthus der Faszination, der er als Kind erlegen ist, treuer denn je. Philippe Dagen vertraut er an: »*In meiner Kindheit und Jugend in den Bergen, da habe ich durch das Fenster das Gebirge, den Schnee, den Winter betrachtet. Als ich der chinesischen und japanischen Malerei begegnet bin, habe ich denselben Blick auf die Natur wiedergefunden. Das hat über meine Leidenschaft für die Kunst des Fernen Ostens entschieden. Nicht, daß ich in irgendeiner Art und Weise japanisiert hätte. Absolut nicht. Es ist eine Gemeinsamkeit des Blicks, die mich getragen hat, seit ich sie erkannt habe, und nicht etwa ein Einfluß. Barthes hat die japanische Kunst perfekt definiert. Er nannte sein Buch* Das Reich der Zeichen, *das sind die treffenden Worte: der Zeichen ...*

Es sind aber nicht nur die Chinesen und die Japaner, die so gemalt haben. Da sind auch die sienesischen Maler. Tatsächlich gibt es von ihrer Philosophie her überhaupt keinen Unterschied zwischen der Malerei des Fernen Ostens und der Sienas. Im Westen tritt der Bruch später in der Renaissance ein, als die Perspektive eine, wie man so sagt, ›realistischere‹ Auffassung der Darstellung einführt. Diese Auffassung ist nicht die meine. Es war im übrigen auch nicht die von Courbet. Man nennt es realistisch, doch das ist absurd. Von den westlichen Malern gehört Courbet zusammen mit den Sienesen und Breughel zu den sehr seltenen Malern, die zu den Chinesen zurückgefunden haben. Ihnen allen ist dieselbe Auffassung zu eigen, nämlich die chinesische Auffassung der Malerei, die nicht auf die Darstellung der Dinge ausgeht, sondern auf die Identifikation, das ist das Wort ... Die große Malerei des Westens ist die, die keinen Bruch mit der östlichen kennt.«

Wie in der taoistischen Malerei die beiden Seiten des symbolischen Berges, dessen Hänge das Yang und das Yin bedeuten, die an den Seiten einander entgegengesetzt und am Gipfel vereinigt sind, so widerspricht die Anziehungskraft, die das chinesische Denken und die chinesische Kunst auf Balthus ausüben, allem Anschein nach dem deutlichsten Aspekt seines Werkes und seines Temperaments. Dieser schöpferische Mensch, der abwechselnd den Frieden des *Tao* anstrebt und den großen Sturm der

L'Etang de Chassy (Der Weiher in Chassy)
1957
Öl auf Holz
78 x 95 cm
Privatsammlung

Grand Paysage avec vache (Große Landschaft mit Kuh)
1959-1960
Öl auf Leinwand
162 x 130 cm
Privatsammlung

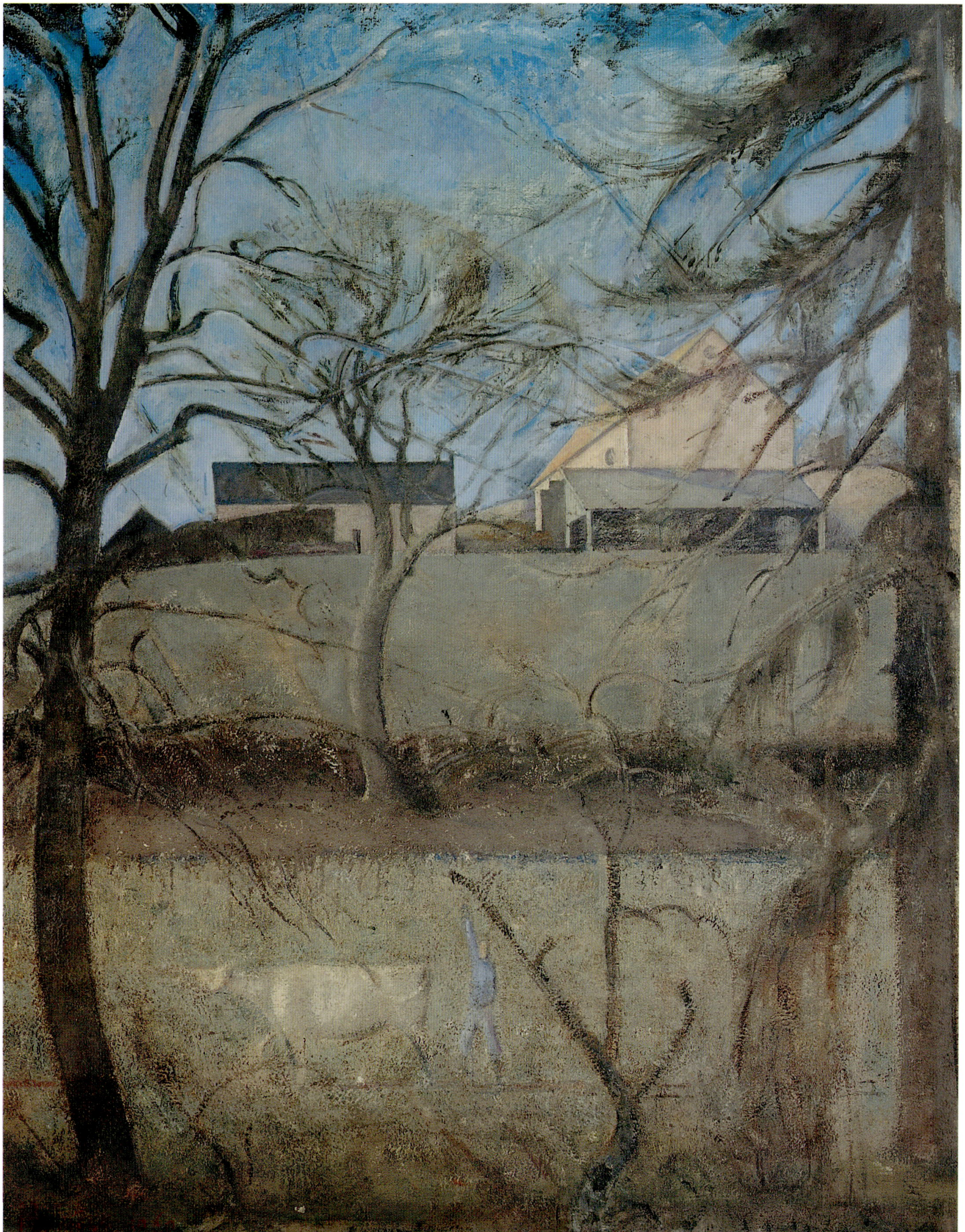

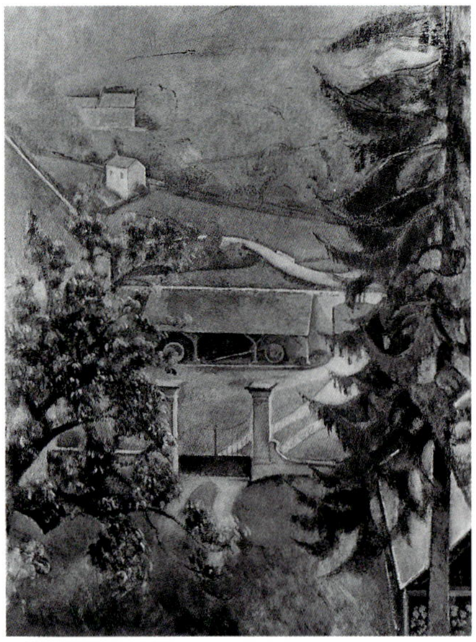

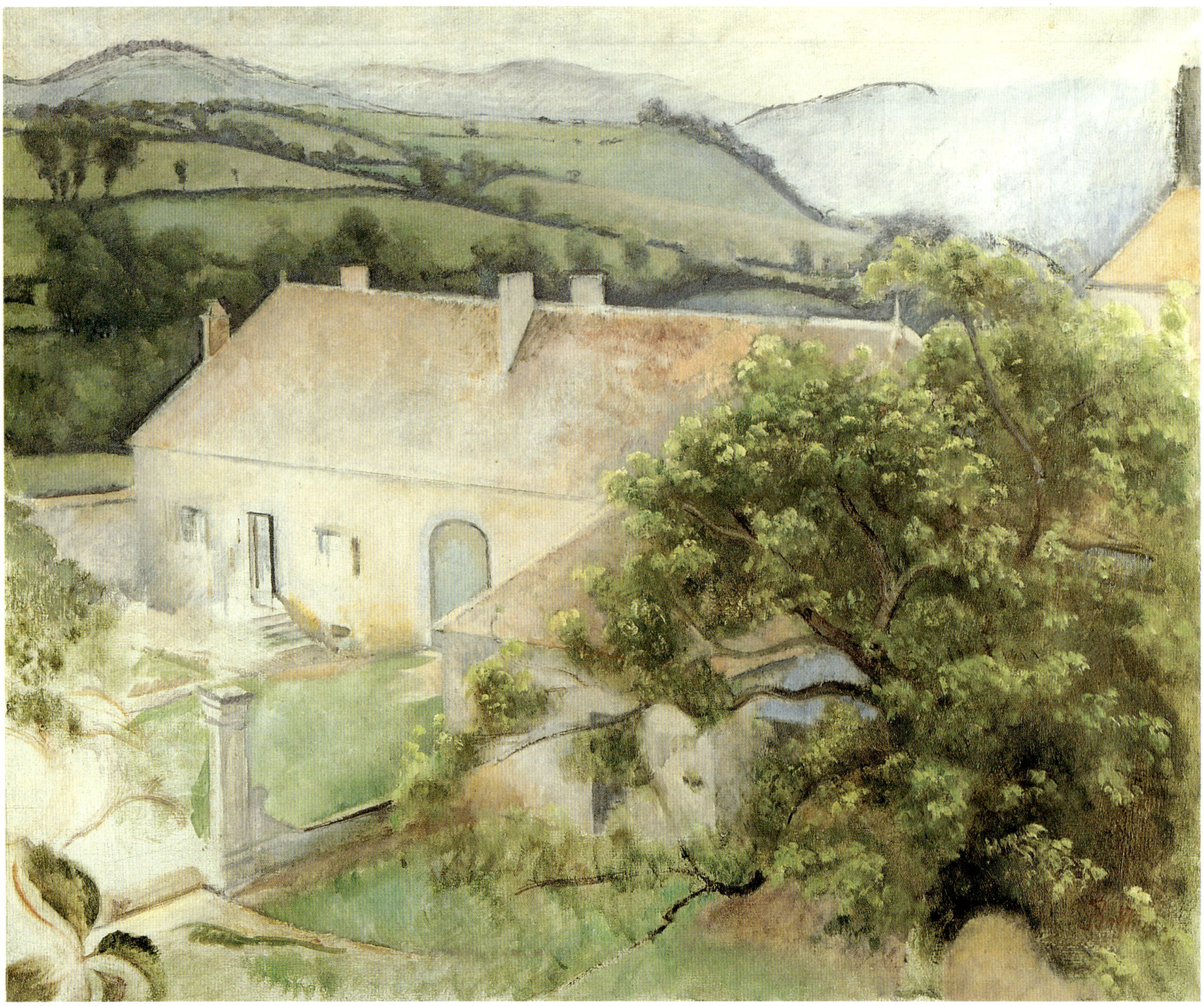

Leidenschaft und des Begehrens entfacht, zerrissen zwischen dem Respekt vor der Tradition und dem Ruf der Stürme, zwischen der Gelassenheit des *Chan* und des *Zen* und der düsteren Romantik des Rebellen, zwischen der Gestalt von Heathcliff und der Reflexion des Shih-t'ao (des großen Malers, Kalligraphen, Philosophen und Theoretikers der Ch'ing-Dynastie): »*Wenn die Landschaft aus mir geboren wird und ich aus der Landschaft, heißt diese mich, für sie zu sprechen.*« (Balthus protestiert jedesmal, wenn man ihn zu der Aussage veranlassen will, daß die Malerei für ihn ein Ausdrucksmittel sei: »*Nicht ich habe etwas auszudrücken, sondern die Malerei.*«) Will man ihn ein wenig provozieren, den Provokateur provozieren, dann genügt es, zu ihm zu sagen, die Malerei und er seien eins. Doch das nicht in dem Sinne, in dem derselbe Shih-t'ao, nachdem er den Vers aus dem *Tao-Te-ching* zitiert hat, der besagt: »*Das Tao erschafft das Eine*«, als Ziel seiner Kunst definiert: »Die Malerei des Einsseins« (i hua).

Wenn Balthus' Landschaften erst vergleichsweise spät, nämlich auf den Bildern, die seine Burg von Monte Calvello darstellen, den Einfluß der chinesischen Landschaftsmaler zeigen, wenn die Landschaften von Champrovent eher von Poussin geprägt sind als von den Malern der Sung-Dynastie, so bringt die Zeit in Chassy in den sechziger Jahren sehr ruhige, harmonische und solide Bilder hervor, *Grand Paysage avec vache, La Bergerie, La Cour de ferme à Chassy* etc. Selbst wenn sich die Technik von der der Chinesen sehr unterscheidet, sind sie diesen vom Geist her nahe. Unser zeitgenössischer Künstler ist hier dem Künstler verwandt, von dem Kuo Josu spricht, als er für seinen Vater Kuo Hsi den *Essay über die Landschaftsmalerei* verfaßt: »*Weshalb findet der tugendhafte Mensch an Landschaften sein Vergnügen? Weil er in ländlicher Zurückgezogenheit seine Natur bereichert; weil er am freien Spiel der Wildbäche und Felsen seine Freude findet; weil er dort ständig Anglern, Holzfällern, Einsiedlern begegnet, dem Schrei der wilden Kraniche, dem Geschnatter der Affen, dem großen Frieden, den sein Pinsel vermitteln wird, indem er mittels des Sichtbaren das Unsichtbare suggeriert.*«

Wenn Balthus von seinen geliebten Chinesen auch nicht immer die taoistische Distanz und die Gelassenheit des *Chan* hat, so bezeigt er in seiner Arbeit doch Geduld und Gleichgültigkeit gegenüber jener »verlorenen Zeit«, die gewonnene Schönheit ist. Er liebt die folgenden Verse von Tu Fu, die ich ihm zu lesen gegeben habe, denn dieses Gedicht ähnelt ihm:

In fünf Tagen allein einen Wildbach malend,
Allein einen Felsen in zehn Tagen,
Ungeduld und Hast sich verschließend,
dann allein nimmt Wang Tsai seinen Pinsel
und wirft seinen Meister-Strich auf das Papier.

Der langsame und sichere Rhythmus des Wang Tsai wie der von Balthus, das ist der des Malers in einer Anekdote, die über den Fürsten Yuan berichtet wird. Er hatte mehrere Maler rufen lassen, bei denen er ein Landschaftsgemälde in Auftrag geben wollte. Die meisten machten sich nach ihrer Ankunft sogleich unter den Augen des Fürsten an die Arbeit. Ein »Kandidat« jedoch erwies dem Gebieter die Ehrenbezeugungen und verschwand sodann. Man teilte Yuan mit, er sei nach Hause zurückgekehrt, habe sich entkleidet, sich

La Ferme de Chassy (Der Gutshof in Chassy)
1958
Öl auf Leinwand
116 x 89 cm
Privatsammlung

La Ferme (Der Gutshof)
1958
Öl auf Leinwand
81 x 100 cm
Paris, Privatsammlung

niedergelassen und die Beine zum Lotussitz gekreuzt. »Das ist er! Das ist unser Mann!« rief der Fürst aus. »Er hat Zeit. Die Zeit eines wahren Künstlers.«

Das Kind Balthus entdeckte Chuang-tzu mit vierzehn Jahren. Der Achtzigjährige hat ihn immer auf seinem Nachttisch liegen, zwischen seinem unentbehrlichen Dante und den Büchern und Alben über seine »Leitsterne«, die Sienesen (von denen er oft sagt, sie seien die Chinesen des Westens). Nicht zu vergessen Masaccio und Piero, Courbet und Delacroix, Cézanne und Rembrandt. Es kommt vor, daß selbst Balthus Chuang-tzu als Schutzschild gegen Schwätzer verwendet. Jener Journalist in Lausanne bei der Vernissage der Balthus-Ausstellung im Palais de Rumine dürfte sich gefragt haben, woher Balthus wohl das Zitat gehabt hat, das er mich zu verifizieren bittet, denn sein Gedächtnis hat (wie das meine) Ausfälle: »*Der Himmel und die Erde sind von majestätischer Schönheit, doch sie sprechen nicht davon. Die vier Jahreszeiten folgen einander nach einem offenkundigen Gesetz, doch sie diskutieren nicht darüber. Über allen Wesen herrscht eine konstituierende Ordnung, doch sie formulieren sie nicht.*« Es ist Chuang-tzu, der hier spricht und eine Lektion der Weisheit und des Schweigens erteilt, welcher Balthus aus tiefstem Herzen zustimmt.

Den Gewinn und die Freude, die ihm die Kunst Chinas gibt, mehrt Balthus ganz natürlich mit der japanischen Malerei des *Yamato-E* und des *Ukiyo-E* und der großartigen japanischen Architektur, an die das Grand Chalet von Rossinière erinnert. Japan war für Balthus noch um so präsenter, als er dort die Bekanntschaft einer kleinen, sehr »modernen« Studentin machte, die auf Anhieb entrüstet war über die gelehrt und pervers reaktionären Äußerungen dieses europäischen Malers, den in Kioto zu begleiten sie beauftragt war. Der Besucher verkörperte alles, was die kleine japanische Nachkriegsintellektuelle verabscheute. Der Zusammenprall zwischen dem fortschrittlichen jungen Mädchen, das in Jeans gekleidet und mit »modernen« Ideen gewappnet war, und dem aggressiv »rückwärtsgewandten« Maler findet, wie man weiß, in einer glücklichen Ehe seinen Abschluß. Setsuko kleidet sich zu Hause oft in traditionelle Kimonos, und der »feudale« Graf offenbart bei der Gelegenheit, daß er keineswegs der mürrische, archaische und provokante Samurai ist, der zu sein er uns gern glauben machen möchte.

Als Balthus 1992 nach Tokio fuhr, um den Kaiserlichen Preis entgegenzunehmen, der ihm für sein Gesamtwerk verliehen wurde, erregte er dort durch den Umfang und die Genauigkeit seiner Kenntnisse die Bewunderung japanischer Experten. Im Grand Chalet von Rossinière legen die schöne japanische Bibliothek und die Sammlung von Figurinen und Puppen Zeugnis ab von dem höchst treffsicheren Geschmack der Gastgeber in Sachen der Kultur Nippons.

Balthus' ständige Verweise auf die Kultur und die Kunst des Orients beschränken sich nicht allein auf Werke des Fernen Ostens, Chinas, Japans, Koreas. Balthus verfolgt seit mehreren Jahren mit größtem Interesse die Arbeiten von Ananda K. Coomaraswamy, und er bedauert, daß er ihn vor dessen Tod nicht näher kennengelernt hat. Er fand in den Lehren des berühmten Konservators der Abteilung für indische Kunst des Museums von Boston das Grundprinzip der chinesischen Malerei wieder: Es geht nicht darum, den Berg darzustellen, man muß selber der Berg werden.

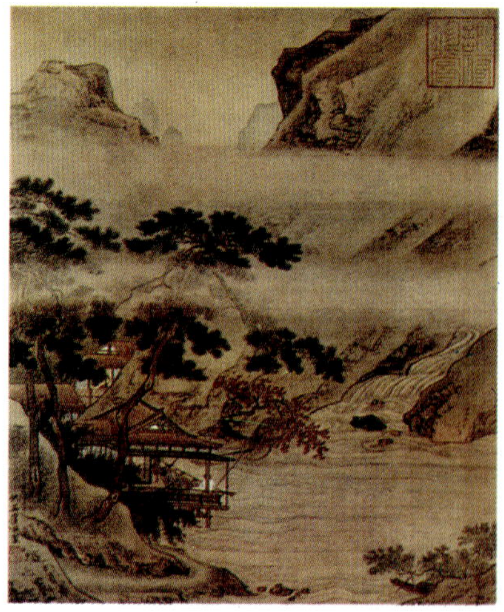

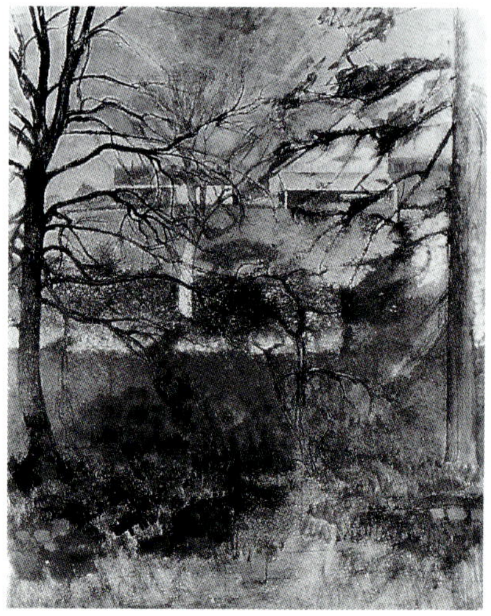

Chou Ying
Ein Morgen im Hochsommer

Paysage (Landschaft)
1959-1960
Öl auf Leinwand
156 x 140 cm
Privatsammlung

Grand Paysage (Große Landschaft)
1960
Öl auf Papier, aufgezogen auf Leinwand
140 x 156 cm
Paris, Privatsammlung

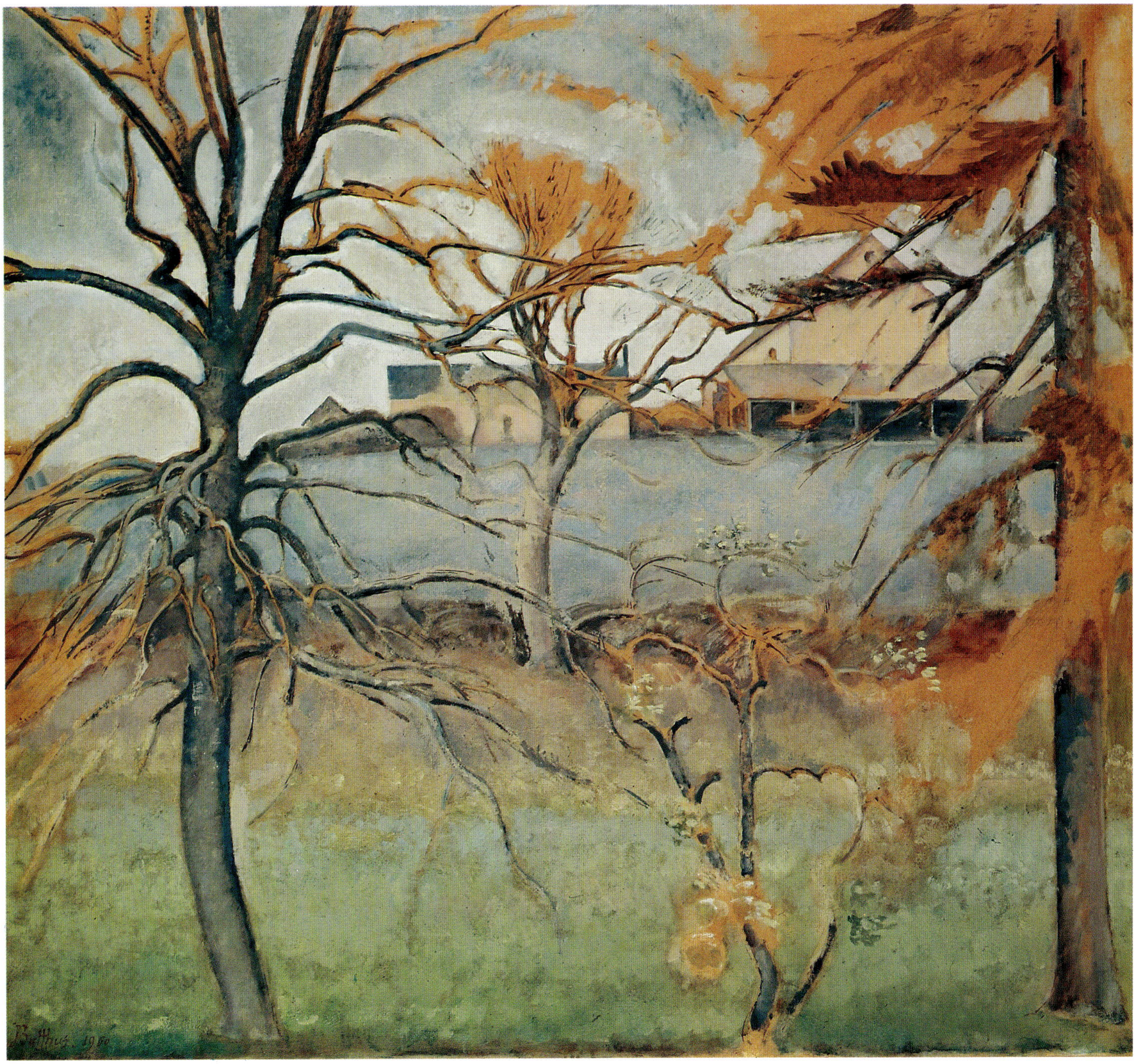

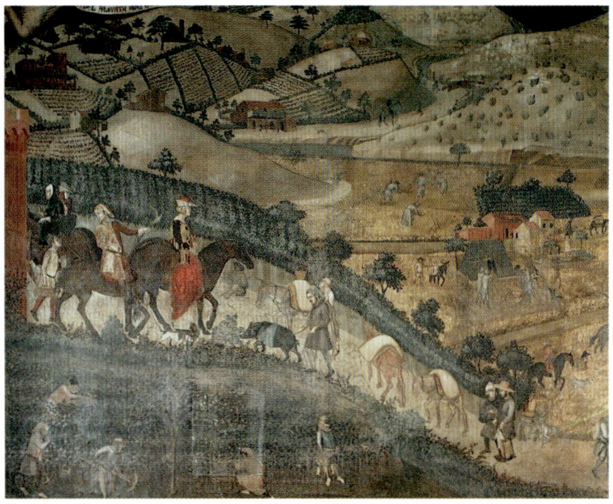

Balthus entdeckt in dem ersten Buch von Coomaraswamy, das er öffnet, ein grundlegendes Zitat seines geliebten Dante: »*Chi pinge figura, si non può esser lei, non la può porre*« (Wer eine Figur malt, kann, wenn er nicht zu dieser Figur werden kann, sie nicht malen).

Der Renaissance-Mensch, der Balthus ist, begibt sich demütig in die Lehre und Schule der schöpferischen Geister des Mittelalters und Indiens. Er studiert die Kunst des dreizehnten Jahrhunderts in Europa und des brahmanischen Indien im Lichte Aristoteles', des heiligen Thomas von Aquin, Meister Eckharts und der *Upanishaden*. Der junge Maler von anno dazumal, dem man herablassend vorgeworfen hat, er sei, weil »gegenständlich«, eine verspätete Randerscheinung, pflichtet Coomaraswamy bei, wenn dieser die christliche Kunst des Mittelalters und die Kunst Indiens nicht als Versuche zu *gegenständlicher Darstellung* definiert, sondern als verkörperte Philosophien, Theologien in Form von Bildern oder Skulpturen. Auf diesem Gebiet gilt: »*Die Kunst ist Religion, die Religion ist Kunst, ohne Beziehung zueinander und dennoch identisch.*«

Balthus war äußerst stark berührt von der Skulptur, die Giacometti einem jungen Verstorbenen gewidmet hat, einem Kind von Maeght, ein Werk, so sagt er, das zugleich Kunst und eine Art von Gebet ist. »*Ich war sprachlos, als ich es entdeckte*«, sagt er.

»Wenn man dich aufforderte, in Worten deine eigene Philosophie auszudrücken ...«, fragte ich eines Tages (perfiderweise) Balthus, »was würdest du sagen?« Balthus' unvermittelte Demut zog mir und der Bosheit meiner Frage den Boden unter den Füßen weg.

»*Ich würde sagen, daß ich nicht würdig bin, ein Philosoph zu sein*«, antwortete er.

Ambrogio Lorenzetti
Die Auswirkungen des Guten und Schlechten Regiments auf das Leben in Stadt und Land
(Ausschnitt)
1338-1340
Fresko
Siena, Palazzo Pubblico

Paysage d'Italie (Landschaft in Italien)
1951
Öl auf Leinwand
59 x 87 cm
Privatsammlung

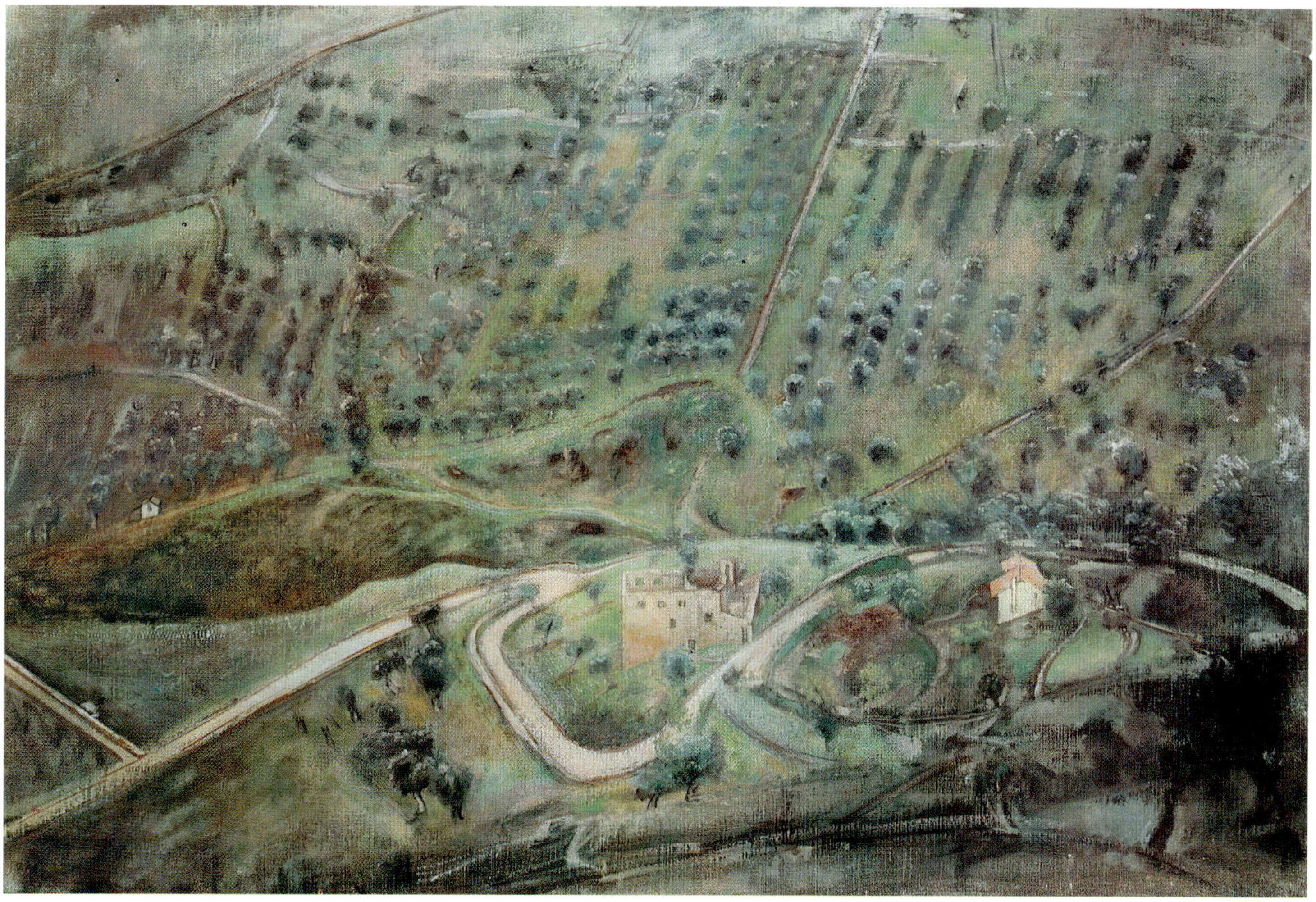

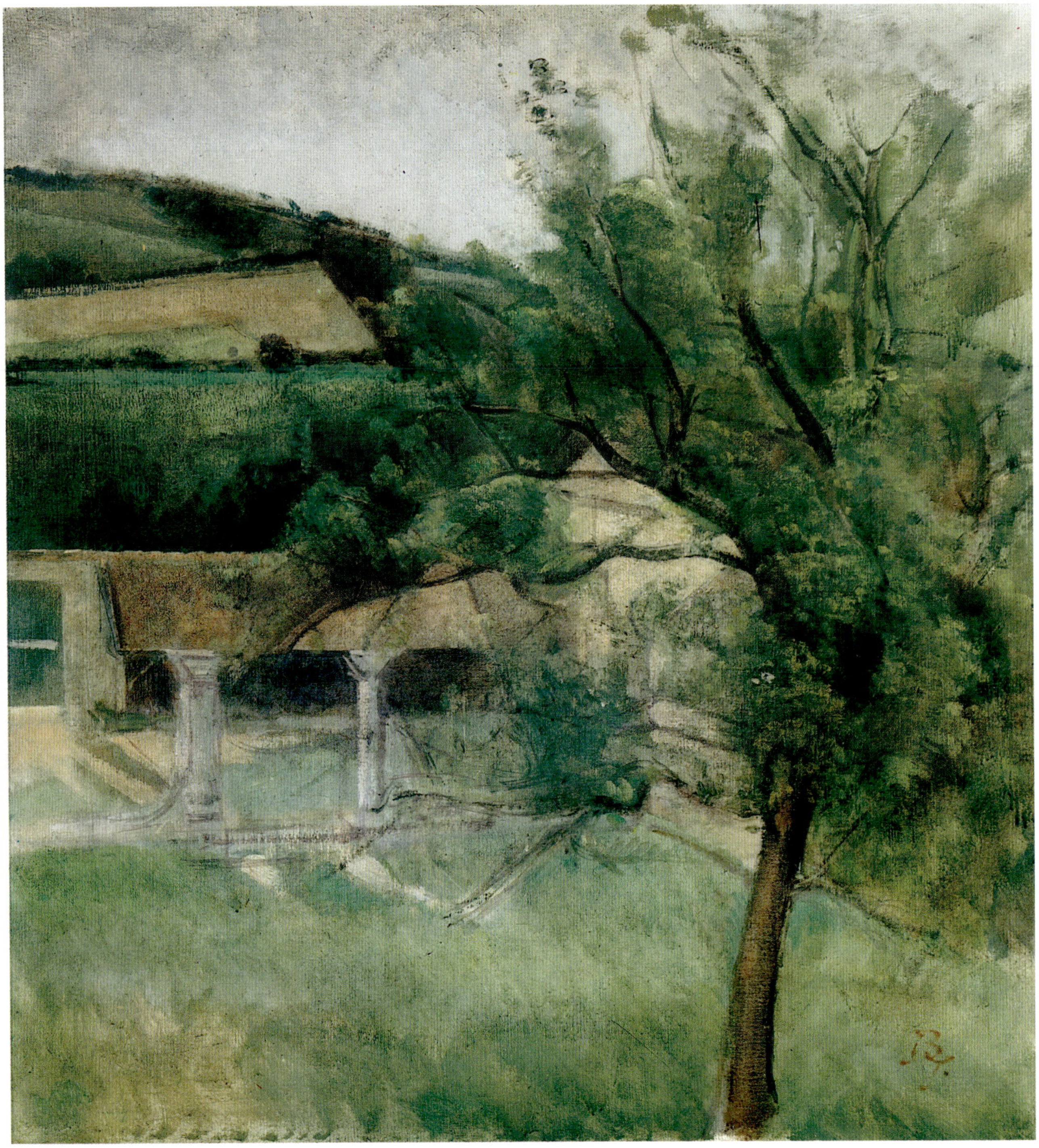

Studie zu *Cour de ferme à Chassy*
1960
Öl auf Leinwand
97,5 x 104 cm
Privatsammlung

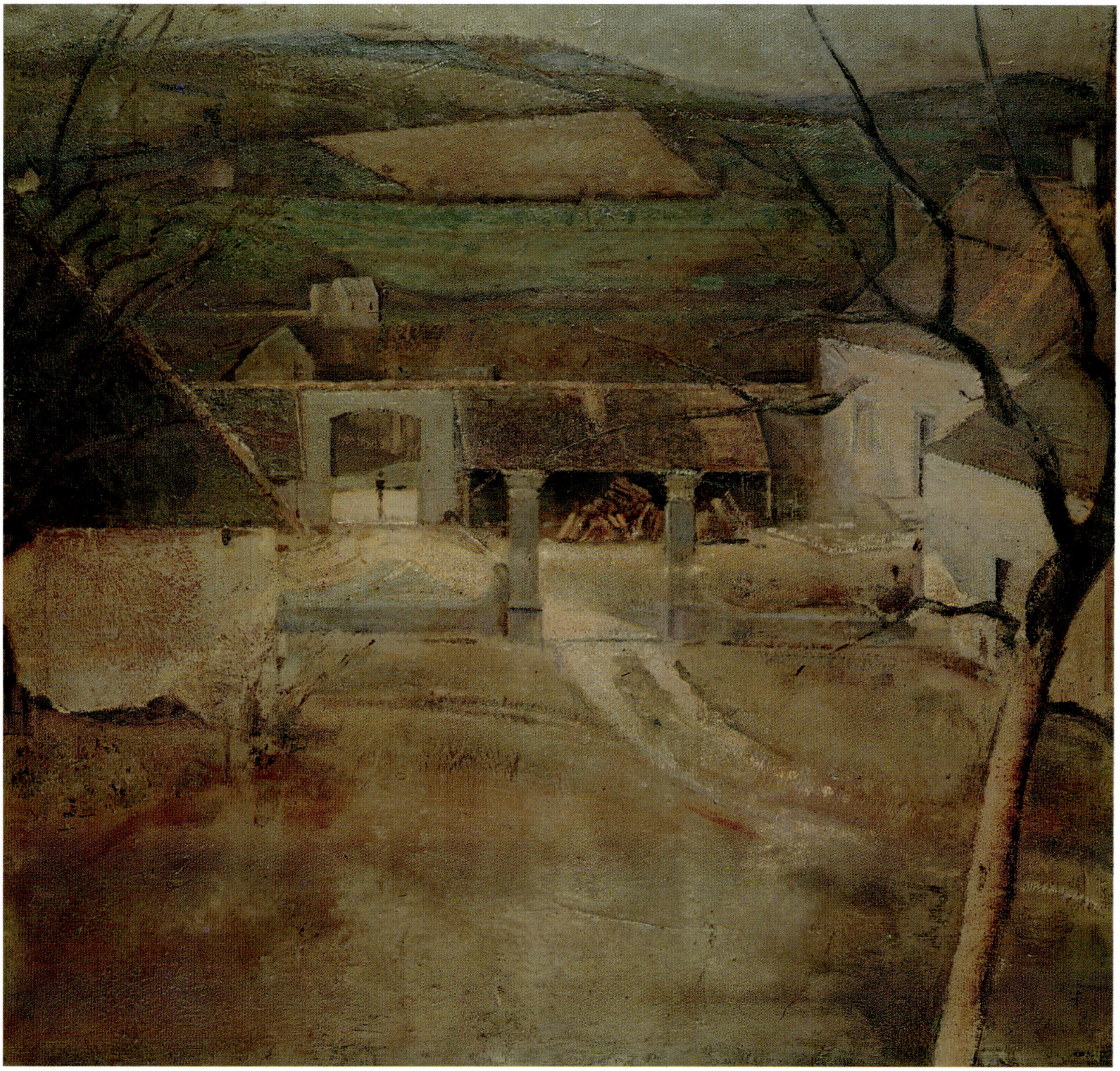

Studie zu *Cour de ferme à Chassy*
1960
Öl auf Leinwand
89 x 96 cm
Paris, Privatsammlung

Landschaften

Balthus ist der Überzeugung, daß die Wirklichkeit über mehr Ressourcen verfügt als die Imagination, daß die Natur vielfältiger und unverhoffter ist als der erfindungsreichste Geist. Er ist zudem wie Poussin überzeugt, daß *»die Neuheit in der Malerei in erster Linie nicht in einem noch nicht gesehenen Sujet besteht, sondern in der guten und neuen Anordnung und Ausdrucksweise«*. Es ist diese Geschmeidigkeit der *»neuen Anordnung und Ausdrucksweise«* und diese Intelligenz der Variationen des Sujets, was insbesondere die Kunst der Landschaftsmalerei illustriert, wie sie Balthus ausübt.

Jedes seiner Pleinair-Gemälde trägt den Abdruck seiner Manier (man ist versucht zu schreiben: seines Charakters). Ob er nun die Schweizer Berge betrachtet oder die Ebene von Champrovent, die römische Campagna oder die Horizonte des Morvan, ob er im weiten Atem des freien Himmels arbeitet oder in der düsteren Dämmerung des Gottéron, Balthus bringt vor der Natur die beiden Züge, die die Grundlage seiner Kunst bilden, in enge Verbindung: die Demut vor dem, was ist, und den Hochmut des Umgestalters. Getreuer Zeuge und Neuschöpfer, bescheiden und hochmütig.

Jede von Balthus' Landschaften legt präzise Rechenschaft ab von einem bestimmten Moment der Jahreszeit, der Stunde, des Lichts. Der Künstler paßt sich mit beweglicher Intelligenz jedem Moment des Tages und der Elemente der Natur an, dem großen goldenen Licht und der ungeheuren Weite des Himmels von Champrovent oder dem Sonnendunst Mittelitaliens. Er erneuert sich, wie sich die Klarheit der Tage erneuert. Und zugleich aufs äußerste empfänglich für die Veränderungen der Atmosphäre, für die *Impressionen*, die die Impressionisten einzufangen suchten, bietet Balthus dem Betrachter auf ein und demselben Bild, was die Natur an Flüchtigstem und Leichtestem hat, das, was der menschliche Geist an Stabilstem und Dauerhaftestem ausdrücken kann, und das, was unsere Stimmungen an Fragilem, Flüchtigem und Intensivem haben – man würde trotz ihrer Neigung, zu verlöschen und sich zu transformieren, fast sagen: an Unauslöschlichem.

Das ist ein recht gefährliches Spiel und kann zur dümmsten der Dummheiten verführen, nämlich von der Atmosphäre eines Kunstwerks auf den Gemütszustand und die Seelenfarbe seines Schöpfers im Augenblick der Ausführung zu schließen. Die Distanz, die Balthus zwischen seinen Stimmungen und seinen Werken zu etablieren sich eher rühmen würde, dürften klugerweise davon abhalten, ihm die Empfindungen zu unterstellen, die eins seiner Bilder mitteilen kann. Und doch ...

Paysage de Champrovent* *(Landschaft von Champrovent)
1942-1945
Öl auf Leinwand
96 x 130 cm
Privatsammlung

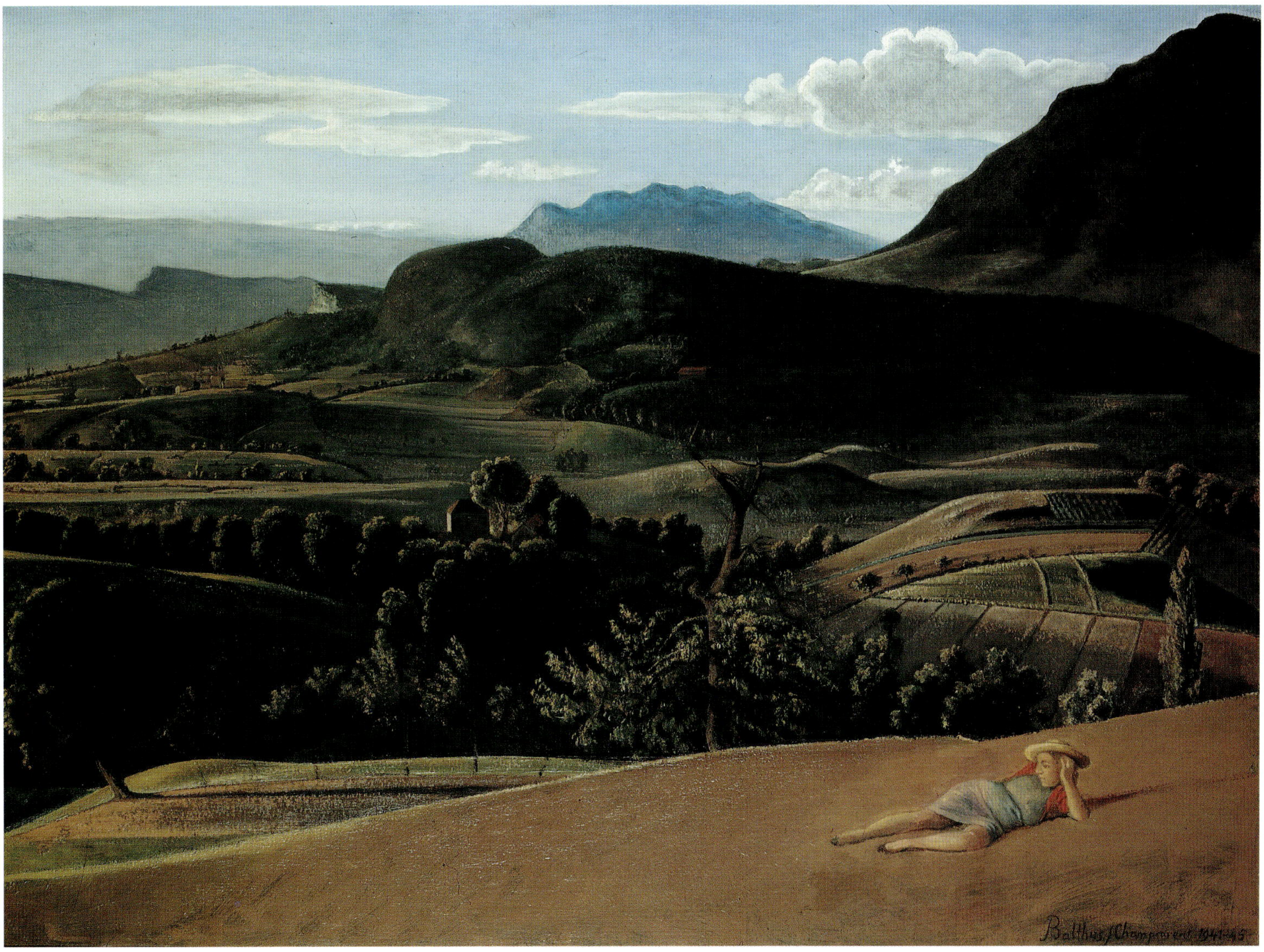
Balthus

Le Cerisier, 1940 in Champrovent nach seiner Entlassung vom Militär gemalt, ist eine von Balthus' friedlichsten und harmonischsten Landschaften. Der Berg erstürmt einen Frühsommerhimmel, einen makellosen Himmel. Steil erhebt er sich gleich am äußersten Rand des Obstgartens, wo die Kirschbäume, die Apfelbäume, eine majestätische Pappel und die Sträucher an den Flanken der Ausläufer des Bugey uns in ein Glück von Grün und Licht tauchen. Die Sonne liebkost das Gras der Wiese und vergoldet das helle Gras. Das schlanke Mädchen, das eine Leiter emporgeklettert ist und ohne Korb Kirschen pflückt (eher Zeichen für Naschhaftigkeit als für eine zu erfüllende Pflicht), befindet sich an dem fröhlichen Schnittpunkt von Balthus' berühmter »persönlicher Geometrie«, Juni-Maid, kleine Königin der »Zeit der Kirschen«.

Wenn ich konstatierend sage, daß mir dieses Bild Glück bereitet und mich leicht und durchsichtig macht, dann bin offensichtlich nur ich beteiligt. Wenn ich diese Empfindungen Balthus zuschreibe, schließe ich dann nicht von der *Wirkung*, die das Bild auf mich hat, auf Balthus' inneren Zustand während der Arbeit? Doch Balthus lächelt. »*Es gibt Bilder*«, sagt er, »*die handeln von Glück und Licht. Als ich nach 1940 aus der Armee entlassen war, habe ich* Le Cerisier *gemalt. Das war für mich ein Freudenfest. Was sollten mir der Krieg, das Unglück, die Geschichte ... Ein Moment der Schwebe, beinahe des Friedens, der Ruhe ... Soll die Tragödie an der Tür warten ... Ist es schlecht, einen Moment lang ›den Alptraum der Geschichte‹ vergessen zu wollen? Doch* Le Cerisier *macht mir immer noch Freude, wenn ich daran denke ...*«

(Balthus setzt hinzu, daß ihm Ende 1942 das Glück hold war, und zwar mit dem Besuch der Gendarmen, die ihm freundschaftlich zum Fortgehen rieten, damit er nicht den Deutschen in die Hände fiele, die im Begriff waren, Champrovent zu besetzen.)

Ein Jahr später vollendet Balthus eines der finstersten Gemälde seines Œuvres, *finster* in jedem Sinne des Wortes, nämlich *Le Gottéron*. Der Maler befindet sich in der Schweiz, wo er eine Gemahlin und eine Zuflucht gefunden hat, vielleicht aber nicht den inneren Frieden. Denn 1943 ist zweifellos das schwärzeste der schwarzen Jahre der Okkupation in Frankreich. Hieße es, eine willkürliche Hypothese aufzustellen, wenn man annimmt, daß in den abrupten Schatten und der Nacht, in dem toten Geäst und den düsteren Felsen eine heimliche Entsprechung zwischen der Trauer Europas und Balthus' Inspiration herrscht? Da der menschliche Geist niemals aus einem Guß ist (außer bei Geisteskrankheiten) und sich in ihm Helligkeit und Zwielicht ablösen, wird 1943 für Balthus auch das Jahr von *Beaux Jours*, einem Bild, auf dem die beiden Protagonisten, das Mädchen und der Gefährte, in der Geborgenheit eines Zimmers Zuflucht gesucht haben, wo ein großes Holzfeuer brennt, und sich in der Höhle der Nacht für sich selbst diesen schönen Tag geschaffen haben, den ihnen zu gewähren die äußere Welt sich zweifellos noch weigert. Es geschieht häufig, daß Antonin Artaud das Werk seines Freundes »an sich reißt«, und wenn er davon oftmals mit der Schärfe eines Schwertes spricht, schwärzt er damit auch noch die Schwarztöne, die schön sind. Er schreibt beispielsweise, dieses Bild evoziere »*das Grab, die Katastrophen, die Totenregister, das antike Beinhaus, den Sarg*«, und er fragt: »*Aus wie vielen Leichen sind Balthus' Akte gemacht?*« Das ist unbestreitbar eine Verirrung und Entgleisung auf seiten Artauds. Und

Le Cerisier (Der Kirschbaum)
1940
Öl auf Holz
92 x 72,9 cm
Sammlung Mr. und Mrs. Henry Luce III.

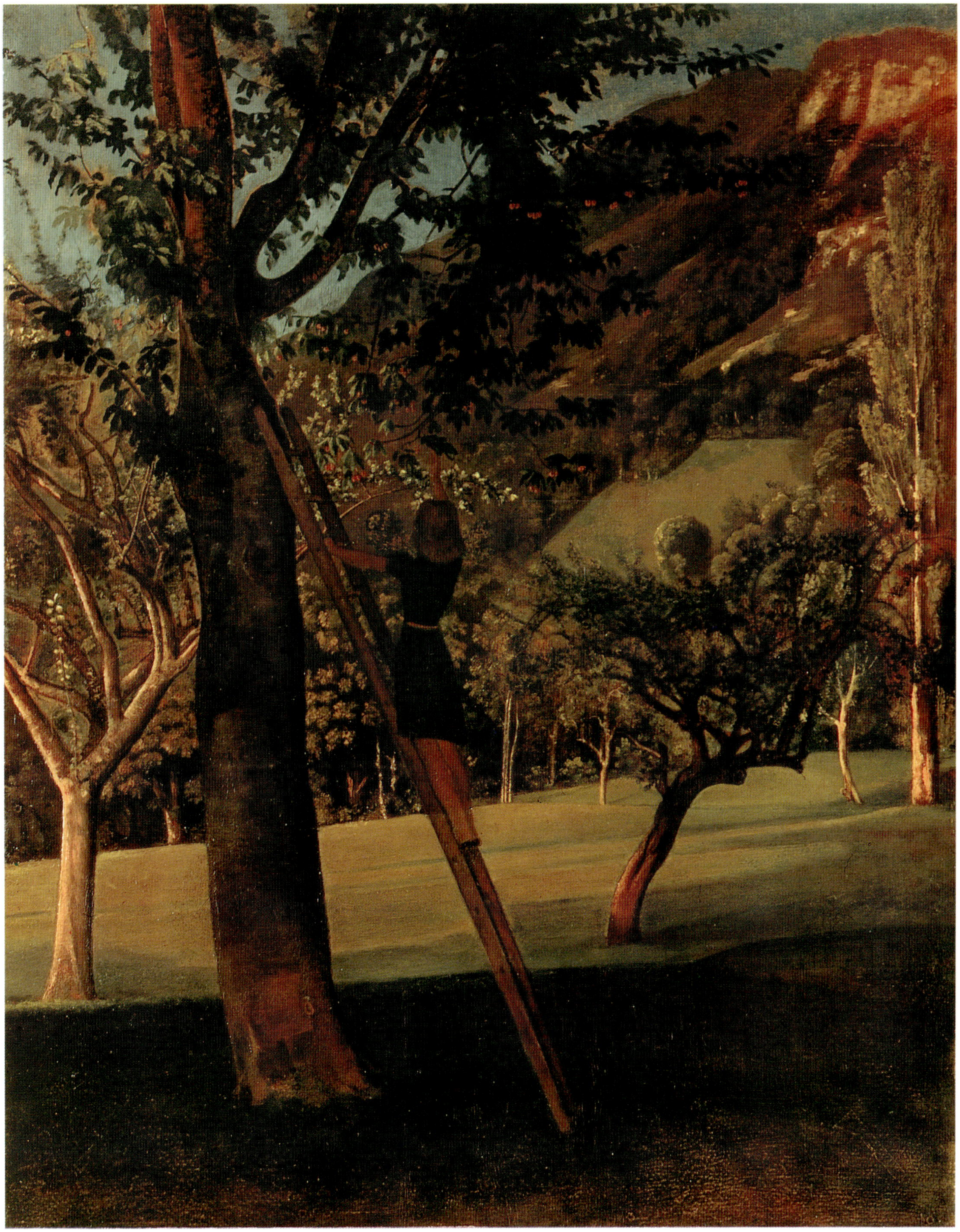

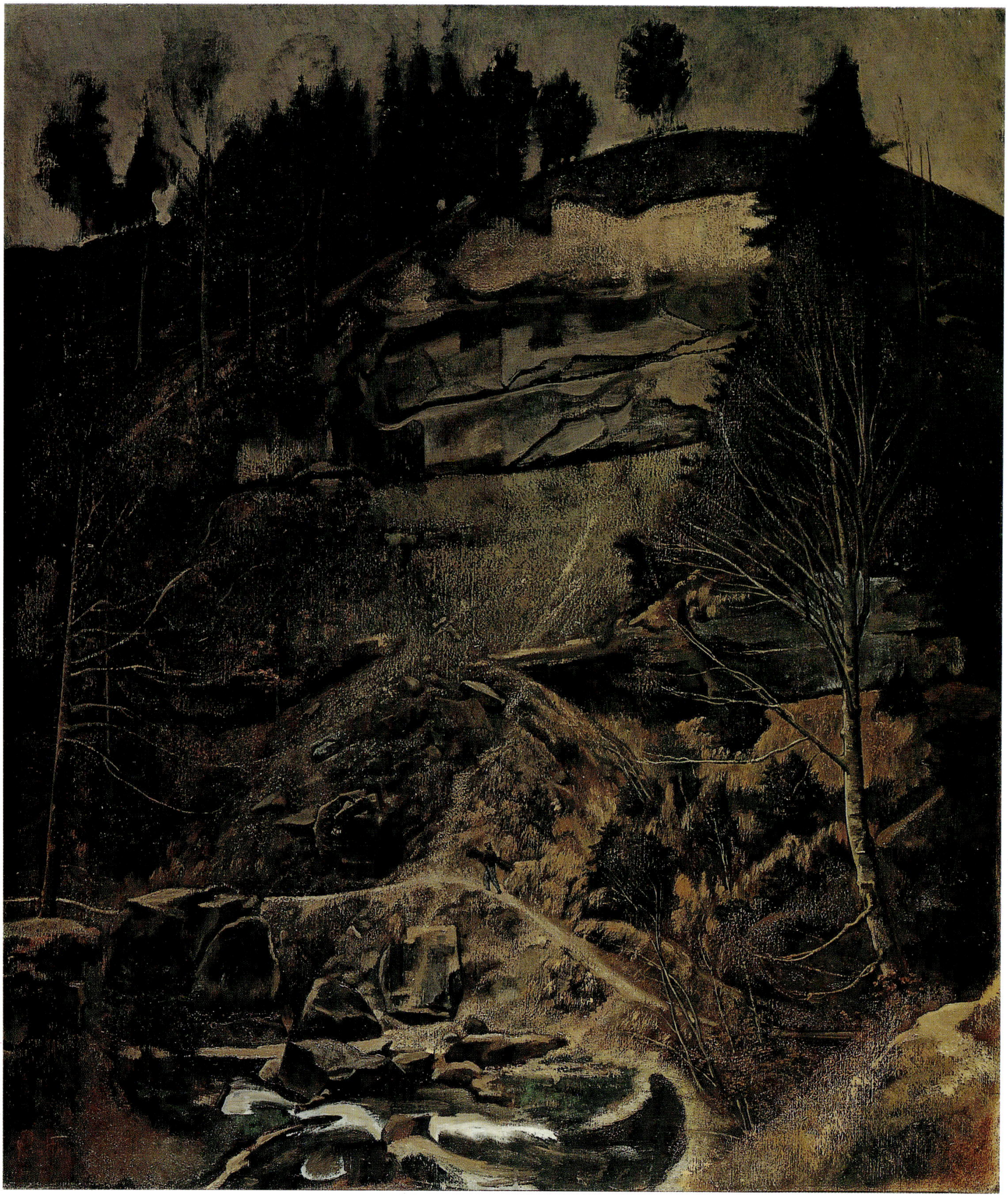

dennoch, wer könnte, ohne etwas über die *Umstände* dieser Berglandschaft zu wissen, abstreiten, daß sie eine düstere Klarheit von Beängstigung und Trostlosigkeit ausstrahlt?

Selbst der Holzfäller und sein Reisigbündel sind verloren in der Nacht, die hereinbricht und im Gebirge, das die Schatten auszuschwitzen scheint.

Was könnte es Unterschiedlicheres geben in Hinblick auf den Raum, dem sich der Maler widmet, die Jahreszeit, das Licht und (folglich) die Technik, die er anwendet, die Farben und den Strich, als *Paysage de Champrovent* (1942–1945) und *Paysage de Monte Calvello* (1979)? Bei Champrovent erweist Balthus zugleich der Architektur der Berge wie auch dem strengen und verschwiegenen Genius Poussins die Ehre. Er wählt auf seiner Palette die dominierenden Töne der elementaren Dinge, die Erde, das Blattwerk, das Holz, den Weizen, das Brot. Die Felder, die Hügel, das Gebirge strecken sich mit der dunklen Kraft der Erdgeschichte aus, und ihre Ruhe im Nachmittagslicht wird maliziös unterstrichen durch die kleine Figur der Frau, die im Vordergrund rechts liegt und sich durchaus nicht zufällig in derselben Richtung erstreckt wie die Landschaft. Bei Monte Calvello sind die Felsstruktur und die Flußwindungen von derselben Solidität wie die Berge von Champrovent. Doch ist alles in Sonnendunst getaucht und verschwommen. Balthus wählt blasse und diffuse Farben. Sein Pinsel scheint die Leinwand kaum zu streifen. Die Olivenbäume sind von chinesischer Spärlichkeit. Die Perspektive von oben gibt dem Betrachter ein Gefühl des Abhebens, einer schwebenden Leichtigkeit. Doch beim einen wie beim anderen Bild hält der Augenblick, der eigentlich fliehend-flüchtigste aller Augenblicke, tatsächlich im Flug inne. Eine große, ruhige Stille herrscht über beiden Bildern, ein geordneter Friede dominiert diese Horizonte. Balthus feiert hier die heimliche Hochzeit zwischen der Landschaftsmalerei der Chinesen der Sung-Dynastie und den klassischen Landschaftsmalern des siebzehnten Jahrhunderts, die majestätische und vertraute Begegnung von Mi Fou und Nicolas Poussin.

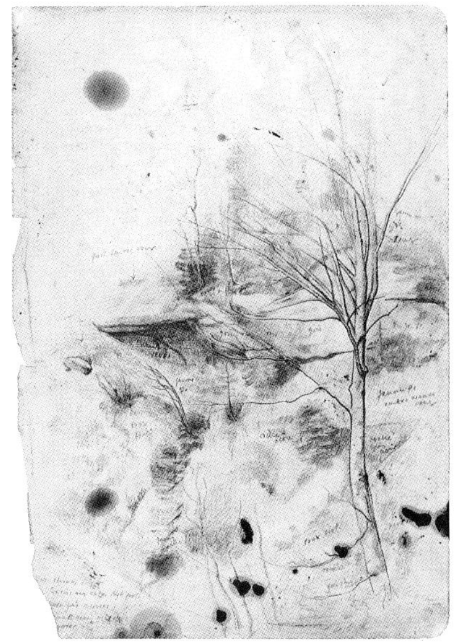

Studie zu *Le Gottéron*
1943
Bleistift auf Papier
35 x 25 cm
Privatsammlung

Nun war gerade *La Montagne* das Bild, mit dem sich Balthus fast ein halbes Jahrhundert zuvor den Blicken der Öffentlichkeit stellte. Eigenartigerweise behandelte er in einer Phase, in der er seiner Erinnerung nach durch Bücher die chinesische Malerei und die Ähnlichkeiten zwischen den Bergen des Berner Oberlandes und den Berglandschaften der Sung-Dynastie entdeckte, das alpine Thema in einer Weise, die mit den Chinesen recht wenig zu tun hat. Es ist ein intensives Gemälde, bevölkert wie ein Traum, fast schreiend im Ausdruck des Selbst, im intimen Bekenntnis, vom Maler mit dem düsteren Bick in der Rolle des melancholischen Hirten bis hin zur geliebten Frau, die den Schläfer träumen lassen und nicht darauf achten, wie sich seltsame Gestalten entfernen. Was orientalische Gelassenheit betrifft, und zwar ohne sichtbaren Bezug auf China und zuweilen Cézanne verwandt, so bekunden im Morvan, in Chassy die Landschaften Frieden, den Frieden (allerdings) eines Chinesen jenes inneren Chinas, das Balthus' Schutz ist (oder das er schützt).

Es ist ein China, das eher den Gesetzen des inneren Raums gehorcht als denen der Geographie. Die Hochebene von *Larchant* liegt in China, als Balthus sie betrachtet, selbst wenn sie den Fremdenführern zufolge im

Le Gottéron
1943
Öl auf Leinwand
115 x 99,5 cm
Tahiti, Sammlung P.Y. Chichong

Gâtinais liegt – ein China von ebenso ungeheuer weiten Landschaften wie das Holland der Landschaftsmaler. Und Chassy mit seinem nüchternen Hauptgebäude, seiner burgartigen Kraft, seinen ruhigen Kühen, seiner *Bergerie*, wo Jean Leymarie sich »*den elysischen Einklang von Ocker und Lilatönen*« anmutig verwirklichen sieht, die großen schattigen (ein mehrdeutiges Adjektiv) Bäume, all das gehört zu Balthus' geheimem Kontinent, zwischen Xi'an und Nevers, zwischen der Place de Fürstenberg, der Terrasse von Siena und dem See von Hangchow.

Vier Landschaftsstudien von Morvan
1954-1955
Aquarell auf Papier
48,7 x 3,4 cm
Privatsammlung

Paysage aux bœufs (Landschaft mit Ochsen)
1941-1942
Öl auf Leinwand
72 x 100 cm
Japan, Privatsammlung

Larchant
1939
Öl auf Leinwand
130 x 162 cm
Privatsammlung

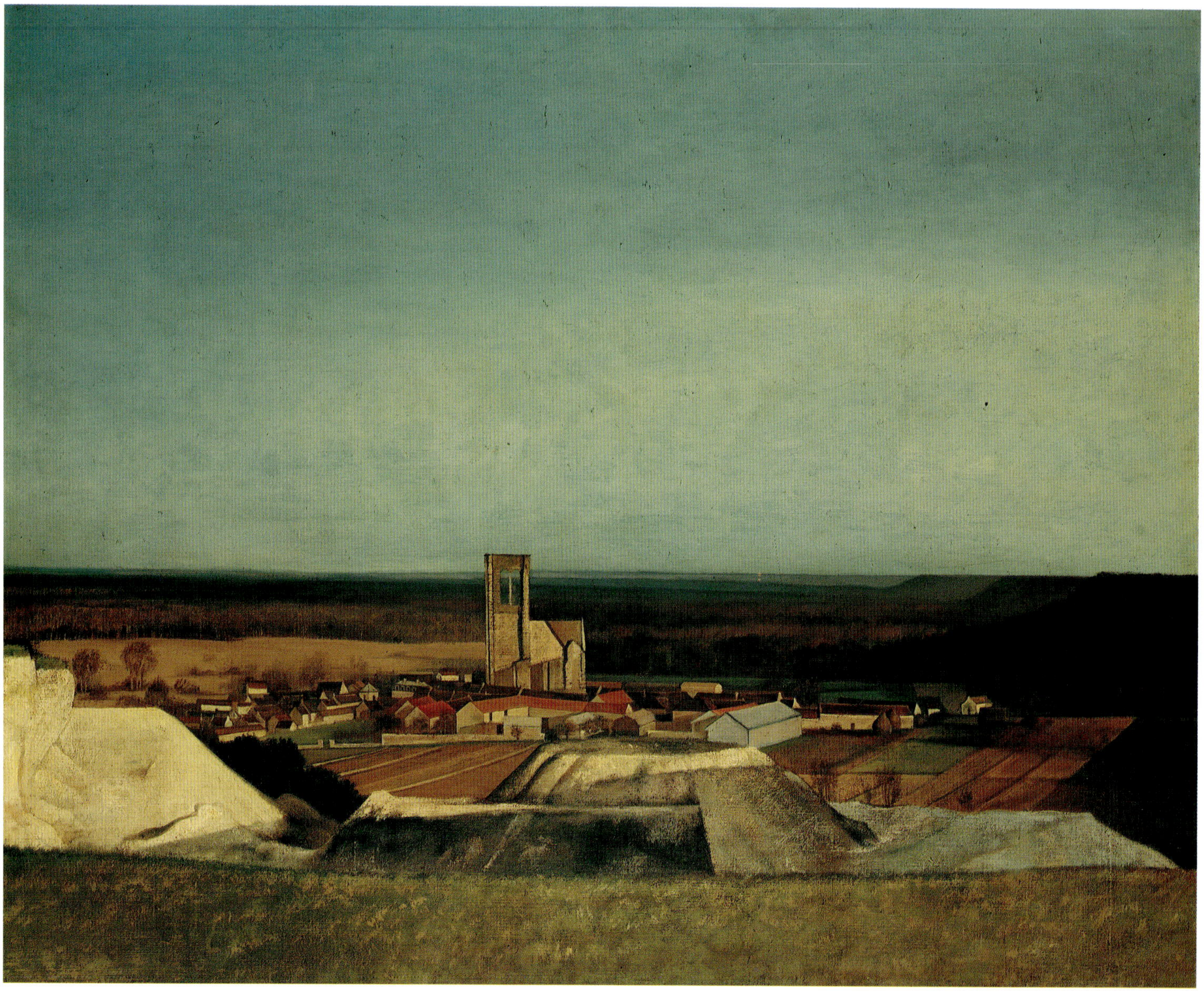

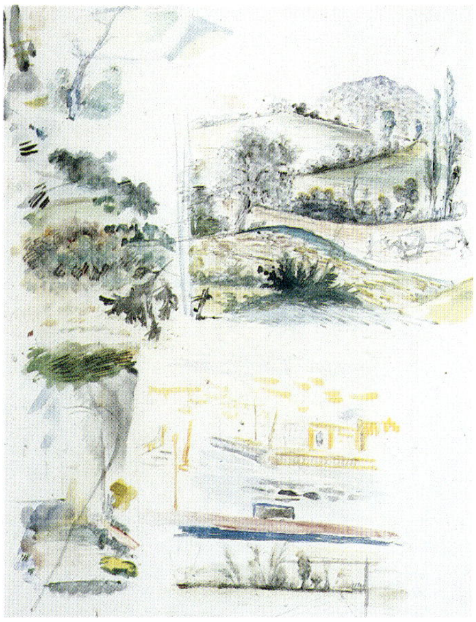

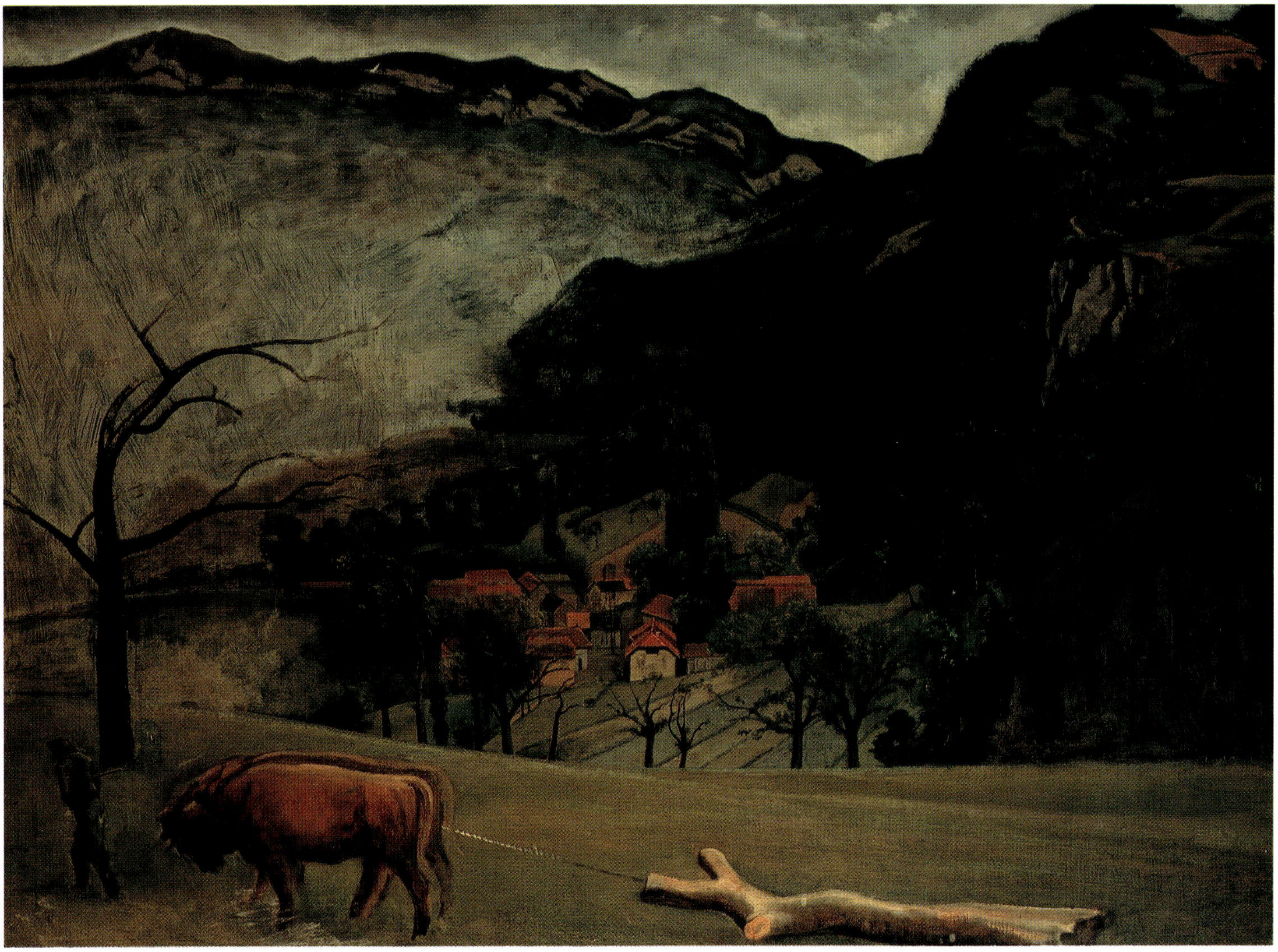

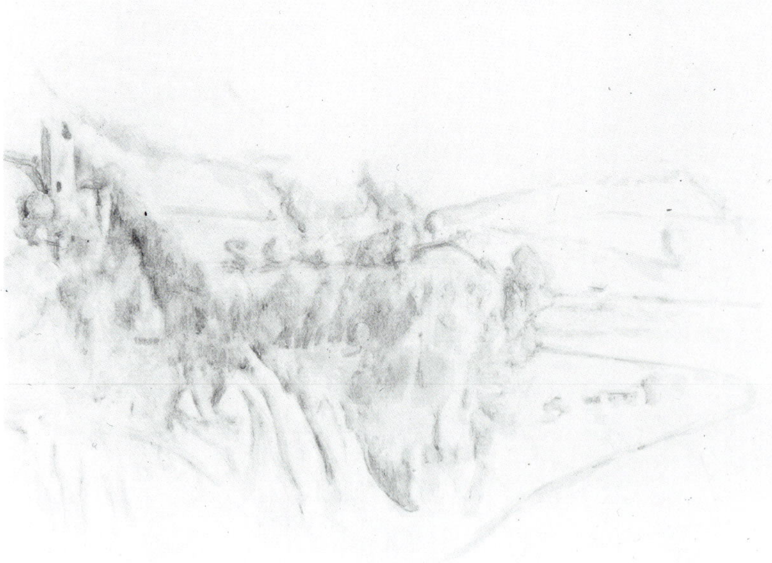

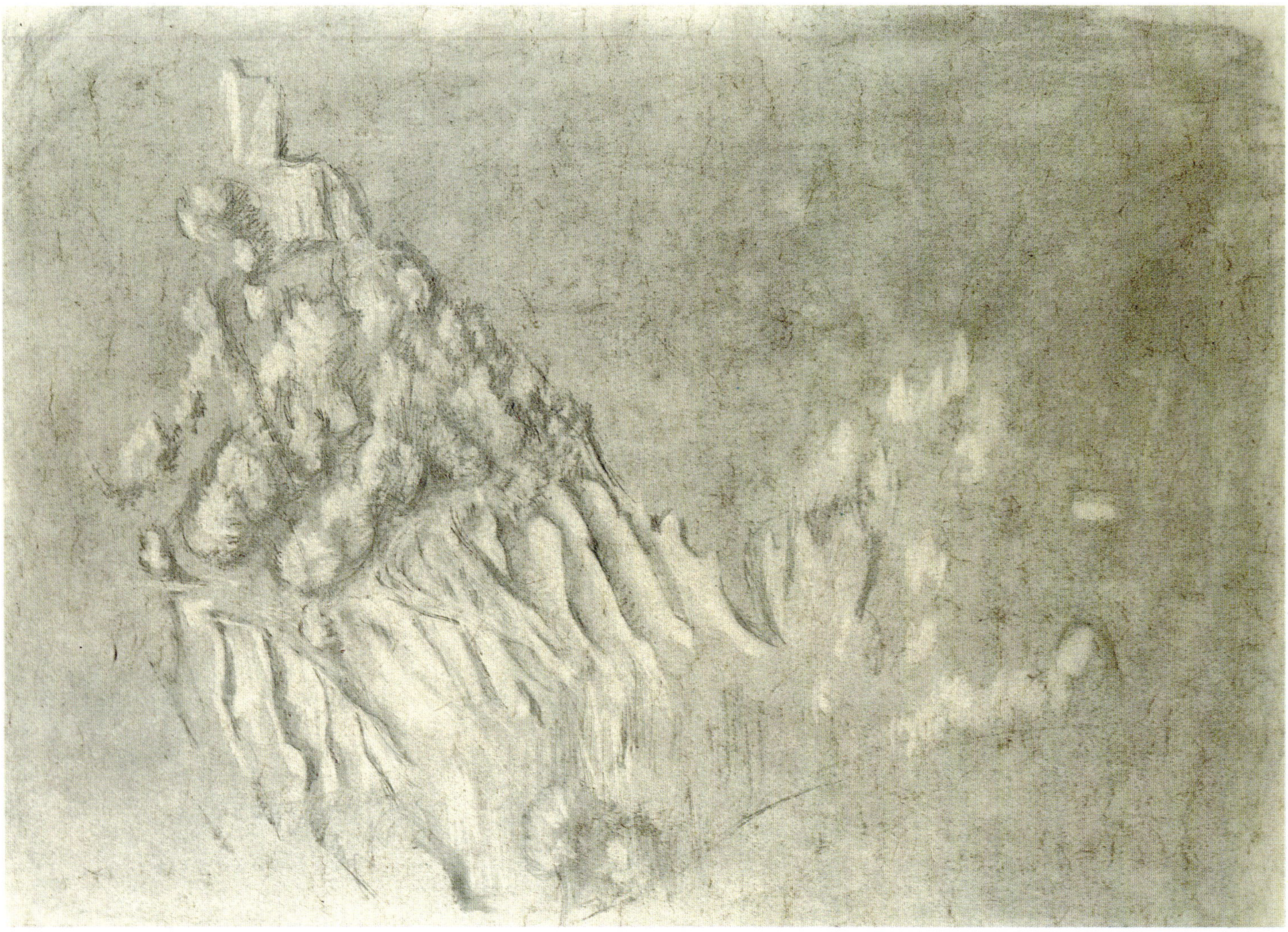

Studie zu *Paysage de Monte Calvello*
1975
Bleistift und Aquarell auf Papier
69 x 92 cm
Privatsammlung

Paysage de Monte Calvello
(Landschaft am Monte Calvello)
1970-1975
Lavierte Kohlezeichnung auf Papier,
aufgeklebt auf Papier
70 x 100 cm
Privatsammlung

Paysage de Monte Calvello
(Landschaft am Monte Calvello)
1979
Kasein und Tempera auf Leinwand
130 x 162 cm
Lausanne, Privatsammlung

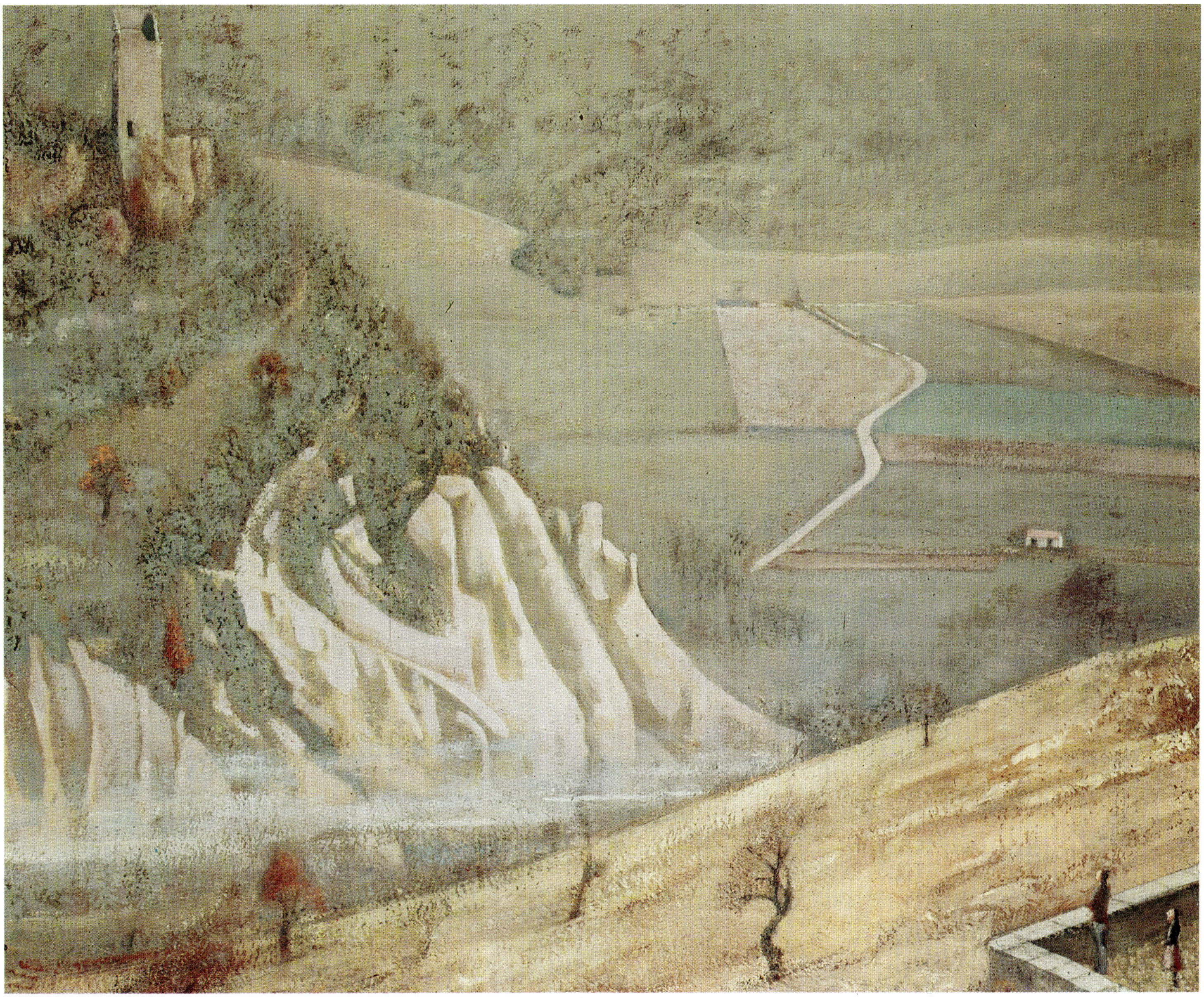

Zeichnen, die Quintessenz

Wer je auf Unterwasserjagd gegangen ist, kennt jenen Augenblick beim Abtauchen, da die Stille eintritt, da sich die Ruhe ausbreitet, das Licht aber noch stärker ist als die Halbdämmerung der Tiefe.

Wer Reflexion und Geisteskonzentration als Phänomene bei sich selbst näher beobachtet hat, kennt gleichermaßen diese Ausrichtung auf einen wesentlichen Punkt, zunächst willentlich, dann unbewußt, die Stille und das Gefühl der Leichtigkeit, die begleiten, was man Meditation nennt.

Diesen Kernpunkt, diese Quintessenz, bildet in Balthus' Œuvre das Zeichnen (und genauer noch das Zeichnen mit dem Bleistift von jenem *samtartigen* Strich, den Watteau und Ingres über alles liebten).

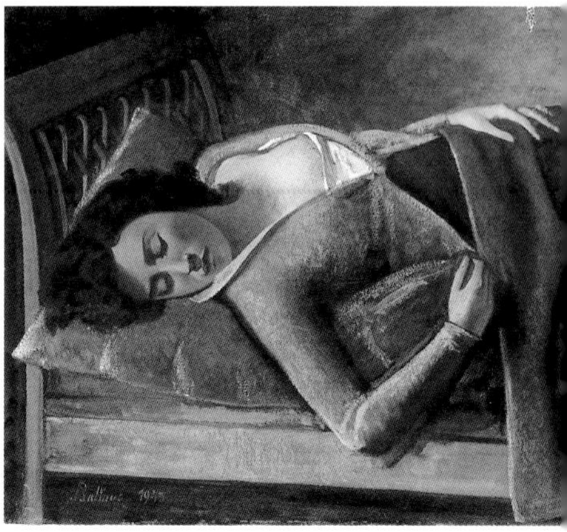

Jeune fille endormie (Schlafendes Mädchen)
1943
Öl auf Holz
82 x 100 cm
London, The Tate Gallery

Man könnte sagen, daß Balthus jahrelang, von seiner Lehrzeit bis hin zu seiner Bestallung in der Villa Medici, seine Zeichnungen verschwinden läßt, wie ein Katzentier seine Spuren verwischt. Er gibt sich keine große Mühe, sie zu vernichten, nein, eher kümmert er sich überhaupt nicht darum. Es sind Notizen, Studien, Kettenglieder, deren Ziel es lediglich ist, zum gemalten *Œuvre* zu werden. Die Lust des Zeichnens verspürt Balthus erst, als er sie – recht spät – als solche zuläßt. Und als ihm Ende der achtziger Jahre sein Augenlicht zwar noch die Arbeit an der Staffelei erlaubt, nicht aber mehr den meisterlichen Umgang mit Bleistift oder Kohle, wie er ihn seit jeher gewohnt ist, erfüllt ihn eine große verstohlene Traurigkeit.

»*Zeichnen ist unerläßlich, und sei es mit den Augen, wenn man nicht mit dem Bleistift zeichnen kann.*« Wenn man Balthus »beim Ausruhen« zusieht, dann kann man sich von dem überzeugen, was er selbst sagt, nämlich daß er im Inneren unaufhörlich das Schauspiel der Wirklichkeit in Bilder umsetzt – oder in Zeichnungen. Die Malerei hat die Tendenz, das Wirkliche neu zusammenzusetzen. Das Zeichnen, das wirkliche Zeichnen, ausgeführt von dem schwarzen Bleistift mit dem samtartigen Strich (unter gelegentlicher Hinzufügung von Kohle, um Räumlichkeit anzudeuten), das ist Balthus' permanentes Schreiben. Er zeichnet, um zu »liebkosen« und zugleich zu verstehen, um sich den Formen anzuverwandeln und ihr Funktionieren zu durchdringen, um der Wärme des Kontaktes und der Präzision der Einsicht willen.

Das erste Werk von Balthus, das uns erhalten ist, *Mitsou*, erweckt auf den ersten Blick den Eindruck einer Folge von Holzschnitten. Man hat zuweilen im Zusammenhang mit *Mitsou* den Namen Frans Masereel erwähnt. Hat

Studie zu *Jeune fille endormie*
1943
Bleistift auf Papier
40 x 40 cm
Privatsammlung

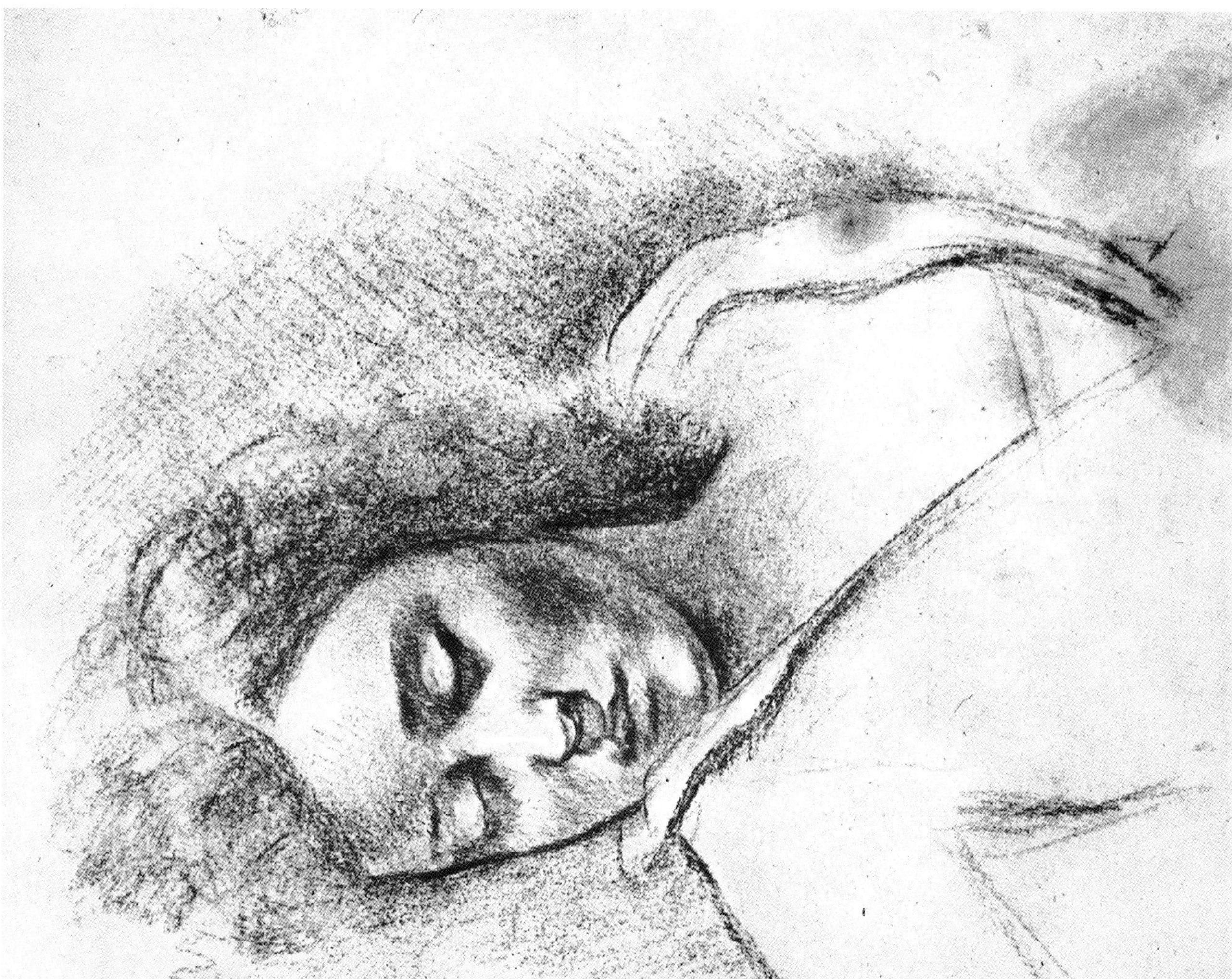
pour Doris 13 octobre 1943 en souvenir de Balthus

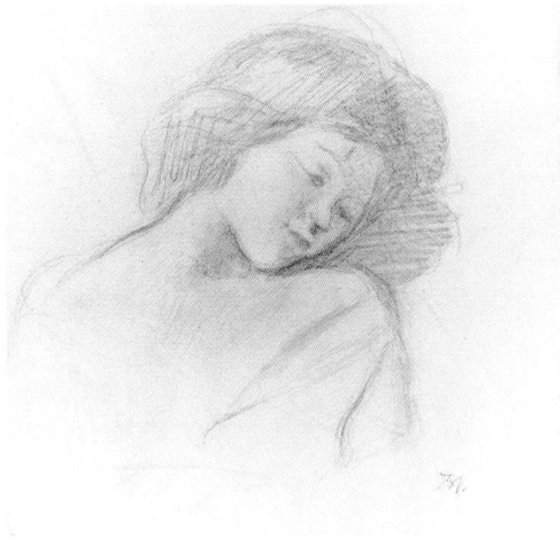

Katia, schlafend
1969-1970
Bleistift auf Papier
35,5 x 38 cm
Lausanne, Galerie Alice Pauli

Balthus als Kind die groben und heftigen Holzschnitte des flämischen Stechers gekannt? Die Erwähnung Masereels – und das ist von größerem Interesse als die Probleme des Einflusses, der direkten Abhängigkeit – regt zum Nachdenken über jenen doppelten Prozeß an, den man im Verhältnis zwischen primitiver Kunst und mehreren modernen Künstlern entdecken kann, zwischen Kinderzeichnungen und der Heraufbeschwörung der Kindheit, die sich in bestimmten Werken von Klee oder von Miró ausdrückt. Ist es »die Negerkunst«, die bestimmte Skulpturen Picassos »initiiert« hat, oder ist es eine natürliche Konvergenz, nämlich die zwischen dem »Primitiven« und dem Zeitgenossen, der »sich zu verwildern« bestrebt ist: »*Ich gehöre in aller Ewigkeit der minderwertigen Rasse an*«? Ist es Masereel (wenn er denn – bewußt oder unbewußt -- ein Vorbild für *Mitsou* gewesen ist), der die Unbeholfenheit und die Grobheit des kindlichen Striches wiederzufinden versucht? Oder ist es umgekehrt das Kind, das sich freut, daß ein »Großer« *schon* kindlich ist?

Die Illustrationen zur *Sturmhöhe* einige Zeit später erinnern nicht mehr an Holzschnitte. Doch der Tuschstrich ist ebenso heftig, wie der Geist der Zeichnungen gewalttätig ist. Balthus' Kunst des Zeichnens wird also eher in der Kulisse seines Werkes als Maler geboren, als würde er gar nicht darauf achten.

Man ist versucht zu sagen, daß das Zeichnen Balthus' intimes Tagebuch ist, die geheime Niederschrift seines Denkens, ein Blick, der den Blick studiert, das Auge des Künstlers, das beobachtet, was das Auge des Künstlers erfaßt. Die Variationen der *Folgen*, die erhalten sind (im allgemeinen relativ späte Zeichnungen, wie die Folgen, die *La Chambre turque* vorbereiten, oder die Kinderstudien der Villa Medici), bereiten jenes intellektuelle Vergnügen einer Kritik des Sehens, die augenblicklich festgehalten wird: Der Zeichner korrigiert sich in dem Maße, wie seine Aufmerksamkeit sich dem Gegenstand widmet. Balthus' Zeichnungen bestätigen die Einschätzung von Zeitgenossen Watteaus. Dézaillier d'Argenville sagt von Zeichnungen, die Qualität besitzen, sie seien »*ganz Geist*«, und Seidlitz meint, sie gäben »*einen Einblick in das spirituelle Leben des Künstlers*«. Etwas Derartiges spürt man bei Balthus' Zeichnungen und Skizzenheften.

Katia, schlafend
1969-1970
Bleistift und Kohle auf Papier
70 x 50 cm
Genf, Galerie Jan Krugier

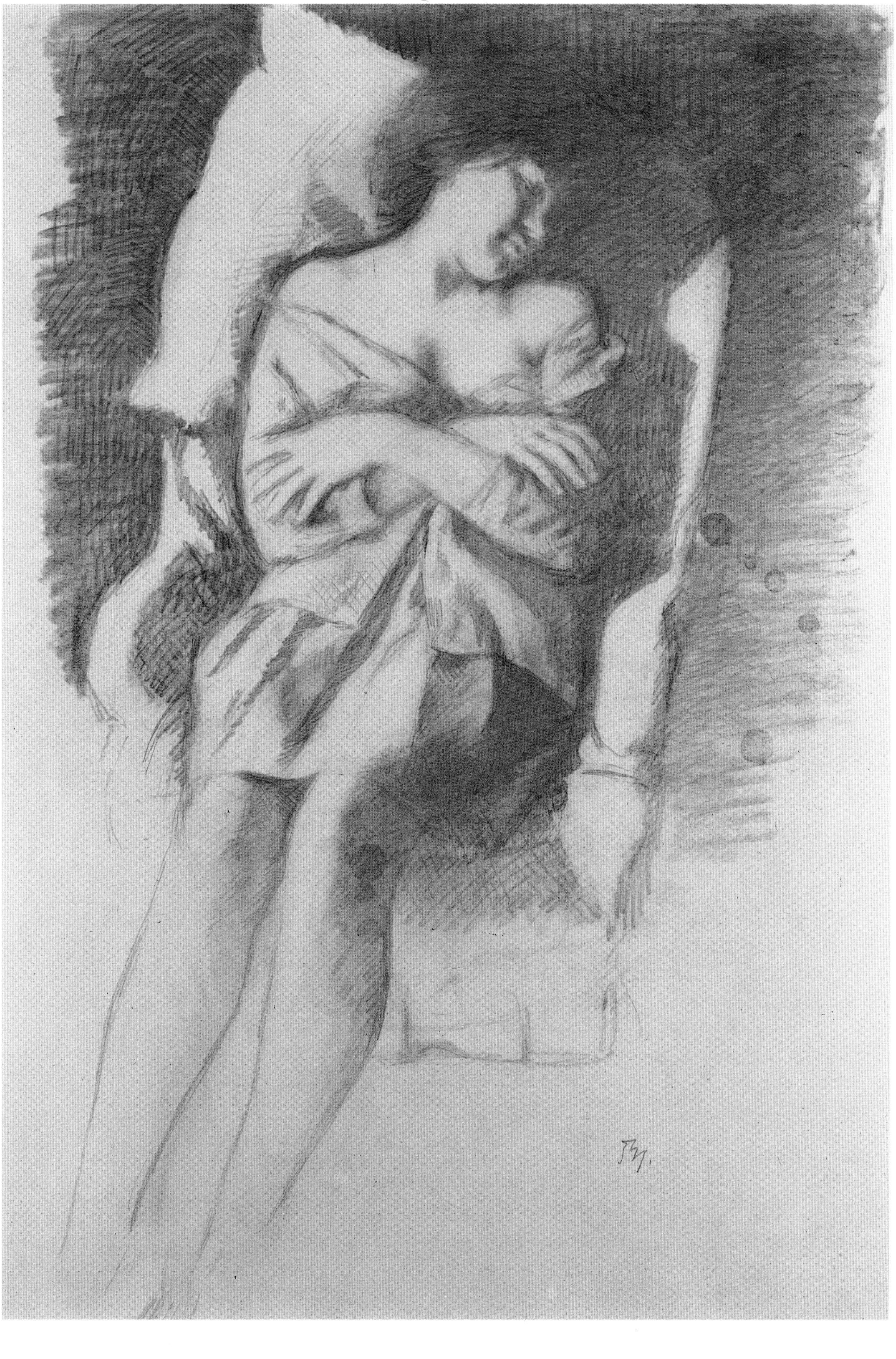

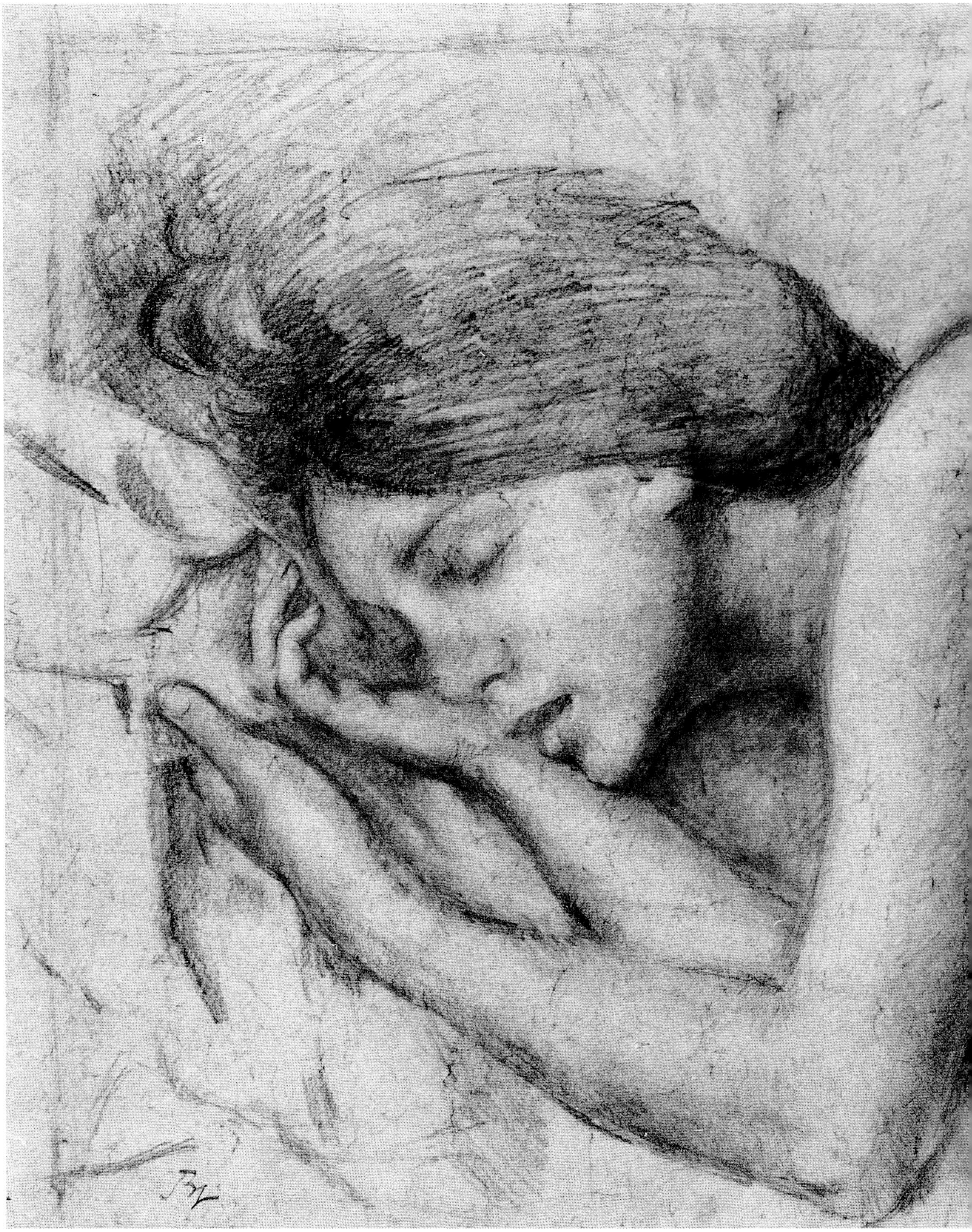

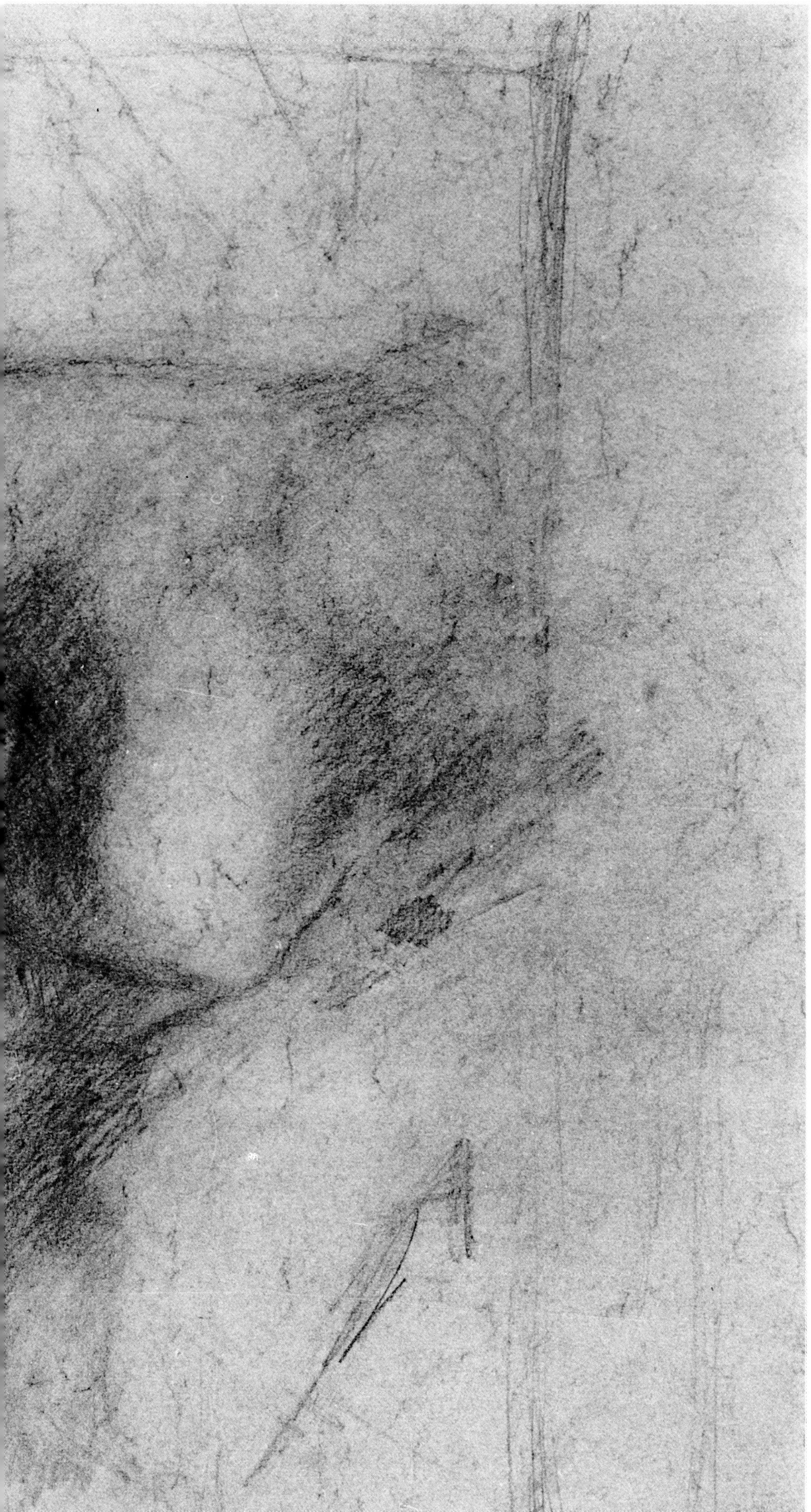

Michelina, schlafend
1975
Bleistift und Kohle auf Papier
70 x 100 cm
Mailand, Sammlung Paola Ghiringhelli

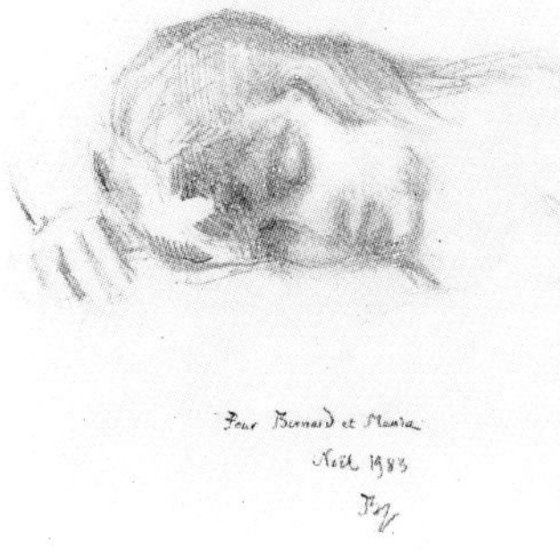
Pour Bernard et Mania
Noël 1983

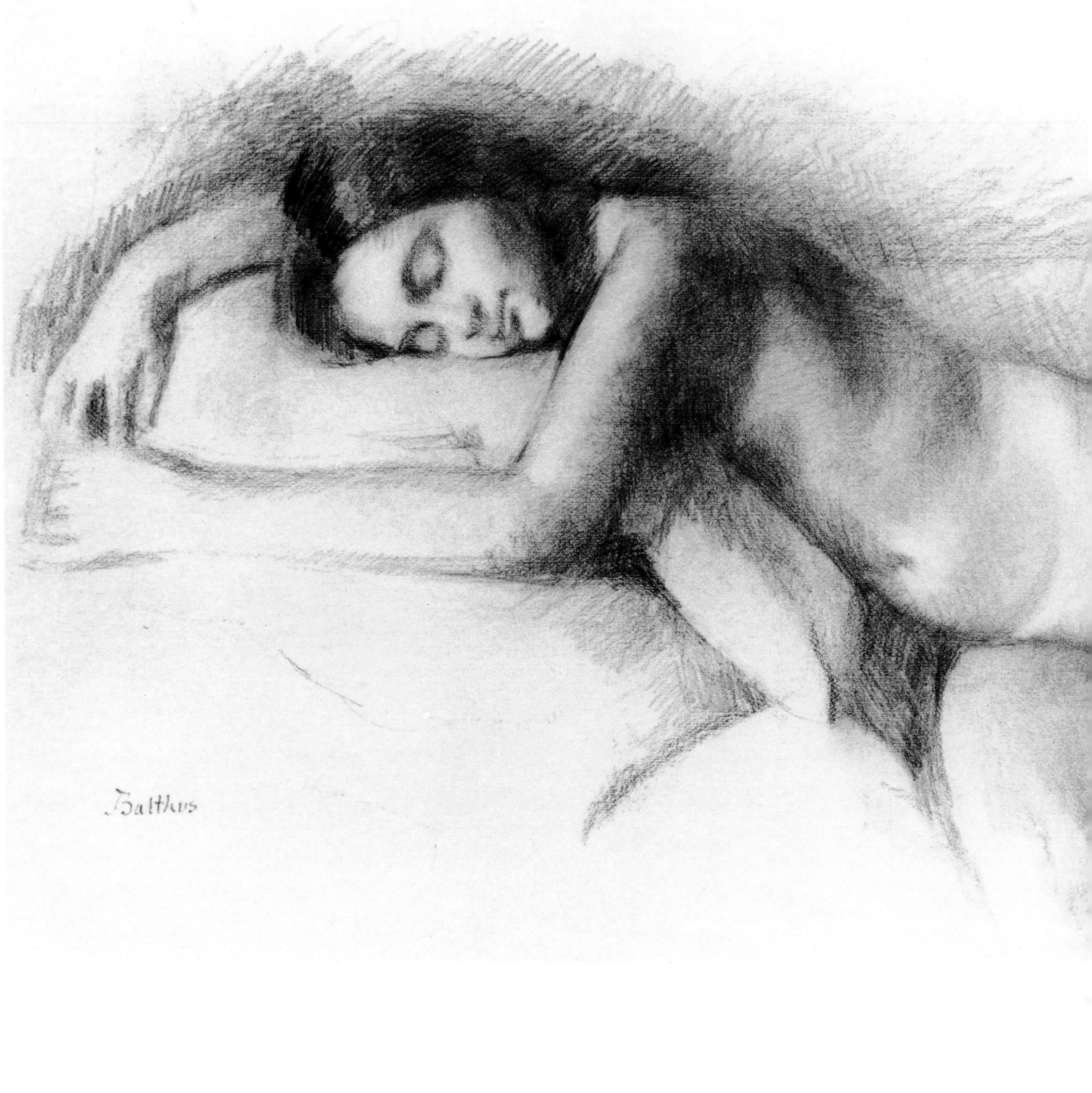
Balthus

Schlafendes Mädchen
1983
Bleistift auf Papier
33 x 40 cm
Privatsammlung

Studie zu *Nu couché (Liegender Akt)*
1977-1978
Bleistift auf Papier
70 x 100 cm
Privatsammlung

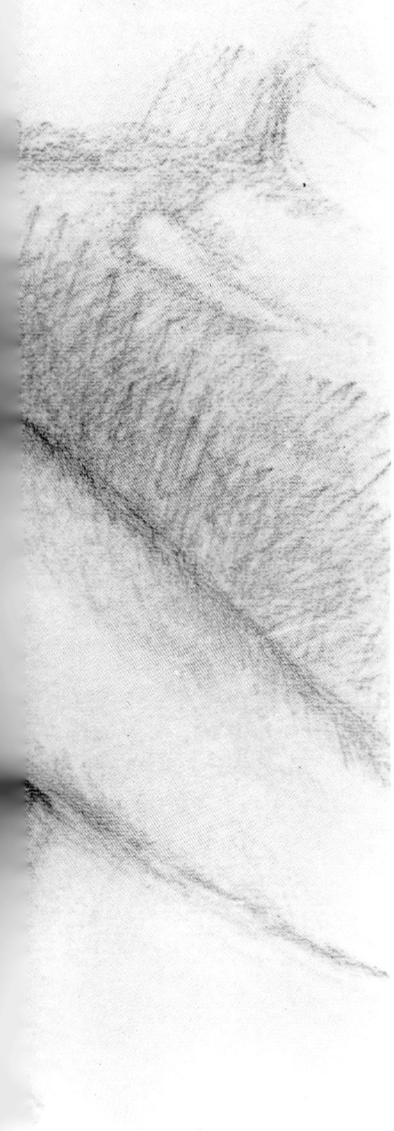

Eine brillante Formulierung von Cocteau definiert treffend die Kunst des Zeichnens; der Autor von *Coq et l'Arlequin* (Hahn und Harlekin) schlägt vor, der Künstler solle *»den Trompe-l'esprit an die Stelle des Trompe-l'œil setzen«*. Das hatte bereits Delacroix gesagt. »*Nicht die Sache muß man machen*«, schreibt er 1854, »*sondern nur den Schein der Sache: Gleichwohl ist es der Geist, für den man diesen Effekt schaffen muß, nicht das Auge.*« Das Wunder des schönen Zeichnens, wie da Vinci, wie Ingres (oder Balthus) es praktizieren, besteht in der extremen Sparsamkeit der Zeichen des *di-segno*, die vom Geist des Betrachters verlangt, sich willentlich täuschen zu lassen. Die vom Künstler verlangt, gar nicht erst zu versuchen, die Fülle und die Dinge im Raum *darzustellen*, sondern zu suggerieren, was Ingres »die innere Form« nennt. Balthus sagt, daß eine Zeichnung nicht nur aus Linien besteht, aus Strichen oder aus Schatten, dem »Unterbau«, sondern auch aus Weiß, den »Leerstellen«, die der Bleistift bewahrt – die Entsprechung, so sagt er auch, zu den Pausen in der Musik.

Die über die Jahre hin entstandene Vielzahl von Zeichnungen und insbesondere die Studien von Kindern und ganz jungen Mädchen entziehen sich völlig einem bedeutenden Aspekt des Charakters und der Stile, die Balthus kennzeichnen – dem romantischen Sturm à la Byron, dem Sarkasmus und der glorreichen Unverfrorenheit des »Libertins«, der Verehrung der »meisterlichen« Meister von Piero bis Courbet oder dem träumerischen Gefühl, dem Widerschein der Traumbilder in der regelmäßigen Wiederkehr von Gemälden wie *La Rue, La Phalène, Le Rêve* etc. Seit den Zeichnungen von Laurence und von Frédérique aus den vierziger Jahren bis hin zu den Portraits von Michelina oder Sabine, die in der Villa Medici ausgeführt wurden, entspricht auch nichts jener anderen Maske von Balthus, die die Legende mit einer gewissen Vulgarität breitgetreten hat, nämlich dem dummen Bild vom Maler der *Lolitas*.

Die starke Wirkung von *Lolita*, dem Roman Nabokovs, liegt in der traurigen Ironie, der grausamen Lächerlichkeit des Buches. Es ist die Geschichte eines reifen Mannes, der sich einem einfältigen jungen Mädchen unterwirft, in der Hoffnung, sie sich kraft der Autorität seines Alters unterwerfen zu können, deren Eroberung ihm aber nicht gelingt. Dagegen braucht das Publikum, das das Privatleben des Malers nichts angeht und über das es im übrigen auch nichts weiß, bloß seine Werke anzuschauen, um festzustellen, daß Balthus' Universum dem von Humbert Humbert diametral entgegengesetzt ist. Bei ihm gewahrt man einen verführerischen und schönen jungen Mann und junge Mädchen, die das Alter von Shakespeares Julia haben oder die achtzehn Jahre von *A quoi rêvent les jeunes filles*. Es sind Protagonisten, zwischen denen es sichtlich nicht die Spur einer von Zwang oder Autorität geprägten Beziehung gibt.

Einer der zuverlässigsten Schlüssel zu Balthus ist vielmehr seine große aufmerksame Sanftheit, der zärtliche und zarte Blick, den er auf die Kinder Alice, Katia, Michelina und Valérie wirft. Ist es gewagt oder lächerlich, von Empfindungen zu sprechen, die unmerklich um die Bleistiftstriche gaukeln, die ein Künstler auf ein Blatt Papier geworfen hat? Es gibt ein Bleistiftportrait von Michelina, Juni 1976 datiert, das schön ist und zart wie die

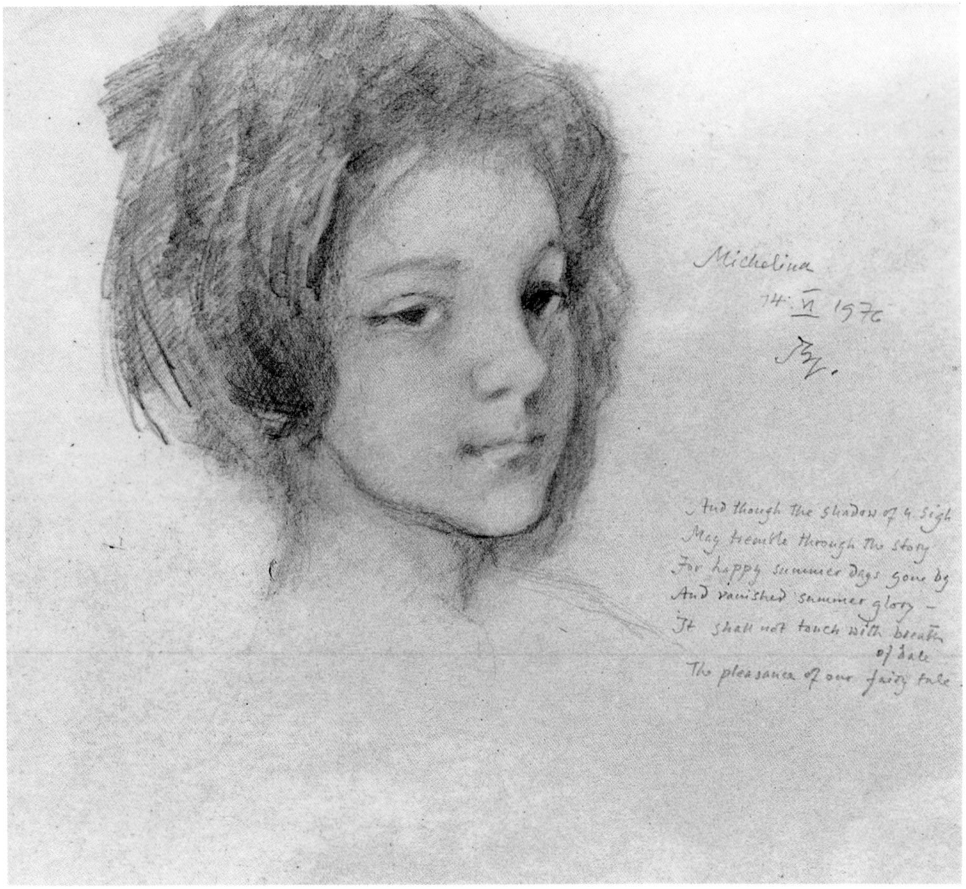

Portrait Michelina
1976
Bleistift auf Papier
34 x 38 cm
Rom, Privatsammlung

Ernsthaftigkeit der Kindheit, wie die Anmut einer liebevollen Liebkosung der Wange, wie das Schweigen zwischen dem nachdenklichen kleinen Mädchen und dem Maler, der sie betrachtet – verwundert, hingegeben, mit vollendeter Freundlichkeit.

»*Zarter, meine Herren, zarter*«: So ermahnte Mozart seine Musiker. Zartheit charakterisiert die meisten der Bleistiftportraits, vom *Portrait d'Antoinette* 1943 bis zu den Portraits der jungen Mädchen und jungen Frauen der siebziger und achtziger Jahre. Die Zartheit, die sie ausdrücken, die Stille des ruhigen Atmens, diese Ungetrübtheit ist vor allem in der Technik spürbar. Es gibt in den Skizzenheften und losen Blättern von Balthus Bewegungsskizzen und -studien, die von Ungeduld, von intelligenter Nervosität, von scharfen Rhythmen geprägt sind. Doch auf diesen »Portraits« sind die Hand und der Bleistift tatsächlich von einer extremen Zartheit. Das »*runde Modell*«, von dem Ingres oftmals spricht, diese »*schwellenden äußeren Konturen*« – Balthus deutet sie mit ganz leichten Bleistiftstrichen an. Auf dem Portrait von Antoinette wird die Kontur der rechten Wange des Modells von einem Kohlestrich und vom Schatten des Haars betont, doch die Modellierung der Wangen und des Kinns ist nur eine Illusion. Das Wesentliche ist die

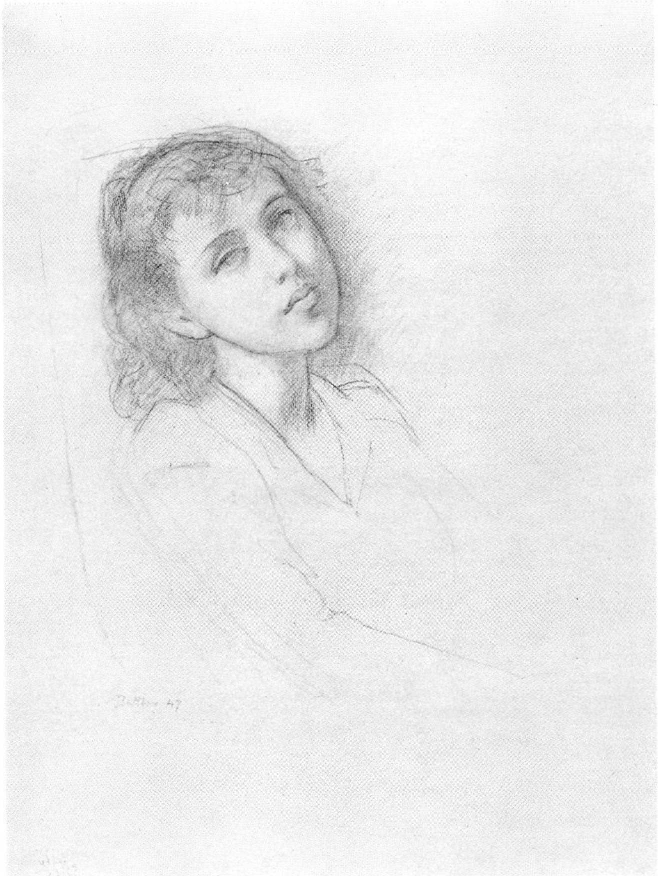

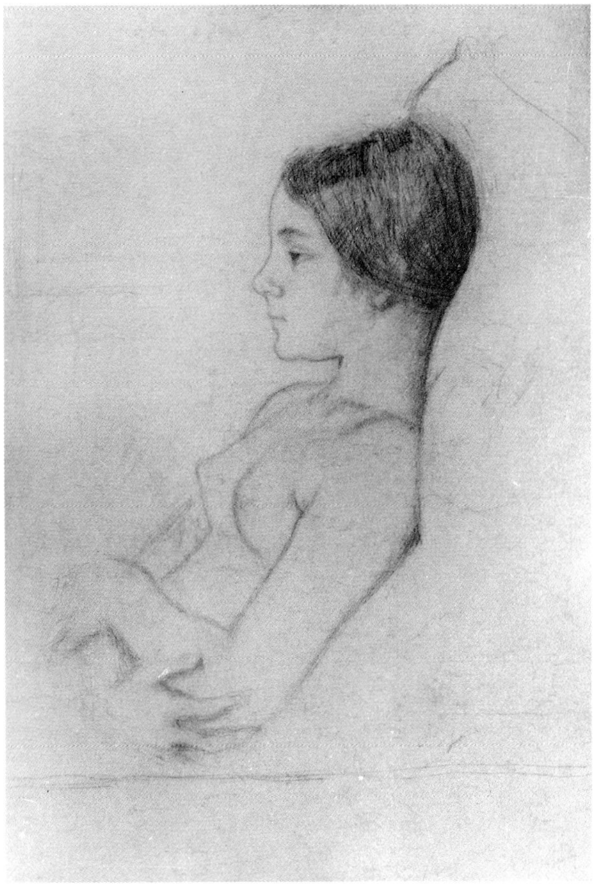

Klarheit des Blicks, wie bei dem Portrait von Michelina von 1976, das ihr gewidmet ist und auf das Balthus im unteren Bereich ein Gedicht von Lewis Carroll aus *Alice hinter den Spiegeln* geschrieben hat:

And, though the shadow of a sigh
May tremble through the story,
For »happy summer days« gone by,
And vanish'd summer glory –
It shall not touch with breath of bale
The pleasance of our fairy-tale.

Und wenn ein leiser Seufzer geht
Heimlich durch diese Seiten
Nach Sommerglück, schon lang verweht,
Und sel'gen Sommerszeiten,
Verscheuch ihn! Daß er nicht vergällt,
Was nun vergnüglich sei erzählt.

Noch ehe die Empfindung der Zartheit vermittelt wird, ist diese schon im Handwerklichen selbst gegenwärtig.

Man wird mit Interesse beobachten, daß auf zwei Portraits (von Männern), auf denen die Zartheit nicht das Dominierende ist, dem *Selbstportrait* von Balthus aus dem Jahr 1943, einem ernsten, beherrschten und gespannten Balthus, und dem *Portrait de James Lord* von 1959, die Schatten

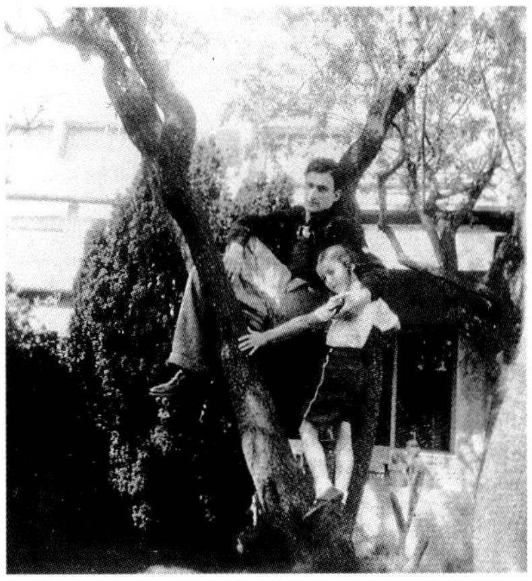

Balthus und Natalie de Noailles in Hyères, 1937

Portrait Laurence B.
1947
Bleistift auf Papier
62,5 x 48 cm
New York, The Museum of Modern Art, Sammlung Joan und Lester Avnet

Michelina im Profil
1972
Bleistift auf Papier
100 x 70 cm
Privatsammlung

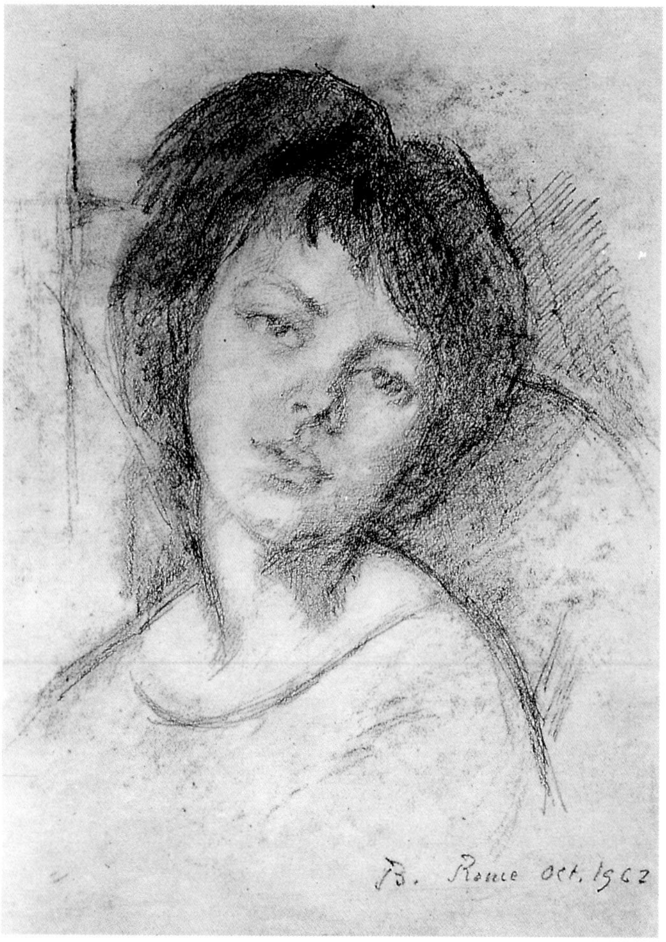

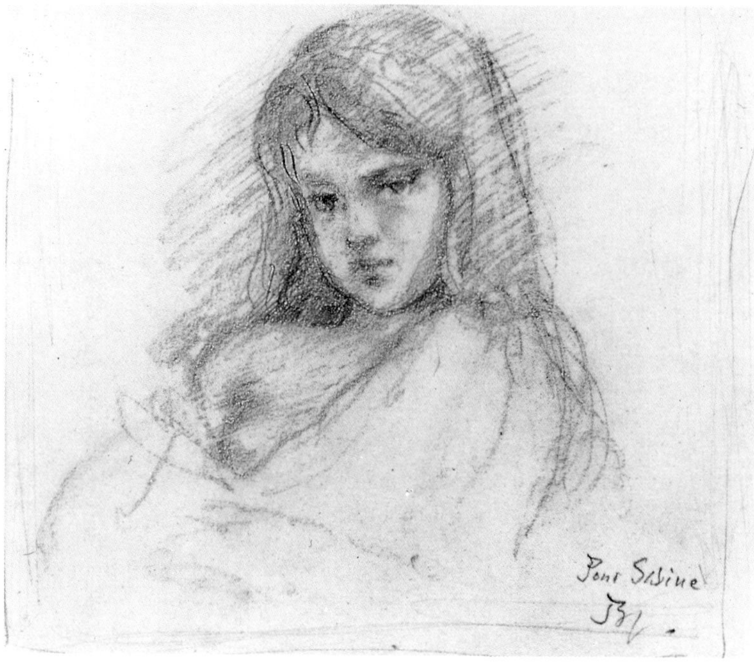

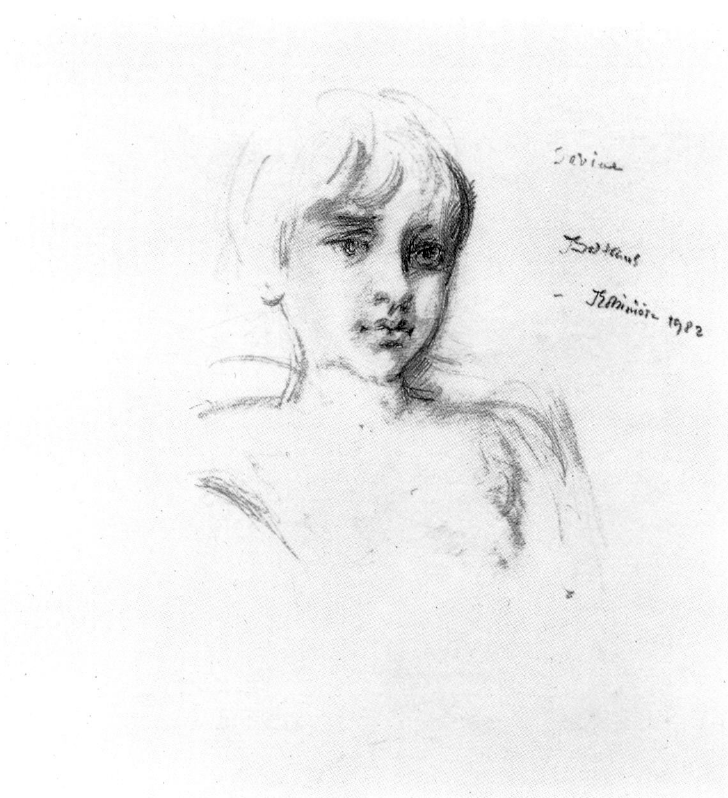

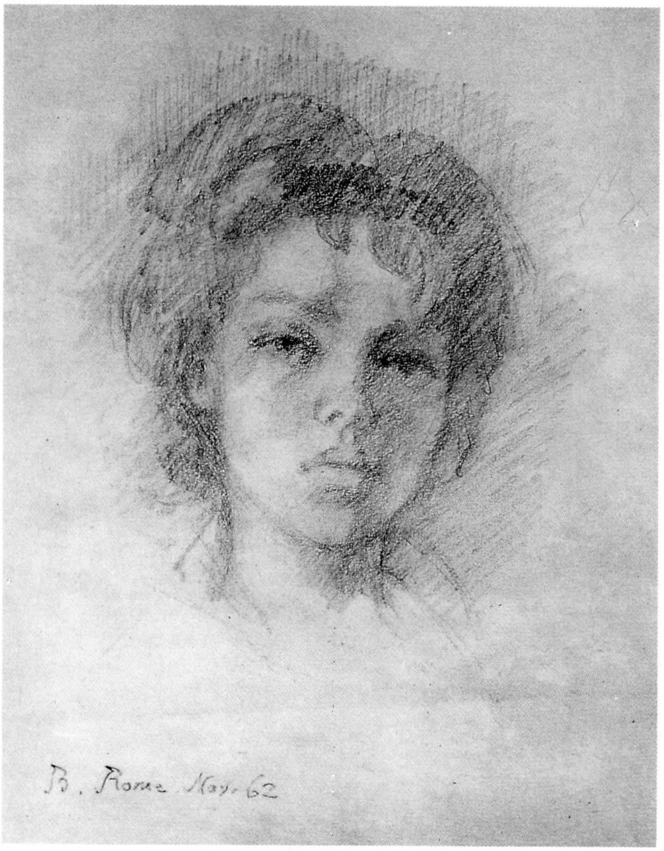

Portrait Alice
1962
Bleistift auf Papier
29 x 24 cm
Privatsammlung

Portrait Sabine
1982
Bleistift auf Papier
22 x 26 cm
Privatsammlung

Portrait Alice
1962
Bleistift auf Papier
29 x 24 cm
Privatsammlung

Portrait Sabine
1982
Bleistift auf Papier
30,5 x 29 cm
Privatsammlung

Portrait Frédérique
1954
Bleistift auf kariertem Papier
22 x 16,5 cm
Privatsammlung

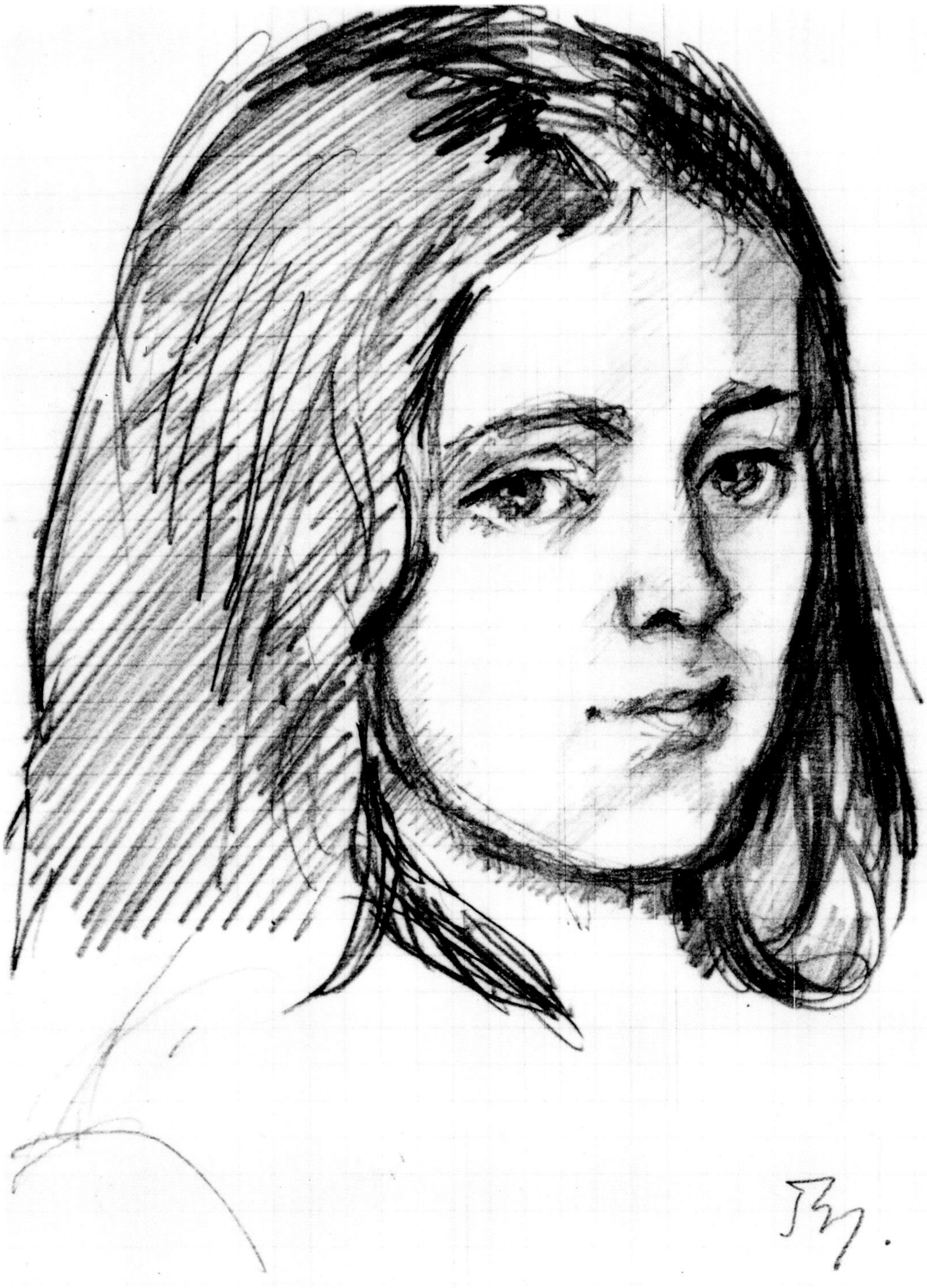

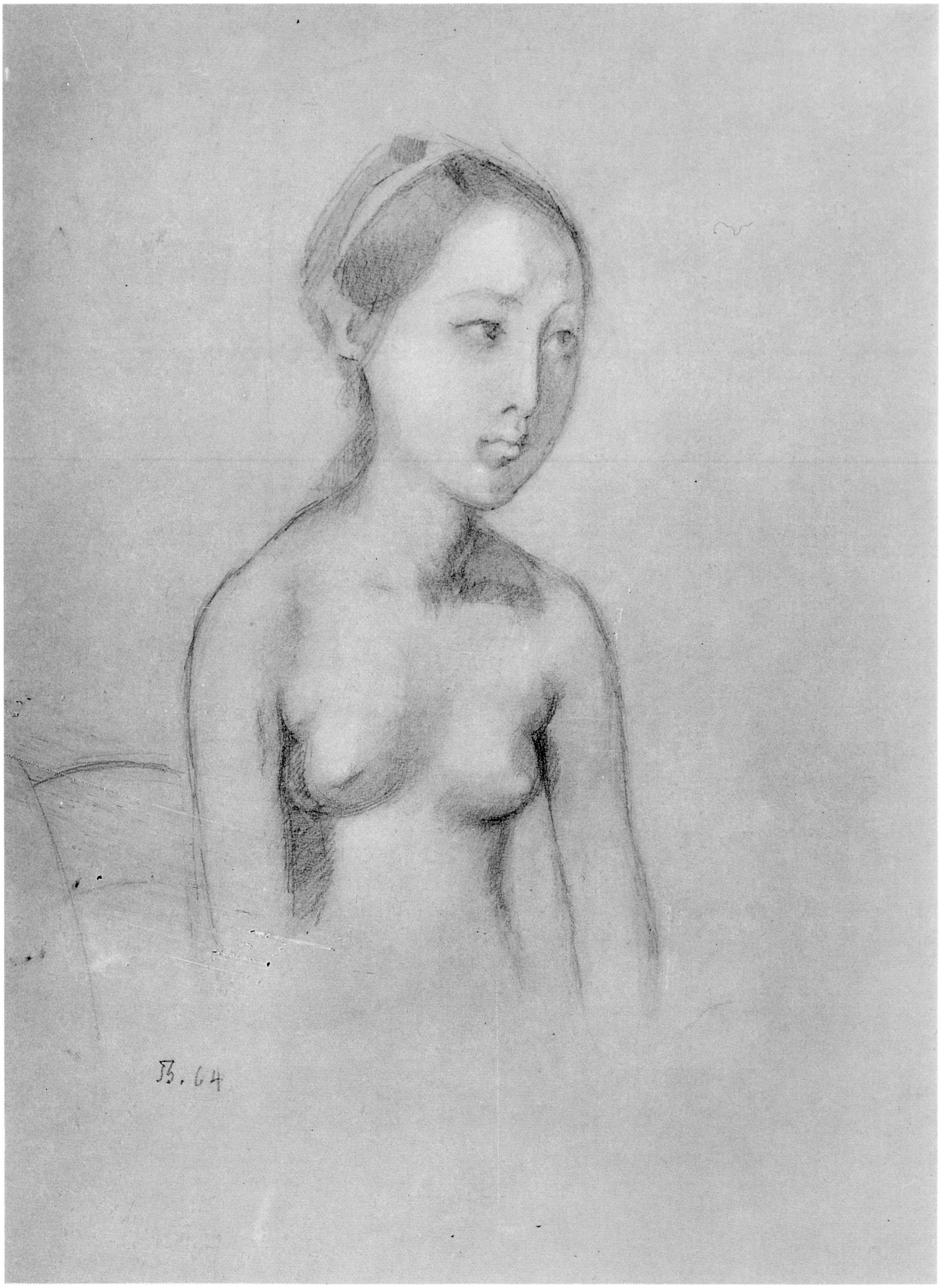
B. 64

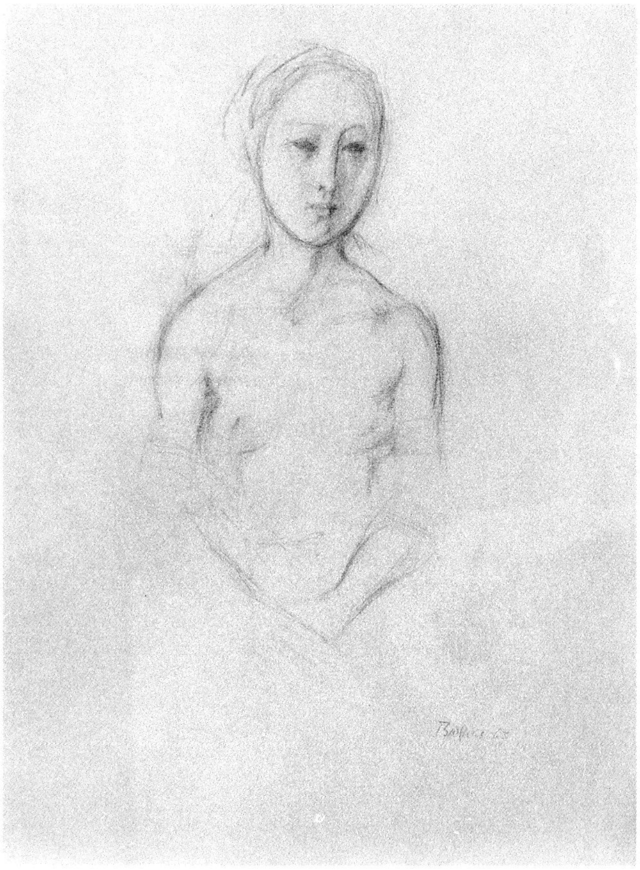

des Gesichts – Bleistift (und, wie es scheint, ein Hauch von Kohle), mit der Hand oder dem Kohlewischer verrieben – unendlich viel mehr von der Oberfläche einnehmen als auf den Zeichnungen, die ich »die Portraits der Zartheit« nenne.

Es liegt eine gewisse Unschuld in dem Titel, den Charles Lebrun einem seiner Werke gibt: »Methoden, um zu lernen, wie man Leidenschaften zeichnet«. Balthus läßt mich darauf aufmerksam werden, daß die Leidenschaften im allgemeinen gerade nichts von Methode wissen wollen. Es wäre vielleicht nützlicher, eine Leidenschaft zu finden, die darauf aus ist zu lernen, wie man die Methode zeichnet! Doch die wahren Maler haben bis in unsere Tage, wo sich die Tradition zu verlieren scheint, immer eine Leidenschaft für das Zeichnen gehabt. Gersaint sagt von Watteau, *»daß er mehr Vergnügen am Zeichnen als am Malen bekundete. Ich habe ihn oft verdrießlich gegen sich selbst gesehen, weil es ihm nicht gelang, in der Malerei die Wahrheit und die Klarheit wiederzugeben, die er mit seinem Bleistift zu übersetzen vermochte.«*

Man würde sich wünschen, daß beim »Ehrensalut«, den die Meister einander erweisen, Raffael mit Francia Zeichnungen ausgetauscht hätte, Michelangelo mit Vittoria Colonna, Dürer mit Bellini.

Und Balthus mit Giacometti.

Mädchen, halbfigurig
1964
Bleistift auf Papier
50 x 37,5 cm
Verschollen

Mädchen, halbfigurig
1963
Bleistift auf Papier
53,5 x 40 cm
Privatsammlung

Studie zu *La Chambre turque*
1963
Bleistift auf Papier
28,9 x 39 cm
New York, Sammlung Natasha McKenna Elkon

Akt, angelehnt
1963
Bleistift auf Papier
27,5 x 38 cm (geschätzte Maße)
Privatsammlung

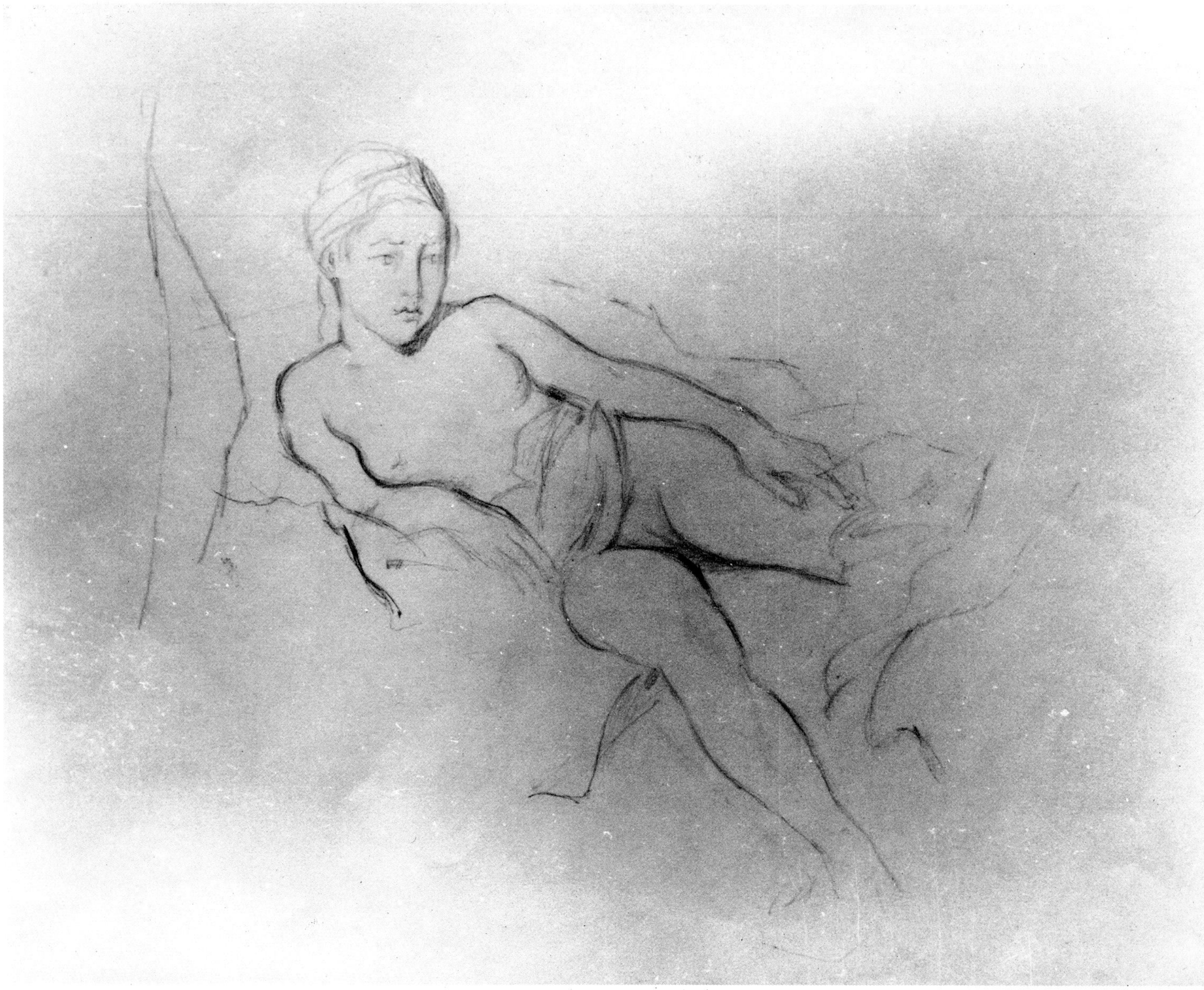

Liegender Akt
1963
Bleistift auf Papier
52 x 42 cm
Privatsammlung

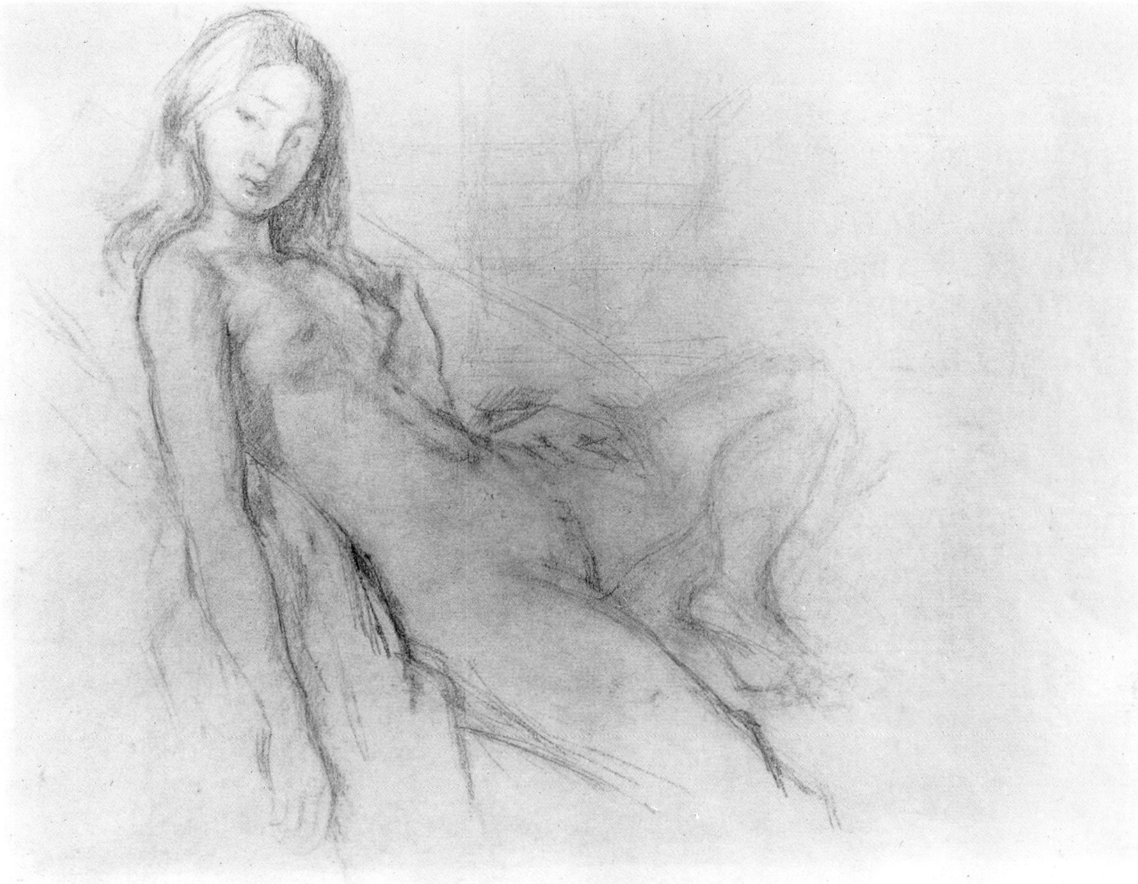

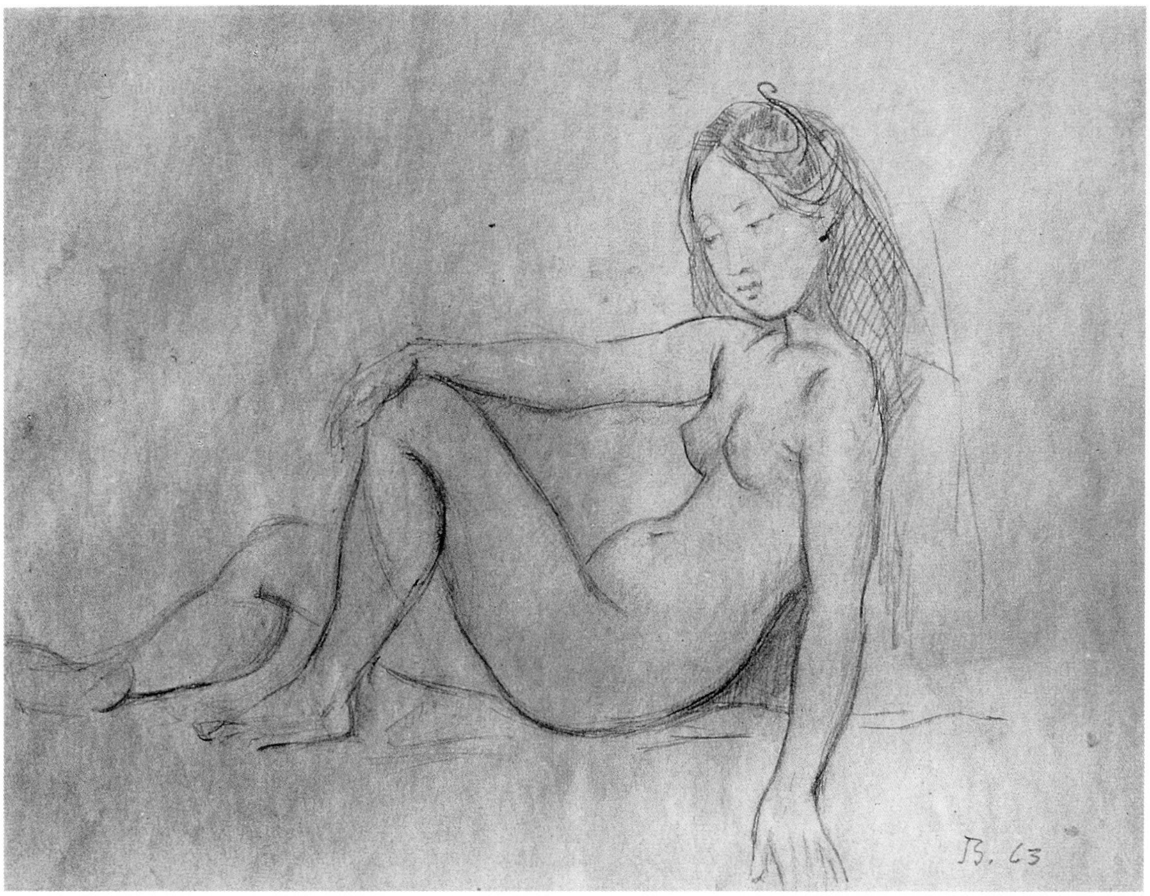

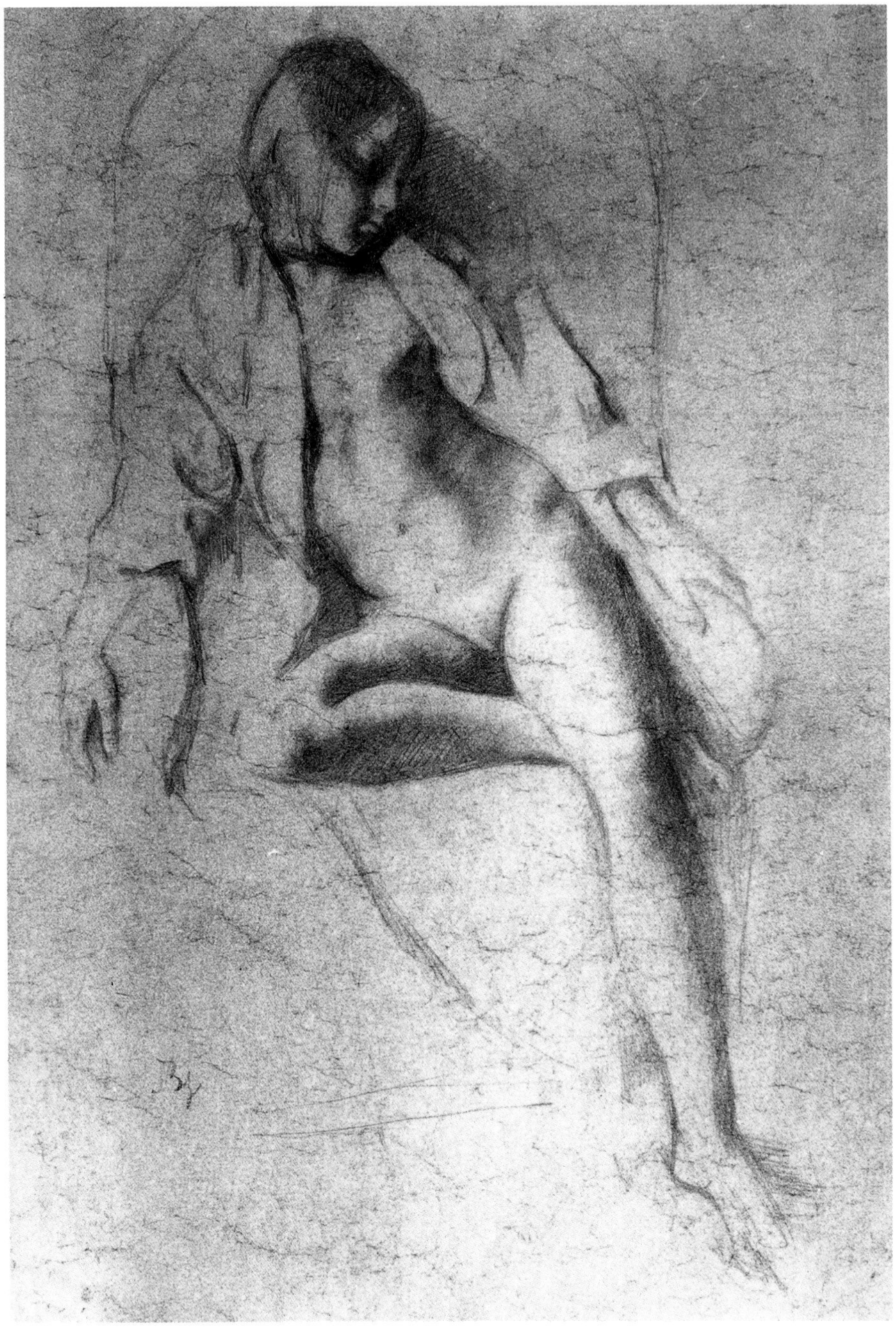

Studie zu *Nu au repos*
1972
Bleistift auf Pergamentpapier
100 x 70 cm
Privatsammlung

Nu au repos (Ruhender Akt)
1977
Öl auf Leinwand
200 x 150 cm
Sammlung Dolores Kohl

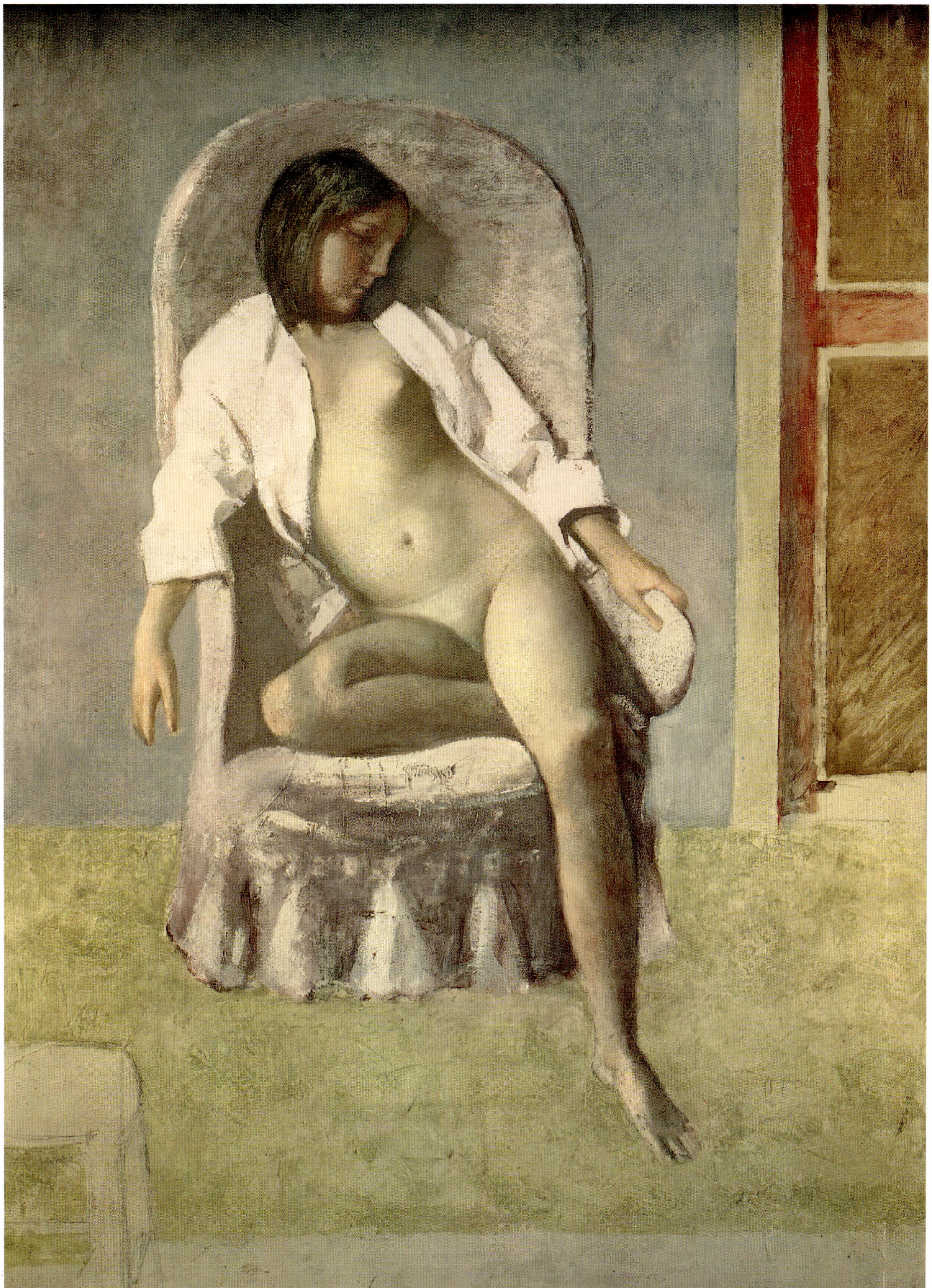

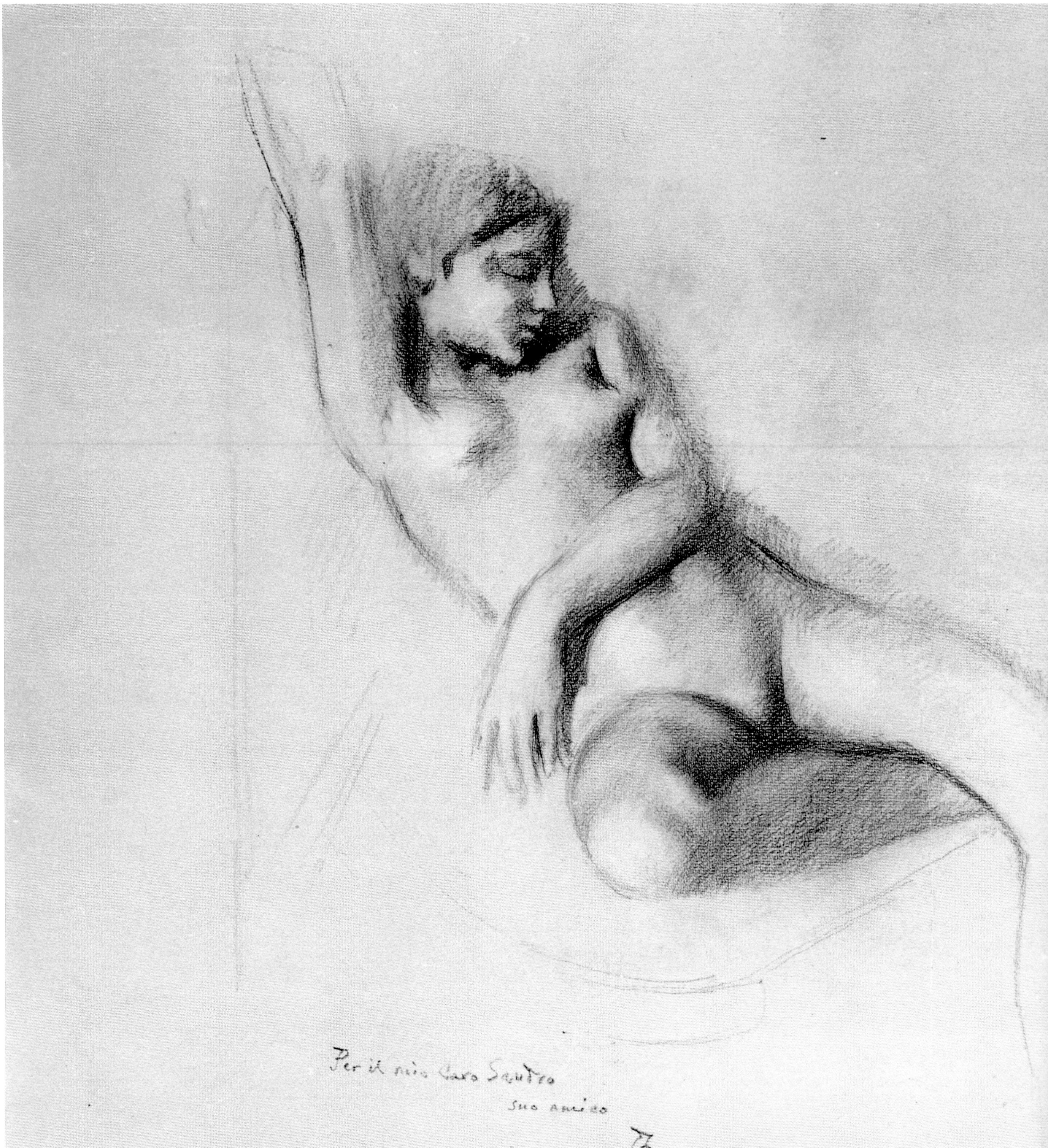
Per il mio caro Sandro
suo amico

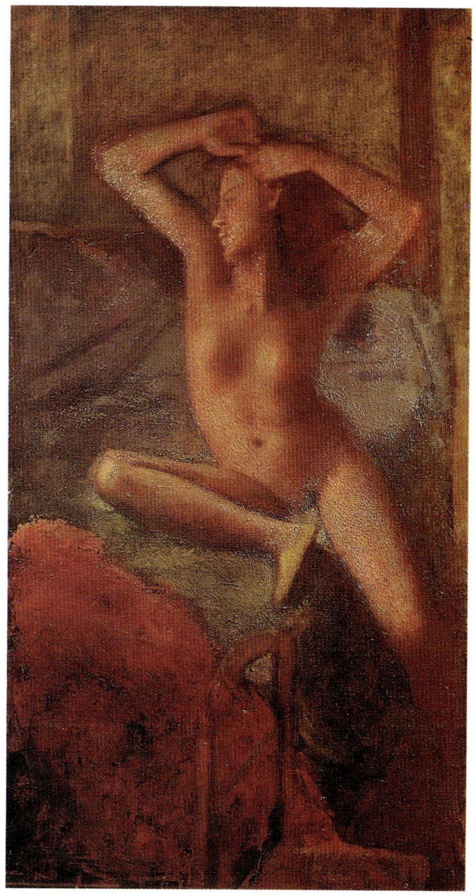

Nu aux bras levés
(Akt mit erhobenen Armen)
1951
Öl auf Leinwand
150,5 x 82 cm
Privatsammlung

Schlafendes Mädchen
1978
Bleistift auf Papier
70 x 100 cm
New York, Sammlung Sandro Manzo

Portrait des Lichts

Der Blick des Malers umfängt nicht nur Formen und Maße, schätzt nicht nur die Entfernungen im Raum ein, würdigt nicht nur die Farben, die Übereinstimmungen, die Gegensätze, die Valeurs: Sondern sein Auge wiegt und wägt ebenso, mit dem Gesichtssinn, der wie eine heimliche Waage funktioniert und die Leichtigkeit oder das Gewicht der Dinge bestimmt. Mit äußerster Genauigkeit spürt Balthus die Schwere oder die Unwägbarkeit der Gegenstände, der Elemente der Natur, der Körper, und er läßt sie spüren. Zwischen der ruhigen Masse des lebenden Menhirs Derain (bei dem Portrait von 1936) und dem Flattern der *Phalène* (1959–1960), in einem Zimmer mit der großen Aktfigur, die kaum den Boden zu berühren scheint, gibt es denselben Unterschied an Dichte wie zwischen dem Gebirgsstock von Champrovent (1942–1945), der schwerfällig wie die Erinnerung an ein prähistorisches Tier hingestreckt liegt, und den lieblichen Hängen des Hügels von Monte Calvello (1979) mit ihrem Gefälle von Erde und hellem Stein, so leicht, daß alles fast luftig erscheint, ein Rieseln der Materie, als zolle Balthus hier den chinesischen Meistern der Landschaftsmalerei eine freundschaftliche Hommage.

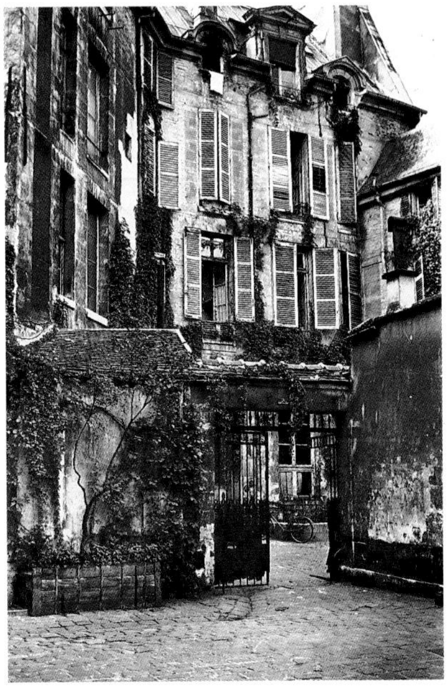

Ansicht der Cour de Rohan

Balthus ist sogar fähig einzufangen, was eigentlich nicht zu greifen ist, mit den Zauberkünsten anscheinend einfachster Malerei zu packen, was ganz und gar flüchtig und ungreifbar ist. *La Fenêtre, cour de Rohan*, ein relativ kleines Bild (150 x 82 cm) vom Anfang der fünfziger Jahre, ist die subtilste und schlichteste Falle, um das Licht zu fangen. Das Zimmer ist nackt. Ein Flacon, ein Messer, eine Wasserkanne auf einem Tisch vor dem Fenster, dessen Flügel beide geöffnet sind. Man sieht das Haus gegenüber, ein kleines Rechteck von grauem Himmel, noch ein wenig bedeckt, ein graues Blechdach, einen Schornstein, eine rosafarbene Fassade, vier blind-schwarze Fenster. Was ist das »Sujet« dieser exakten Parallelen und dieser schattigen Winkel? Die einzige Figur ist die von Klarheit durchdrungene Luft, die Sonne, die nicht direkt zu sehen ist und nicht sehr stark sein dürfte, wahrscheinlich fast senkrecht über dem Haus steht, in dem wir sind, doch strahlend genug, um das Licht von den rosafarbenen Mauern des Hauses gegenüber auf uns zurückzuwerfen. Es dringt durch die halbgeöffneten Fensterscheiben, es schimmert hell durch den Glasflacon, es läßt den Raum unter dem Küchentisch erglimmen, es streicht mit polierter Klarheit über den Boden. Das Wunder dieses Bildes von geometrischer Strenge, ein hochmütig bescheidenes Stilleben, besteht darin, daß eine Abwesenheit,

La Fenêtre, cour de Rohan
(Fenster, Cour de Rohan)
1951
Öl auf Leinwand
150 x 82 cm
Troyes, Musée d'art moderne
Schenkung Pierre und Denise Lévy

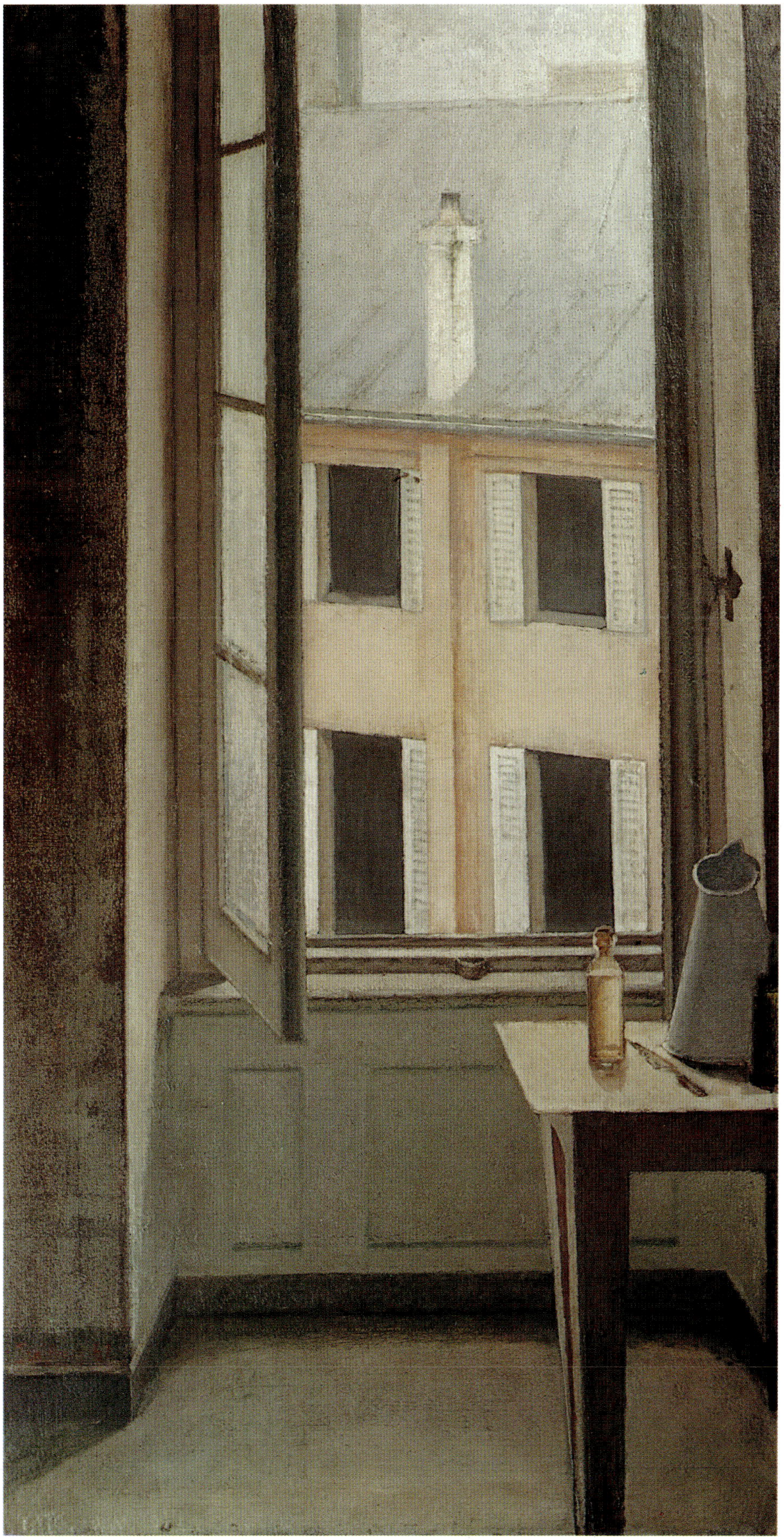

eine Leere, sein Zentrum und seine Essenz bildet, der lichtverschlingende Raum zwischen den beiden Häusern. Was man nicht sieht, ist hier das Wichtigste. Was man nicht festhalten kann, ist das Wesentliche. Was nichts ist, ist hier alles.

Anläßlich eines anderen Bildes von Balthus hat Octavio Paz ein Gedicht geschrieben, das er ihm gewidmet hat, *La vista, el tacto*, Sehen und Berühren. Doch was Paz von dem Licht schreibt, das Balthus einfängt, trifft vollkommen auf *La Fenêtre, cour de Rohan* zu: Das entstehende Licht bricht sich seinen Weg, *La luz naciente busca su camino*, ein Schattenfluß durch geschlossene Lider, *rio del alba sobre unos parpados cerrados*, ein Licht, das aus jeder Stunde einen lebendigen Körper macht, dringt in das Zimmer ein und entrinnt wieder, ungreifbar die Klinge eines Messers entlanggleitend.

La luz no absuelve ni condena,
no es justa ni es injusta,
la luz con manos invisibles alza
los edificios de la simetria.

Licht ohne Absolution und Verdammnis,
weder gerecht noch ungerecht,
Licht, das mit unsichtbaren Händen
Gebäude der Symmetrie errichtet

Wie soll man es besser definieren, dieses »Gebäude der Symmetrie«, das wir auf *La fenêtre, cour de Rohan* sehen, ein Fenster, das sich der Transparenz öffnet, einem Licht, das die Zeit ist, die sich selbst denkt, *la luz es tiempo que se piensa?*

Man hat die Tragödie auf dem Theater so definiert: zwei Bühnenbretter und eine Leidenschaft. Von diesem schlichten Wunder, das dieses kleine Bild darstellt, ließe sich sagen, daß es ein Portrait des Lichts durch ein offenes Fenster ist.

Doch das Licht, dem Balthus den höchsten Stellenwert beimißt, das ihn mehr als alles lockt, ihn verführt, ihn herausfordert und ihm oft Tränen in die Augen treibt, ist das Licht, das zuweilen von einem Gesicht ausgeht. »*Mehr als alles*«, sagt er, »*und mehr als das Licht, das widerscheint, liebe ich das Licht, das ausstrahlt, die Klarheit, die aus sich heraus leuchtet.*« Er hat alle Techniken ausprobiert, um mit »äußeren« Mitteln dieses innere Phänomen auszudrücken. Das Licht, in das das Gesicht von Rosabianca Skira auf dem Portrait von 1949 getaucht ist, unterscheidet sich sehr von jener lichterfüllten Mitte, welche durch das Gesicht des jungen Mädchens auf dem Bild *Le Peintre et son modèle* gebildet wird, Achse der großen Komposition von 1980–1981. Da man um den Wert weiß, den Balthus diesem geheimnisvollen Strahlen beimißt, verwundert es nicht, daß Balthus und Setsuko, die nur so wenige Werke des Malers besitzen, vor kurzem das Bild *Colette de profil* aus dem Jahr 1954 zurückgekauft haben, auf dem das Gesicht nicht vom Licht bestimmt oder umringt wird, sondern selbst Licht und Leuchtkraft ist, immaterielle Materie.

Colette de profil (Colette im Profil)
1954
Öl auf Leinwand
92,5 x 73,5 cm
Sammlung Setsuko Klossowski de Rola

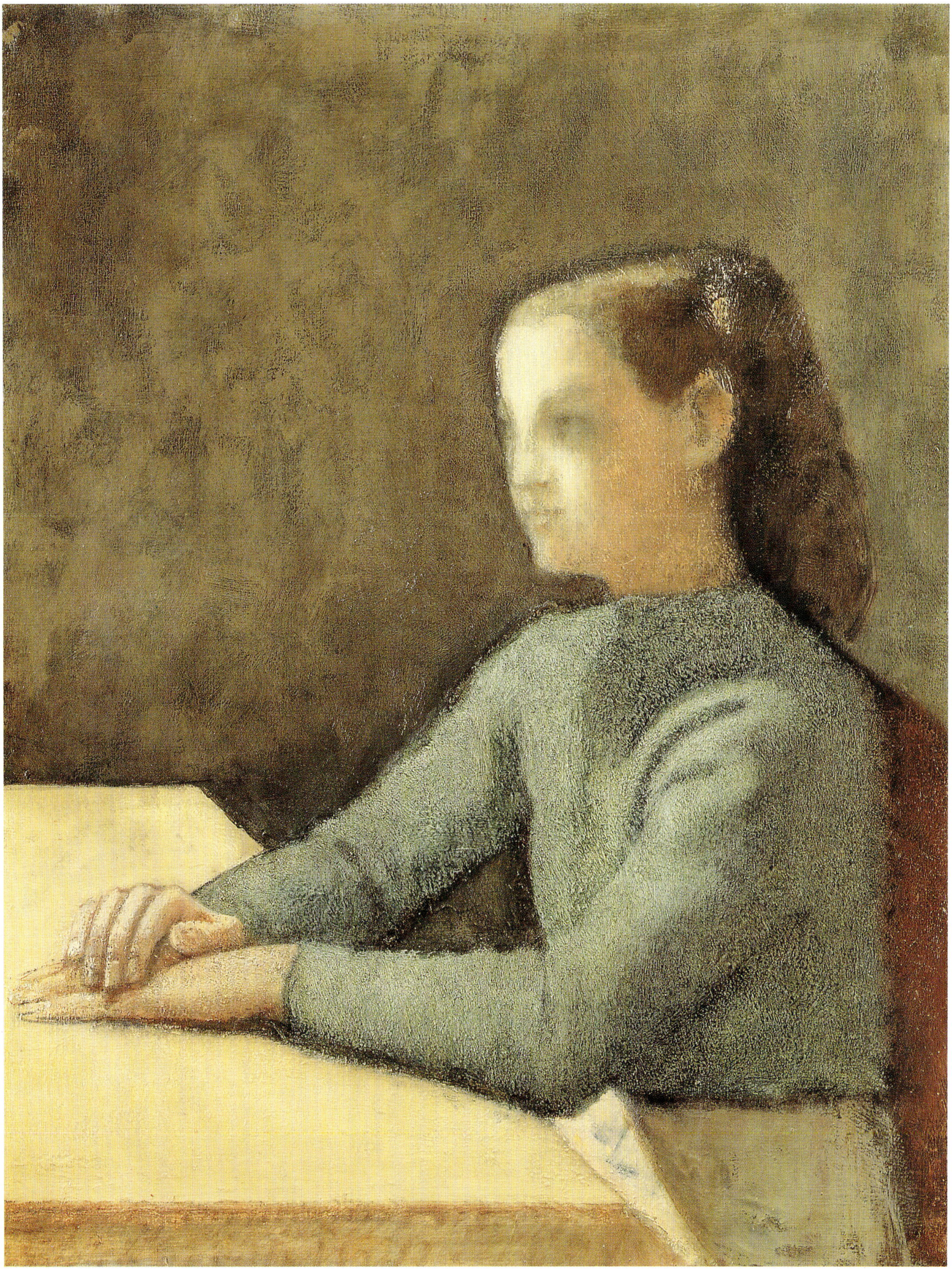

Chassy

Alles in allem ist Balthus im Laufe der Jahre immer nur vorübergehend in Paris gewesen, und in Paris selbst hat er in jenem Dorf Unterschlupf gesucht, das noch nicht das Saint-Germain-des-Prés der Touristen und der Mode war, in den Nischen dieses Dorfes, Cour de Rohan, Passage du Commerce-Saint-André. Doch jedesmal, wenn ein zu lautes Gerücht und eine allzu marktschreierische Reklame seinen Arbeitsort berührt, ist Balthus' unmittelbare Reaktion die Flucht. 1952 ist er auf der Suche nach einem Rückzugsort, der ihm Ruhe zum Arbeiten und eine sparsame Lebensweise ermöglicht, wobei ihm nur Henriette Gomes hilft, eine Kunsthändlerin, für die man eine andere Bezeichnung außerhalb der Wortfamilie des *Handels* finden müßte, und, zugegeben, einige *aufgeklärte* Bewunderer. Balthus schaut sich zwei oder drei Gebäude an und entscheidet sich schließlich für ein Schloß im Morvan, das auf das Tal der Yonne herabsieht. Die Gebäude sind ein wenig baufällig und spärlich möbliert, doch er läßt sich von ihnen verlocken. Vor allem weil die Mauern gedrungen sind, gewichtig, grob und »feudal«, um einen echt bäuerlichen Hof gruppiert, mit runden Türmen an den Ecken, drei Etagen und riesigen Zimmern, in denen man Licht hat für Spannrahmen von großem Format. Es liegt in einiger Entfernung vom nächsten Dorf, doch die Miete ist nicht ruinös, und die Aussicht auf einen Kauf bleibt für finanziell bessere Tage offen. Balthus wird etwa sieben Jahre in Chassy leben, wo er ein paar der schönsten Bilder seines Œuvres malen wird, Blicke vom Gutshof auf die Landschaften des Morvan wie auch Portraits von Frédérique in den träumerischen Szenen der Serie *Le Rêve, La Phalène* etc. In der chinesischen Einsamkeit von Chassy wird Balthus die abwechslungsreiche Quelle seiner Inspirationen und seiner Erkundungen zeigen, die verschiedenen Gesichter seiner Persönlichkeit und den inneren Reichtum, der sich gegen Klassifizierungen, gegen »Etiketten«, gegen »Ismen« auflehnt.

Jean Paulhan, der Balthus bewunderte und ihm die subtile Hommage zuteil werden ließ, seine Bilder als »*zu denken gebend*« zu bezeichnen, verlieh eines Tages in meiner Gegenwart einer vieldeutigen Einschränkung Ausdruck. »*Seine Palette*«, sagte er, »*ist manchmal museal.*« Und tatsächlich scheut Balthus sich nicht, bei den alten Meistern zuweilen deren strengste Farben zu entlehnen, diese Töne von Ocker, von gedämpftem Olivgrün, von taubem Braun, von Schwarz und Umbra, die nebenbei ein Gruß an Velázquez sind oder ein Zeugnis der Hochachtung vor Courbet. Verweigern

Grand Paysage aux arbres / Le Champ triangulaire (Große Landschaft mit Bäumen / Das dreieckige Feld)
1955
Öl auf Leinwand
114 x 162 cm
Paris, Privatsammlung

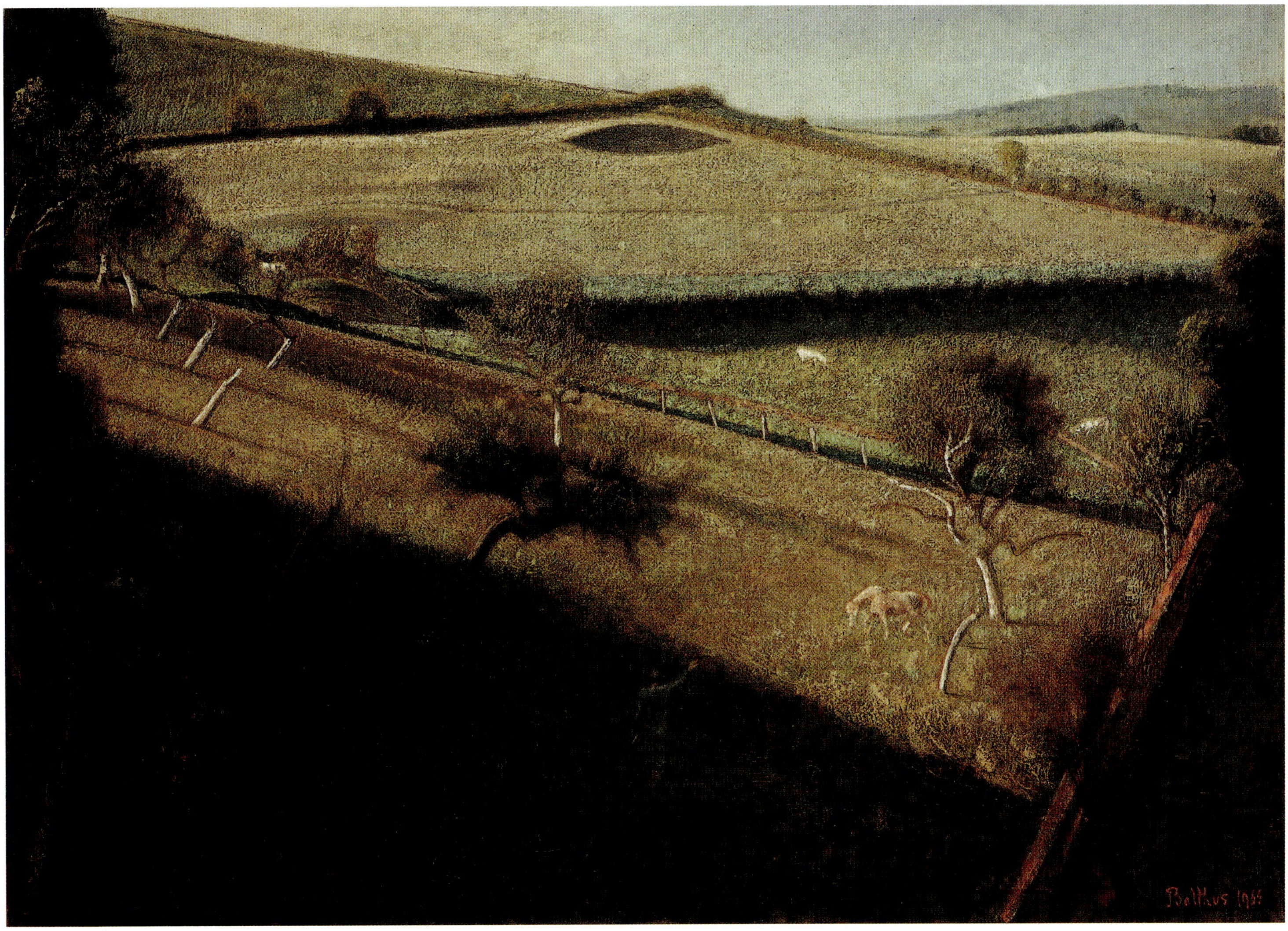

Balthus' Farben während der Jahre in Chassy die Heftigkeit, so genehmigen sie sich doch Klarheit voll Glück. Die Fenster, die der Maler so sehr liebt, werden von dem jungen Mädchen mit dem langen Haar geöffnet, die die Jugend selbst ist und die durch die Fensteröffnung jene Feiern des Lichts und der glücklichen Jugend entdeckt, die Frühlingslandschaften von Chassy und den Frühling des vierzigjährigen Balthus, der vielleicht lichter, heiterer ist als der wirkliche Frühling mit dreißig. Durch diese Fenster tritt ein Mailicht von lächelnder Gelassenheit ein.

Das Bauerngut selbst inspiriert den Künstler, in einer Palette von großer Zartheit, die zugleich singend und diskret ist, lebhaft und zurückgehalten – klare Erdtöne, mattierte Grüntöne, halblautes Ocker –, zu Bildern, auf denen sich ländliches Glück und jugendliche Anmut vermengen. Balthus bringt hier seine Kunst der Komposition und des Rhythmus zur Vollkommenheit. Wobei die Komposition nichts allzu Offensichtliches und zu »Gewolltes« hat, wie bei *Grand Paysage à l'arbre* (1960), wo der Baumstamm und die entlaubten Zweige an einem sonnigen Wintermorgen den Hügel in ein natürliches Ideogramm einbetten, bei *Cour de ferme à Chassy* (1960) und bei *Grand Paysage avec vache* (1958–1960), konstruiert mit den ruhigen Erscheinungen des so natürlich Natürlichen, oder bei dem kleinen Wunder von *La Bergerie* (1960) im Format eines Seestücks, wo die Kurven der Hügel, der Verlauf der Pflanzungen und ein leichter Sonnendunst gedämpft eine friedliche Musik entstehen lassen.

Im Rahmen der Schikanen, die Balthus seine »*persönliche Geometrie*« nennt, hat er in Chassy mit Variationen über das dreieckige Feld experimentiert, von *Grand Paysage* aus dem Jahr 1955 bis hin zu dessen Variation von 1958 bei *Bouquet de roses sur la fenêtre.* (Er räumt heute ein, daß er die erste Fassung bei weitem vorzieht, doch wollte er mit der Verbindung aus Landschaft und Stilleben experimentieren.)

Die Jahre in Chassy sind Jahre des fruchtbaren Schaffens, parallel dazu nimmt seine Bekanntheit zu, und die materielle Situation bessert sich. Das Schloßgut wird nach und nach möbliert und zeigt jenen bei Balthus beständigen Geschmack, mit dem er für sein jeweiliges Domizil immer ein Mobiliar von Qualität und passend zur Architektur aussucht. Es entstehen nicht nur Portraits von Frédérique. Baron Alain de Rothschild bestellt bei Balthus das Portrait seiner Frau, und andere Portraitaufträge werden folgen. Das Portrait der Baronin ist ausgezeichnet, und ich habe den subtilen Odysseus-Balthus im Verdacht, daß er sich hier ein klein wenig angestrengt hat, um ein echtes »mondänes Portrait« zu malen, wie fast alle großen Maler von Bronzino bis Ingres sie gemalt haben: also ein Bild, das auf sein Modell abgestimmt ist.

Paysage aux vaches
(Landschaft mit Kühen)
1958
Öl auf Leinwand
80 x 65 cm
Paris, Privatsammlung

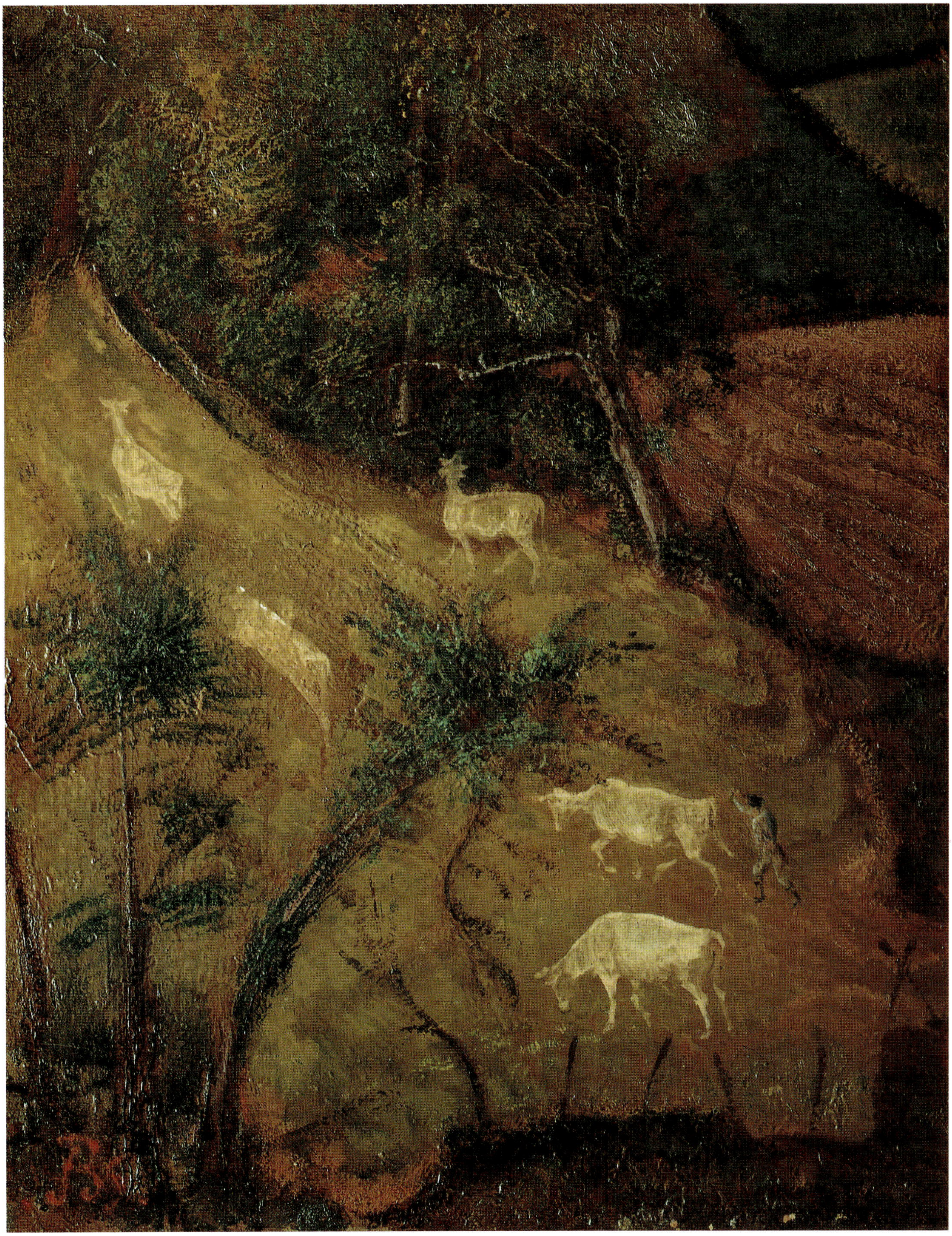

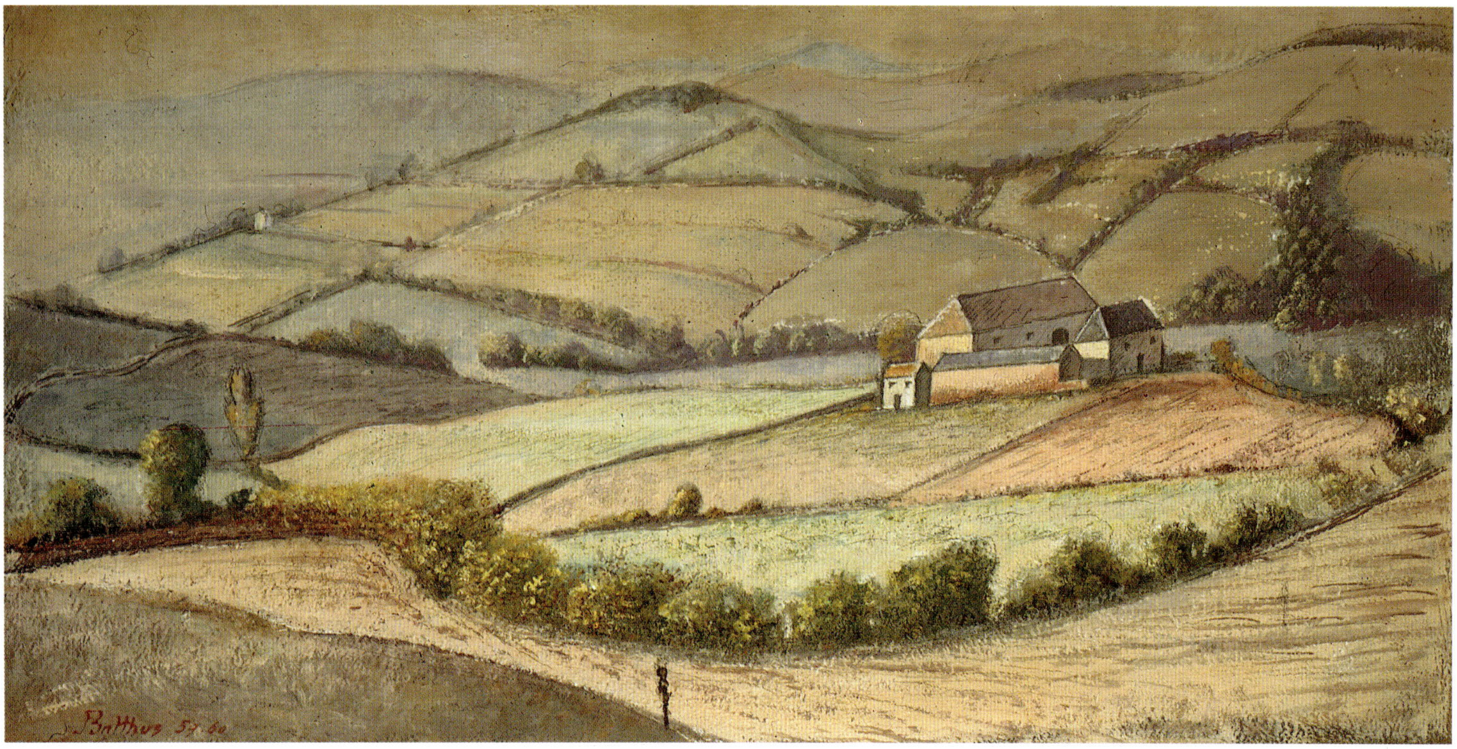

La Bergerie (Die Schäferei)
1957-1960
Öl auf Leinwand
50 x 101,5 cm
Lausanne, Privatsammlung

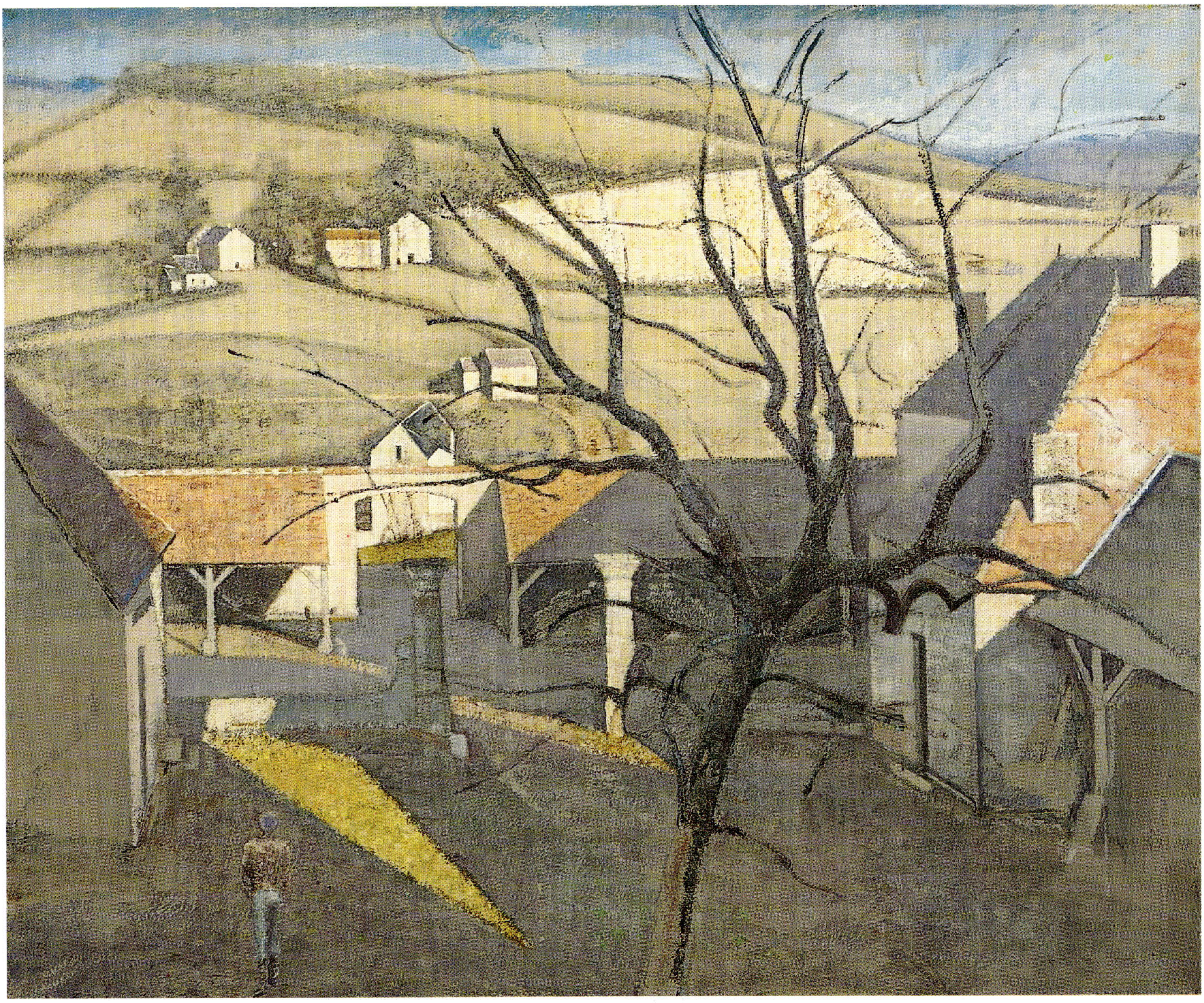

Cour de ferme à Chassy / Grand Paysage (Gutshof in Chassy / Große Landschaft)
1960
Öl auf Leinwand, 130 x 162 cm
Paris, Musée national d'art moderne, Centre Georges Pompidou, Schenkung Henriette und André Gomès, 1985, mit Vorbehalt des Nutzungsrechts

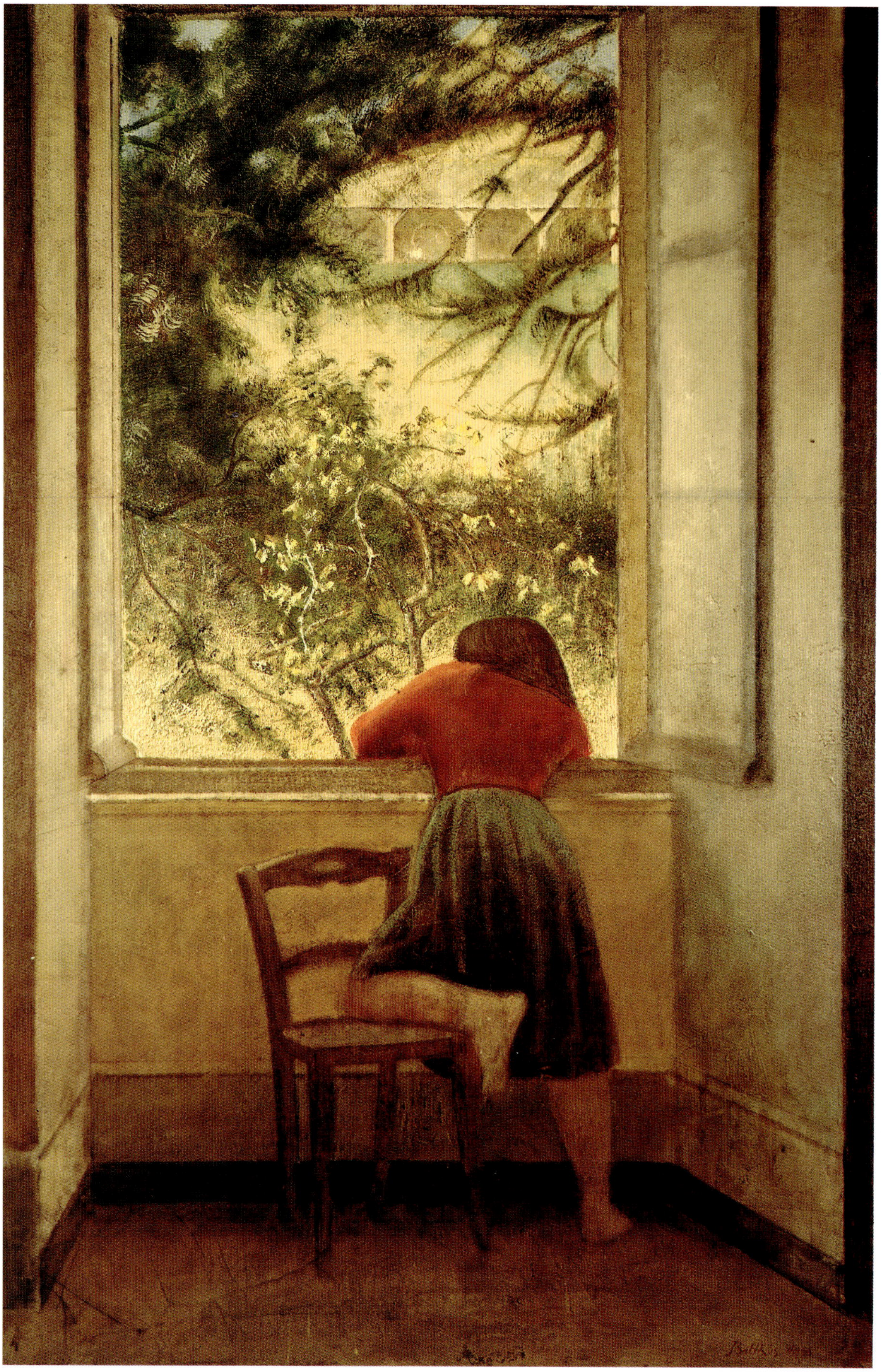

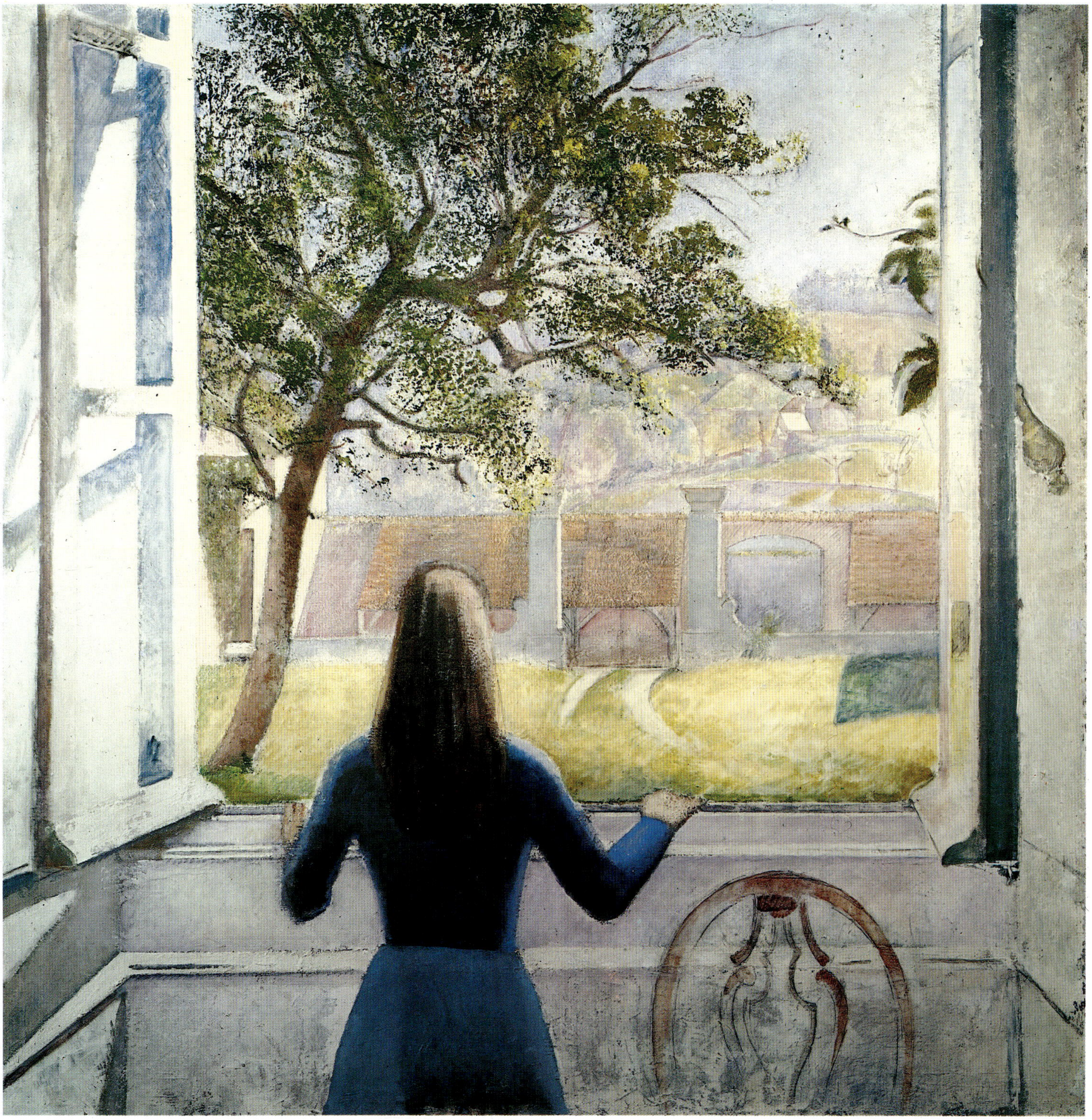

Jeune fille à la fenêtre (Mädchen am Fenster)
1955
Öl auf Leinwand
196 x 126 cm
Privatsammlung

Jeune fille à la fenêtre (Mädchen am Fenster)
1957
Öl auf Leinwand
160 x 162 cm
Privatsammlung

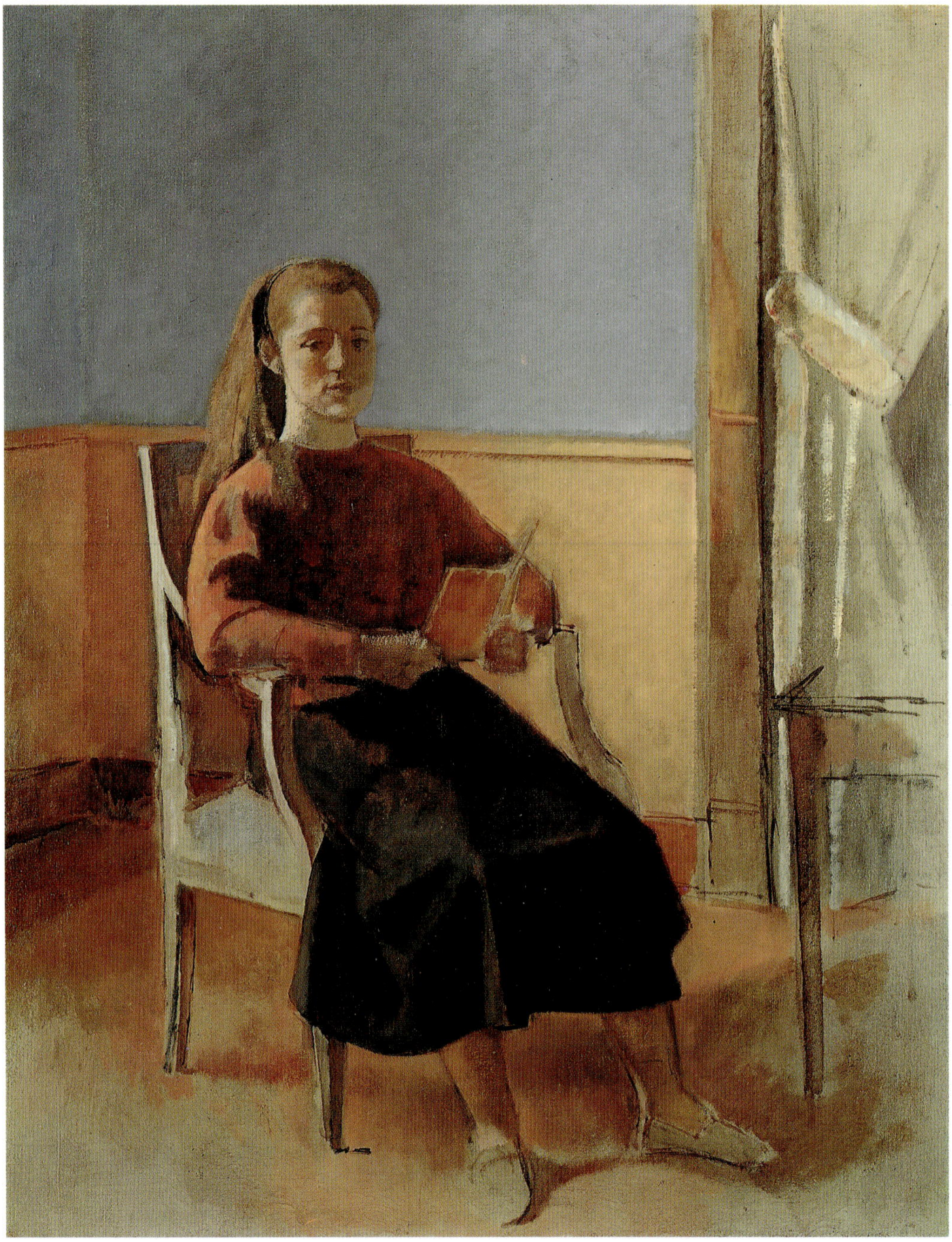

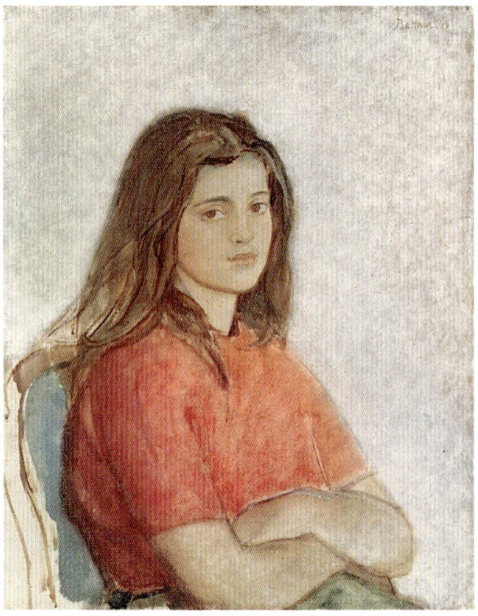

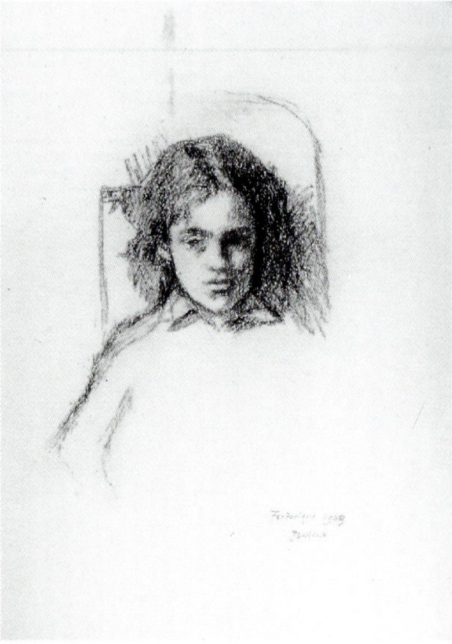

Jeune fille aux bras croisés* *(Mädchen mit gekreuzten Armen)
1955
Öl auf Leinwand, 81 x 65 cm
Privatsammlung

Frédérique, lesend
1949
Bleistift auf Papier, 62 x 44 cm
Sammlung Pierre und Denise Klossowski

Jeune fille lisant (Lesendes Mädchen)
1957
Öl auf Leinwand, 162 x 130 cm
Paris, Galerie Albert Loeb

Frédérique au chandail rouge* *(Frédérique mit rotem Pullover)
1955
Öl auf Leinwand, 49 x 44 cm
Privatsammlung

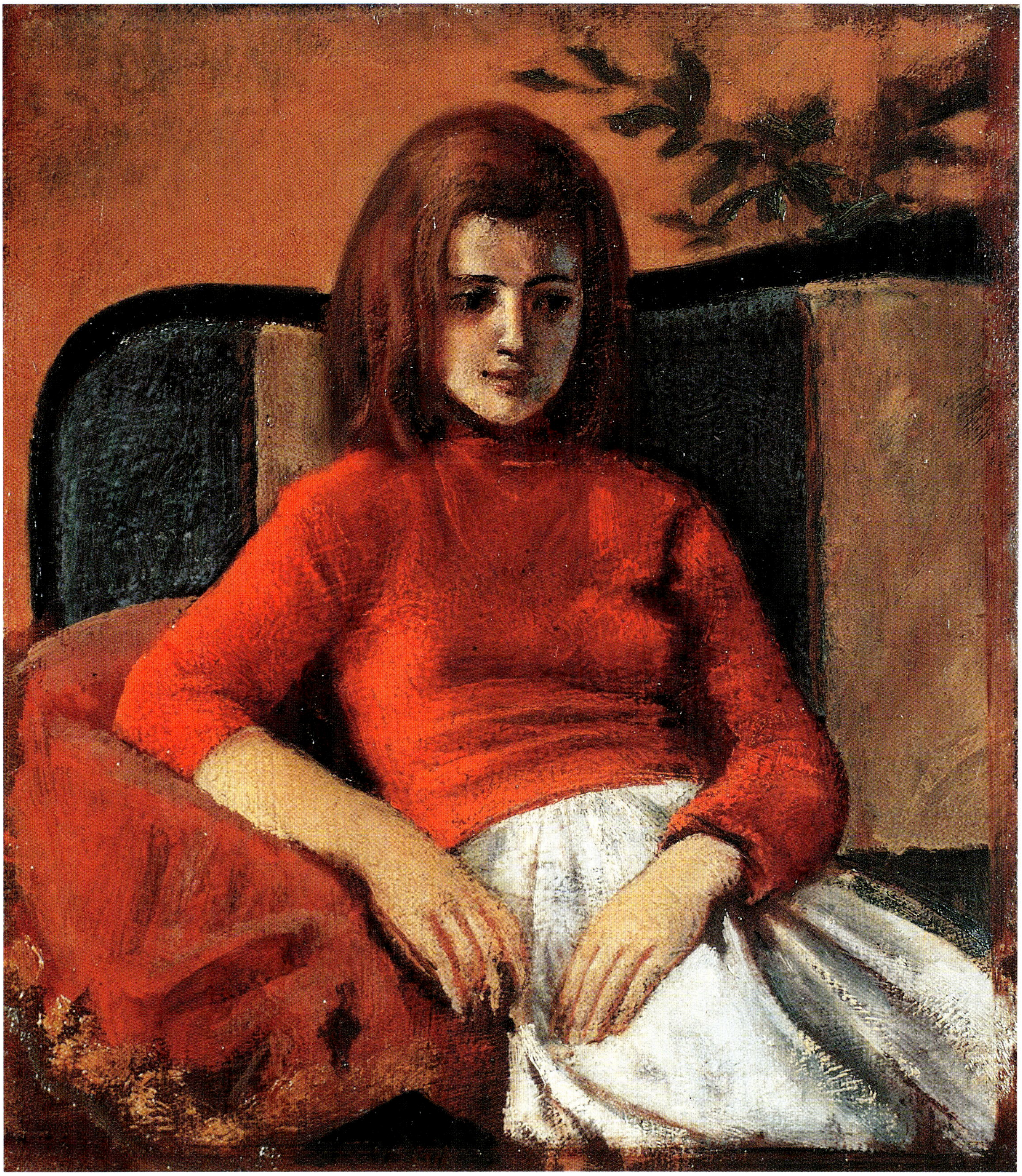

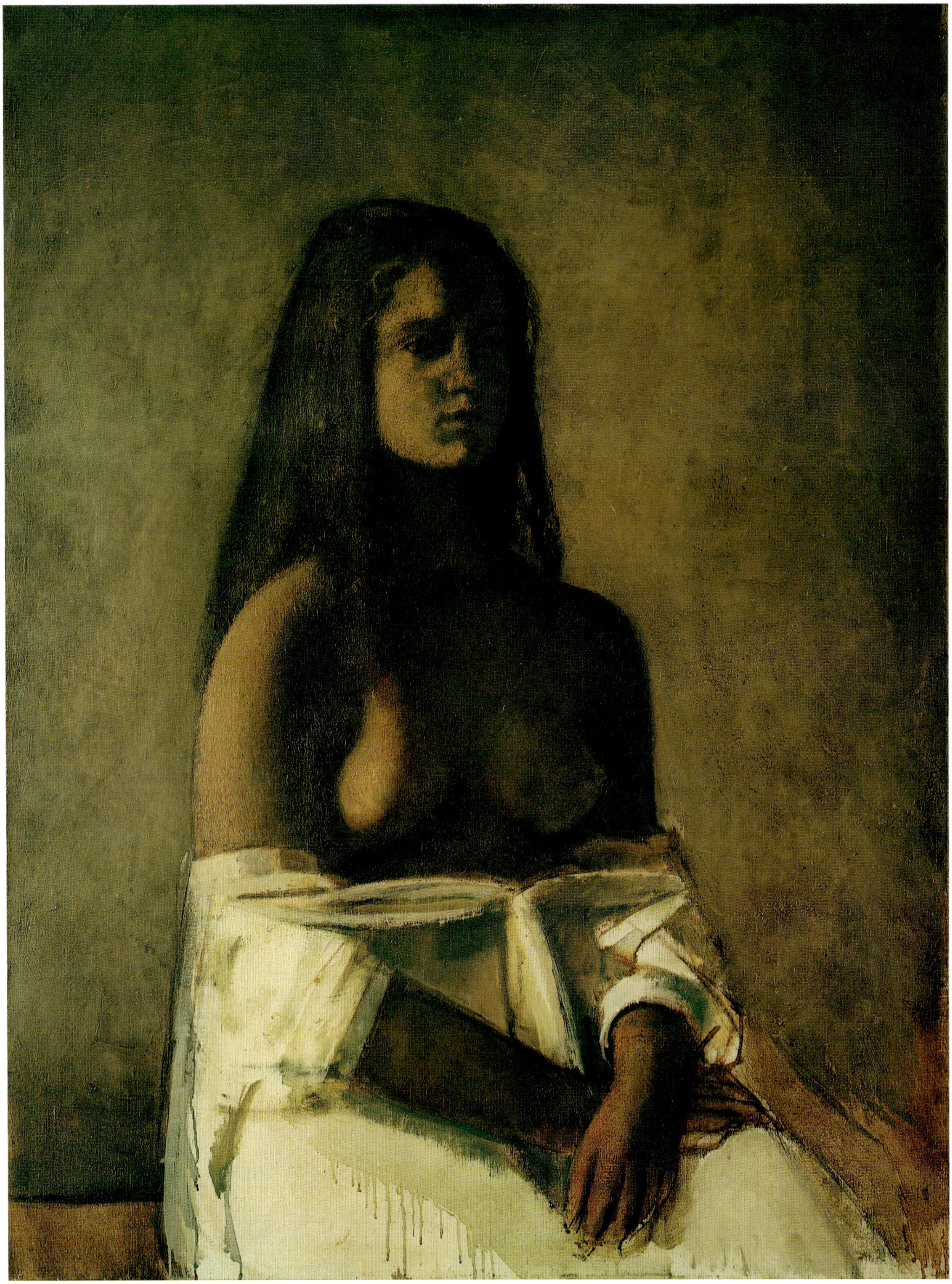

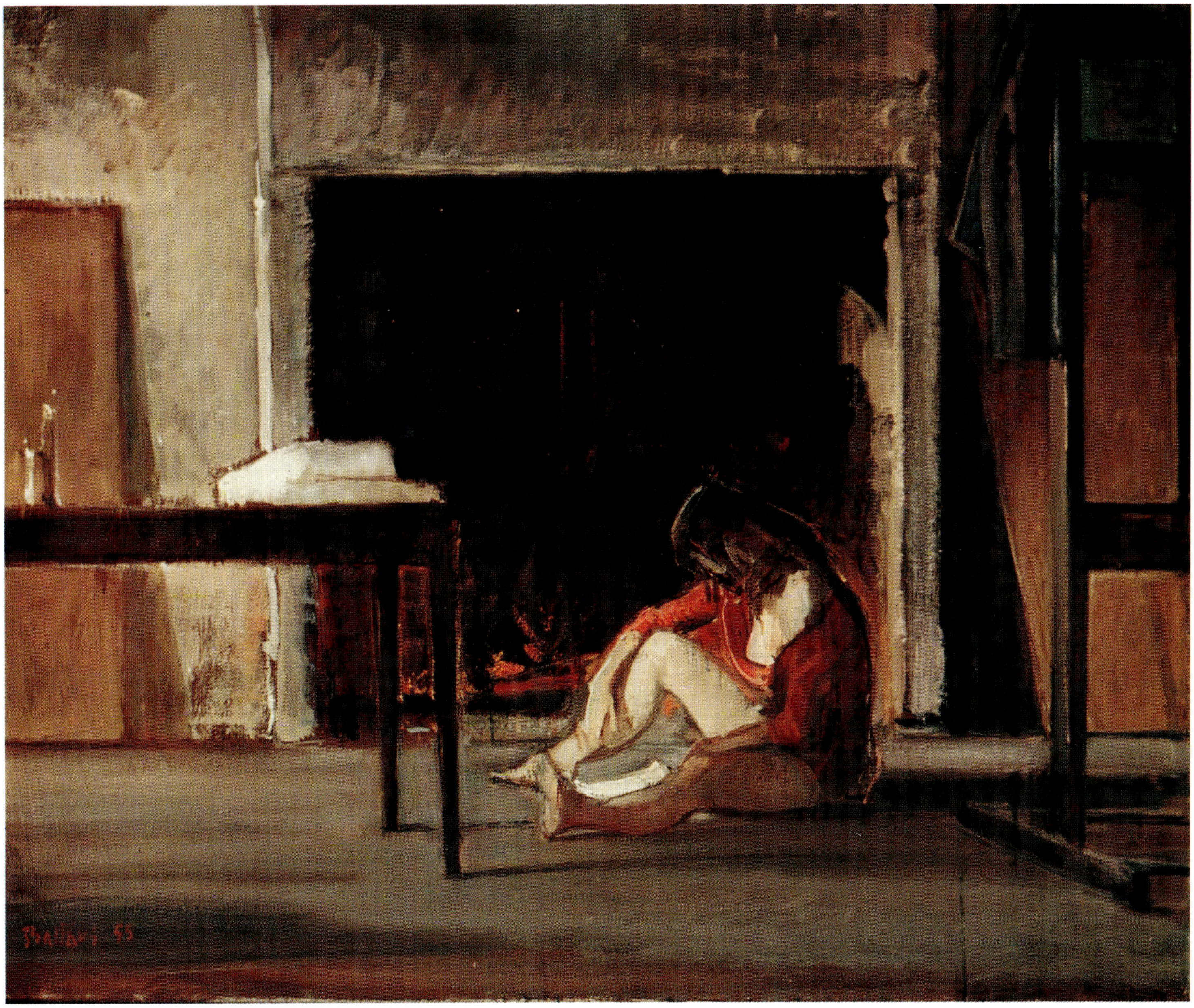

Jeune fille à la chemise blanche
(Mädchen mit weißem Hemd)
1955
Öl auf Leinwand
116 x 89,9 cm
Privatsammlung

Cheminée de l'atelier de Chassy
(Kamin im Atelier von Chassy)
1955
Öl auf Leinwand
92 x 73 cm
Privatsammlung

Hinter den Spiegeln

Während der Jahre im Morvan verläßt sich der einsiedlerische Schloßherr nicht einfach nur auf seine beiden Augen als Landbewohner. Gewiß, wie wir gesehen haben, malt er hier einige seiner schönsten Landschaften, friedvolle Bilder – er spricht von der Stille des »*ruhigen Grüns*«. Er setzt im übrigen hinzu, daß es eine Stille voller Geräusche ist, das Singen der Vögel, das Muhen des Viehs, ein Traktor, Hufgeklapper von Pferden. Doch Balthus ist niemals der Mann eines einzigen Ziels. Er geht in Chassy der Serie mit Ansichten des bäuerlichen Anwesens und der Felder sowie den Portraits von Frédérique nach. Und indem er zur gleichen Zeit technische Recherche mit der Erkundung neuer Themen verbindet, überschreitet er die erdverbundene Realität von Chassy mit einer veritablen »Welle von Träumen«. Wie so oft in seiner Arbeit entwickelt sich das Thema in Variationen, von *Rêve I* (1955) zu *Rêve II* (1956–1957) und zu *Fruit d'or* (1956), um sich mit *La Phalène* von 1959–1960 in einer etwas anderen *coda* zu verlängern.

Balthus begibt sich nicht ohne Vorbehalte und Vorsichtsmaßnahmen an die Gestade der Träume. Er stürmt nicht mit der enthusiastischen Hingabe der deutschen Romantiker darauf los, wie etwa Füssli oder in neuerer Zeit Max Ernst. Sein von Feindseligkeit angehauchtes Mißtrauen gegenüber dem Surrealismus, seine oft sarkastische Zurückhaltung hinsichtlich der Methoden der inneren Erforschung mit dem »Ariadnefaden« Freuds, seine Ablehnung von Führern des Unbewußten à la Jung oder – noch schlimmer – sein Abscheu vor Scharlatanerien, vor Gurus, vor Täuschern halten ihn fern vom Opium der Träume.

Wie wir alle träumt Balthus gewiß viel, und seine Nächte sind sicherlich von Phasen »*paradoxen Schlafes*« durchsetzt. Ihre Spuren verwischen sich beim Erwachen, sagt er, und das um so mehr, als er heute häufiger zu seinen Beruhigungsmitteln greift, jenem *Lexomil*, das er Traumauswischer nennt. Die Träume, an die er sich am genauesten erinnert, sind Fortsetzungen seiner Arbeitsgedanken vom Tage. Er erinnert sich an einen »Atelieralptraum«, der ihn zur Zeit der Arbeit an dem großen Bild *La Montagne* heimsuchte. Im Traum entdeckt er, daß der blaue Himmel »übermalt« wurde, daß er gelb geworden ist. Voller Beunruhigung gibt er Giacometti davon Kunde, der ihn beruhigt. »*Laß doch, laß doch*«, sagt Alberto. Doch im allgemeinen hegt Balthus ein instinktives Mißtrauen gegenüber dem Traum, wenn er als eine der Künste aufgefaßt wird.

La Phalène (Der Nachtfalter)
1959-1960
Kasein und Tempera auf Leinwand
162 x 130 cm
Paris, Musée national d'art moderne, Centre Georges Pompidou, Schenkung Henriette und André Gomès, 1985, mit Vorbehalt des Nutzungsrechtes

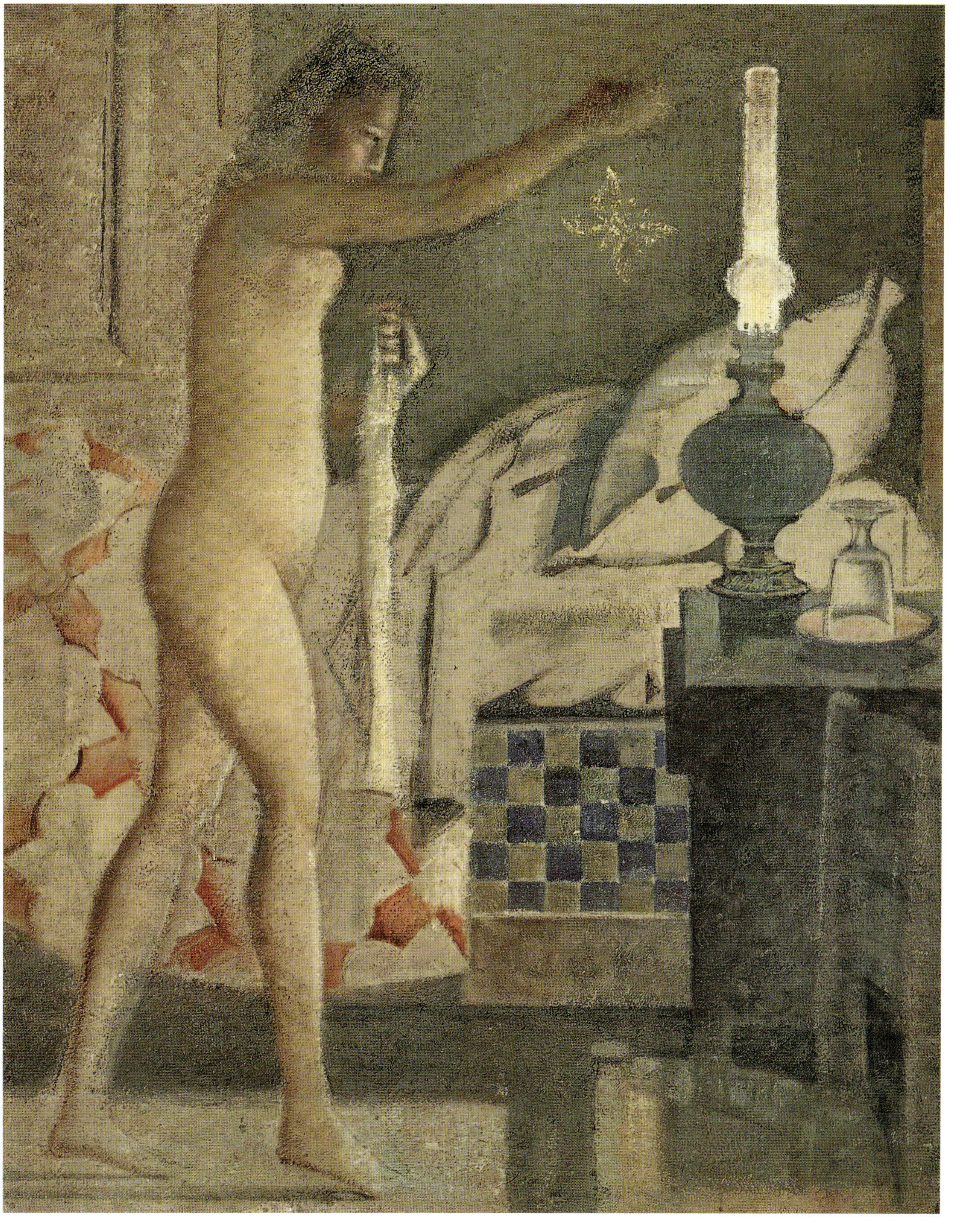

Wenn Balthus beim Erwachen einen seiner Träume behalten hat, lehnt er die Deutungen, die man ihm anbietet, ab, selbst wenn es Federico Fellini ist, der als Amateurpsychiater den »Traum von der Tarantel« analysieren will, einen Traum, von dem Balthus oftmals heimgesucht wurde. Darin wird er eines ihm nicht weiter bekannten Vergehens oder Verbrechens angeklagt, und er erscheint vor einem Gerichtshof, der sich aus giftigen Tieren zusammensetzt. Als Verteidiger hat er eine Languste. Die Sitzung bringt ihm die Anklage wieder in Erinnerung. Er hat eine Spinne mit einem Insektizid besprüht, und diese verlor unter dem giftigen Strahl das Bewußtsein. Von Reue ergriffen badet Balthus sie in einer Schale Wasser, wo sie wieder zu sich kommt.

»Die Spinne in meinem Traum«, sagt Balthus, *»entstammt einem phantastischen Roman, den ich früher einmal gelesen habe und der mich sehr beeindruckt hat. Es war die Geschichte von Betsy, der Tarantel, einem schreckenerregenden Insekt, das aber völlig harmlos ist, so freundlich gar, daß sie sich auf den Rücken legte, damit man ihr den Bauch kraulte.«*

Fellini versuchte, von diesem Traum ausgehend die »Pulsionen« seines Freundes zu bestimmen. Mir scheint er eher die »Grundgüte« von Balthus anzuzeigen, der versucht, die Spinne wiederzubeleben, die er beinahe getötet hat, und der bereit ist, den Bauch der gräßlichen Tarantel zu kraulen. Und persönlich diagnostiziere ich in diesem Traum die zählebige Erinnerung an Lewis Carroll.

Am allernächsten stehen Balthus als echte Herzenskomplizen die Kinder, abwesend auf großer Fahrt, versponnen in ihre Träumereien, nachdenklich beinahe ohne Gedanken, sich treiben lassend im Laufe des langen Nachmittags zwischen Langeweile und Erwartung, auf allen vieren auf dem Teppich lesend, Kartenleger, die Patience in allen Bedeutungen des Wortes spielen. *»Die jungen Mädchen sind für mich eher Engel als Dämonen.«* Ihm erscheint es unmöglich, daß man in ihnen erotische Wesen sehen kann und daß es nach den byronesken Provokationen seiner dreißiger Jahre mit ihnen in seinem Werk ein Bewenden haben soll.

Die Aufheiterungen, die Lichtblicke in Balthus' Universum werden durchstreift von zarten kindlichen Feen, ganz kleinen Nattern, schlangenartigen Wasserjungfern, rosigen und blonden Blindschleichen, Undinen des Festlandes, Winzlingen kleiner glatter Figuren, Fädchen-Mädchen, die Balthus' Blickfeld kreuzen und sein Atelier beehren. Er betrachtet sie mit dem verwunderten Vergnügen des Entomologen, der Libellenarten entdeckt, die die Taxonomie noch nicht kennt, Libellen, die nur in einem entlegenen Tal jenseits der Quellen des Sambesi existieren. Balthus zeichnet mehrfach das hochgewachsene Mädchen, und er malt es zumindest zweimal in großem Format (163 x 130 cm). Gibt es in der Technik der Ölmalerei ein Kriterium, das es erlauben würde, von einem »lächelnden Pinselstrich« zu sprechen? Ich bin versucht zu glauben, daß dem so ist, wenn ich an diese Bilder (und im übrigen auch andere von Balthus) denke. Es gibt einen Umgang mit Pinsel und Farben, der darin besteht, eine Stimmung einzufangen, als finge man einen Schmetterling – eine anmutige Art des Umgangs. Die Stimmung, die Balthus diesen kleinen Besucherinnen, diesen Mini-Feen entgegenbringt, ist eine lachende und eine boshafte Stimmung. Bei *Nu au foulard* kommt die Figur fast im Dreiviertelprofil auf uns zu, in einem Licht, das die Zartheit sanften Fleisches und die heilige Weichheit des Inneren einer Muschel zu

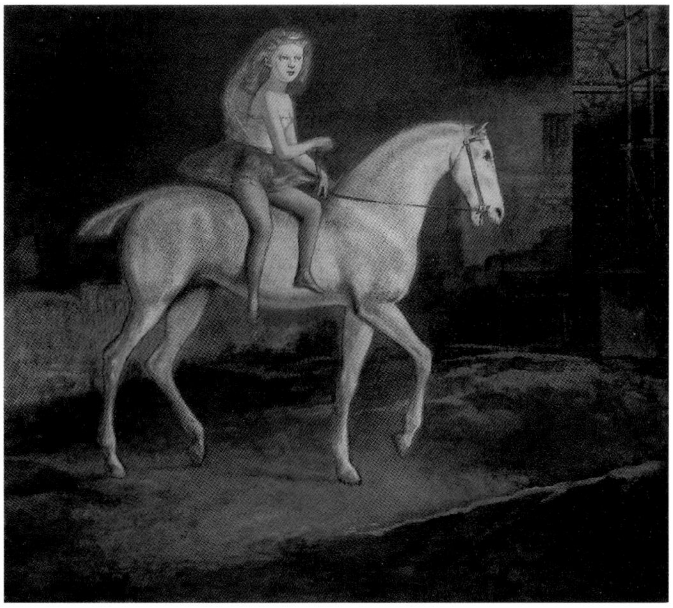

Ecuyère sur un cheval blanc
(Reiterin auf einem Schimmel)
1941
Öl auf Karton
80 x 90 cm
Privatsammlung

einem Ganzen verschmelzen läßt; sie hält den linken Arm über dem Kopf, wie eine Amphorenträgerin ohne Amphore, von artigem Ernst (ein wenig abwesend). Bei *Nu au miroir*, einem sehr schlanken Akt, wiedergegeben in Braun- und Beigetönen, phosphoresziert sanft der zarte Körper des nachdenklichen Mädchens, das sich spiegelt und bewundert. Sie sieht im Spiegel, daß sie jung ist wie eine Aprilknospe, fein wie ein Stück Goldfaden, und daß Balthus damit befaßt ist, sie zu malen, was schon ein beträchtliches Vielfaches an Glück darstellt: das der Kleinen, deren Portrait entsteht, das Glück des von dieser winzigen Zauberin entzückt-berückten Malers und das Vergnügen aller, die dieses Bild betrachten und in heller Freude lächeln.

Was diese Beinahe-Schlafwandlerinnen angeht, so will Balthus gar nicht in ihr Inneres eindringen, die Landschaften ihrer Träume erforschen. Füssli oder Max Ernst suchen uns einen Widerschein der Traumbilder zu bieten, und oft gelingt ihnen das. Balthus wagt sich dorthin nicht vor, oder nur auf Umwegen, von der Seite her, in der »*beunruhigenden Fremdheit*« von *Passage du Commerce-Saint-André* und von *La Montagne*, wo die Verquickung eines scheinbaren »Realismus« mit höchst unwahrscheinlichen Begegnungen im Betrachter die tückische Hilflosigkeit angesichts eines ironischen Zaubers entstehen läßt. Als wir eines Abends über Professor Michel Jouvets Untersuchungen des Schlafs der Katzen und ihre Träume sprachen, brachte einer von uns die Arbeiten des Biologen auf den Punkt, indem er sagte: »Man ist sich sicher, daß die Katzen träumen, und man ist sich sicher, daß man nicht weiß, wovon.« Balthus fragte lediglich: »*Welches Recht hätte man, das zu wissen?*« Was für die Katzen gilt, gilt sicherlich auch für die Kinder. Balthus glaubt nicht, daß er das Recht hat, in ihren Träumen herumzuspazieren und ihre Träumereien oder ihre Phantasien darzustellen. Wenn es ihn heute, ohne daß er sich von *La Leçon de guitare* »lossagte«, irritiert, daß dieses unverfrorene Bild zu oft ausgestellt oder reproduziert wird, dann liegt es nicht daran, daß sich der junge Teufel zum alten Einsiedler gemausert hätte, daß Balthus zum Puritaner und Moralisten geworden wäre. Mir scheint, daß das völlig andere Gründe hat: weil er die Billigkeiten des Expliziten scheut und die Gefahr, daß die entblößten Geheimnisse allzu leicht den Blicken preisgegeben werden. Weil er die Capricen des Verlangens und die Bilder der Wonne nur am Rande ahnen lassen will.

Wenn Balthus die Rückseite der Träumerei oder die Rückseite des Spiegels suggerieren will, das, was die geschlossenen Augen des Mädchens sehen, oder die Heimsuchungen des Traums, dann verlangt er vom Symbol die Diskretion des Abstands: Er »beschreibt« die Träume der Schläferin nicht, sondern sorgt dafür, daß die flüchtigen Schritte der Spenderin den Boden nur streifen, während sie die Zeichen ihres Erscheinens auf den Knien der Träumenden hinterlassen wird: den Klatschmohn bei *Rêve I* (1955), die goldene Frucht bei dem Bild desselben Namens (1956) oder die gelbe Stockrose von *Rêve II* (1957). »*Ich male keine Träume*«, sagt er, »*ich male Träumerinnen.*« Bei den drei Variationen über das Thema des Traums verlangt Balthus der Technik und der Palette ab, daß sie uns entwirklichen, wie man sich entfremdet: gedämpfte Farben, in denen nur das grelle Rot des Kaltschmohns (*Le Rêve I*), der violette Spenzer der Schlummernden (*Le Fruit d'or*) oder die goldene Blume (*Le Rêve II*) hervorspringen. Die Farbe ist matt, nicht sehr dick aufgetragen, mit Wachs verdünnt, um zu erzielen, was Balthus »eine saftige Mattheit« nennt. Die Szene ist in einen leichten Dunst getaucht, leicht wie der Schritt der Besucherin, die vielleicht eine geflügelte Freundin ist, eine Verkünderin oder gar einer der Engel, die Rilke so liebte und deren Segnungen er dem Kind Balthus beigebracht haben mag. Beim Erlebnis von Träumen ist, das wissen wir wohl, nicht die Seltsamkeit der Ereignisse das Charakteristische (der Traum ist zuweilen von einer nahezu beruhigenden Banalität) und auch nicht die Bizarrheit der Akteure. Was die Dimension des Träumerischen vor allem ausmacht, sind die nicht wahrnehmbaren Veränderungen des Lichts und der Schauplätze, das Gefühl, in einer seltsamen Elastizität des Raums gefangen zu sein, einer leichten Vernebelung der Klarheit, einer Nicht-Schwere des Seins. Diese Nicht-Schwere findet sich wieder in dem wunderbaren Bild *La Phalène* (1959–1960), das nach denselben Prinzipien konzipiert ist wie die Variationen über *Le Rêve*, halblaute Farben, fast glanzlose Oberflächen, das Licht zwischen zartem Dunst und Dösen – die meisterliche Unsicherheit, deren auch der sicherste Meister fähig ist, diese schwebende Sanftheit, zu der auch der bestimmteste und selbstsicherste Maler Zugang besitzt.

Was die Sanftheit, diesen feinen Schleier von Sonnendunst angeht, in die die beiden Varianten von *Rêve* und *Le Fruit d'or* getaucht sind und der sie zugleich verschleiert, so hat Balthus die ihnen gemäße Technik und Farbe genau studiert. »*Ich wollte eine Oberfläche ähnlich der des Freskos bekommen*«, sagt er, »›*matt*‹, *mit wenig (sehr wenig) Leuchtkraft. Ich habe verschiedene Farben ausprobiert, und was meinem Vorhaben am ehesten entsprach, war* ›casearti‹, *eine Emulsion aus Kasein und aus* gesso, *Gips also, die man mit den Ölfarben vermengt.*« (Balthus fügt der Mischung zwei Eßlöffel Milch hinzu.) Seither hat er *»casearti«* immer wieder verwendet, zum Beispiel im *Nu de profil* von Michelina (1973–1977) oder in *Paysage de Monte Calvello* von 1979. Es ist ein Präparat, wie es die Maler der Renaissance verwendet haben und mit dem sie ihre Holztafeln in einer dünnen Schicht überzogen. Man ist von Holz zu Leinwand übergegangen, ohne die Rezepte sonderlich zu verändern. Wenn Balthus dieses Material für eine bestimmte Art von Themen verwendet, um einen »*Geist der Leichtigkeit*« auszudrücken, so deshalb, weil er, wie er sagt, eine matte Oberfläche bekommen oder nur einzelne rare Glanz-

La Tasse de café
(Die Tasse Kaffee)
1959-1960
Öl auf Leinwand
163 x 130 cm
Privatsammlung

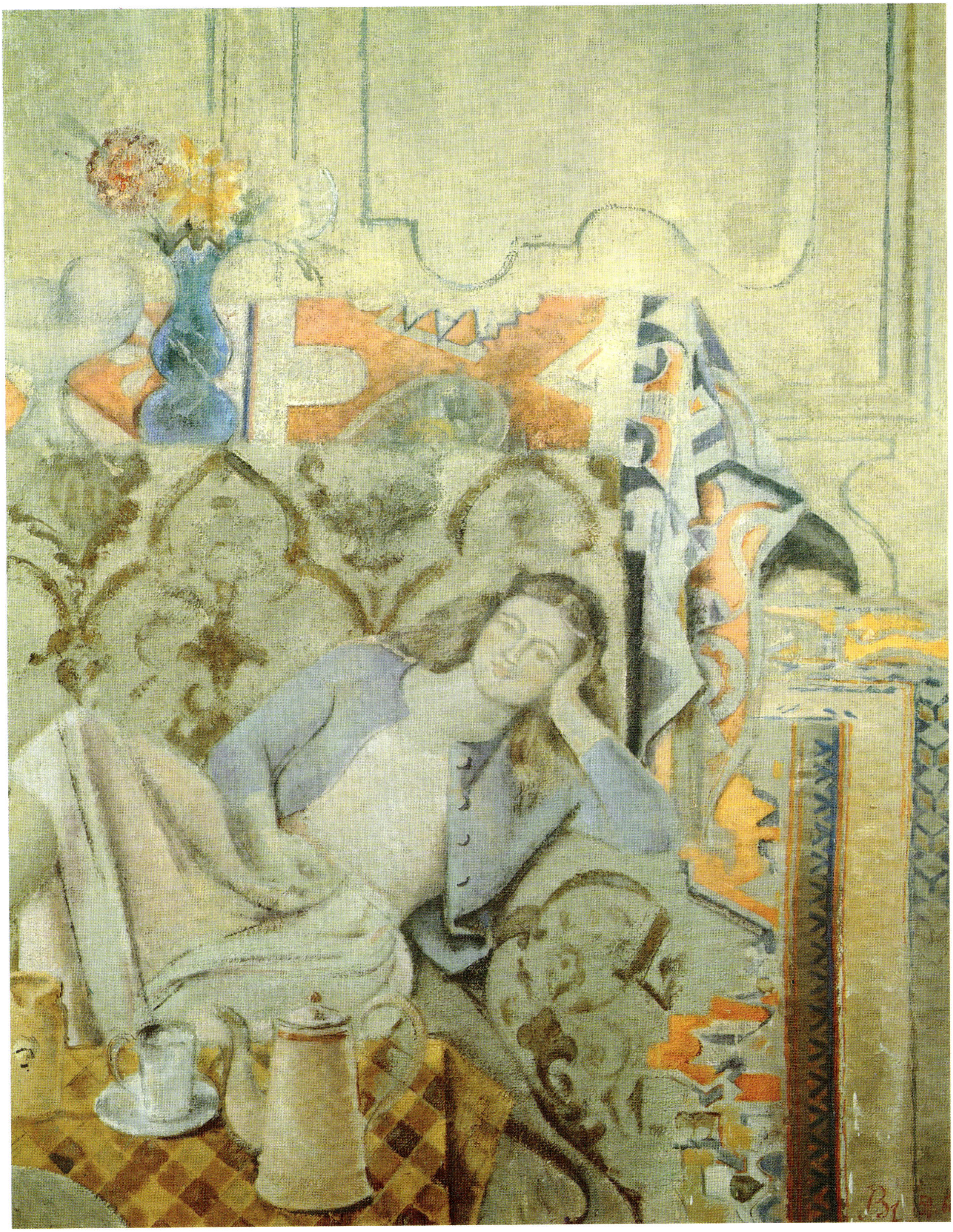

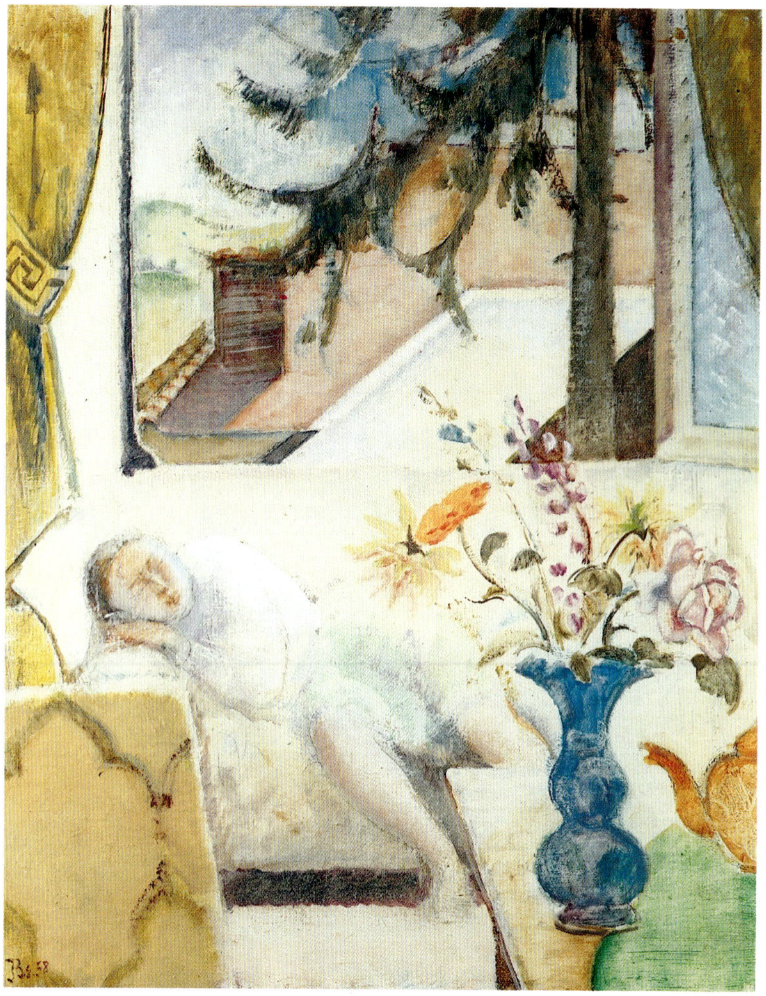

stellen bewahren will. Doch bei diesen Fallen für Träumerei, wie sie die drei Variationen darstellen, sind die Konstruktion und die Gegensätze zwischen dem zentralen Akzent eines warmen Tones und den kalten Tönen der Gesamtheit von großer Delikatesse. Die Konstruktion basiert auf dem, was Balthus *»meine intime Mathematik«* nennt, so in der geheimen Geometrie der schräg daliegenden Schläferin und der eilenden Besucherin über ihr, in dem Gegensatz zwischen der Reglosigkeit der Schlummernden und dem Elan der Eintretenden. Und im Kern dieser »Anordnung« das lebhafte Feuer eines Flecks warmer Farbe, der zinnoberrote Klatschmohn von *Rêve I*, das grelle Orange der Frucht von *Fruit d'or*, das Neapelgelb der Blume von *Rêve II*.

La Sieste (Die Siesta)
1958
Öl auf Karton
80 x 65 cm
Privatsammlung

Golden Afternoon
1957
Öl auf Leinwand
198,5 x 198,5 cm
Privatsammlung

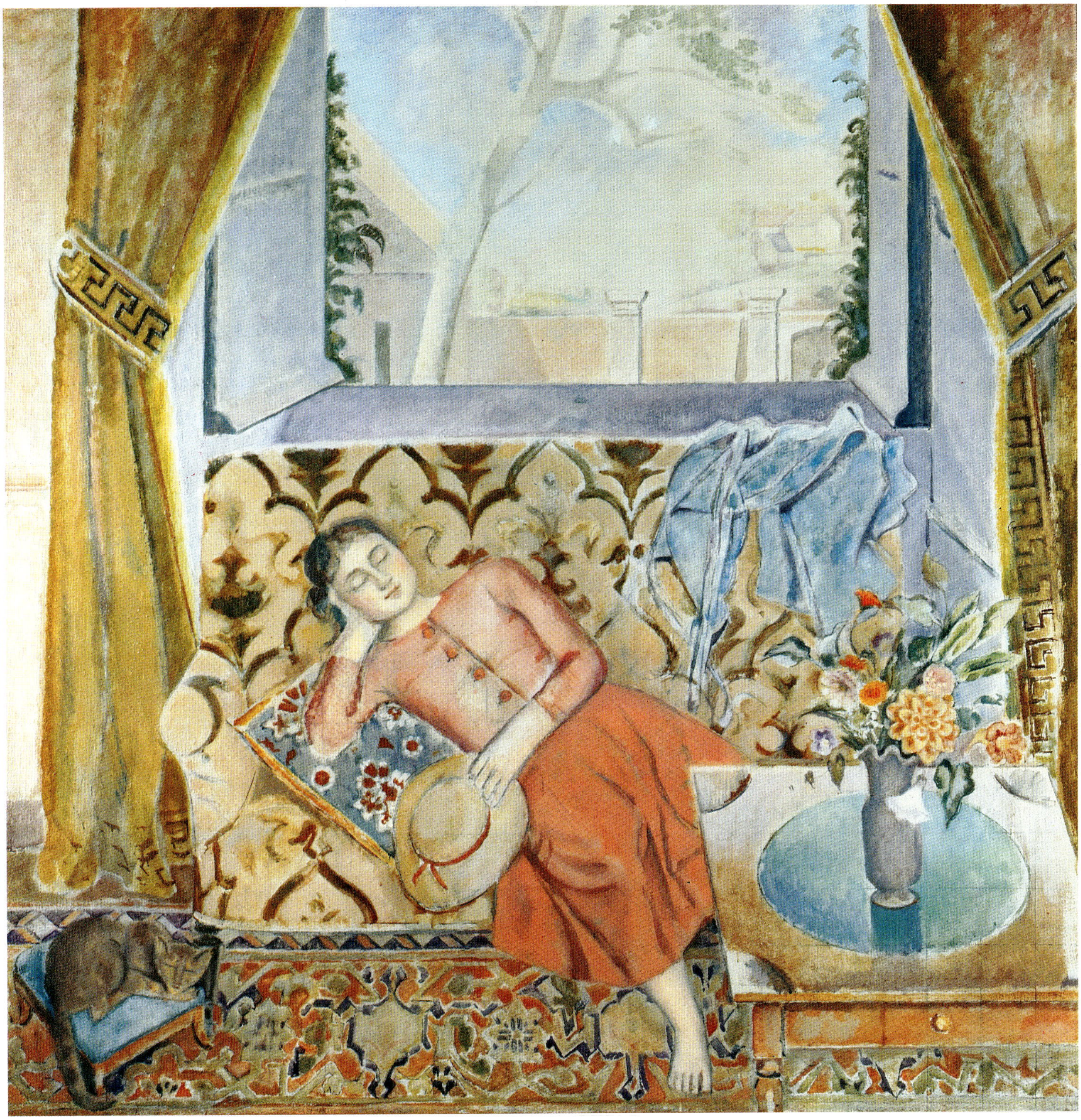

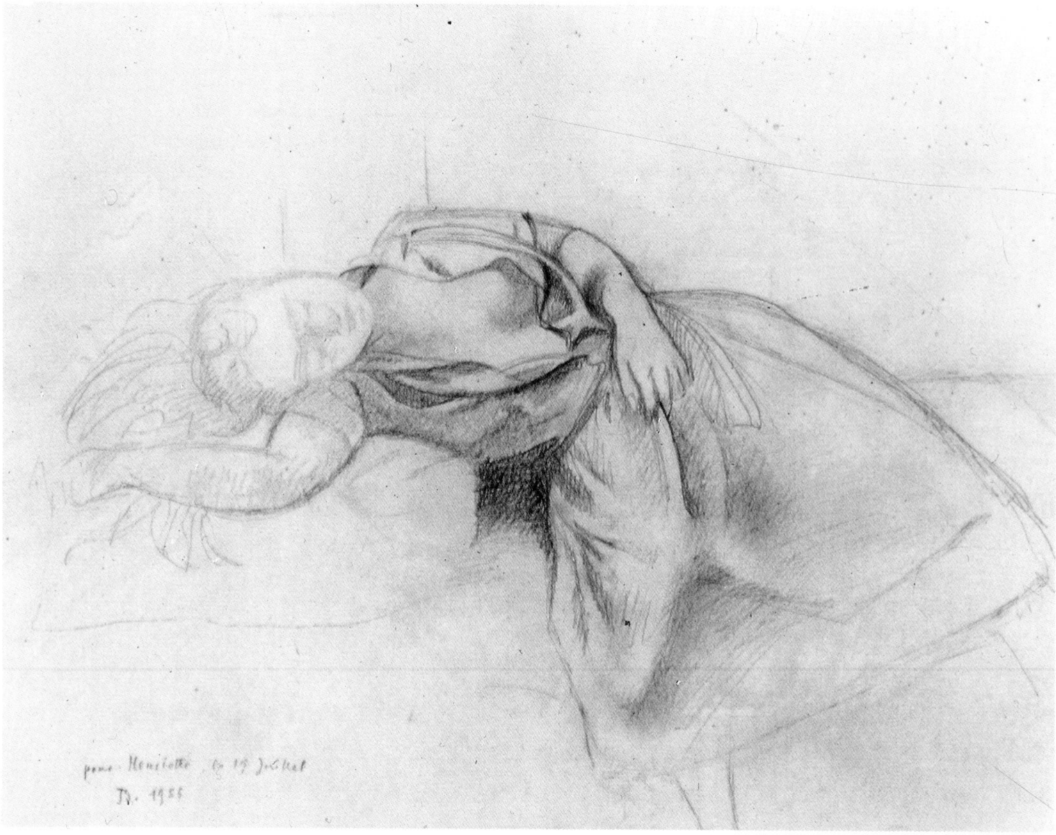

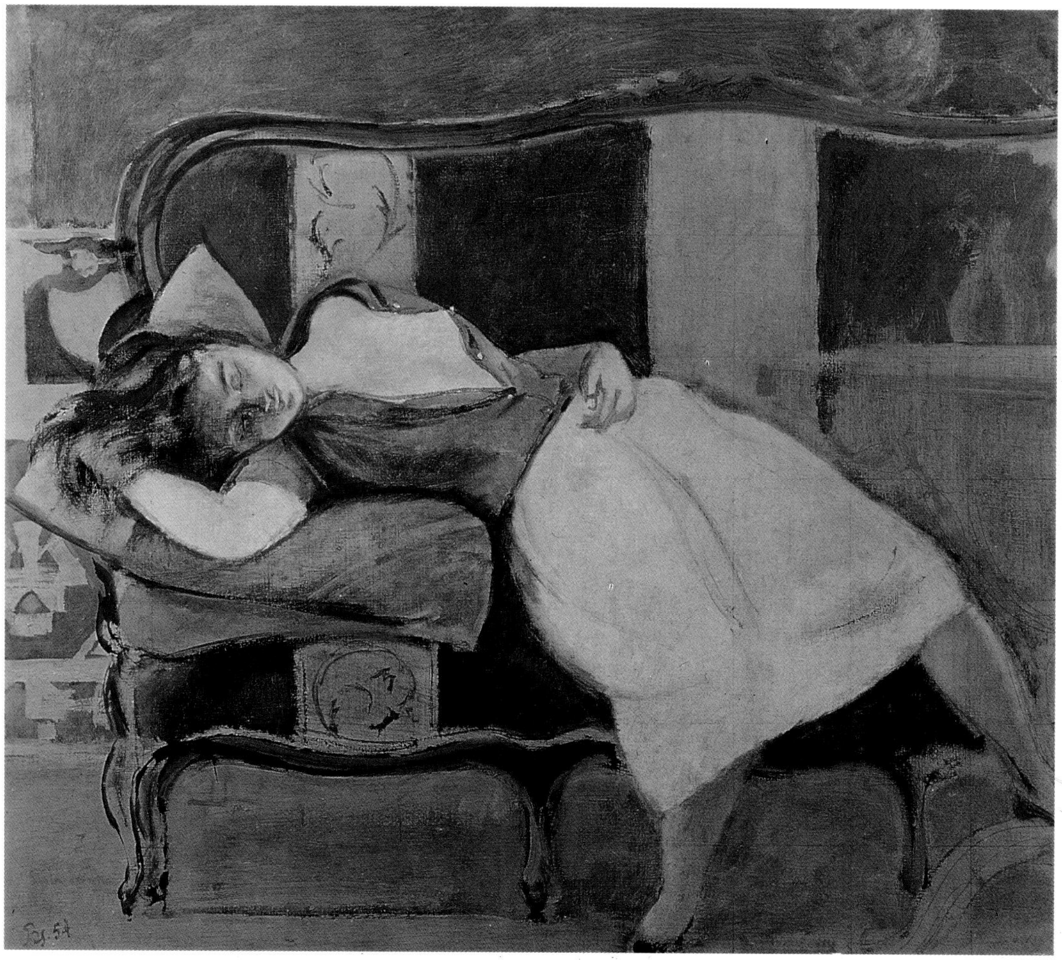

Studie zu *Le Rêve I*
1955
Bleistift auf Papier
41 x 52 cm
Paris, Privatsammlung

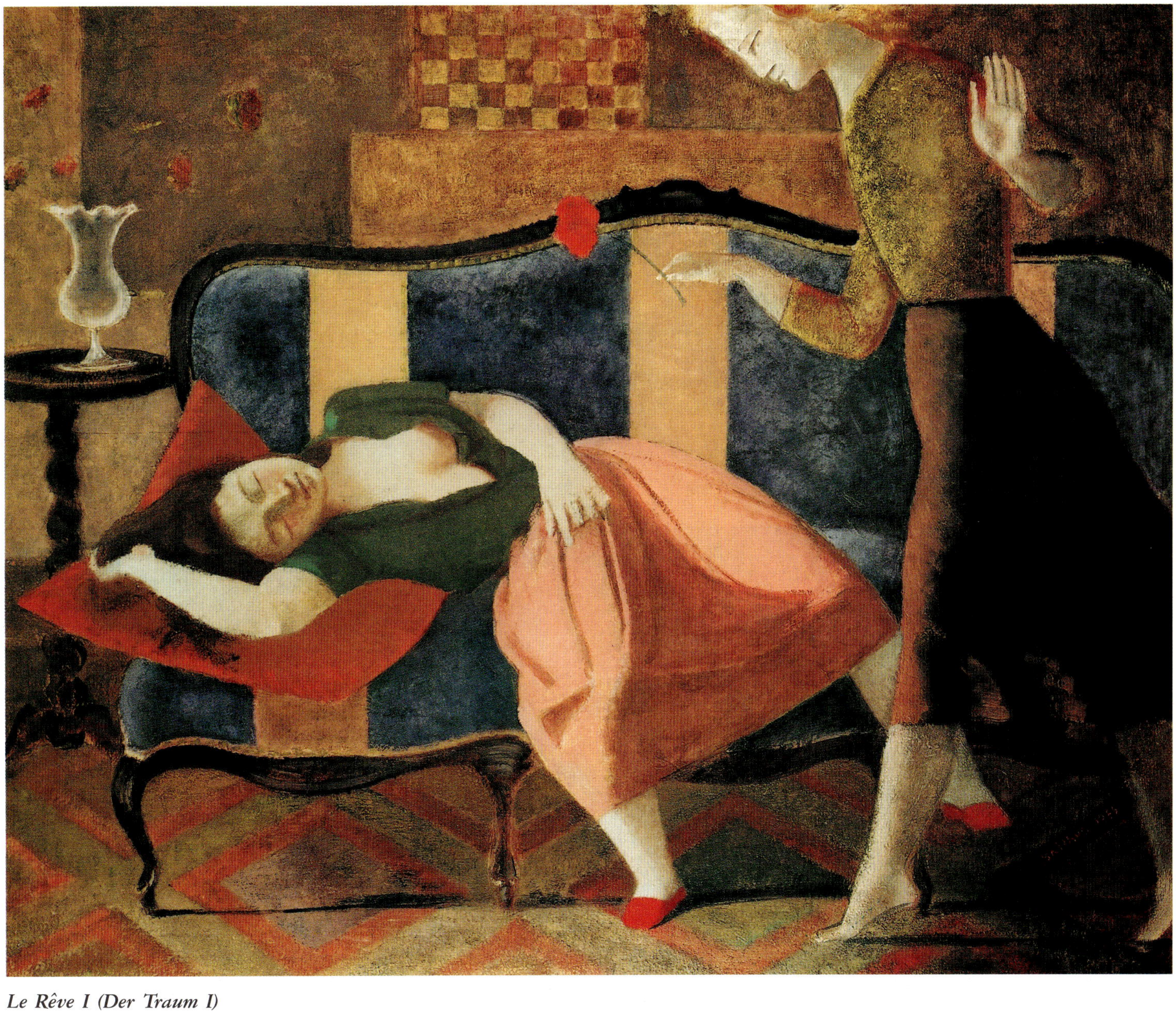

Le Rêve I (Der Traum I)
1955
Öl auf Leinwand
130 x 163 cm
Privatsammlung

Studie zu *Le Rêve I*
1954
Öl auf Leinwand
80 x 92 cm
Privatsammlung

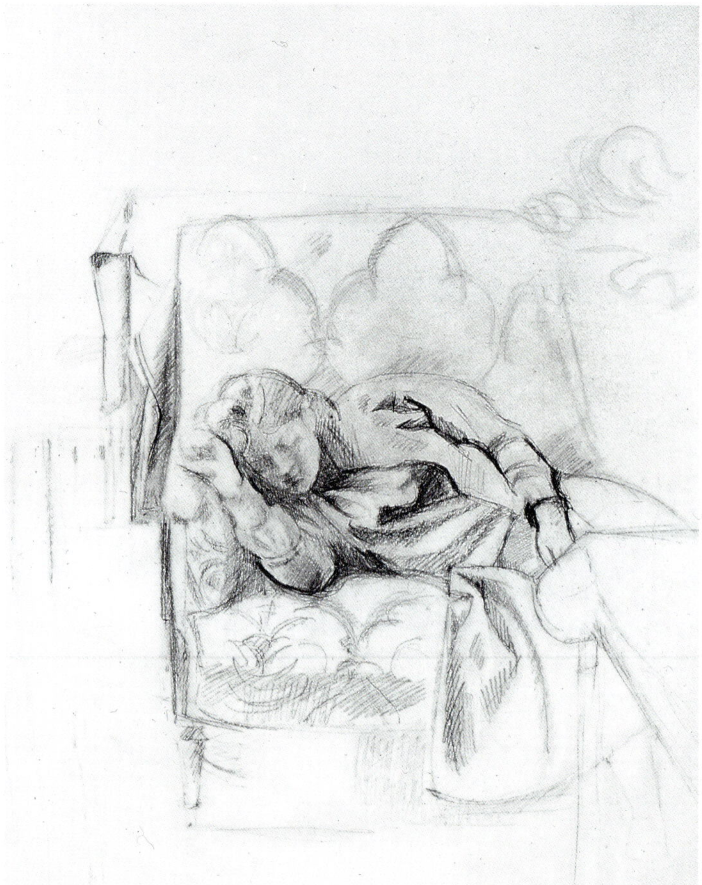

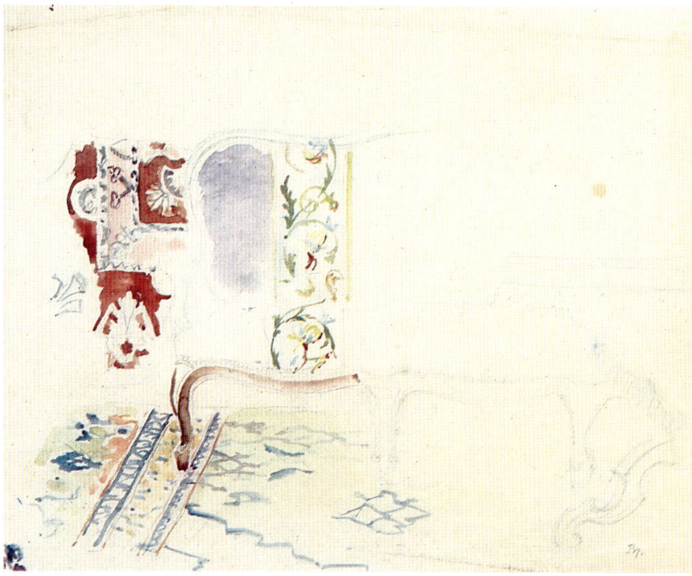

Studie zu *Le Rêve II*
1956
Bleistift auf Papier
54 x 43 cm
Privatsammlung

Teppichstudie
1955-1956
Aquarell und Bleistift auf Papier
43,5 x 55 cm

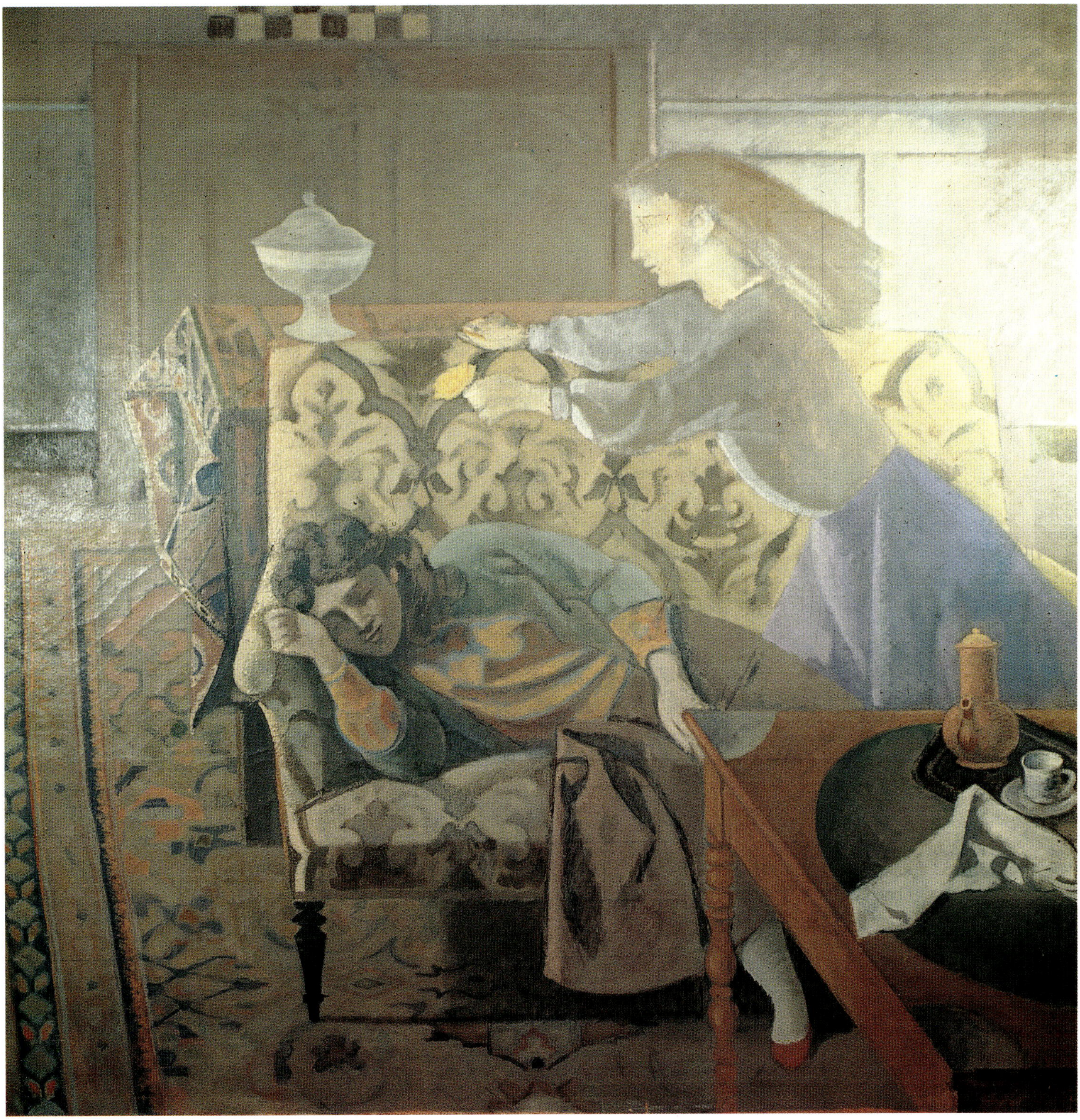

Le Rêve II (Der Traum II)
1956-1957
Öl auf Leinwand
198 x 198 cm
Privatsammlung

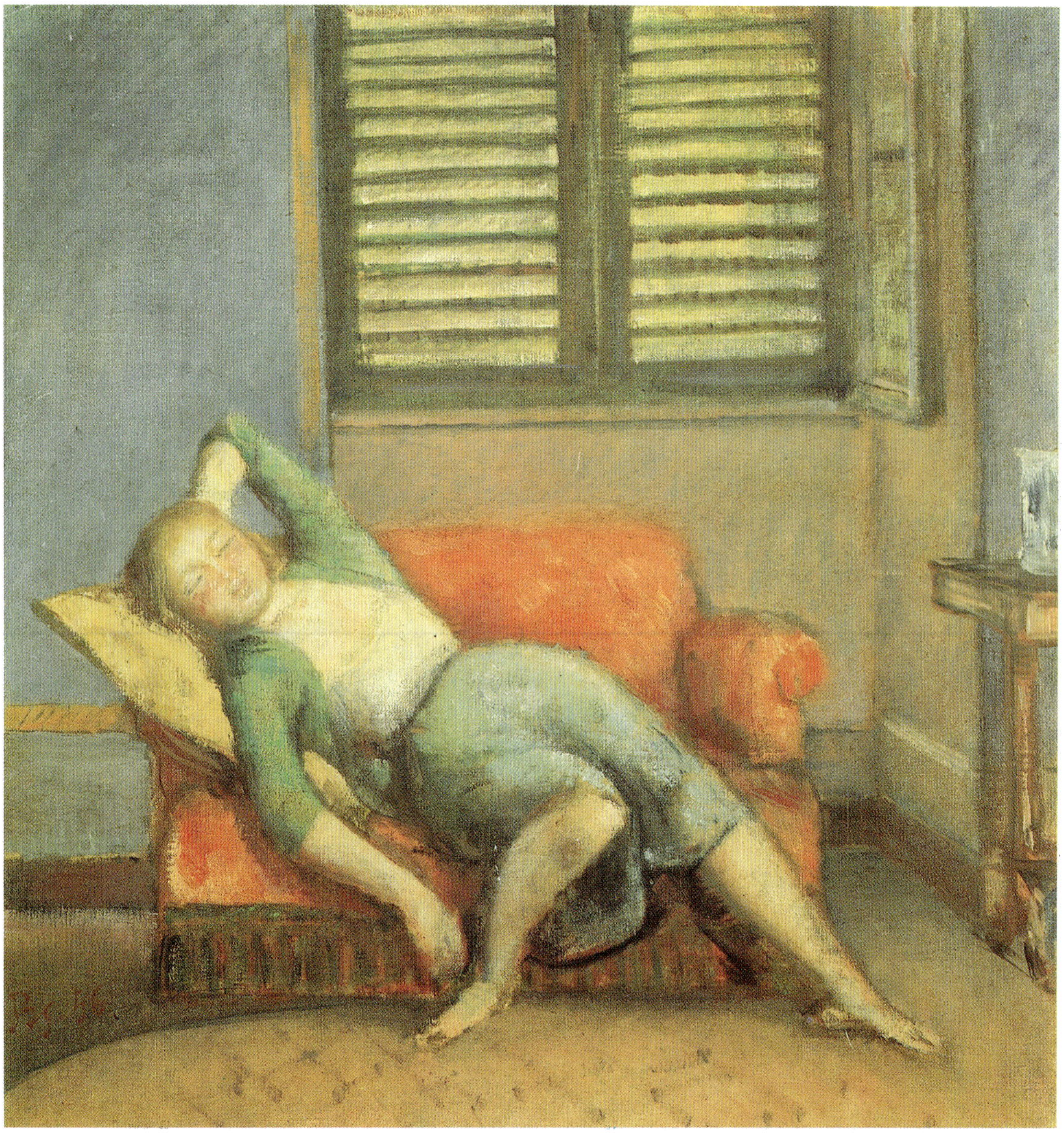

Les Persiennes closes
(Die geschlossenen Fensterläden)
1956
Öl auf Leinwand
60 x 59 cm
Privatsammlung

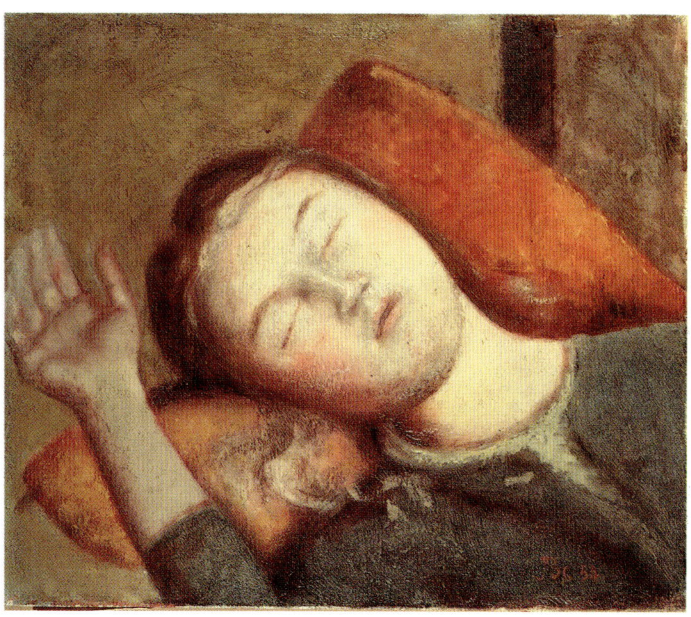

La Dormeuse (Die Schlafende)
1954
Öl auf Leinwand
46 x 55 cm
Frankreich, Privatsammlung

Le Fruit d'or (Die goldene Frucht)
1956
Öl auf Leinwand
159 x 160,5 cm
Privatsammlung

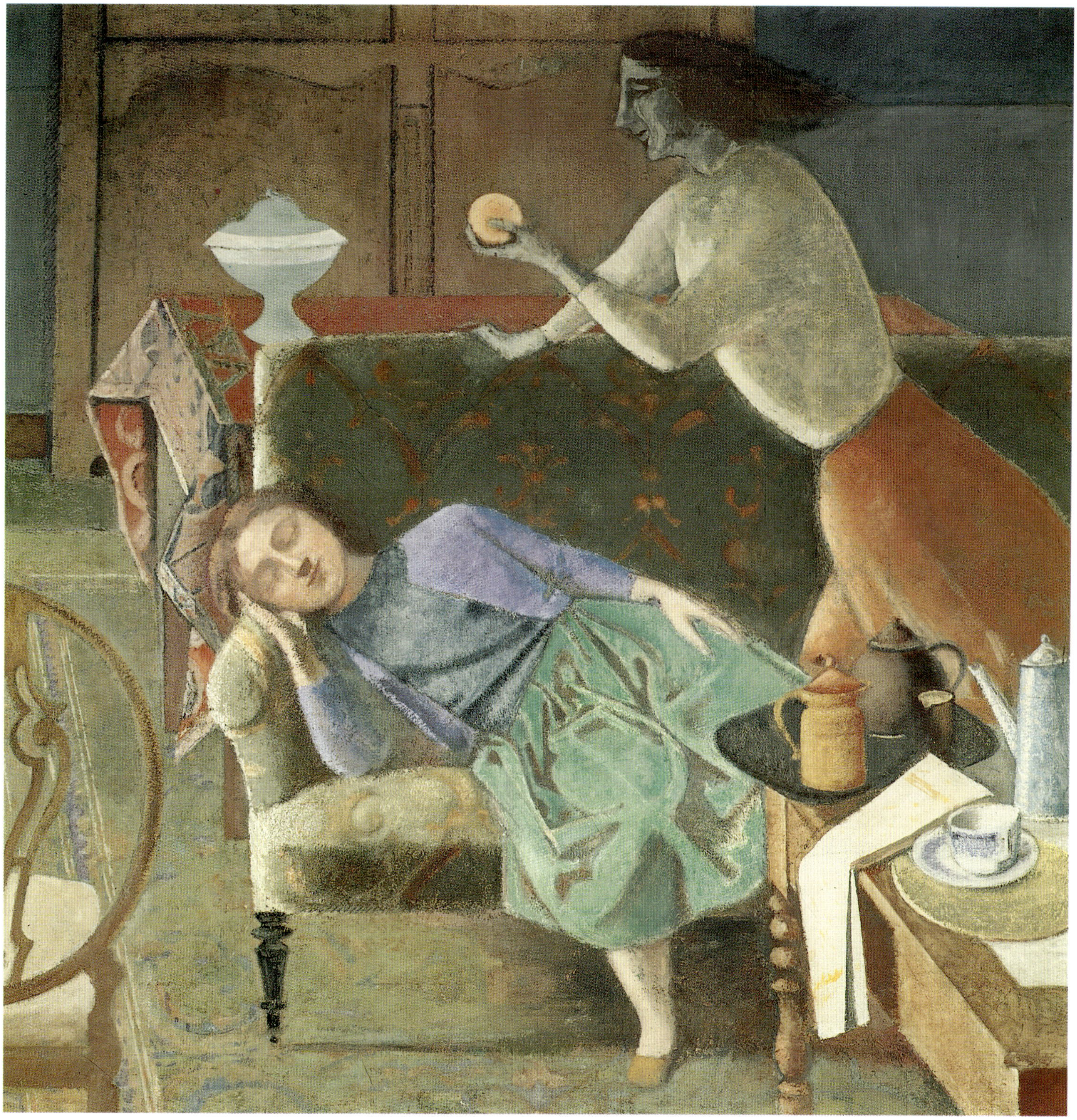

Thema und Variationen

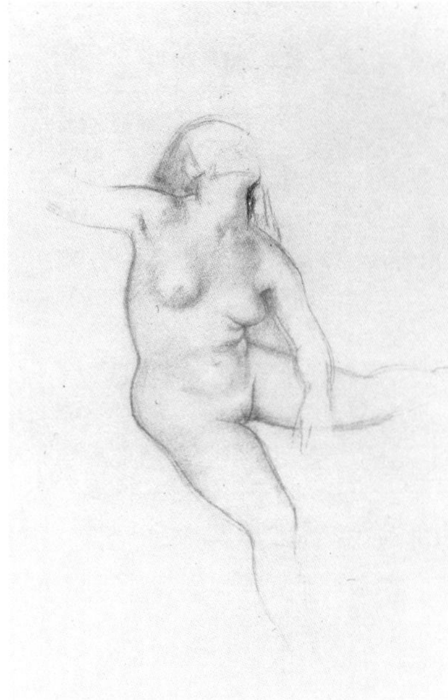

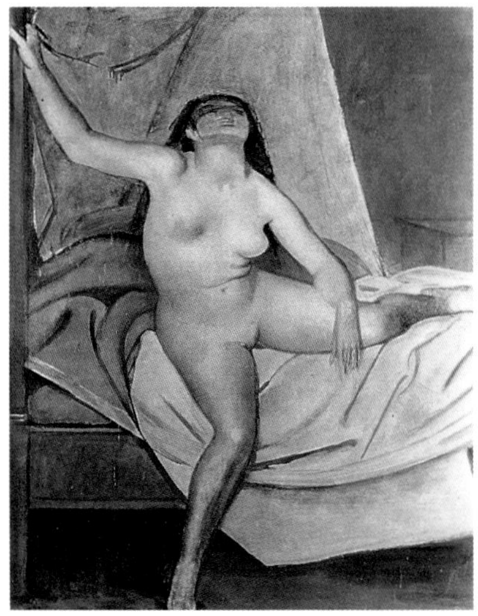

Studie zu *Le Lever*
1955
Bleistift auf Papier
103 x 68,5 cm
Paris, Privatsammlung

Le Lever (Das »Lever«)
1955
Öl auf Leinwand
162 x 130 cm
Privatsammlung

In der Malerei wie in der Musik oder in der Dichtung ist die *Variation* ein Vergnügen, das sich der Erfindungsgeist selber bereitet. Von den *Goldberg-Variationen* Bachs zu den Variationen des Wang Wei, des Dichters der Tang-Dynastie, über das Thema des Flusses Wang, von den *Diabelli-Variationen* Beethovens zu den formalen Variationen des provenzalischen *trobar* (Troubadour) – deren Wesen darin besteht, für die Neuheit (*le novel*) des Themas, seine ständige Erneuerung zu sorgen und zugleich die strikte Einhaltung der Schreibregeln zu beobachten –, von den Variationen des alten Picasso über *Le Peintre et son modèle* bis hin zu Balthus' Variationen über *Les Trois Sœurs*, die Übung der Variation ist ein Spiel, das die Freiheit sich bereitet, indem sie sich Beschränkungen auferlegt. Der Zwang des Themas, die grundlegende Selbstbeschränkung öffnen sich auf die Ressource der Kombinationen hin, die endlos bleiben. Der Künstler bindet sich durch eine strenge Regel. Er entdeckt zugleich die *Möglichkeiten* seiner Erfindung, die unverhofften Früchte der Kombinatorik, die sich aus der Konstanz der »auferlegten Figuren« ergeben.

Die Wonnen der Unbequemlichkeit, die Kinder sich zu bereiten wissen, haben Balthus immer amüsiert. Er beobachtet nachsichtig ihre Manie, auf dem Teppich auf allen vieren zu lesen, mit schiefgestelltem Körper, ein Knie auf einem Hocker, Patience zu spielen, sich in allen möglichen Verrenkungen an den Rand eines Tisches zu klammern. Die Variationen über *Les Trois Sœurs* haben als festen Rahmen die Figur der Lesenden links, sitzend, der (älteren) Schwester in der Mitte auf einem Kanapee und der Lesenden rechts, bei einer der Fassungen an das Kanapee gekauert, über Buch und Tisch gebeugt bei einer anderen Fassung, und auf der Erde sitzend und mit einer Schachtel spielend bei der dritten. Doch hier besteht das Spiel der Variationen im wesentlichen in dem der Farben, der Palette, des Materials. Eine Version der *Trois Sœurs* ist in Violett, in Nuancen von Rosa, in die Farbe purpurvioletter Pflaumen, in erloschene Malvenfarbe getaucht, mit der Feuerröte einer Blume in einer Vase, wie ein Signal im Halbdunkel. Die Schwestern sind hier Töchter der Nacht oder zumindest Kinder einer nahen Dämmerung. Für die drei Bilder hat Balthus das Format von Seestücken gewählt, sehr viel breiter als hoch, das dem Werk den Charakter eines Frieses verleiht. Das Bild, auf dem eine eher zauberische Katze den jungen Mädchen Gesellschaft leistet, ist für Balthus Gelegenheit zu einem Spiel leicht beißender Farben: das rote Kleid in der Mitte vor dem Hintergrund

Le Petit Lever (Das kleine »Lever«)
1958
Öl auf Leinwand
80 x 61 cm
Privatsammlung

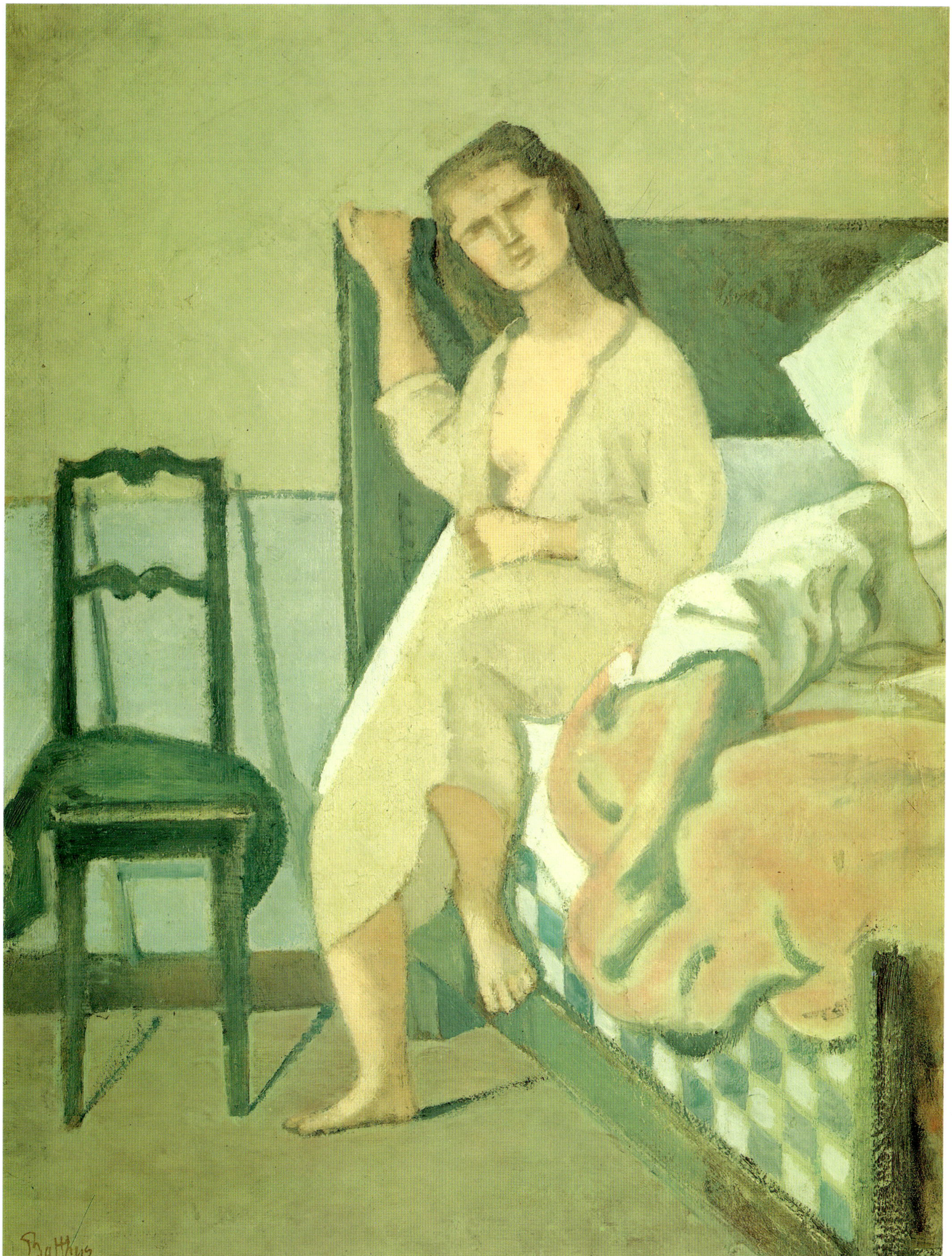
Balthus

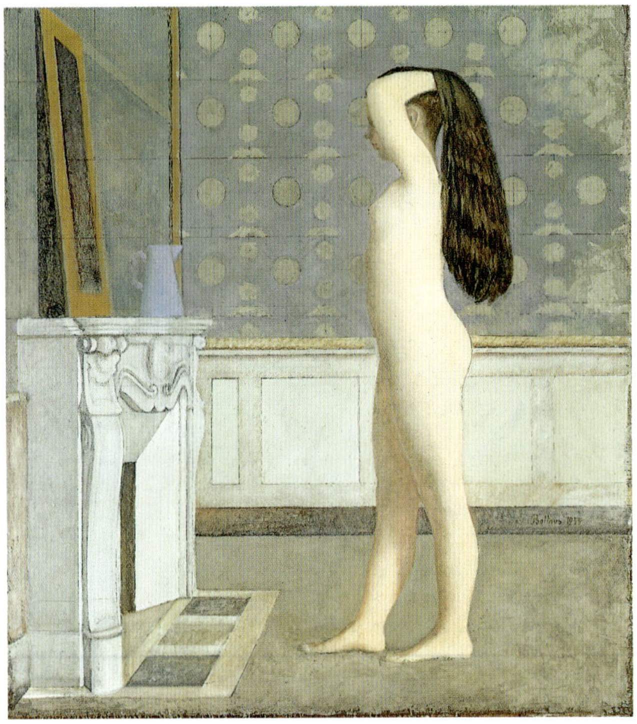

Nu devant la cheminée (Akt am Kamin)
1955
Öl auf Leinwand
190 x 164 cm
New York, The Metropolitan Museum of Art, Sammlung Robert Lehman

des beigefarbenen Sofas und der trüb-blauen Wand, und, an beiden Seiten des Zimmers, das sehr gemilderte Blaßblau der beiden Mädchen als Echo. Subtile Variationen, leicht irritierend, mit dem boshaften Vergnügen des Malers, im Gleichgewicht zwischen Harmonie und Dissonanzen, zwischen dem exquisiten Nebeneinander des Rosé eines Leibchens, des Goldgelb des Gürtels und des blassen Blau und Violett des Rocks. Die andere Fassung von *Trois Sœurs* (die von 1955) ist vielleicht die schönste, denn hier organisiert der Kolorist Balthus ein ganz und gar ruhiges Fest des Blicks, als wäre das blaßgelbe Kleid der Ältesten eine Quelle sanften Lichts, eine Art gezähmter Sonne, die das ganze Zimmer erhellt, in der Stille der Verträumtheit und der Lektüre, ein ruhiges Strahlen.

Dreimal (und öfter) das gleiche Bild, das niemals dasselbe ist. Ständiger Wandel in vollkommener Monotonie. Das Niegesehene im *déjà-vu.* Die Kunst der Variation besteht darin, sich selbst in Erstaunen setzen zu können angesichts des offenkundigen Fehlens von Überraschung, sich in einer illusorischen Immobilität zu erneuern.

»*Die Variationen, auf die ich so beständig zurückkomme, sind ein wenig die Kinder von Unzufriedenheit*«, sagt Balthus. »*Wenn ich mich als zufrieden erachtet hätte, wären weder von* Trois Sœurs *noch von* Chat au miroir *mehrere Fassungen entstanden. Ich mußte lächeln, als eine Kunsthistorikerin in diesen Variationen zum Thema der Schwestern eine Art sexueller Intention sah. Dabei hat mich eher ›meine persönliche Mathematik‹ geleitet, die Bewunderung, die Piero mit seinen ›Winkelkonzerten‹ in mir erweckt. Diese Bilder sind durch die Aufteilung des Raums vorbereitet, durch die Diagonalen, die das Terrain etablieren, es unsichtbar regieren.*«

La Chambre (Das Zimmer)
1947-1948
Öl auf Leinwand
189,9 x 160 cm
Washington, The Hirshhorn Museum and Sculpture Garden, Smithsonian Institution, Schenkung der Stiftung Joseph H. Hirshhorn, 1966

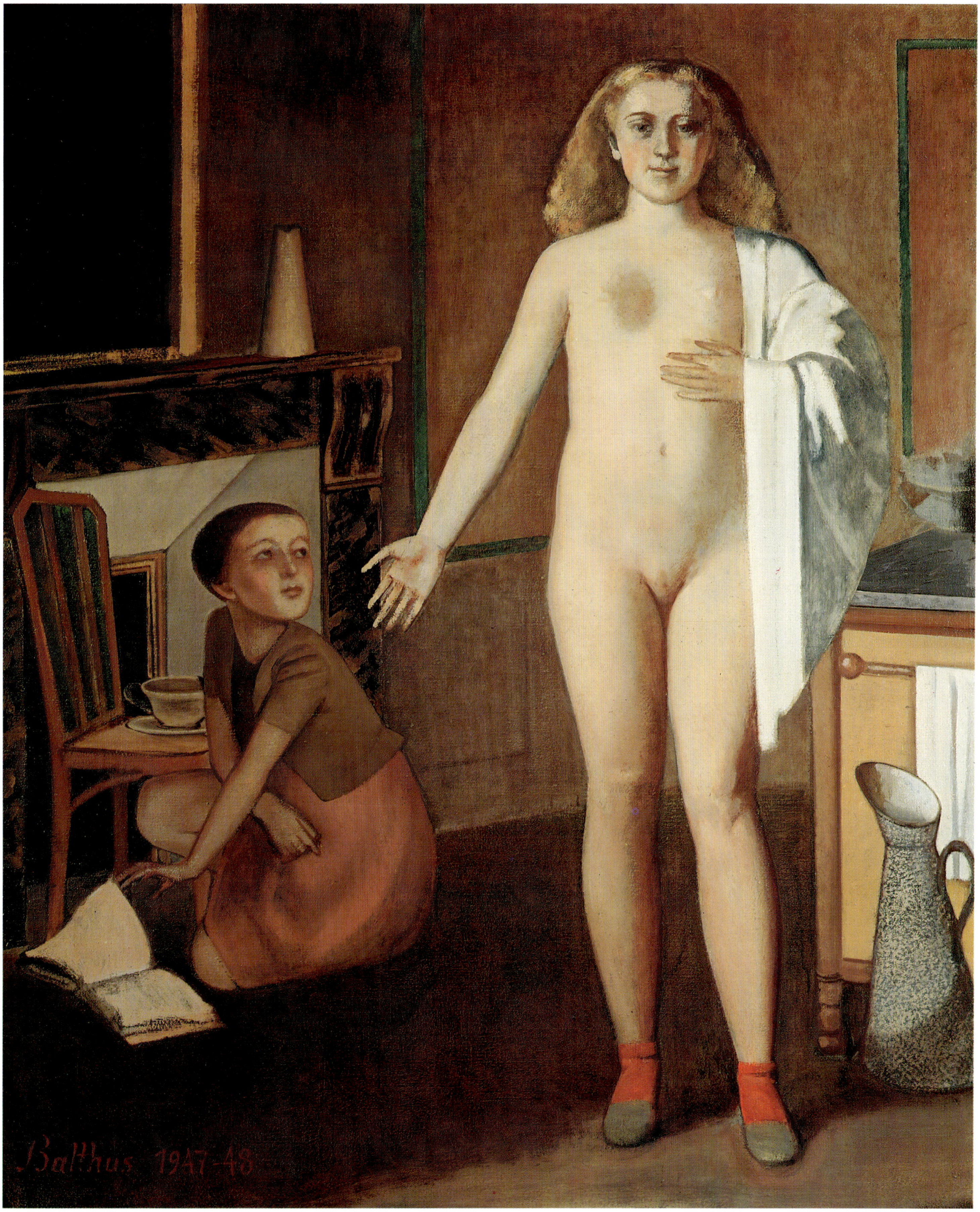
Balthus 1947-48

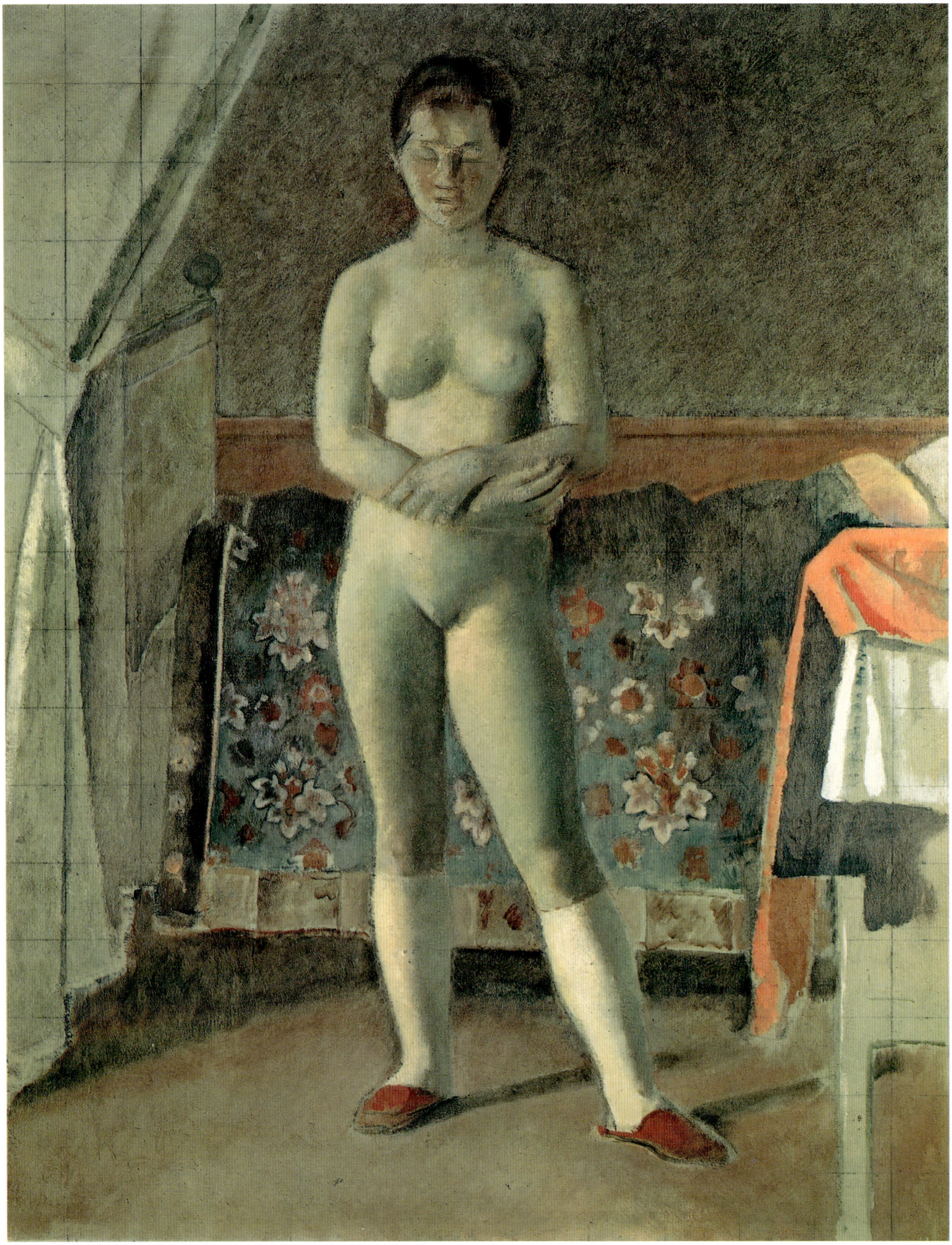

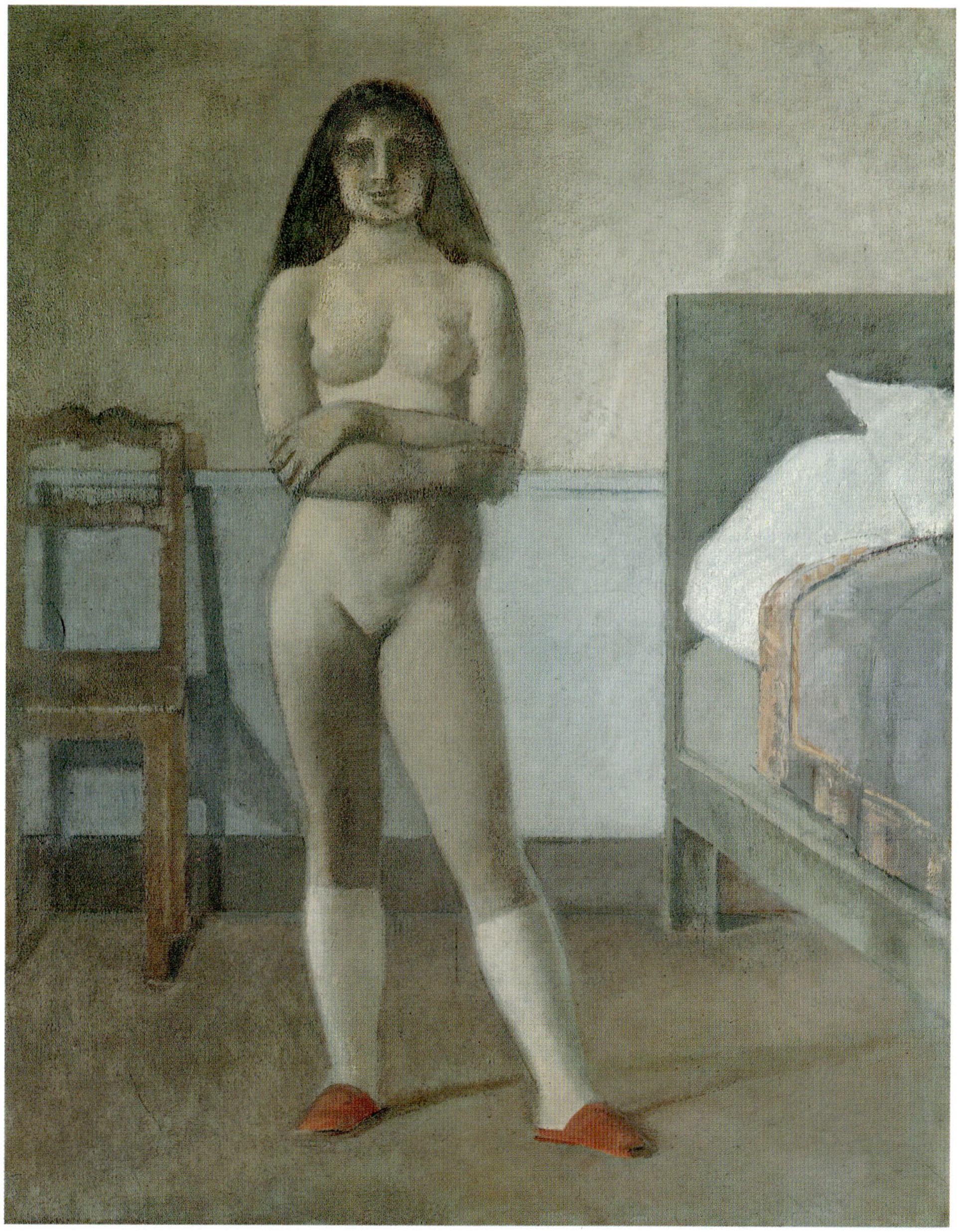

La Toilette (Die Toilette)
1957
Öl auf Leinwand
161,5 x 130,8 cm
Privatsammlung

Nu à la chaise (Akt mit Stuhl)
1957
Öl auf Leinwand
162 x 130 cm
Privatsammlung

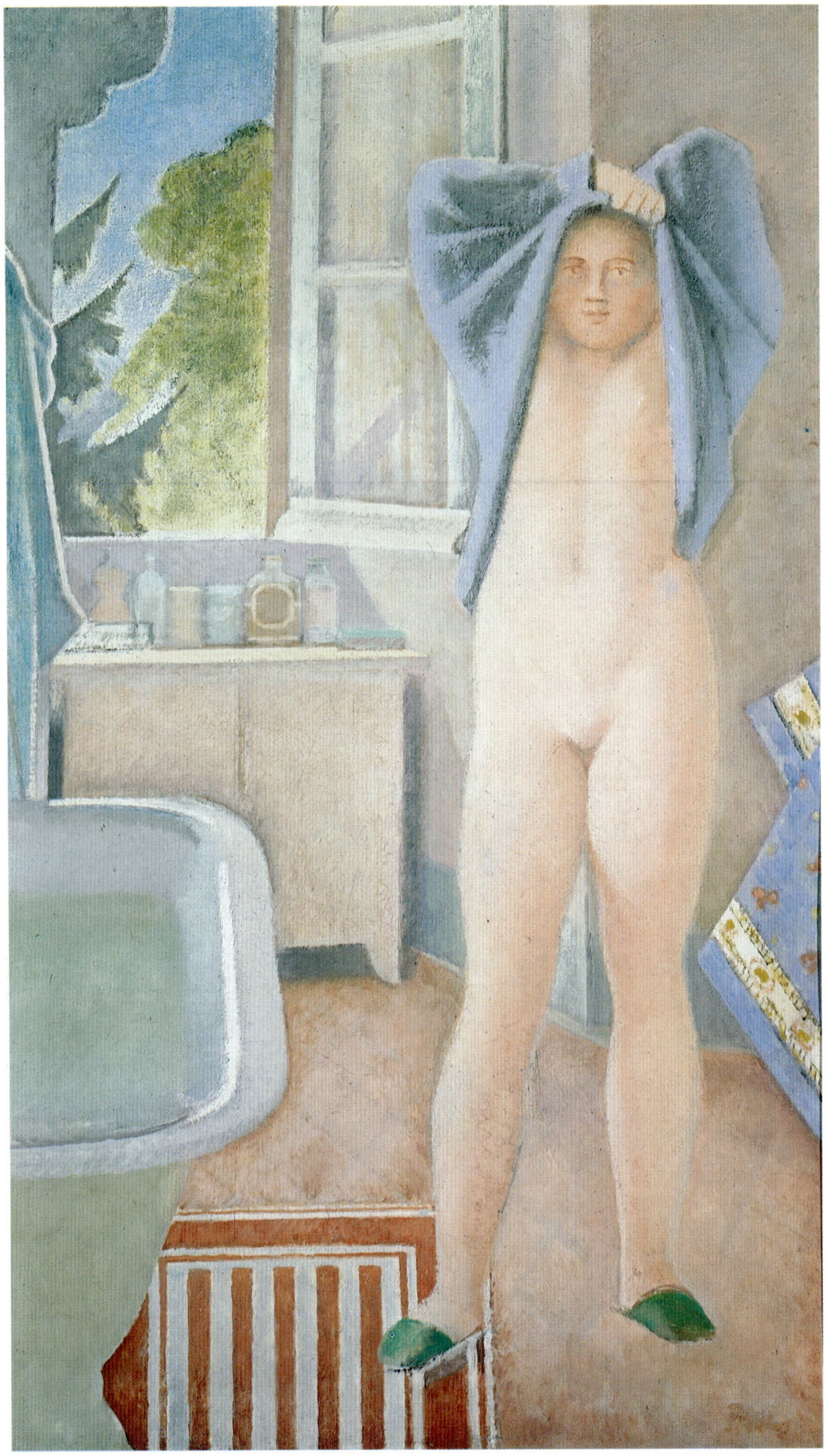

Le Drap bleu (Das blaue Laken)
1958
Öl auf Leinwand
162 x 97 cm
Privatsammlung

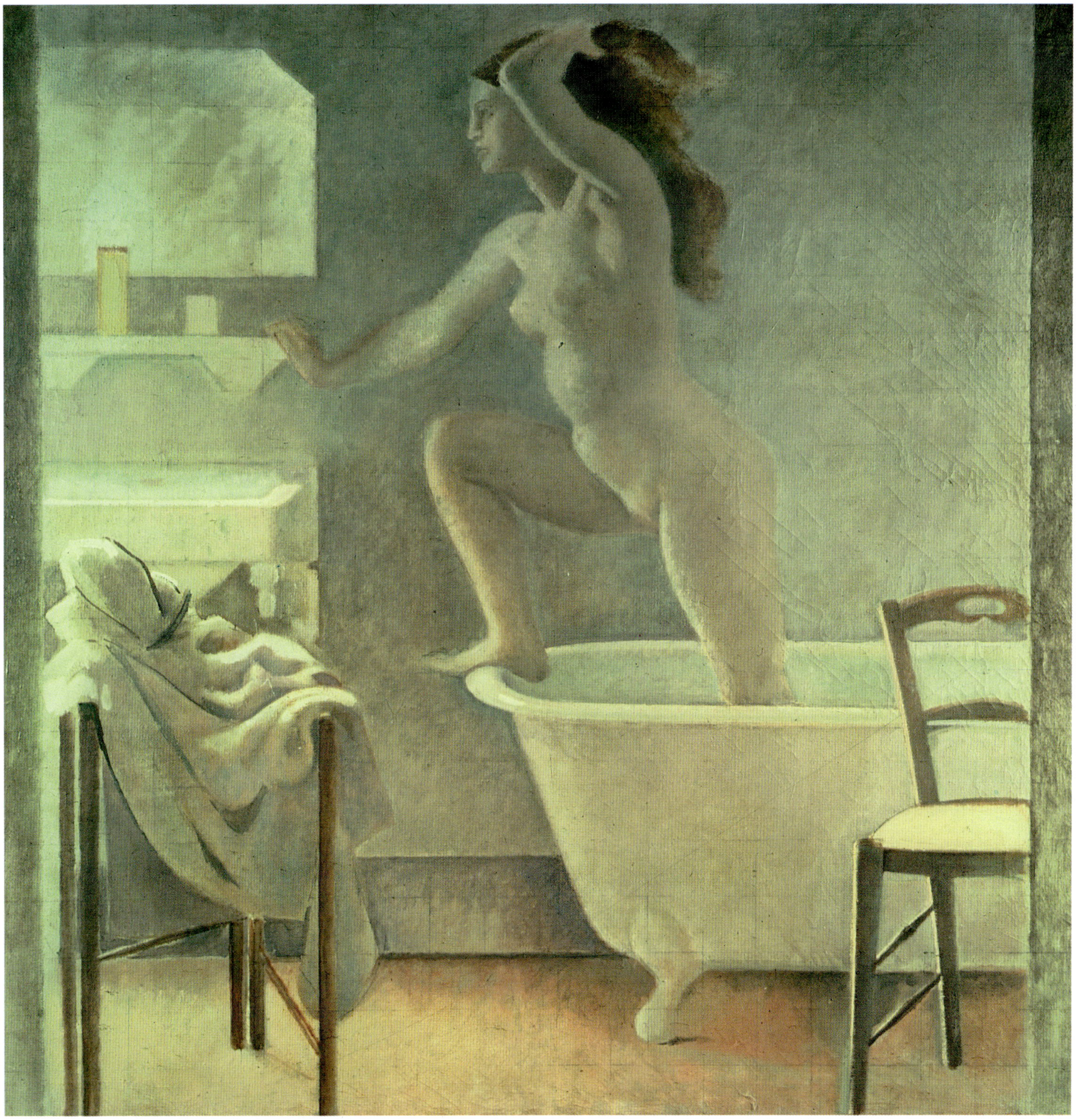

La Sortie du bain (Nach dem Bad)
1957
Öl auf Leinwand
200 x 200 cm
Privatsammlung

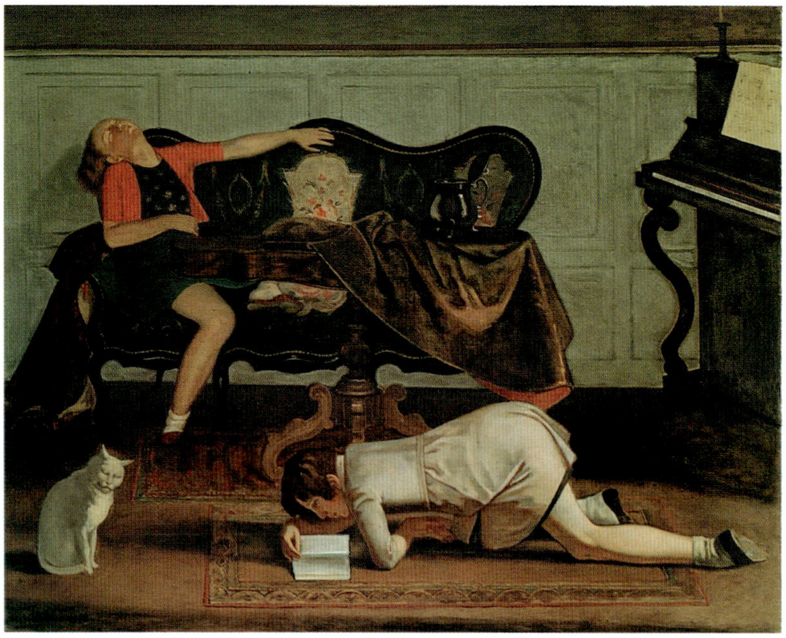

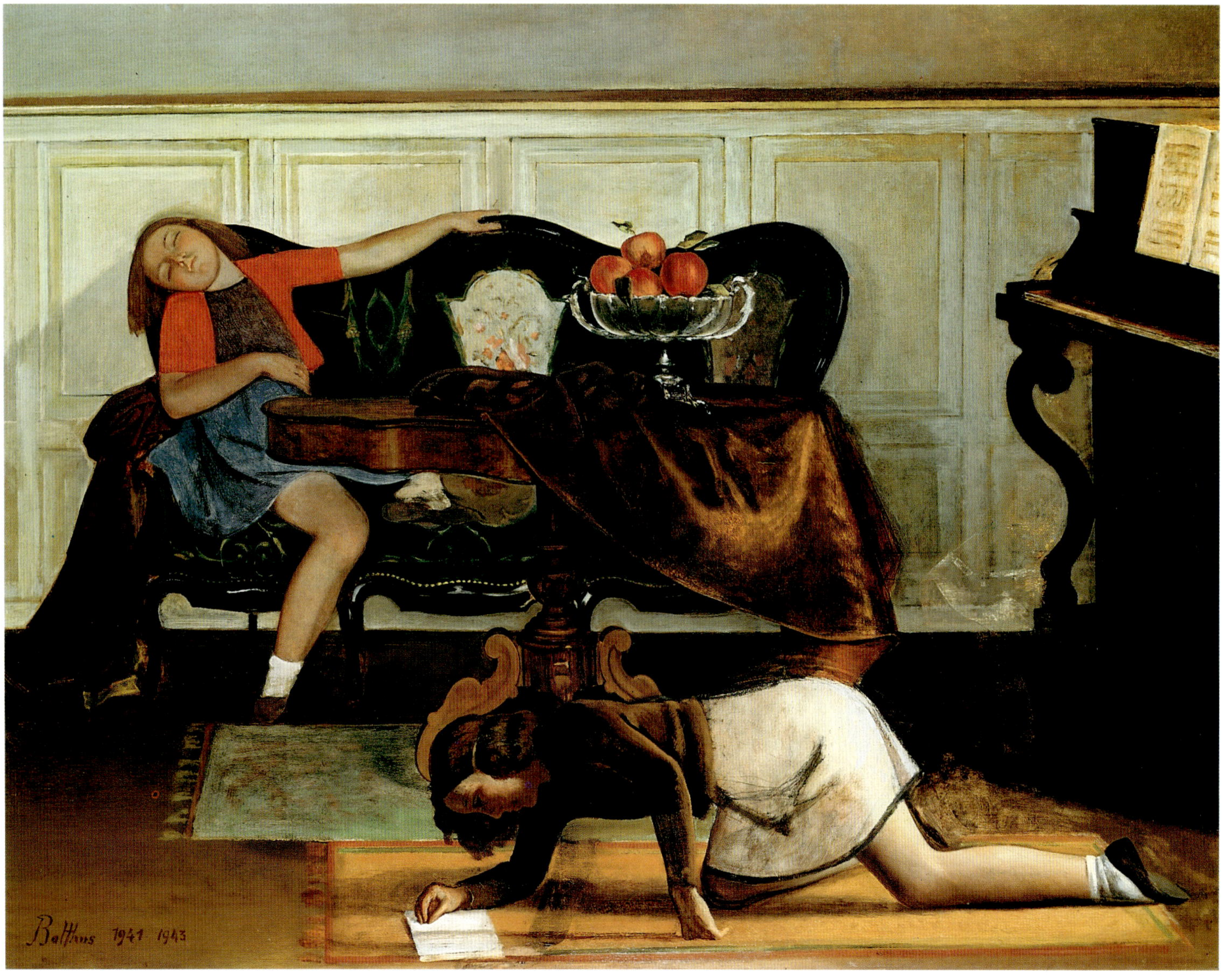
Balthus 1941 1943

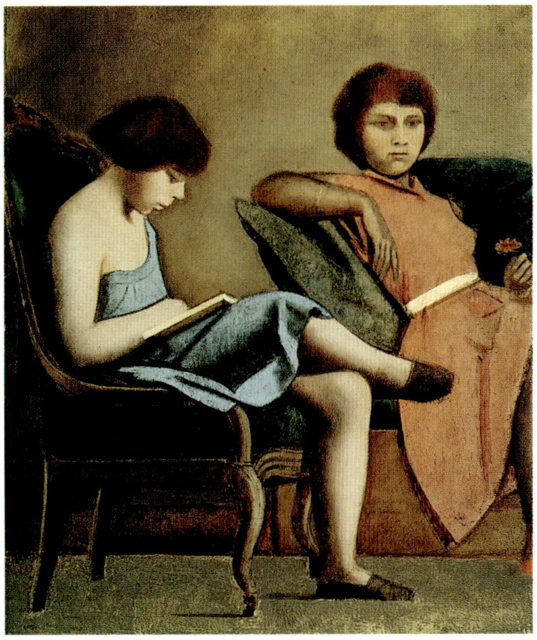

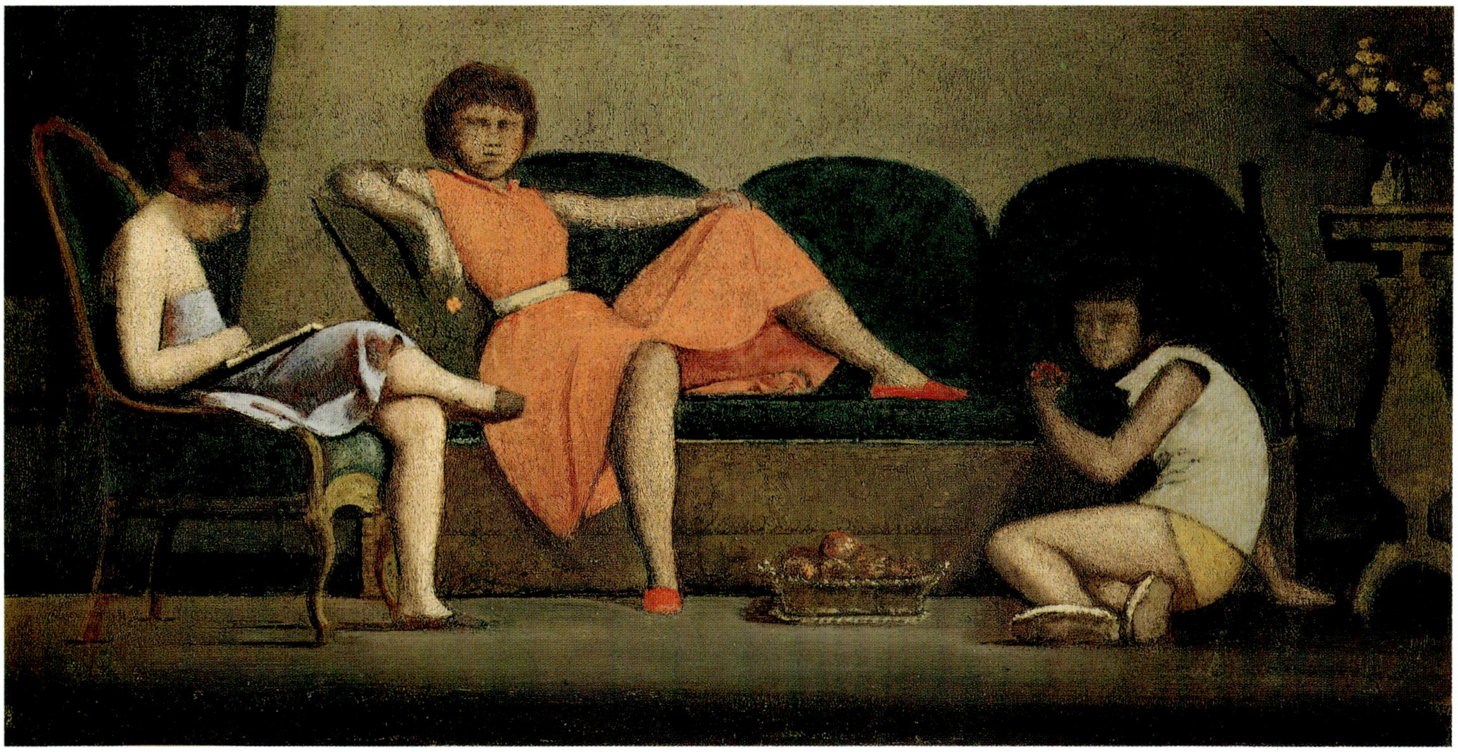

Le Salon (Der Salon)
1942
Öl auf Leinwand, 114,3 x 146 cm
New York, The Museum of Modern Art,
Sammlung Mr. und Mrs. John Hay Withney

Le Salon (Der Salon)
1941-1943
Öl auf Leinwand, 113,7 x 146,7 cm
Minneapolis, The Minneapolis Institute of
Arts, Fonds John R. Van Derlip und
William Hood Dunwoody

Studie zu *Les Trois Sœurs*
1954
Öl auf Leinwand
98,4 x 80 cm
Privatsammlung

Les Trois Sœurs
(Die drei Schwestern)
1954-1955
Öl auf Leinwand
60 x 120 cm
Privatsammlung

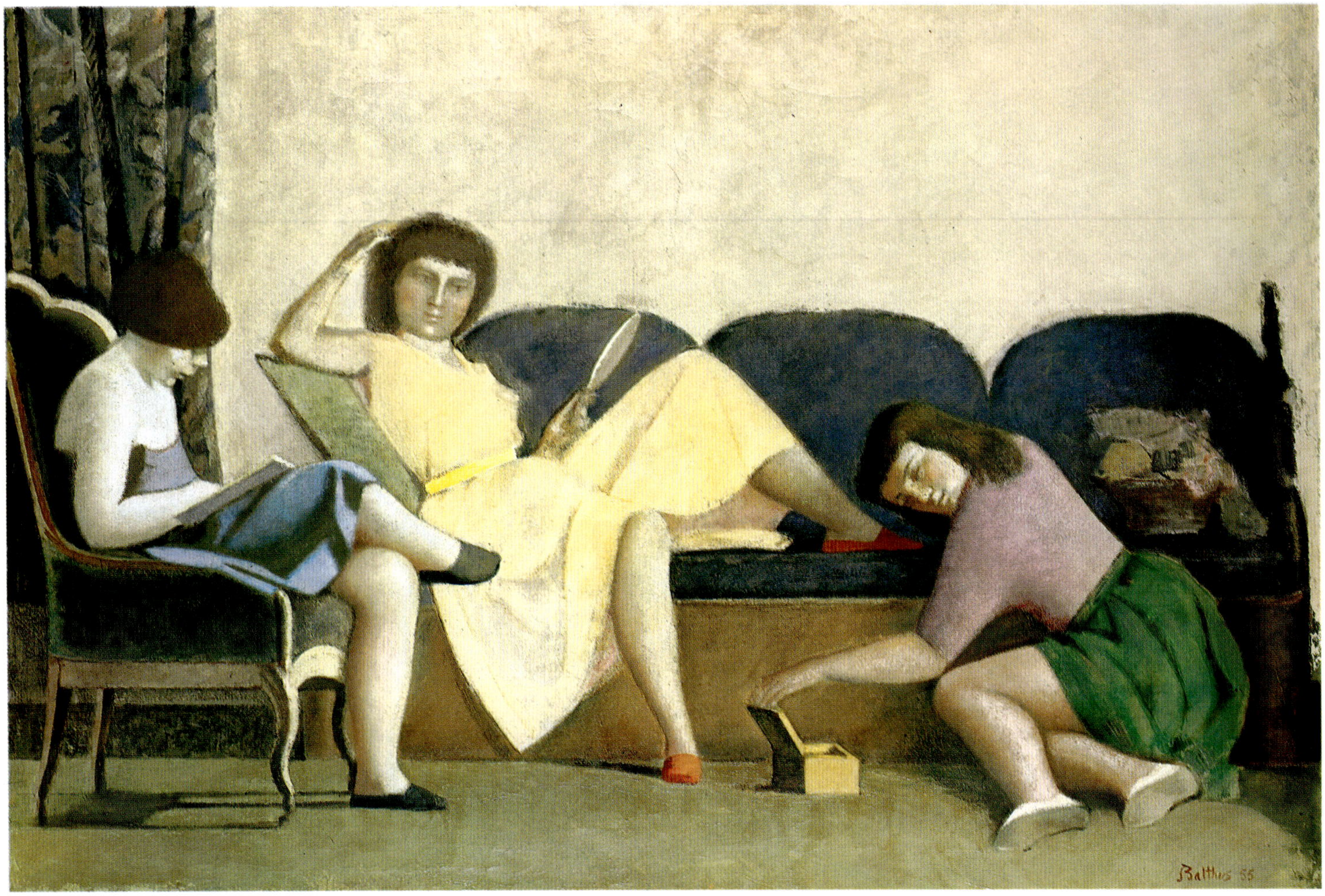

Les Trois Sœurs
(Die drei Schwestern)
1955
Öl auf Leinwand
130 x 196 cm
Privatsammlung

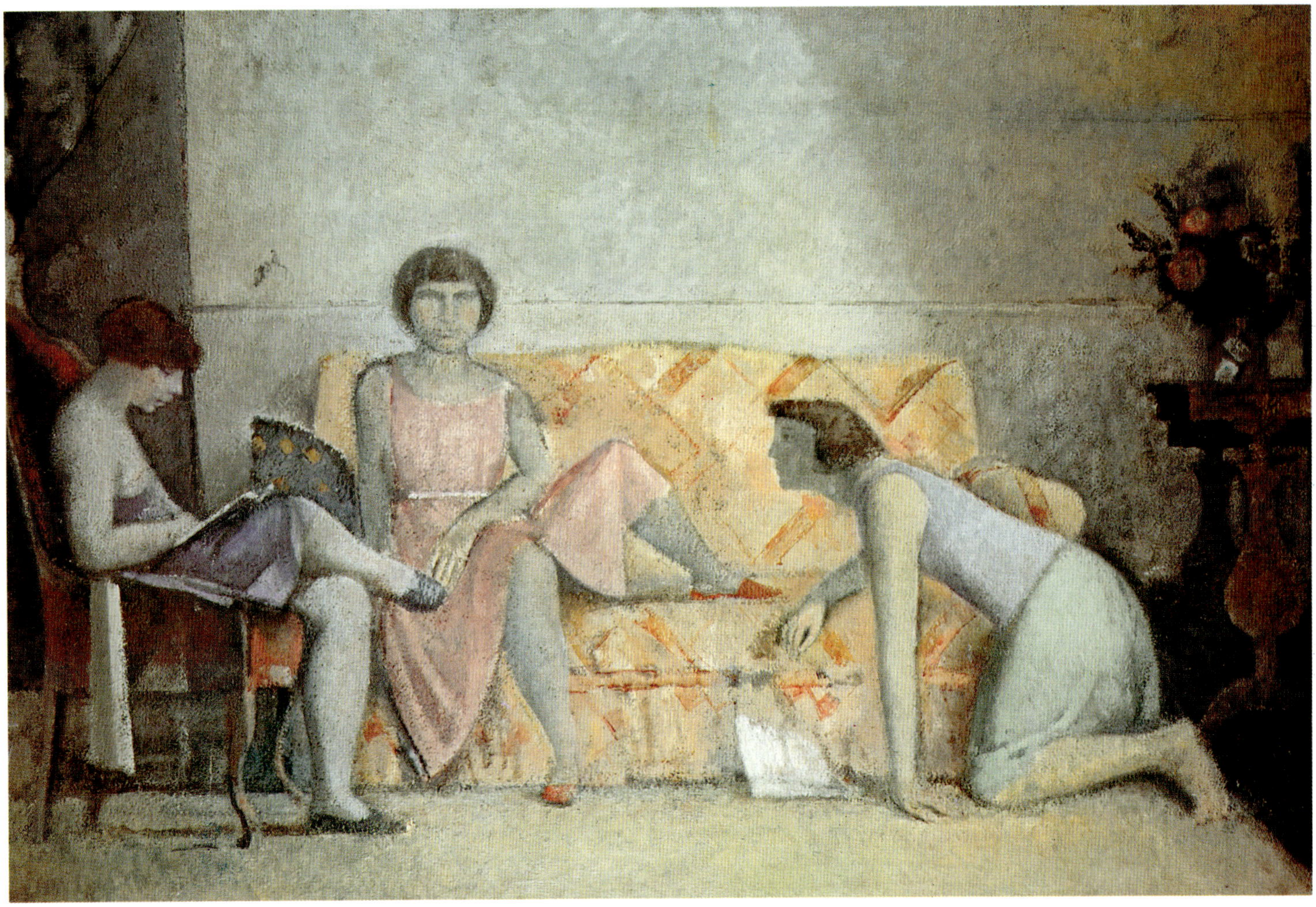

Les Trois Sœurs
(Die drei Schwestern)
1959-1964
Öl auf Leinwand
130 x 192 cm
Privatsammlung

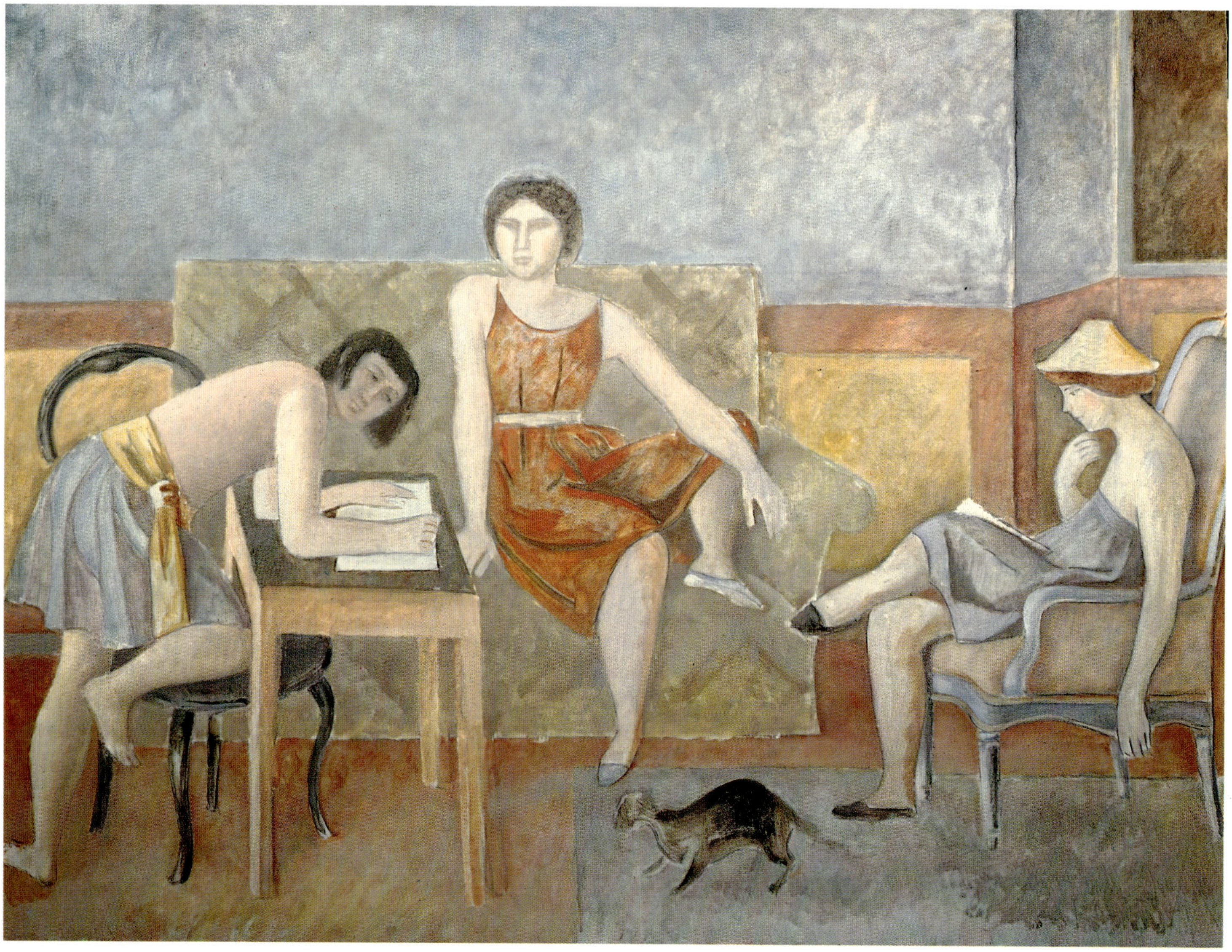

Les Trois Sœurs
(Die drei Schwestern)
1964
Öl auf Leinwand
131 x 175 cm
Privatsammlung

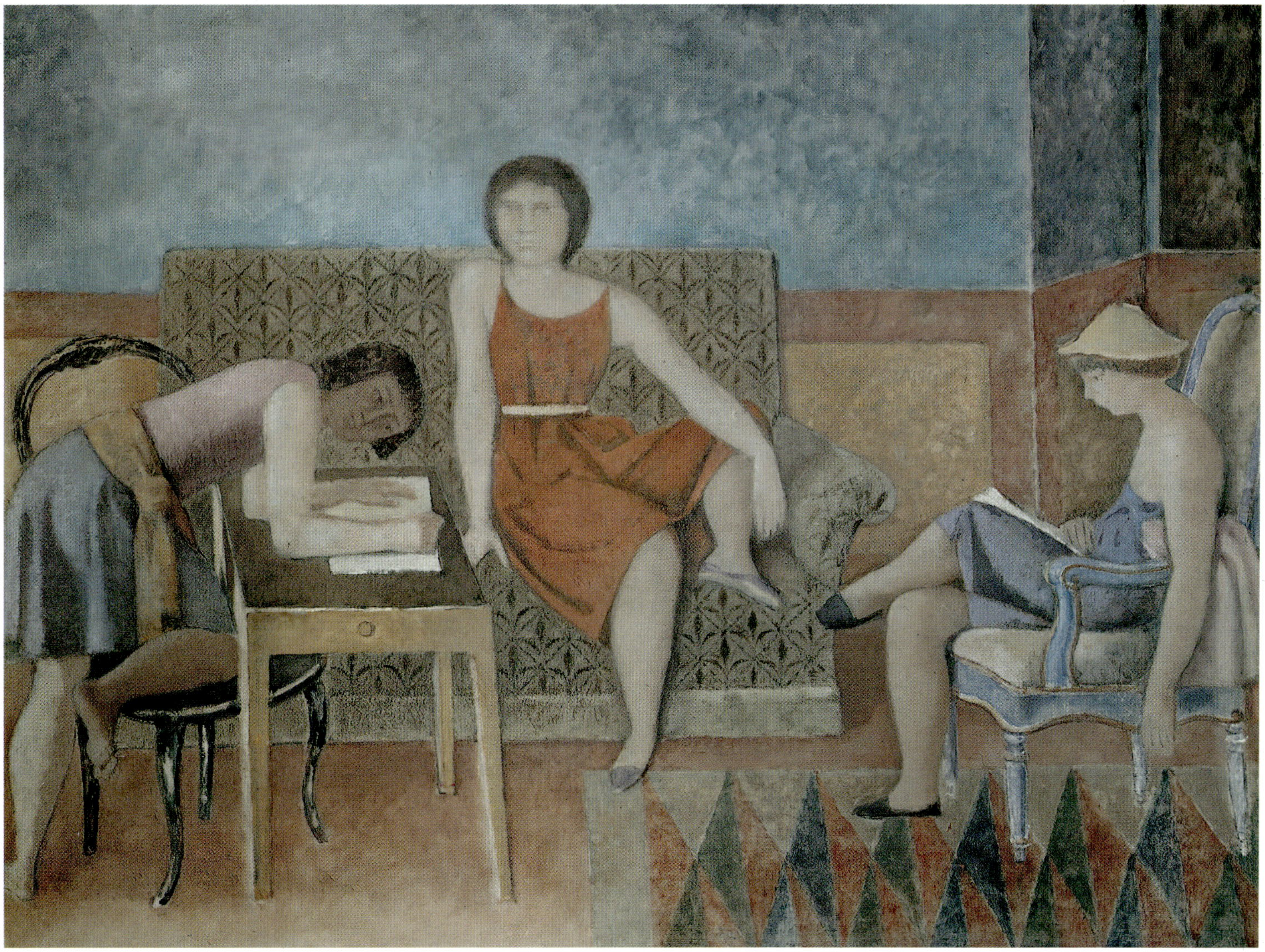

Les Trois Sœurs
(Die drei Schwestern)
1964
Öl auf Leinwand
127 x 170 cm
Privatsammlung

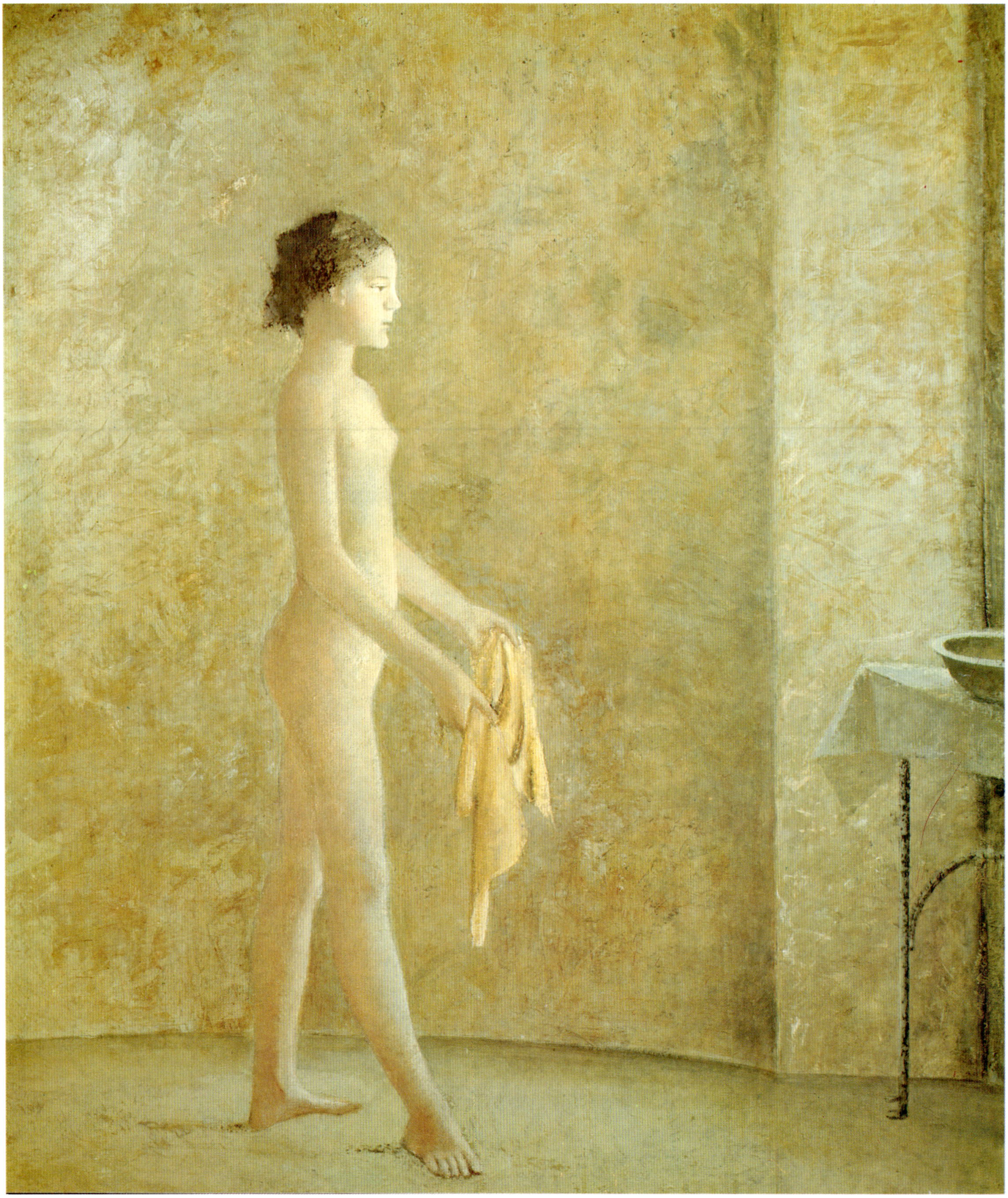

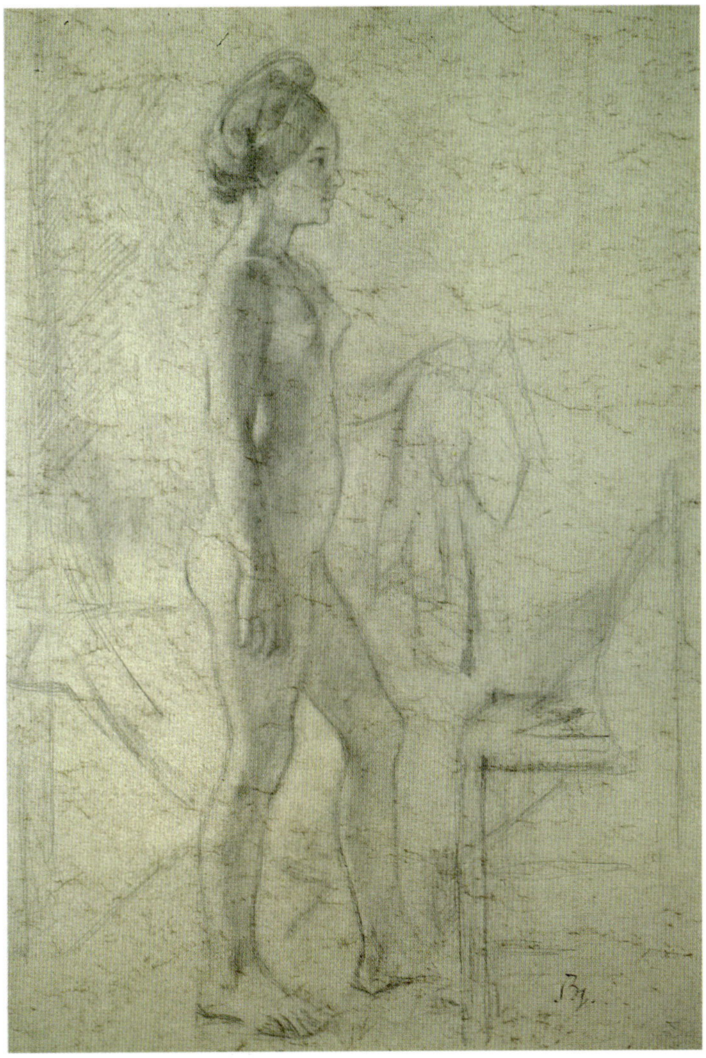

Studie zu *Nu de profil*
1972
Bleistift auf Pergamentpapier
100 x 70 cm
Privatsammlung

Nu de profil (Akt im Profil)
1973-1977
Öl auf Leinwand
225 x 200 cm
Privatsammlung

Folgende Seiten

Nu au foulard (Akt mit Tuch)
1981-1982
Öl auf Leinwand
163 x 130 cm
London, Privatsammlung

Nu au miroir (Akt mit Spiegel)
1981-1983
Öl auf Leinwand
163 x 130 cm
London, Privatsammlung

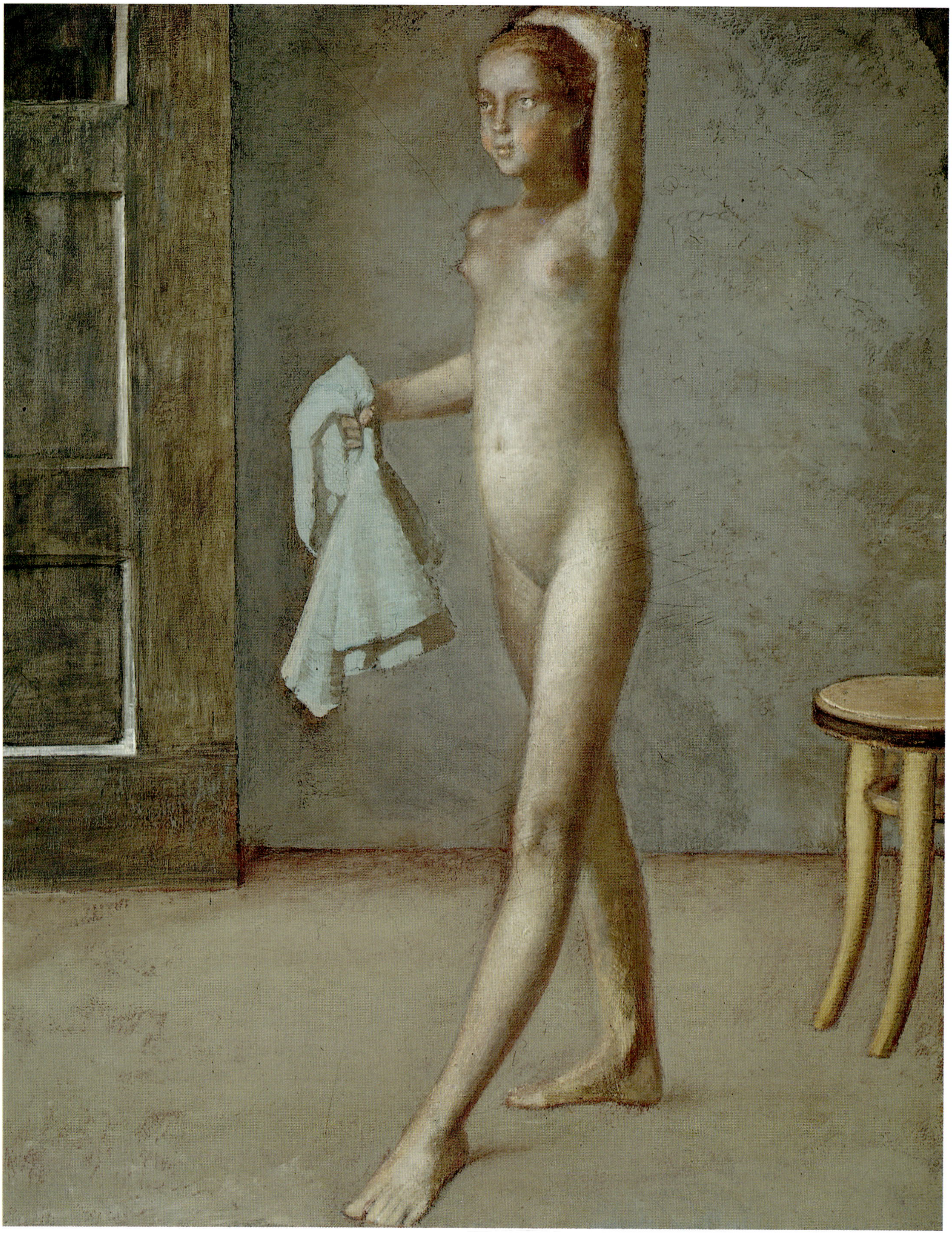

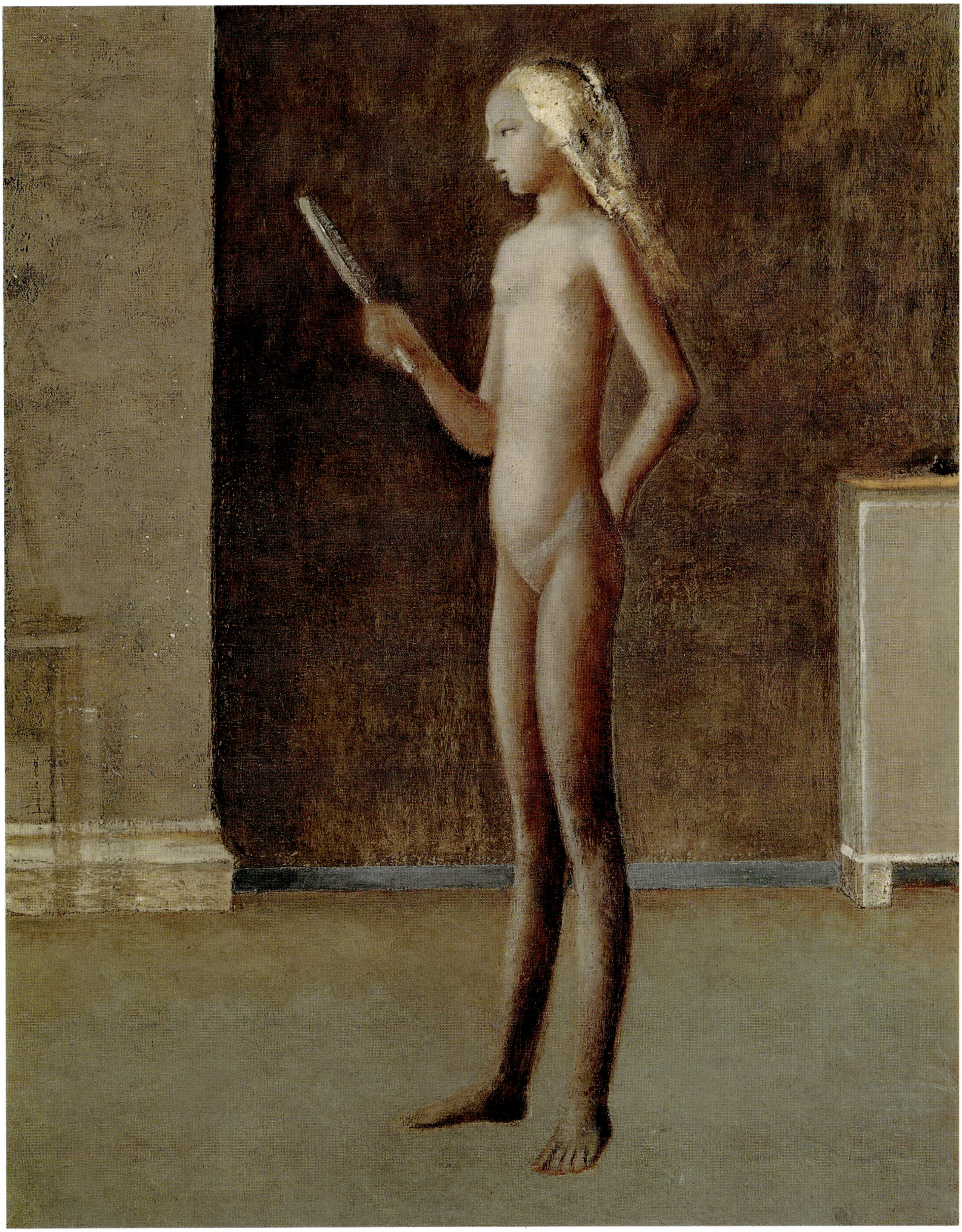

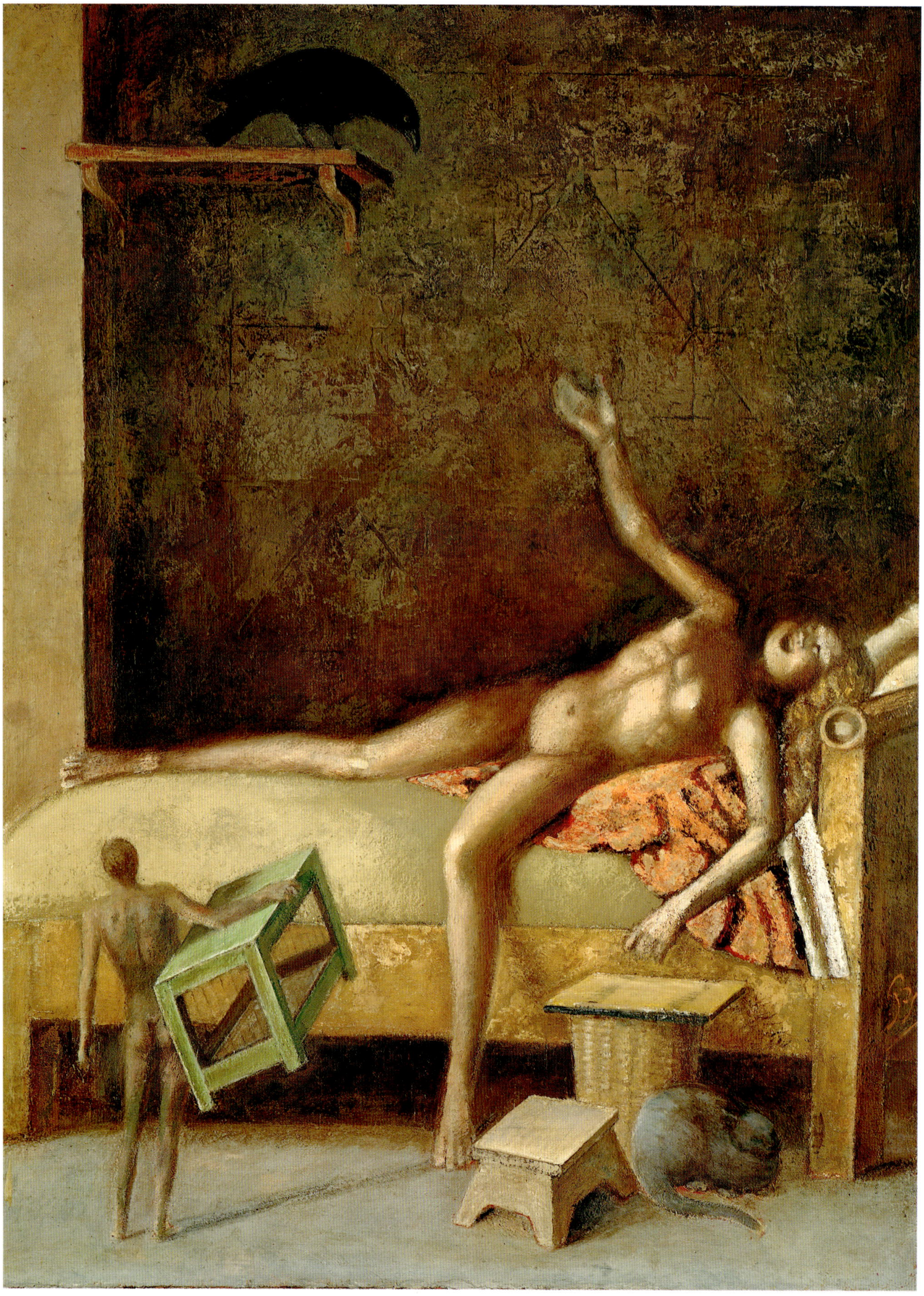

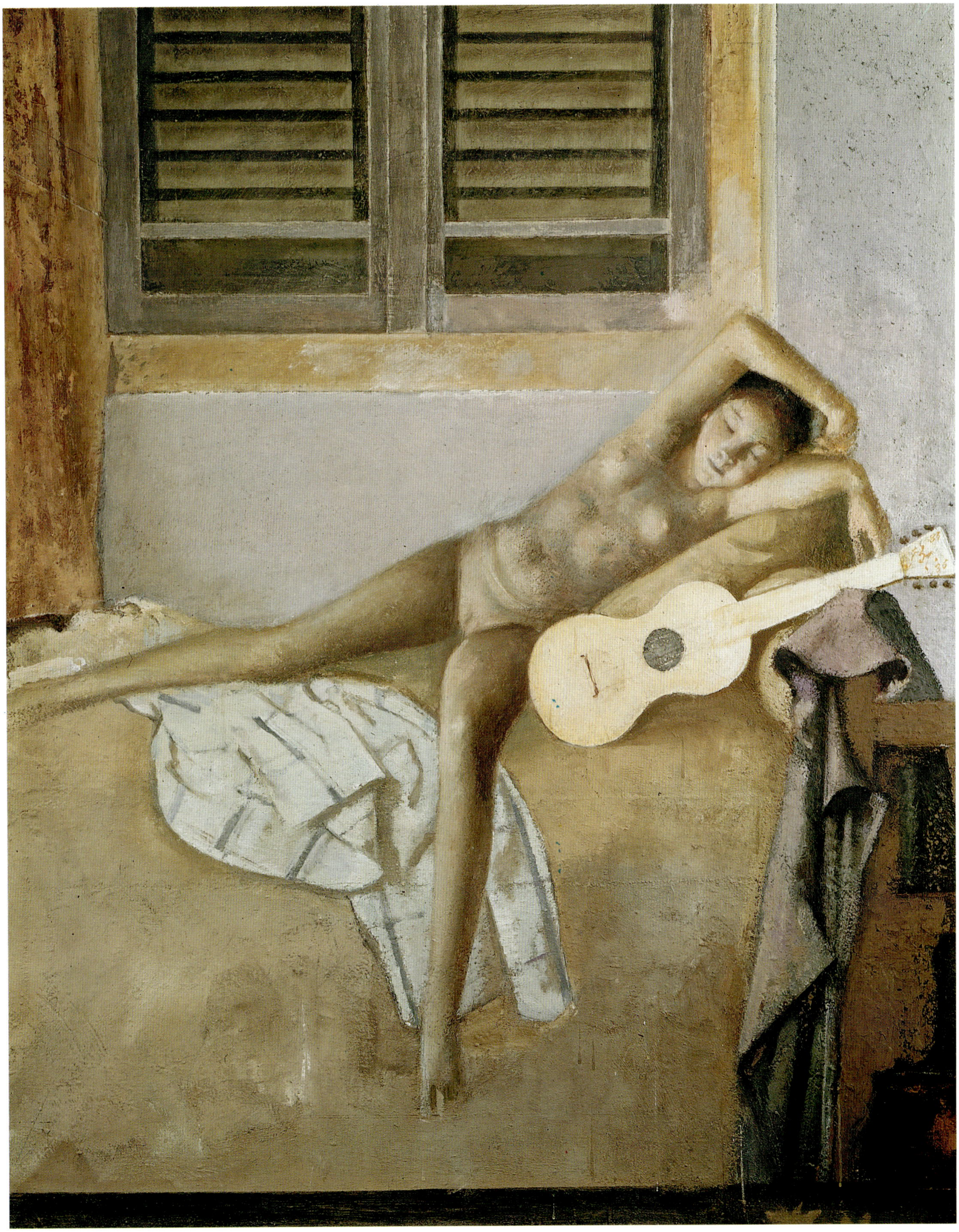

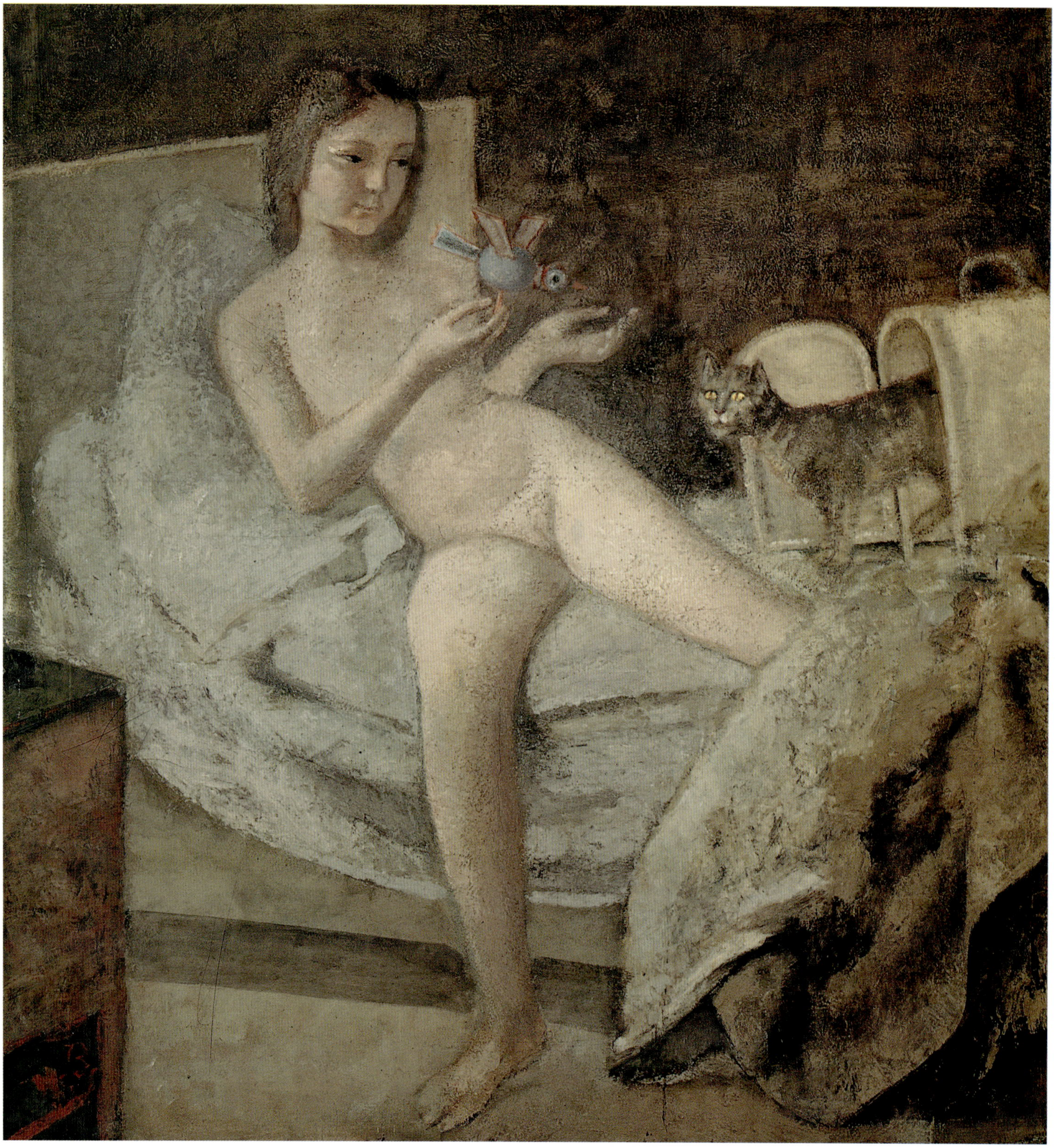

Vorhergehende Doppelseite

Grande Composition au corbeau
(Große Komposition mit Raben)
1983-1986
Öl auf Leinwand
200 x 150 cm
New York, Privatsammlung

Nu à la guitare
(Akt mit Gitarre)
1983-1986
Öl auf Leinwand
162 x 130 cm
New York, Privatsammlung

Le Lever
(Das »Lever«)
1975-1978
Öl auf Leinwand
169 x 159,5 cm
Privatsammlung

Nu assoupi
(Schlummernder Akt)
1980
Kasein und Tempera auf Leinwand
200 x 150 cm
Privatsammlung

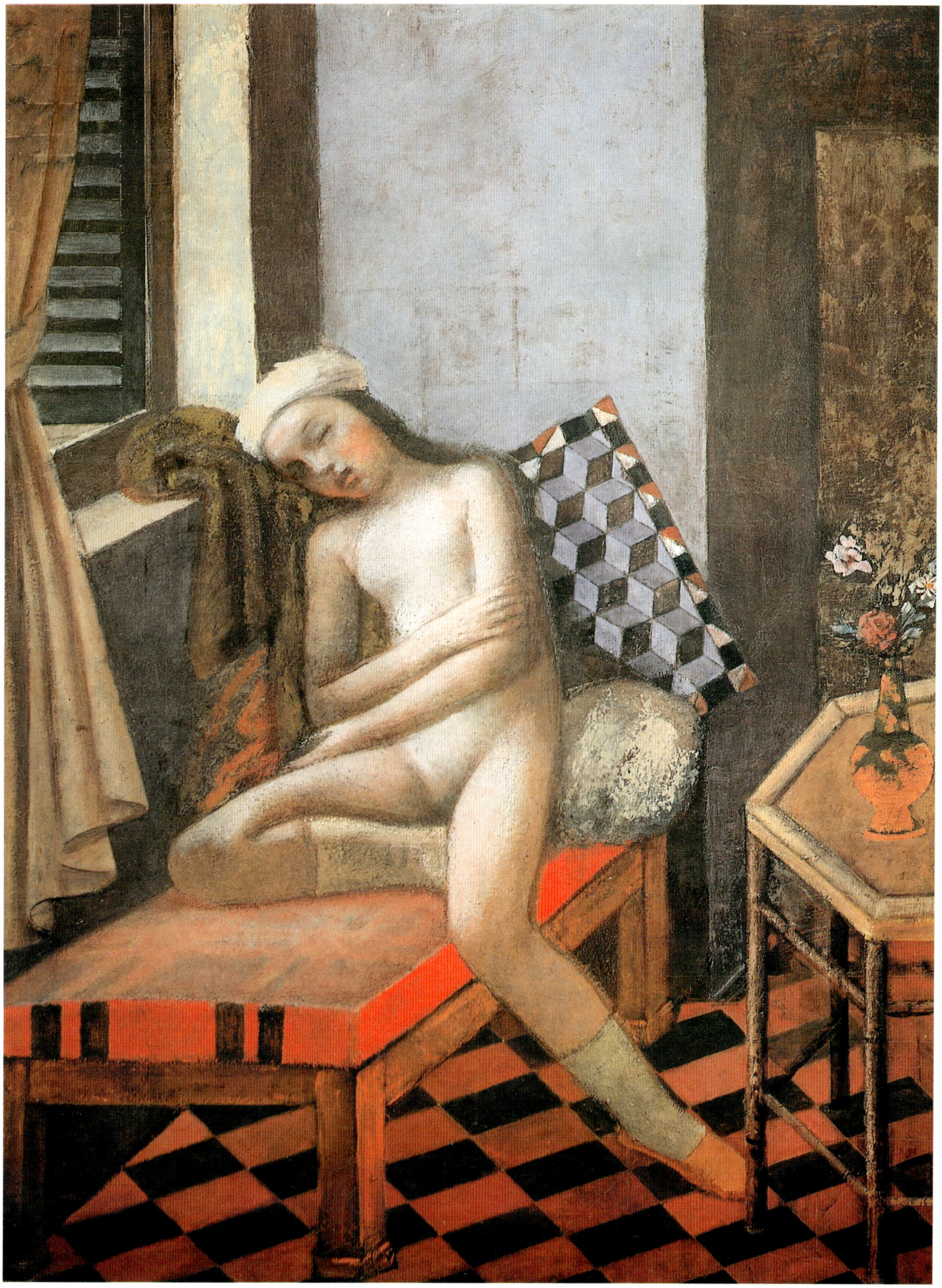

Auf dem Theater

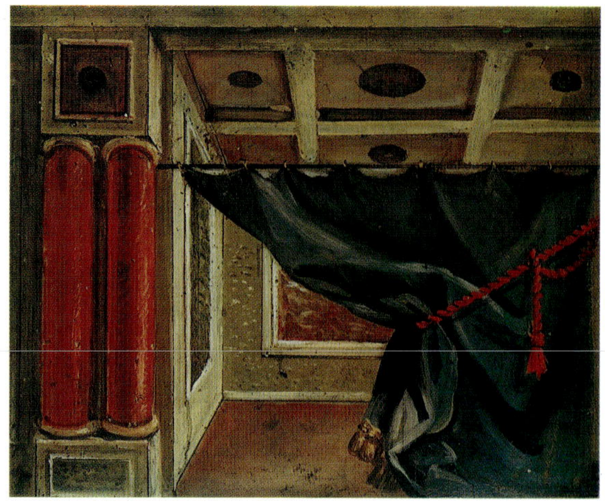

Bühnenbildentwurf für
Wie es euch gefällt
1934
Öl auf Holz
46 x 56 cm
Privatsammlung

Shakespeares *Wie es euch gefällt* in der Inszenierung von Barnowsky, mit Bühnenbildern und Kostümen von Balthus hatte im Oktober 1934 im Théâtre des Champs-Elysées Premiere.

Les Cencis (Adaption von Antonin Artaud nach Shelley und Stendhal), Inszenierung in den Folies Wagram, 1935 (1. Akt, 3. Szene). Bühnenbild und Kostüme von Balthus.

Die Arbeiten, die Balthus für das Theater gemacht hat, stellen einen Zug seines Temperaments unter Beweis, den man oft zu unterschätzen neigt, um so mehr, als das Auffällige an ihm vor allem die Strenge, die Charakterstärke, seine großartige Dickköpfigkeit sind. Doch Balthus ist eben auch ein Mann der Geschmeidigkeit, der Vielfalt von Anliegen. Allein schon die Bestimmtheit seines Vorgehens in der Entwicklung seines malerischen Werks, seine Gleichgültigkeit gegenüber Moden, sein unverfrorenes Beharren darauf, daß ihm wenig daran liegt, »seiner Zeit anzugehören«, könnten einen dazu bringen, ihn für einen Mann eines einzigen Entwurfs, für einen exemplarischen Dickkopf zu halten. Dabei liegen zwischen Balthus' großen »träumerischen« Bildern und seinen Landschaften, zwischen der Unterschiedlichkeit seiner Portraits, deren jedes oftmals gegensätzliche Charaktere ausdrückt, und seinen Aktstudien beträchtliche Spielräume. Doch vielleicht sind es die Ausstattungsentwürfe für sechs Bühnenproduktionen, mit denen er aufs natürlichste den Beweis für die Vielfalt seiner Ressourcen erbrachte.

Balthus' Debüt auf dem Theater stand unter keinen sehr glücklichen Auspizien. Der Regisseur Barnowsky, der einige Monate zuvor aus Deutschland emigriert war, hatte sich Ende 1934 darangemacht, *Wie es euch gefällt* im Théâtre des Champs-Elysées auf die Bühne zu bringen. Barnowsky war mit der Familie Klossowski befreundet. Er schätzte Balthus' Talent und vertraute ihm ohne weiteres das Bühnenbild an. Doch das Schicksal war dem Unternehmen von Anfang an nicht hold. Der italienische Renaissance-Palast, den Balthus sich ausgedacht hatte, kam über den Zustand des Modells nicht hinaus: Übrig blieb nur ein grauer Vorhang, der nun nicht gerade das Charakteristischste an dem ursprünglichen Malerprojekt war. Der Ardenner Wald, den Balthus entworfen hatte, blieb erhalten, doch das war aus seiner Sicht das weniger wichtige Bühnenbild. Die Bosheit der widrigen Umstände fügte, daß es zu einer Kollision von Aufführungen kam und die von Barnowski scheiterte, noch ehe sie recht angelaufen war: Nach langer Bühenabwesenheit arbeitete Jacques Copeau wieder in Paris, und er brachte im Atelier dieselbe Komödie von Shakespeare auf die Bühne. Der Shakespeare der Champs-Elysées verschwand im Handumdrehen aus den Ankündigungen. Einige Zuschauer behielten dennoch Elemente dessen im Gedächtnis, was von Balthus' Entwürfen die Bühne erreichte. Jean Schlumberger schrieb in der *Nouvelle Revue Française*: »*Das Bühnenbild von Balthus macht einen märchenhaften Eindruck. Gestern noch unbekannt, hat Balthus sich*

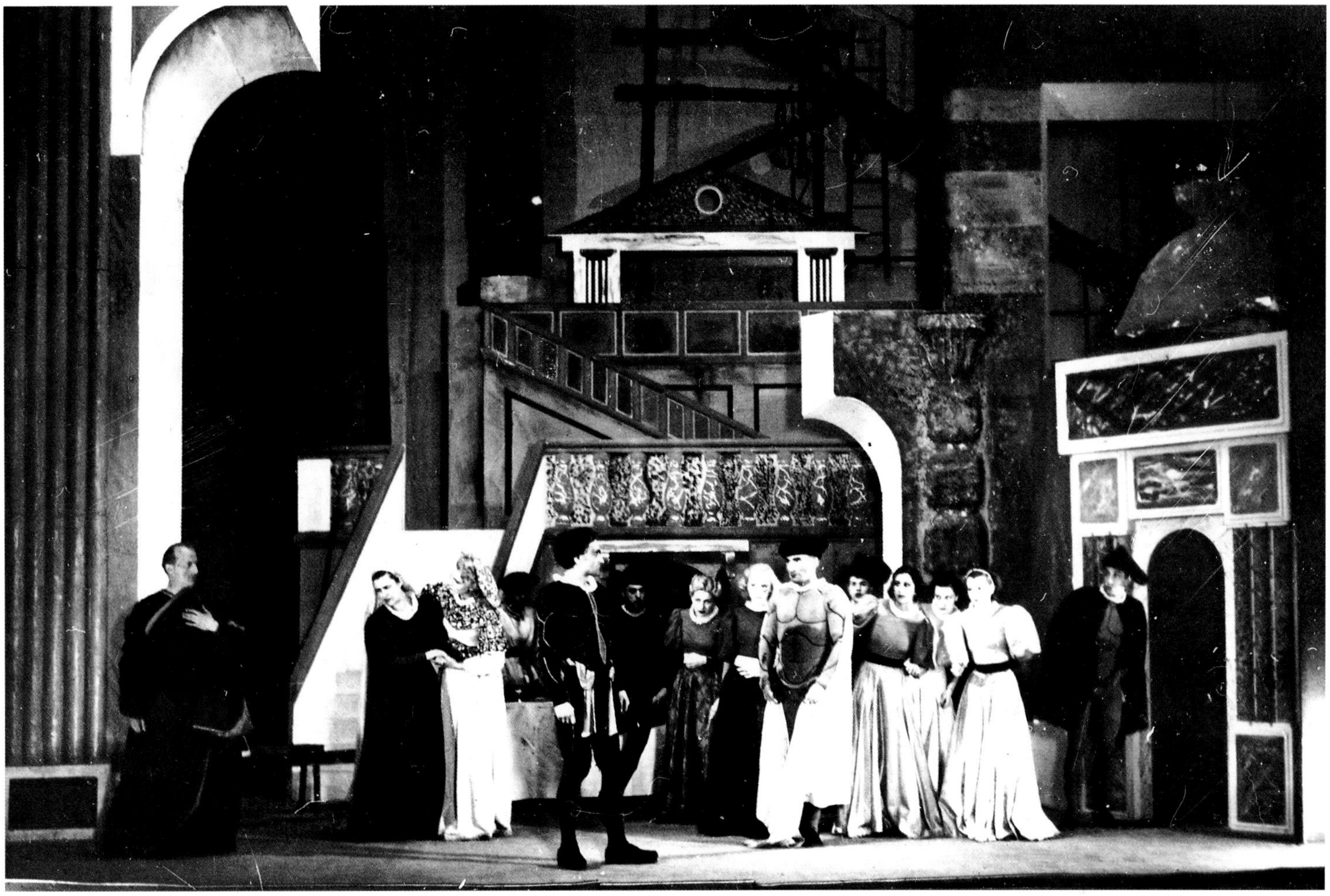

dank dieser Produktion als Bühnenbildner durchgesetzt.« Ein Schriftsteller, der Balthus seit zwei Jahren kannte und ihn bewunderte, kam eines Tages auf der Terrasse des Deux-Magots auf ihn zu, um ihm seine Anerkennung auszusprechen. Die Freundschaft zwischen Antonin Artaud und Balthus erschien zumindest dem Schriftsteller als die zweier Geistesbrüder. Artaud trug sich gerade mit dem Gedanken, seine Bearbeitung von *Les Cenci* (nach Shelley und Stendhal) zu inszenieren. Balthus machte ihn mit Lady Abdy bekannt, die Artaud dabei half, das Schauspiel in den Folies Wagram auf die Bühne zu bringen, und die Rolle der Beatrice Cenci übernahm. Das war die erste Realisierung des *»Theaters der Grausamkeit«*, dessen Grundlagen Artaud in einem Text dargelegt hat, der berühmt geworden ist. Die *»Grausamkeit«* hier, so erläuterte Artaud, *»ist für mich etwas ganz anderes als eine Angelegenheit von Blut, von Unerbittlichkeit. Sie bedeutet, den ganzen Bereich des Einflusses auszuschreiten, den der Regisseur auf die Sensibilität des Schauspielers und des Zuschauers* hat.«

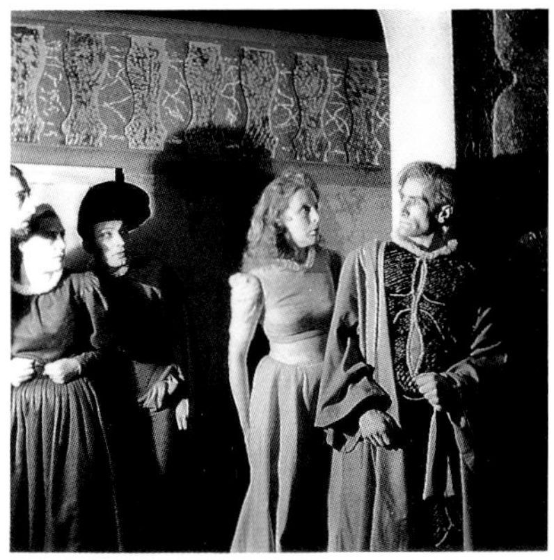

Les Cenci in den Folies Wagram. Von links nach rechts: Pierre Asso, Cécile Bressant, Julien Bertheau, Lady Abdy und Antonin Artaud.

Für *Les Cenci* entwarf Balthus zwei Bühnenbilder, bei denen die Architekturelemente die Malerei in den Hintergrund drängten. Er hatte an Piranesi gedacht, an dessen *Carceri*. Vertikale Elemente, Portiken, Pfeiler, Säulen waren so angeordnet, daß sie einander antworteten, widersprachen, spiegelten, wie in einem großen »Dekonstruktions-Spiel«. *»Balthus«*, so schrieb Artaud, *»hat für mein Stück ein Bühnenbild wie ein Phantom gemacht, grandios wie eine Ruine, von der man träumt, oder wie eine überdimensionierte Leiter.«*

Balthus hatte seinen alten Freund Bill Hayter gebeten, für die rechte Bühnenseite einen riesigen, auf einen Pfeiler montierten Helm zu konstruieren, zu dem die Helme der beiden Soldaten der letzten Szene von *Les Cenci* ein visuelles Echo bilden sollten. Dieser Helm war das Emblem der Macht, der »grausamen« Stärke. Die Konstruktionselemente hoben sich am Ende der Tragödie von einer Mauer mit aufgemalten purpurnen Flammen und blinden Fenstern ab. Die vorherrschenden Farben waren von Artaud als »*Grün, Farbe des Todes, und Gelb, Gesichtsfarbe, wenn es einem schlechtgeht*« festgelegt worden. Das schwarze Kleid von Beatrice bereitete den Zuschauer auf ihr Verbrechen vor. Für die Männer hatte sich Balthus von den hautlosen Anatomie-Modellen inspirieren lassen und Mme. Karanska, die Theaterschneiderin, gebeten, auf die Trikots Linien zu zeichnen, die die Brust- und Unterleibsmuskeln evozieren sollten.

Das Stück war ein großer Erfolg im Scheitern oder ein großes Scheitern

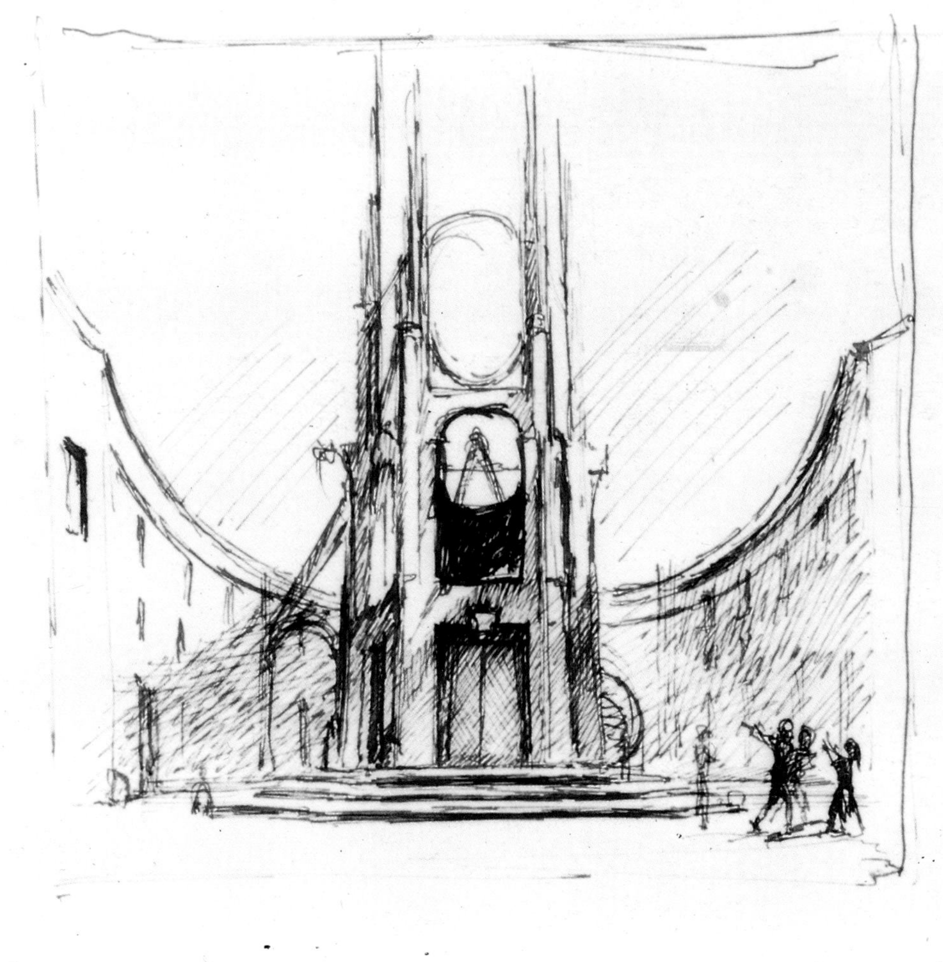

Bühnenbildentwurf für *Belagerungszustand*
1948
Tusche auf Papier
34 x 23 cm
Privatsammlung

L'Etat de siège (Belagerungszustand) von Albert Camus wurde mit Bühnenbildern und Kostümen von Balthus 1948 im Théâtre Marigny aufgeführt.

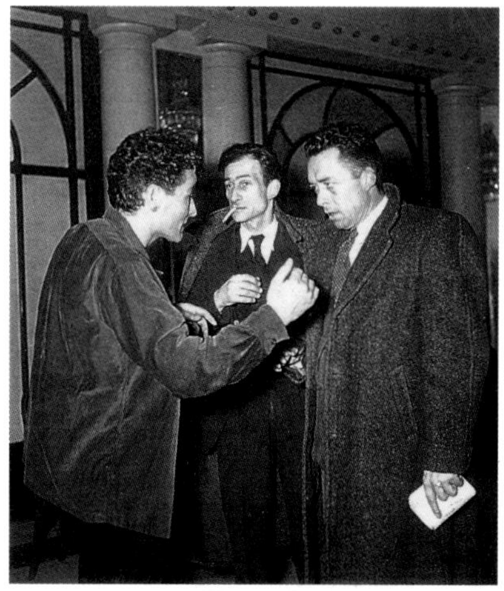

Von links nach rechts: Jean-Louis Barrault, Balthus und Albert Camus während einer Probe zu *Belagerungszustand* am Théâtre Marigny, 1948.

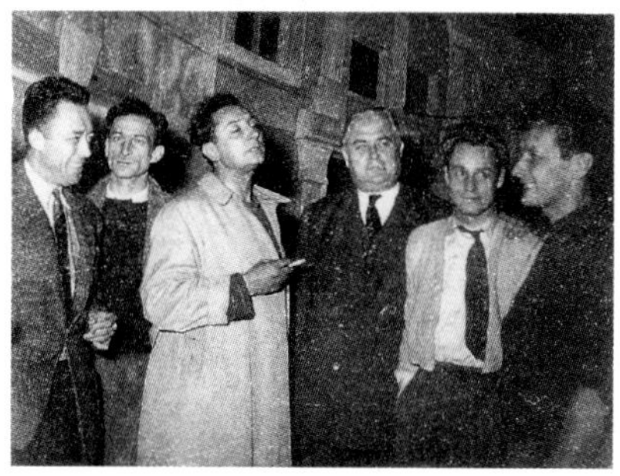

Von links nach rechts: Albert Camus, Balthus, Pierre Brasseur, (?), G. Cattand und Jean-Louis Barrault während einer Probe zu *Belagerungszustand* am Théâtre Marigny, 1948.

im Erfolg: vierzehn Vorstellungen, davon die letzten vor dreiviertel leerem Saal, und eine häufig feindselige und immer verständnislose Presse. Doch das Gerücht, das bis heute andauert, verbreitete die Neuigkeit: Ein inspirierter Theatermann hatte sich bestätigt, und sein Bühnenbildner war ein großer Künstler. *Les Cenci* hatten eine Schlacht verloren, doch der Geist des Stückes sollte den Krieg gewinnen, von Jean-Louis Barrault bis hin zu Grotowski.

Die Erinnerung, die sich Jean-Louis Barrault an *Les Cenci* bewahrt hatte, veranlaßte ihn, zusammen mit Albert Camus, Balthus zu bitten, er solle das Bühnenbild für *L'Etat de siège* (Der Belagerungszustand) entwerfen, ein Stück, zu dem sich der Schriftsteller von seinem Roman *La Peste* inspirieren ließ – es war eher »Inspiration« als eine Bearbeitung. Das Stück wurde unentschieden, um nicht zu sagen kühl aufgenommen, doch zumindest ein Element des Schauspiels trug einen wahren Erfolg davon: die Arbeit von Balthus. Als sich am Abend des 27. Oktober 1948 im Théâtre Marigny der Vorhang hob, brandete eine Welle des Beifalls hoch. Balthus hatte das Prinzip der Vertikalität und der szenischen Architektur wiederaufgenommen, das er schon bei *Les Cenci* angewandt hatte. In der Mitte einer

Belagerungszustand von Albert Camus am Théâtre Marigny, 1948

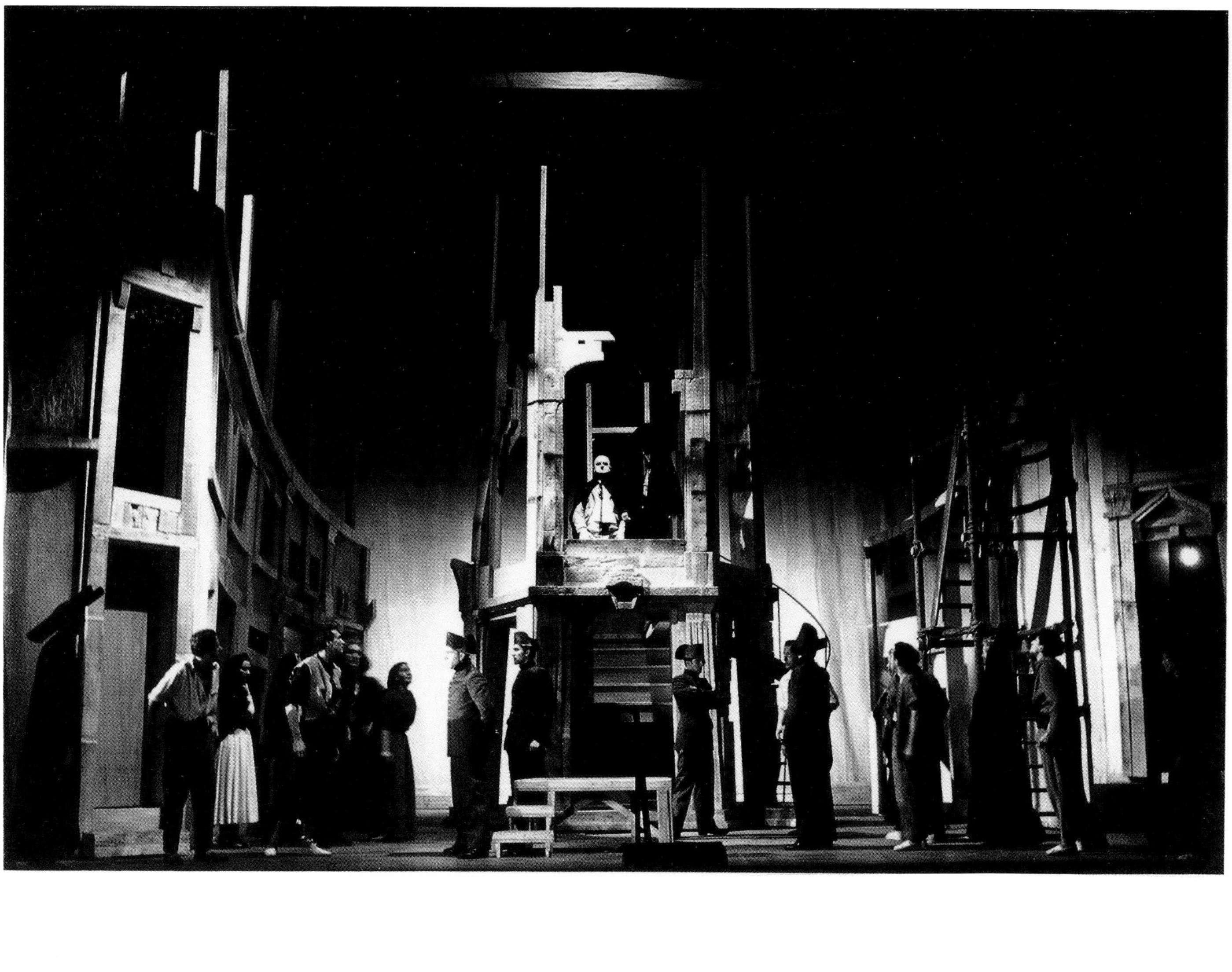

kreisförmigen Stadt, Arena für Hinrichtungen, geschlossen wie eine Falle, erhob sich der Palast eines Despoten, ein drohender Turm von drei Stockwerken, Kombination aus Guillotine und Belfried, mit erdfarbenem Mauerwerk im Hintergrund. Die Pest wurde von Pierre Bertin in Graugrün mit

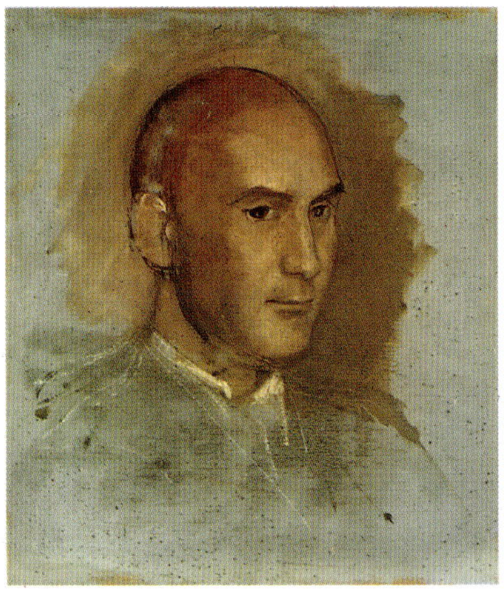

dunklem Ölzeug darüber dargestellt; Balthus hatte ihn in ein Scheusal verwandelt, mit »*der hämischen, hechelnden Rattenschnauze, wie Himmler sie hatte*«. Die Ausstattung von Balthus war zerstörerisch, todbringend, beängstigend.

1949 bringt Boris Kochno im Théâtre des Champs-Elysées das Ballett *Le Peintre et son modèle* auf die Bühne. »*Außer einem herrlichen Kleid, das ich dem Kleid der Jezabel auf einem Bild von Rembrandt nachempfunden habe*«, so erzählt Balthus, »*und dem Kostüm für den Maler brauchte ich nur aus dem Fundus des Theaters zu schöpfen: eine Staffelei, ein Malerschemel, halb verblichene Gemälde und eine bizarre Statue aus Pappmaché, die in einer Oper Dienste geleistet hatte.*« Kochno fand das alles zusammen »ganz Balthus, echter als in Wirklichkeit«.

Ein luftiges, leichtes Bühnenbild entwarf Balthus zwei Jahre später für *Così fan tutte* beim Festival von Aix-en-Provence. *L'Etat de siège* hatte seine düstere und melancholische Seite gezeigt. *Così fan tutte* dagegen ist die Sonne der Anmut. Balthus war seit jeher leidenschaftlicher Mozartianer. Er ist es ganz und gar, man ist versucht zu sagen »einzig«. (Das wäre wohl falsch. Doch bekam ich immerhin, als ich eines Tages in seiner Gegenwart etwas Gutes über Verdi sagte, seine ganze Strenge zu spüren: »*Und ich habe gedacht, du liebst Mozart?*« murmelte er traurig. Ich hatte das Gefühl, degradiert zu werden: Verdi zu lieben – wo hatte ich nur meinen Kopf? Es mag feige sein, doch habe ich seither nie wieder in Gegenwart von Balthus Verdi geliebt.)

Wenn man lediglich das Libretto von *Così* liest oder »die Geschichte nacherzählt«, ist es eine Buffo-Komödie, von der Gattung her Intrigenstück und vom Stil her guter Witz in Männerrunde (»Die sind doch alle gleich, sowie man sich umdreht, entwischen sie einem. Man muß ihnen den Brotkorb höher hängen, sonst ...«). Doch das Wunder besteht darin, daß der ein wenig schwerfällige Text von Da Ponte durch Mozart »synchronisiert« wird. Während sich der Librettist frohgemut damit beschäftigt, seine Intrige einzufädeln und seine Fallen vorzubereiten, läßt Mozart sein Herz sprechen, er singt, er läßt sich verzaubern, er vermengt die Wahrheit mit ihrer Vorspiegelung, in einer verschmitzten Entgegnung bringt er einen Hauch von Leidenschaft unter, aus der Komödie, die die Protagonisten einander vorspielen, macht er ein Gewirr von Liebe, die sie zu empfinden vorgeben oder die sie vielleicht tatsächlich empfinden. Die Doppeldeutigkeit von *Così* ertappt den Zuschauer ständig auf dem falschen Fuß, er hat

Portrait Boris Kochno
1951
Öl auf Holz
48,5 x 44 cm
Privatsammlung

Bühnenbildentwurf für
Le Peintre et son modèle
1949
Gouache und Aquarell auf Papier
30 x 37,5 cm
Privatsammlung

Das Ballett *Le Peintre et son modèle* von Boris Kochno, mit Bühnenbildern und Kostümen von Balthus, wurde am Théâtre des Champs-Elysées am 15. November 1949 aufgeführt.

Bühnenbildentwurf für
Le Peintre et son modèle
1949
Bleistift, Tusche und lavierte Tusche auf Papier, 31,5 x 24,5 cm
Privatsammlung

Kostümentwurf für Don Alfonso in
Così fan tutte
1950
Aquarell auf Papier
23 x 37 cm
Privatsammlung

Così fan tutte von W.A. Mozart wurde unter der Regie von Jean Meyer, mit Bühnenbildern und Kostümen von Balthus, im Rahmen des Festival d'Aix-en-Provence 1950 aufgeführt.

Kostümentwurf für einen Diener in
Così fan tutte
1950
Gouache und Aquarell auf Papier
Privatsammlung

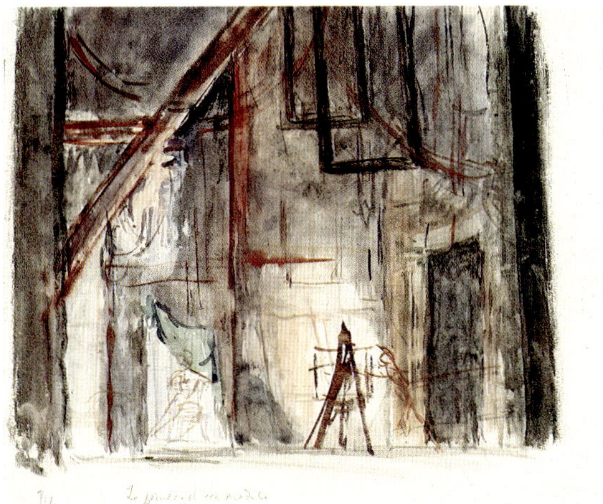

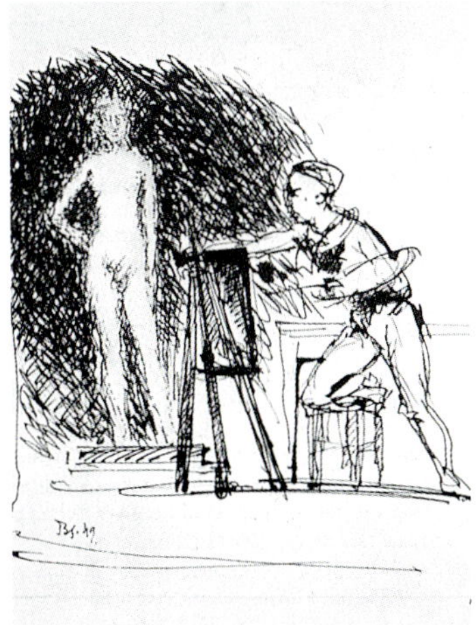

im Moment eines Schelmenstücks Tränen in den Augen, wird im Augenblick eines üblen Streichs von Rührung übermannt und bekommt während einer entflammten Liebeserklärung Lust zu lachen.

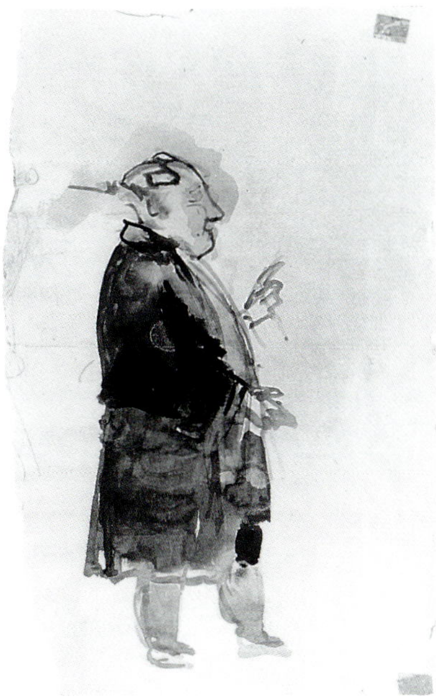

Da Ponte liefert den Musikern eine etwas schwerfällige Puppenmechanik. Mozart macht daraus eine ausgedehnte, heitere und melancholische Reflexion über die Liebe. Während die Figuren des Textes und der Farce »so tun als ob«, leben die Geschöpfe der Musik und der Träumerei wahrhaft. Während sie Gefühle vortäuschen, um ihre Partner in die Falle zu locken, gibt Mozart ihren Emotionen die Wahrheit der Unschuld. *Così fan tutte* könnte wie ein berühmter Essay *De l'amour* heißen. Wenn man die Dialoge und die Peripetien der *opera buffa* wörtlich nimmt, so läßt sich das allerdings nicht halten. Denn dafür gibt es zu viele übertriebene Unwahrscheinlichkeiten und unglaubwürdige psychologische Extravaganzen. Selbst der Schluß des Stücks ist entmutigend: ein *lieto fine*, ein *happy end*, bei dem man, nachdem alle und jeder einander verraten, betrogen, irregeführt haben, zur Ausgangssituation zurückkehrt: Die Paare bilden sich nach einer leider grausamen Prüfung wieder wie zu Anfang, als sich der Vorhang hob. Doch was Mozart uns sagt, ist viel tiefer, mehrdeutiger und subtiler. Wenn er den Auftrag von Joseph II. und das Manuskript von Da Ponte annimmt, so deshalb, weil er etwas ganz anderes ausdrücken will als die Posse, die von Don Alfonso ausgeheckt wird, um die Jünglinge und ihre Weibsbilder zu manipulieren. Anderswo, nämlich in *Don Giovanni* und in *Figaros Hochzeit*, hat Mozart die Leidenschaft der Liebe zum Tönen gebracht. Hier dagegen ist die Liebe kein persönliches Gefühl: Sie ist ein innerer Zustand, der der Existenz eines Liebes*objekts* voraufgeht und fast nichts von dieser weiß. Ehe es sich um die Liebe einer Person handelt, ist die Liebe hier die Liebe zur Liebe. Den Gefühlen, die die Figuren zu empfinden vorgeben, gibt Mozart Leben und Fleisch. Die Trugbilder der Falle werden zu authentischen Capricen des Herzens. Als die jungen Leute das Quintett des ersten Aktes singen, »*Addio, addio! Mi si divide il cor*«, ist die musikalische Phrase so ernst, so tief und wahrhaft traurig, daß Mozart sie eines Tages ganz ohne weiteres im Finale des *Ave verum* wieder aufgreift. *Così fan tutte* ist eine Intrigenkomödie, in der die Paare Gefühle mit der Absicht vortäuschen, einander einen Streich zu spielen. Doch dieser Täuschung entlockt Mozart aufrichtige Tränen und ein dringliches Verlangen, Verzweiflung und Boshaftigkeit, Ernst und Frohsinn.

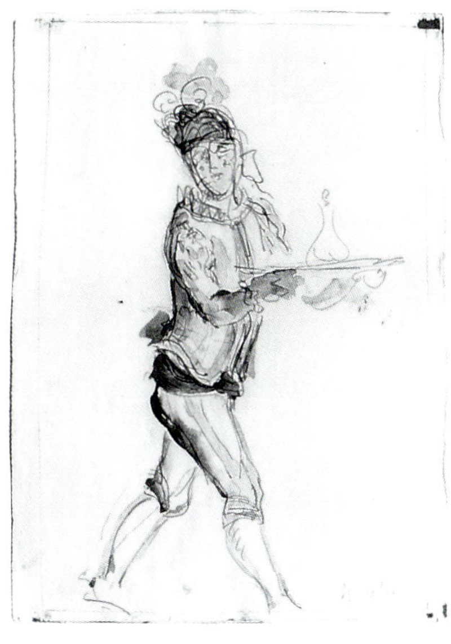

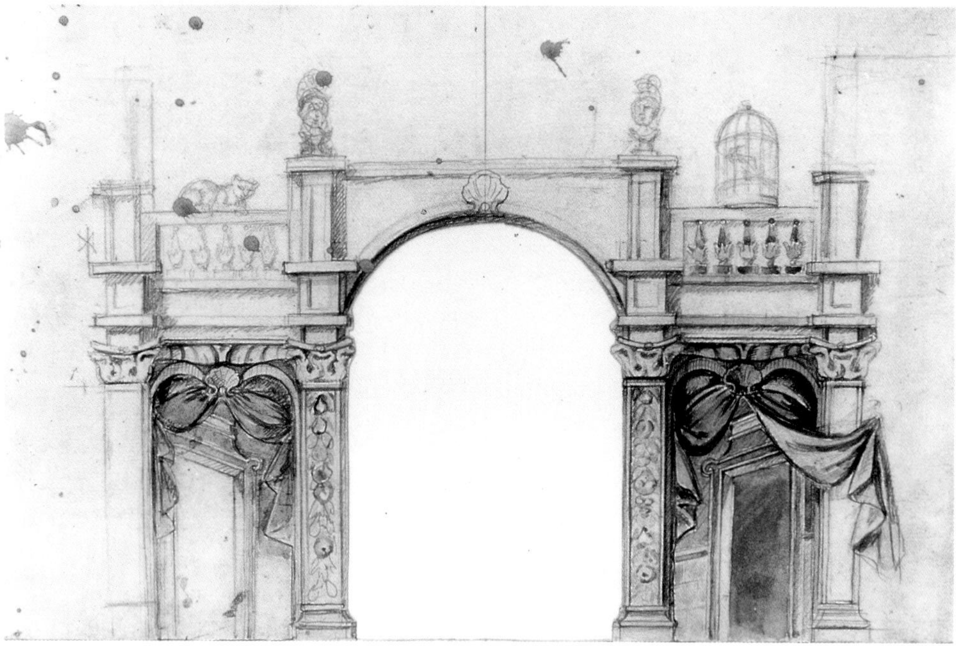

Bühnenbildentwurf für *Così fan tutte*
1950
Aquarell und Bleistift auf Papier
54 x 35 cm
Privatsammlung

Così fan tutte in Aix-en-Provence, Juli 1950 (2. Akt, 2. Szene)

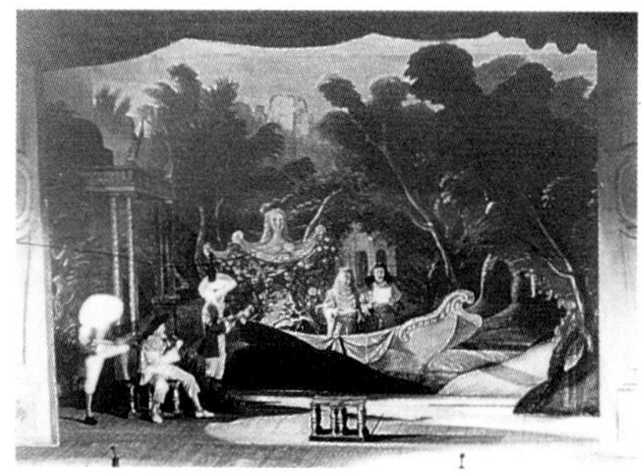

Es ist die ironische und fröhlich-tückische Seite der *opera buffa*, die Balthus mit seiner Ausstattung für Aix-en-Provence illustrieren wollte.

Das Theater im Hof des erzbischöflichen Palais war von dem Werbegraphiker und Bühnenbildner Cassandre, einem Freund von Balthus, entworfen worden, der im Jahr zuvor die Ausstattung für *Don Giovanni* gemacht hatte. Cassandre hatte sich von den Freilufttheatern der Renaissance inspirieren lassen und einen Spielort mit 1700 Plätzen konstruiert, der sich wieder völlig abbauen läßt.

Balthus war glücklich, sich in den Dienst seines Meisters, Mozart, zu stellen. »*Unnötig*«, sagt Balthus, »*zu* ›*unterstreichen*‹, *was Mozart sagt. Es genügt, ihn sprechen zu lassen, und das ist die Arbeit des Dirigenten und der Interpreten. Das Bühnenbild und die Kostüme sind hier der Ausgangspunkt, das Eröffnungslächeln Mozarts.*« In den Anklängen an das Italien des 18. Jahrhunderts, in der Wahl der klaren und leichten Farben und in den szenischen Erfin-

Rechte Seite

Kostümentwurf für *Così fan tutte*
1950
Gouache auf Papier, 38,5 x 27 cm
Privatsammlung

Kostümentwurf (Fiordiligi) für *Così fan tutte*
1950
Gouache und Bleistift auf Papier, 23,5 x 28 cm, Privatsammlung

Così fan tutte in Aix-en-Provence, Juli 1950 (1. Akt, 3. Szene)

Così fan tutte in Aix-en-Provence, Juli 1950 (1. Akt, 1. Szene), während einer Probe

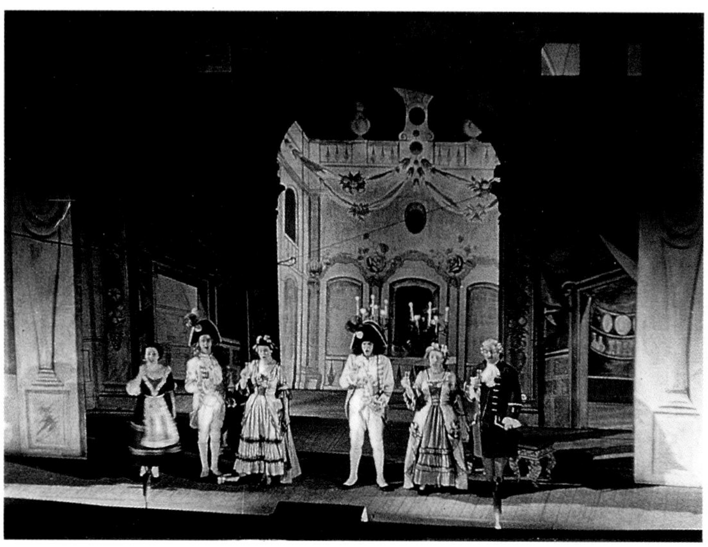

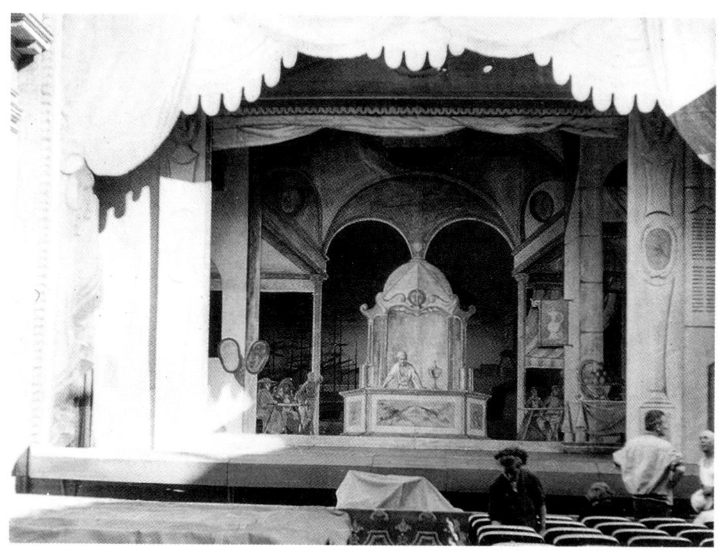

dungen ist es tatsächlich ein lächelndes Werk, das Balthus *seinem* Mozart widmet. Das neapolitanische Café des ersten Aktes inszeniert um einen Rokkoko-Schanktisch herum ein amüsantes Spiel des Blickfangs, mischt unter die Akteure als *trompe l'œil* gemalte Figuren, komponiert eine spaßige Mischung aus echten Akteuren und solchen, die aus Holz ausgeschnitten und bemalt sind. Sie Szene spielt in Neapel, und Balthus hat sich an die *vedute* erinnert, Vorfahren unserer Postkarten, um im Hintergrund den legendären Vesuv herrschen zu lassen. Balthus hat sich den Spaß gemacht, Zitate und Stile miteinander zu vermischen, Hogarth und Watteau, die Gärten von Fragonard und die Barke nach Cythera. Die bei Balthus oft so strenge und zurückhaltende Farbpalette begegnet uns hier mit spielerischem Augenzwinkern. Da wir uns in Neapel befinden, borgt sich Balthus bei Eiscreme und Sorbets die Farben aus, das Erdbeerrosa, das Pistaziengrün, das Vanillegelb, das Mandelbraun und das Veilchenblau der neapolitanischen Eissorten.

Balthus beschränkte sich nicht darauf, die Skizzen und Modelle zu entwerfen und die farbenfreudigen und fröhlichen Kostüme zu zeichnen. Er nahm auch aktiv an der Ausführung des Bühnenbildes teil, mit einer um so enthusiastischeren *allegria*, als die Übereinstimmung zwischen ihm, dem Regisseur und dem Dirigenten alles andere als vollkommen war. Doch in *Le Monde* faßte Yves Florenne mit Feinsinn und Präzision den Eindruck zusammen, den die Zuschauer hatten: »*Diese Farblinien, diese Akkorde rühren gleichermaßen von Kaleidoskopen, von farbigen Glaskugeln und jenen auf der Welt einmaligen Sorbets her, wie man sie in den Spiegeln des Café Florian in Venedig bis ins Unendliche reflektiert sieht*.«

Ein anderes Gesicht von Balthus, darin treu dem Geist des jeweiligen Werks, das er ausstattet, zeigt sich mit seiner »Mauer« für *L'Ile des chèvres* von Ugo Betti im Théâtre des Noctambules 1953. »*Ich habe mich darauf beschränkt*«, sagt er, »*gleich die Brandmauer des Theaters zu bemalen, zu bekleben und das Geklebte wieder abzureißen, die Spuren des abgerissenen Papiers, der Stuckschicht spielen zu lassen*.« Um sich derart zu »beschränken«, bedurfte es eines großen Talents. Das Klima, das durch Balthus' Arbeit auf Anhieb geschaffen wurde,

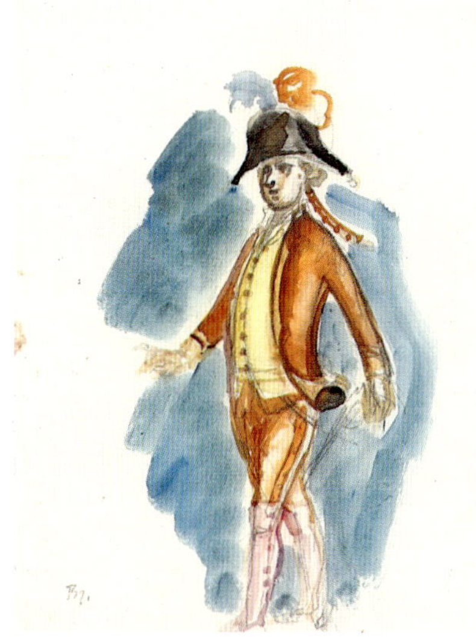

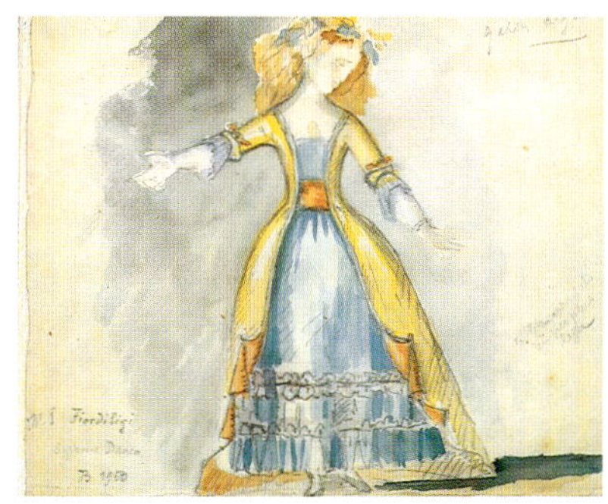

Entwurf für das Bühnenbild im 1. Akt, 2. Szene von *Così fan tutte*
1950
Aquarell auf Papier, 40 x 23 cm
Privatsammlung

Detailsstudien zu *Così fan tutte*
1950
Gouache auf beschnittenem Karton
Privatsammlung

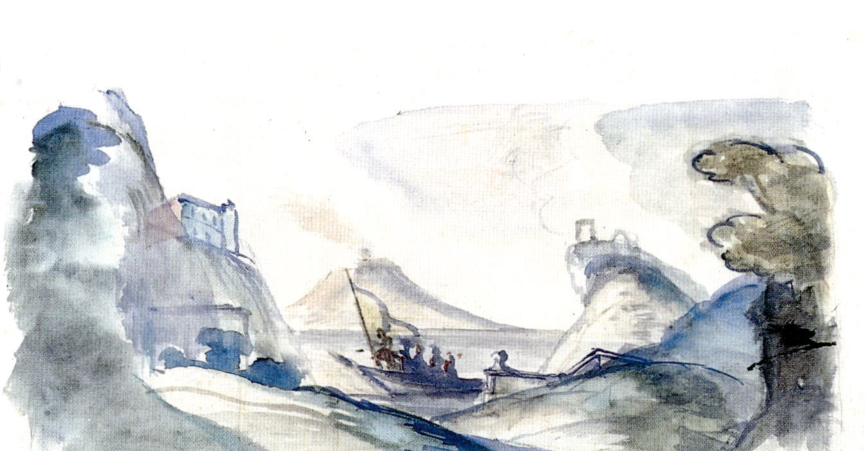

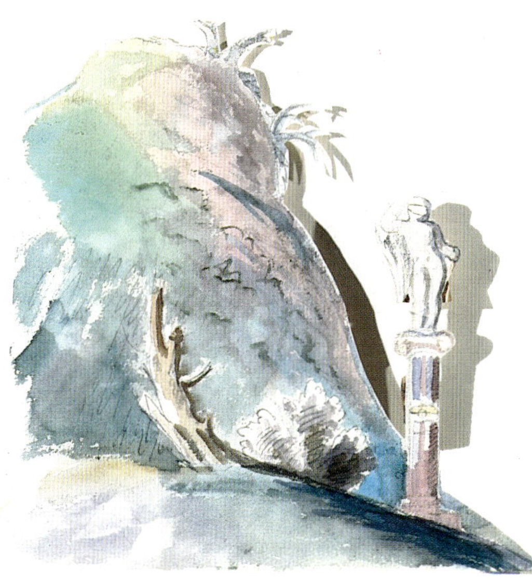

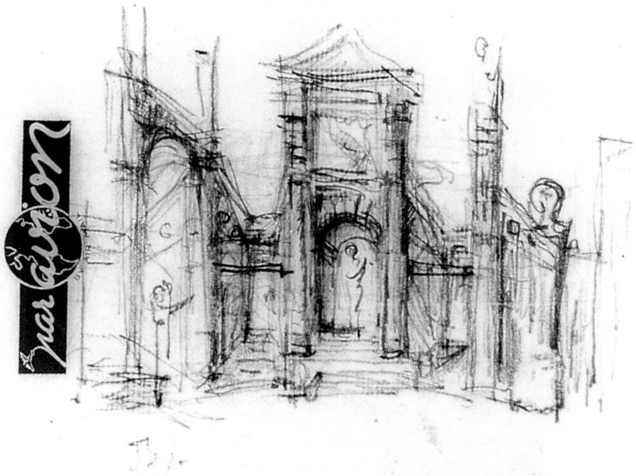

Bühnenbildentwurf für *Julius Caesar*
1960
Bleistift auf Luftpostpapier
17 x 20 cm
Privatsammlung

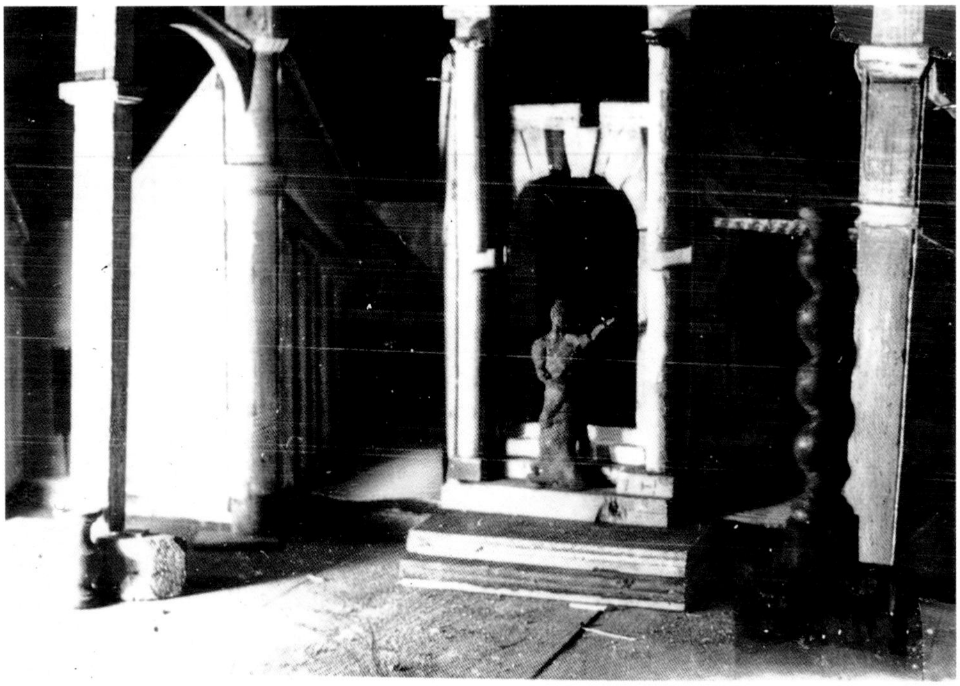

Holzmodell mit Plastilinfiguren, vom Künstler hergestellt für das Bühnenbild von Shakespeares *Julius Caesar,* aufgeführt in der Bearbeitung von Yves Bonnefoy im Théâtre de France-Odéon, 1960.

Rechte Seite
Balthus während einer Probe von *L'Ile des Chèvres,* 1953

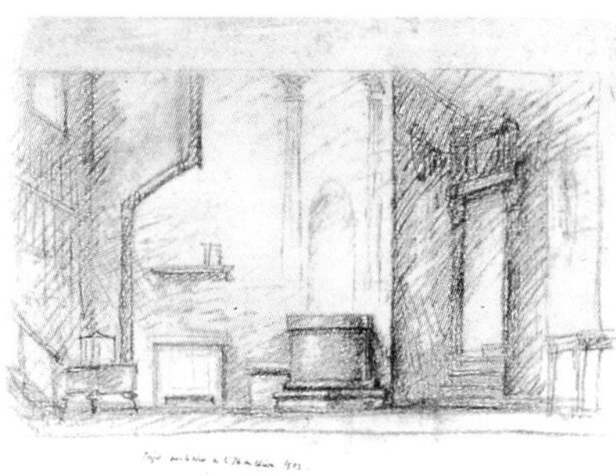

Studie zu *L'Ile des Chèvres*
1953
Bleistift auf Papier, 50 x 65 cm
Privatsammlung

L'Ile des Chèvres von Ugo Betti wurde 1953 im Théâtre des Noctambules mit Bühnenbildern und Kostümen von Balthus aufgeführt.

war das des Textes von Ugo Betti, die Atmosphäre der Vernachlässigung, der Abnutzung und der Ermüdung eines Hauses, das zerfällt.

1960 bittet Jean-Louis Barrault Balthus, das Bühnenbild für *Julius Caesar* zu machen, den er im Odéon inszeniert. Der Maler nimmt das Prinzip seines Bühnenbildes für *L'Etat de siège* wieder auf, einen architekturalen Raum, in dem das Spiel der fliehenden Perspektiven die Tiefe der Bühne vergrößert.

Ich sagte eines Tages in Gegenwart von Balthus, es sei schade, daß er nach 1960 keine Gelegenheit mehr gehabt habe, Bühnenbilder zu entwerfen. »Aber wieso«, frage ich ihn, »ein Bild, ist das nicht auch ein Theater, bei dem du nahezu alle Rollen besetzt, außer deiner eigenen ..?«

»*Nein*«, sagt Balthus, »*die Malerei ist kein Schauspiel, oder sie ist es nur in zweiter Linie. Sie ist eine Sprache. Wenn du die erstbeste Nachricht aus der Rubrik Vermischtes nimmst, wie sie ein mittelmäßiger Journalist schreibt, dann ist es ein ›überfahrener Hund‹. Von einem wirklichen Schriftsteller ausgedrückt, ist es etwas völlig anderes ...*«

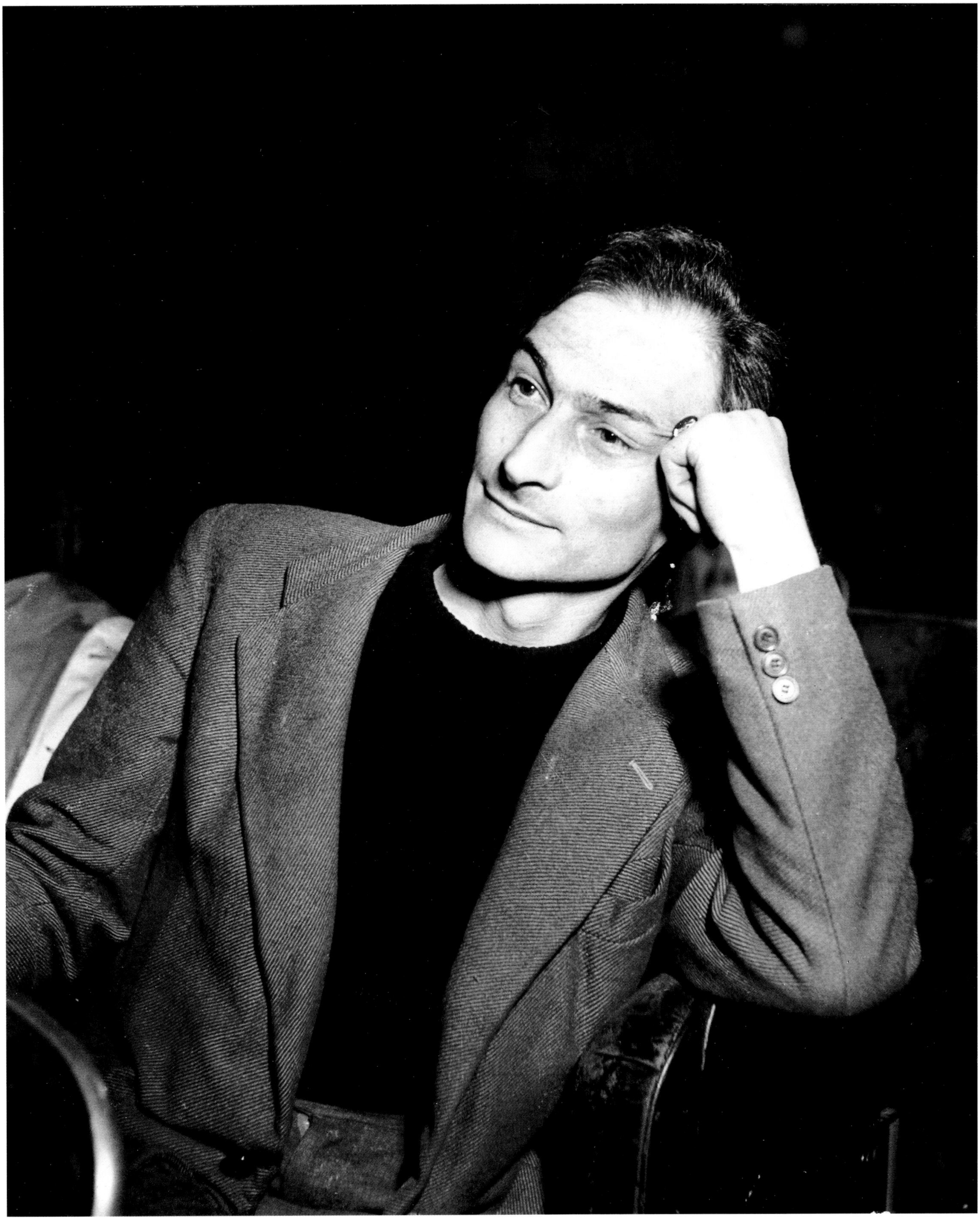

Die Villa Medici

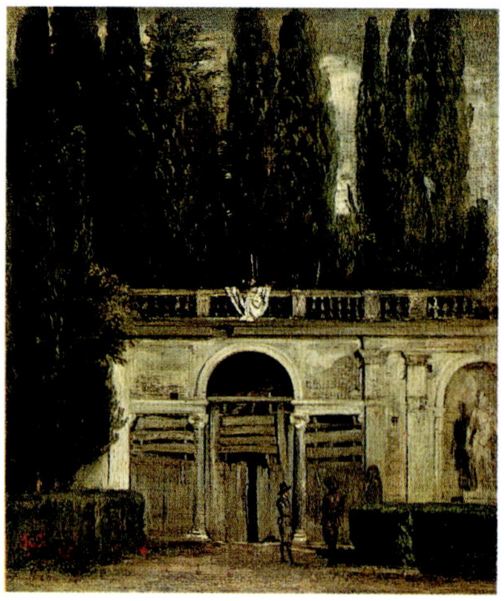

Diego Velázquez
Ansicht des Gartens in der Villa Medici, Rom (Eingang zur Grotte)
1650
Öl auf Leinwand
48 x 42 cm
Madrid, Prado

André Malraux hat sich zweifellos gefragt, wie Balthus ihn empfangen würde, wenn er ihm den Vorschlag machte, zu dem ihm gerade die Idee gekommen war. Balthus ist zugleich gesellig und menschenscheu, einsiedlerisch während langer Phasen, weltgewandt, wenn es ihm Vergnügen macht, und ganz und gar »unanwerbbar« für offizielle Aufgaben. Daß sein Freund, der Kulturminister, ihn dazu auffordern würde, die Leitung der Villa Medici zu übernehmen, Sitz der Académie de France in Rom und Arbeitsstätte der Stipendiaten des berühmten Prix de Rome, hätte Balthus immerhin zusammenzucken lassen können. Malraux setzte auf das vage Gefühl, daß Balthus nach den schönen Arbeitsjahren in Chassy vielleicht am Ende einer Periode angelangt sei, daß er möglicherweise bereit sei zu einer Veränderung der Umgebung, des Lebens, des Lichts, daß er bereit sei, sich auf andere Gedanken bringen zu lassen. Malraux dachte auch, es sei ein schönes Geschenk an Frankreich und an die Kunst, wenn die Dornröschen-Villa auf dem Pincio zu neuem Leben erweckt würde, wenn ein Mann ihre Leitung übernähme, der weder Beamter noch »Akademiker« wäre.

Balthus war perplex. Malraux war geduldig. Die Villa Medici war grau in grau. Man kam überein, daß Balthus in Begleitung von Gaston Pawleski und Alain Vidal-Naquet »sie sich ansehen geht«. Er ging. Er sah. Das alte, herrliche Gebäude am Rande des Pincio, von dem aus man Rom, den Quirinal, den Aventin, den Janiculum, Sankt-Peter, den Monte Mario überblickt, mit dem Garten, der sich rückwärtig bis zu den Überresten der Aurelianischen Mauer erstreckt, war vielleicht nicht völlig heruntergekommen, aber auch nicht gerade in glänzendem Zustand. Die Villa war ein wenig das Abbild der Institution des Prix de Rome: ehrwürdig und leicht verstaubt, großartig und verblaßt, ruhm- und faltenreich. Die römische Villa der Antike hatte Lucullus gehört. Sie hatte gesehen, wie Messalina dem Valerius Asiaticus befahl, sich die Pulsadern zu öffnen, ehe sie selbst auf Befehl von Claudius ermordet wurde. Der Renaissance-Palast war von Kardinal Giovanni Ricci und von Ferdinand de Medici bewohnt worden. Letzterer hatte, nachdem der Großherzog der Toskana tödlich verunglückt war, die Großherzogin vergiftet, um selbst an die Macht zu kommen. Ferdinand hatte seine Laufbahn früh begonnen: Mit dreizehn Jahren Kardinal, wird er im besten Alter zum Herrscher von Florenz. Während der folgenden drei Jahrhunderte wurde sein römischer Wohnsitz von Goethe, Stendhal, dem Präsidenten de Brosse, dem Marquis de Sade und von Monsieur de

Jacopo Zucchi und Atelier
Die Metamorphose der Arachne
Rom, Villa Medici, Fries im Musensaal

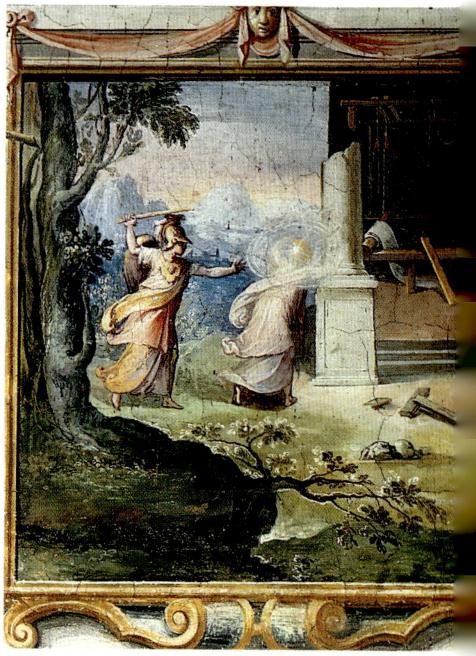

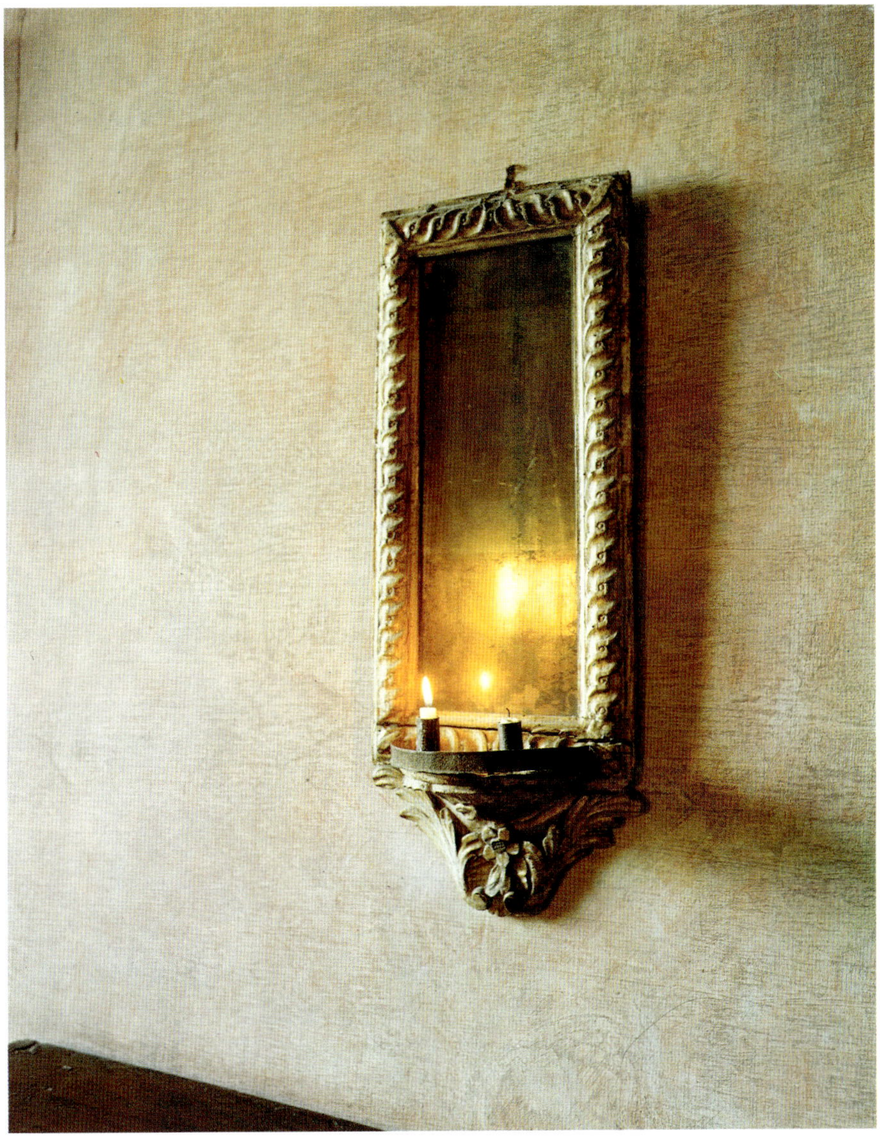

Detail eines von Balthus in der Villa Medici, Rom, gestalteten Raumes.

Jacopo Zucchi und Atelier
Minerva als Göttin der Künste
(Ausschnitte)
Rom, Villa Medici, Fries im Musensaal

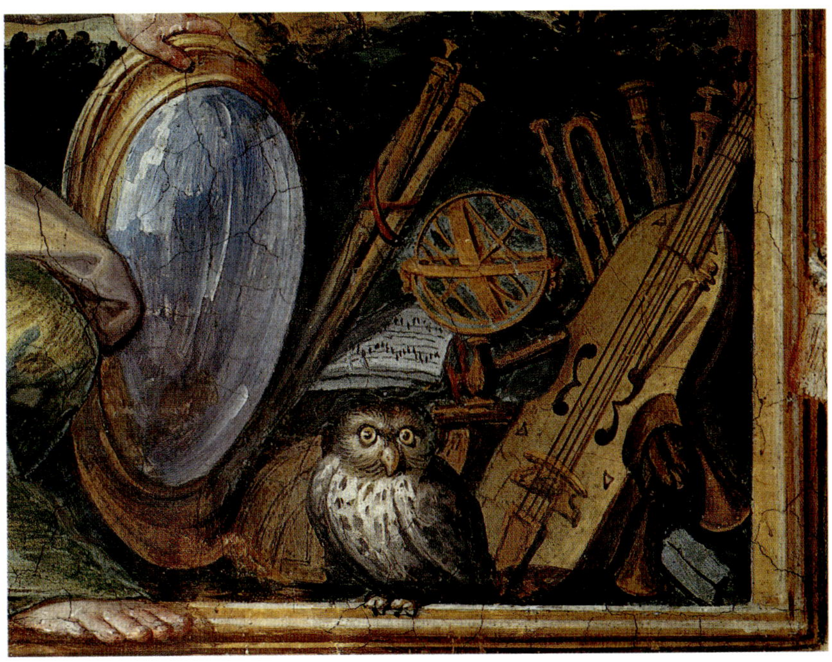

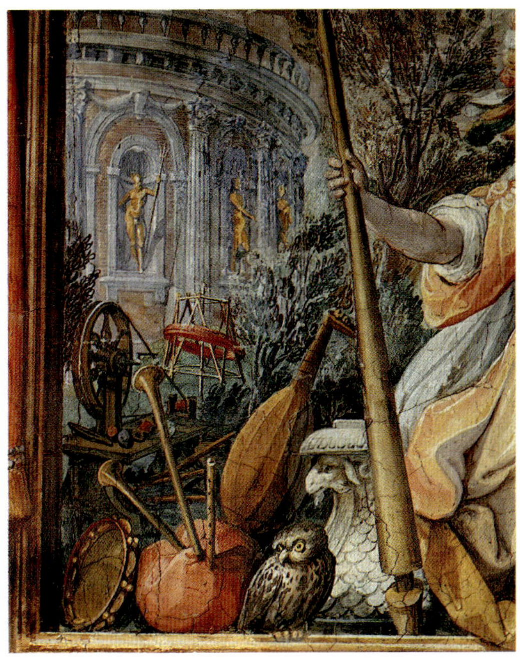

Chateaubriand besucht bzw. gemietet. Als Rompreisträger hatten Ingres, Berlioz, Horace Vernet, David d'Angers, Carpeaux, Rude, Gounod, Bizet und Debussy dort geweilt. Doch zu dem Zeitpunkt, da Malraux Minister wird, ist dieses prachtvolle Vermächtnis eher niederdrückend als inspirierend. Eine Verkrustung griesgrämiger Förmlichkeit und stumpfer Konventionen breitet ihre Kälte über das Werk von Ammanati, dem Architekten der toskanischen Herzöge, und über die preisgekrönten Stipendiaten des Prix de Rome.

Wenn Balthus von seiner Überraschung, seiner Verlegenheit und Perplexität angesichts dessen, was ihm vorgeschlagen wird, erzählt, dann glaube ich zu ahnen: Wenn sowohl die Villa Medici als auch der Prix de Rome sich eines ausgezeichneten Gesundheitszustands erfreut hätten, dann wäre er vielleicht nicht in Versuchung geraten, die ihm von Malraux angebotene Leitung zu übernehmen. »Es gab viel zu tun.« Balthus empfand eine dumpfe Empörung angesichts der Vernachlässigung des Gemäuers, der Routine der Stipendiaten, der Atmosphäre der Ermattung der Villa. Mit der Unordnung kommt er nicht nur leicht zurecht, er findet sogar Vergnügen an dem bewundernswürdigen Arbeitschaos in seinem Atelier, dieser Unordnung, der eine tiefe Ordnung zugrunde liegt. Dagegen erträgt er es schlecht, daß ein »Ding der Schönheit« mißhandelt wird, daß ein nobler Ort deklassiert wird, daß man ein Haus oder ein Palais verkommen läßt. Bei all den Wohnorten, an denen er zu leben gedachte, sei es die Cour de Rohan oder Chassy oder die Burg von Monte Calvello und schließlich das Grand Chalet von Rossinière, entwickelte Balthus jedesmal sofort den fröhlichen Elan des »Werkmeisters«, der sich an die Arbeit macht, Ordnung schafft, putzt, organisiert, schmückt, einrichtet, ausleuchtet, verschönert. Die freundschaftliche Falle, die Malraux ihm stellte, schlug gleich mehrfach zu: die Freude, die Balthus dabei empfand, einen Dornröschen-Palast wiederbeleben und erwecken zu können, das Gefühl, sich nützlich zu machen, indem er jungen Künstlern half, und das persönliche Glück, an einem zugleich friedlichen wie berauschenden Ort zu arbeiten. Wenn auch die Aufgaben des »Hausherrn«, denen sich Balthus in der Villa zu stellen hatte, zuweilen seine Arbeit als Maler verlangsamt haben, so ist die Bilanz doch zweifellos positiv: Die Arbeiten des Initiators, des Restaurators und des Malers Balthus sind nur komplementäre Aspekte ein und desselben schöpferischen Antriebs. Im Lauf der Jahre war ich immer wieder fasziniert, wenn ich in den verschiedenen Zimmern der Villa, die mich beherbergten, nicht nur die Fresken, die Bilder, die mythologischen Szenen, die emblematischen *imprese* entdeckte, sondern sogar im Inneren der Schränke Rückwände in kunstvoll gedämpften Farben vorfand, gesprenkelt mit winzigen Lichtsternen, die Balthus im Modell entworfen hatte und deren Ausführung er überwachte – eine zwar unsichtbare Zier, aber nicht weniger subtil und gepflegt als das, was *in die Augen springt*. Die Maler, die an den Wänden und Mauern der Villa arbeiteten, waren von Bewunderung erfüllt für die Genauigkeit und Detailversessenheit von Balthus' Anweisungen und Versuchen, insbesondere für den »Balthus-Putz«, eine Mischung aus zwei oder drei Farben, die mit dem Schwamm aufgetragen oder mit der Malerbürste aufgespritzt wurde. Man erhält so einen Farbauftrag, der den Effekt einer Art gedämpfter Vibration erzeugt, eine »lebende« Fläche.

Die Wandmalereien, die Friese und die Decken der großen Zimmer über

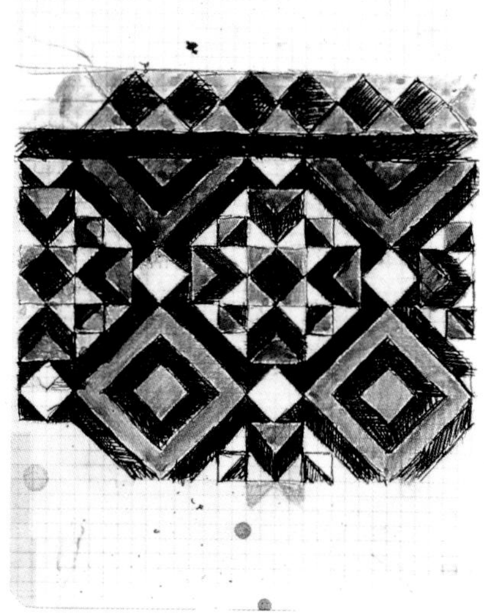

Studie zu *La Chambre turque*
1963
Bleistift und Aquarell auf Papier
(Blatt aus einem Skizzenblock)
21,7 x 16,7 cm
Privatsammlung

Studie zu *La Chambre turque*
1963
Aquarell und Bleistift auf Papier
36 x 50 cm
Paris, Privatsammlung

La Chambre turque
(Das türkische Zimmer)
1963-1966
Öl auf Leinwand
180 x 210 cm
Paris, Musée national d'art moderne,
Centre Georges Pompidou

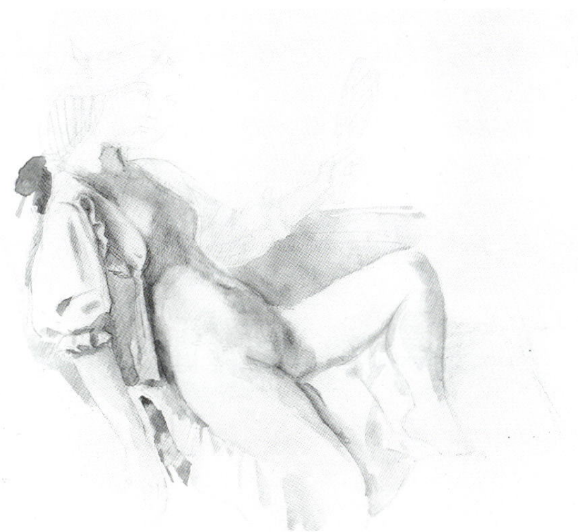

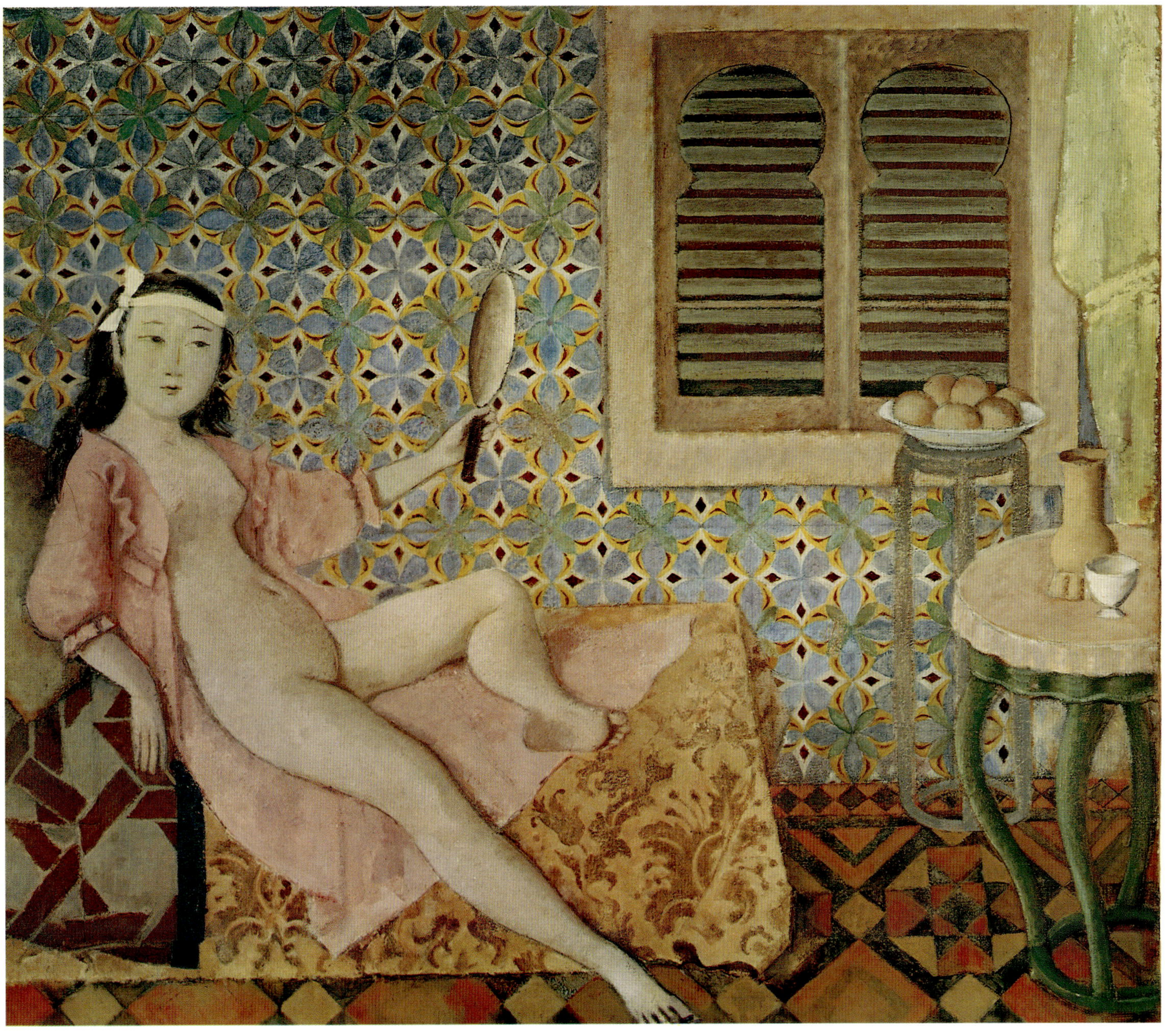

der Loggia der Villa waren Gegenstand freundschaftlicher Zuwendung durch Balthus. Das Zimmer von Ferdinand, »Zimmer der Musen« genannt (es liegt neben dem »Zimmer der Elemente«), wie die gesamte Villa ausgemalt von Iacopo Zucchi, dem *pittore della casa*, weist an den Wänden ein Bedeutungsgeflecht auf, bei dem mythologische Allegorien mit politischen Anspielungen durchsetzt sind. Die kleinen rechteckigen Tafeln folgen den Tierkreiszeichen, die vom fürstlichen Schicksal Ferdinands künden: geboren unter dem Zeichen des Löwen, soll er Nachfolger eines Großherzogs werden, der unter dem Zeichen des Widders geboren wurde, des ersten Sohns von Cosimo I. Wenn nötig, so sagt Balthus, wurde ein wenig »Hand angelegt«, damit die Voraussagen des Horoskops eintreffen. Ferdinand hat die Villa zum Zentrum seiner Sammlungen gemacht. Seine *raccolta* versammelt Raffael, Giorgione, Tizian, Bassano, Beccafumi, antike Statuen, eine Galerie von Portraits berühmter Männer, kostbare Gegenstände, nicht zu vergessen in den Gärten die Käfige der Wildtiere, die Löwin, die Bären und die Strauße. Nachdem er sich der möglichen Rivalen entledigt hat, legt Ferdinand den Kardinalspurpur ab. Er heiratet und gibt im Jahre 1600 die Hand seiner Nichte Maria de Medici dem König von Frankreich, Heinrich IV. Sechzig Jahre später beschließt Colbert die Gründung der Académie de France in Rom, die ihren Sitz in der Villa findet.

Als Nachfolger von Ferdinand de Medici vergißt Balthus gleichwohl nicht sein persönliches Werk. Er sagt, daß er zu Anfang daran gedacht habe, zwei oder drei Jahre lang in der Villa zu bleiben. Es wurden fünfzehn Jahre. Das Atelier, das er sich unterhalb der Terrasse einrichtete, die der *bosco* überwölbt, ein künstlicher Parnaß aus Lorbeersträuchern und anderen lebenden Bäumen, war der Ort, wo immerhin fünfzehn Bilder entstanden, wobei er stets seinen Pflichten als »Hausherr« nachkam (immerhin eines fürstlichen Hauses). In den kleinen Kammern oben in der Villa, von der »*chambre turque*«, die von Horace Vernet entsprechend der damaligen »*orientalerie*« eingerichtet wurde, bis hin zu den Studios der oberen Stockwerke, malte Balthus zahlreiche Bilder (darunter die berühmten Variationen über die Toilette des japanischen Modells). Hier zeichnet er mit lächelnder Zartheit die ihm Nahestehenden, seine Freunde, die Kinder des Personals und der Belegschaft der Villa.

Er sorgt für ein neues Reglement des Wettbewerbs, der nun nicht mehr nur Malern, Bildhauern und Musikern offensteht, sondern auch Schriftstellern, Kunsthistorikern, Filmemachern, Photographen und Restauratoren, und er organisiert in den intelligent konzipierten Räumen bedeutende Ausstellungen. Mit Unterstützung durch Malraux gibt Balthus einer Académie, die immer weniger »akademisch« ist, wieder Leben und Glanz. Zugleich bereitet es ihm helle Freude, die Ressourcen der Villa zu erkunden, so auch, unterstützt von einem seiner Mitarbeiter und insbesondere dem Restaurator Bourbon, die alten Stiche zu studieren, die zeigen, was das Palais und die Gärten zu Zeiten von Ferdinand waren, ehe das Haus Lothringen einen Großteil der angehäuften Schätze hierhin und dahin verstreute. Die Archive und die Stiche zeitigten herrliche Entdeckungen. Die Stipendiaten der Académie de France hatten oft Gelegenheit, lebensnah an den Arbeiten vor Ort teilzunehmen. So konnte man sehen, wie ein junger Restaurator Balthus zur nordöstlichen Ecke der Villa führte, um mit dem Direktor den Verlauf der Treppe und der unterirdischen Leitung der *Aqua*

Katia lisant (Katia, lesend)
1968-1976
Kasein und Tempera auf Leinwand
179 x 211 cm
New York, Privatsammlung

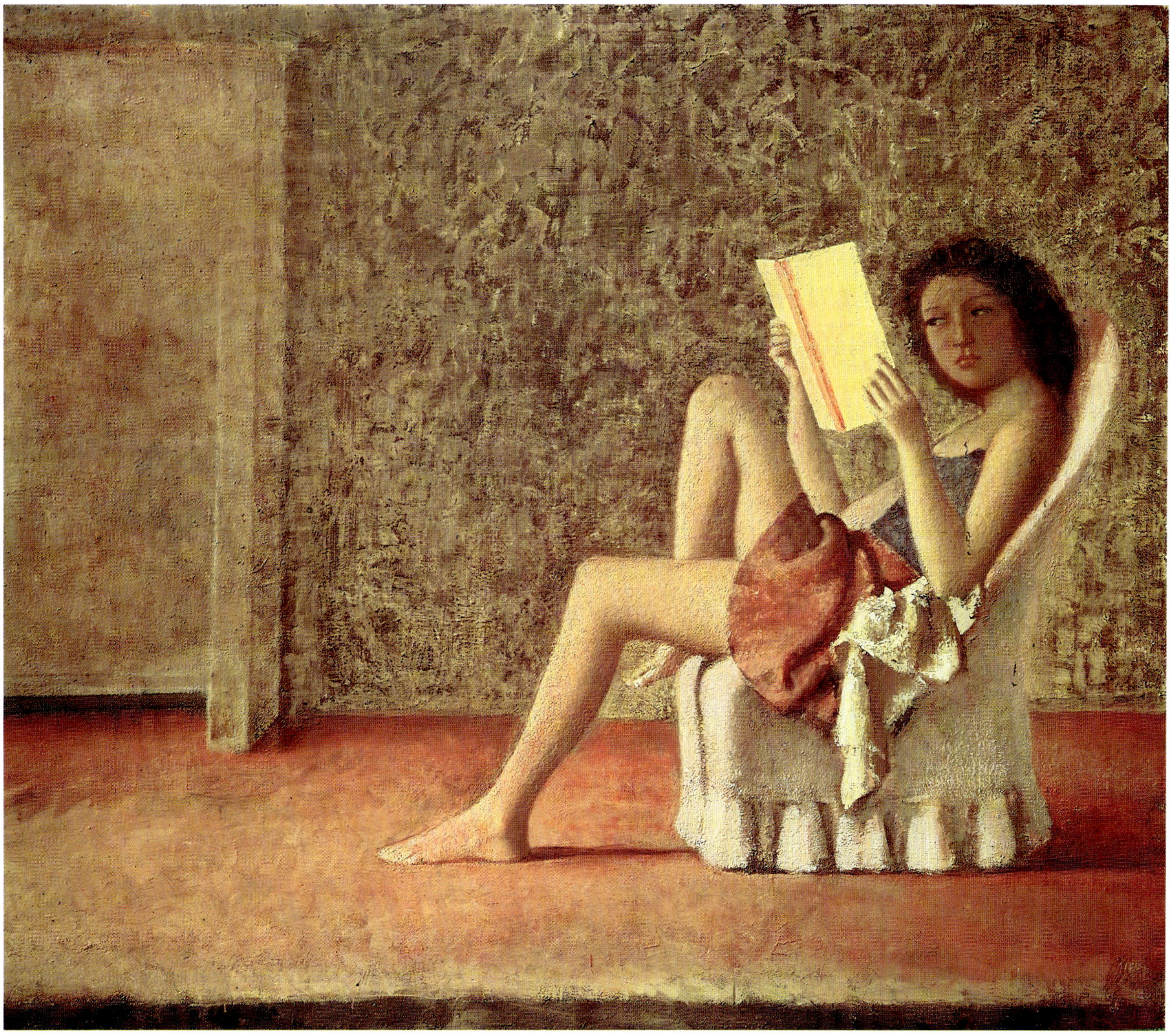

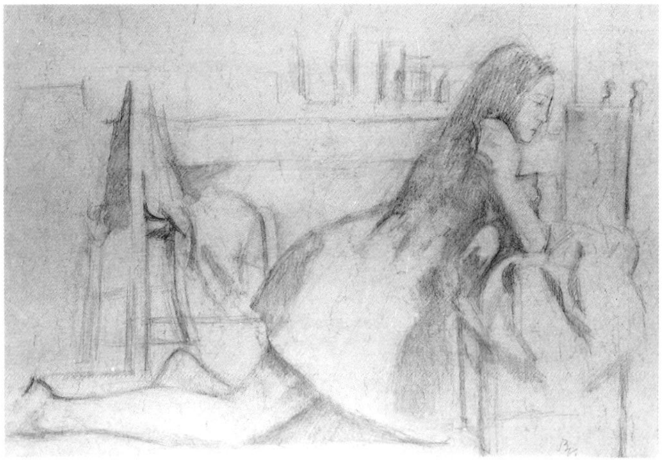

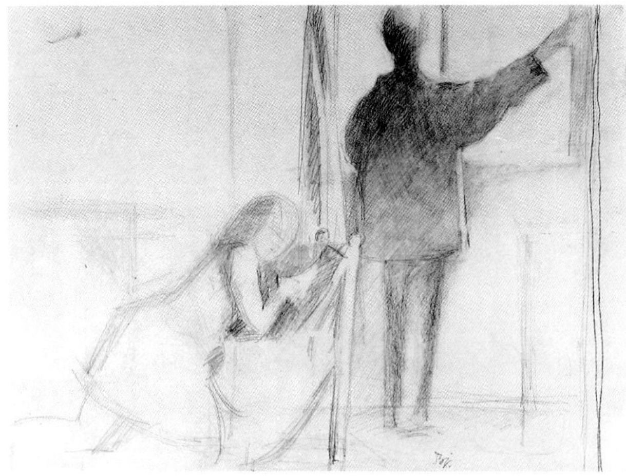

Studie zu *Le Peintre et son modèle*
1977
Bleistift auf Papier
70 x 100 cm
Privatsammlung

Studie zu *Le Peintre et son modèle*
1977
Bleistift auf Papier
42 x 56 cm
Privatsammlung

Virgo zu untersuchen, durch die die Goten in Rom einzudringen versuchten und die Belisar zumauern ließ. Mittels alter Dokumente ließ sich an der Stelle der antiken Türme der Aurelianischen Mauer im Nordwesten des Gartens das *studiolo* lokalisieren, in dem Ferdinand seine Maitressen empfing. (Sein Biograph Pietro Usimbardi konstatiert: »*non mancava d'inclinazione alla lascivia*«, er ermangelte nicht der Neigung zur Laszivität.) An dem Tag, als in dieser *cascina* eine der jungen Restauratorinnen, Géraldine Albers, den ersten Vogel der großen ornithologischen Dekoration *L'Aurore* freilegt – eine veritable Voliere von Wiedehopfen, Singdrosseln, Kiebitzen, Enten und Sperlingen –, flattert das Lachen und die Freude der jungen Restauratoren durch den alten römischen Wohnsitz. Oft gab es Tage bezaubernder Feste in der Villa. So etwa, als die Niobiden zurückkehrten – oder zumindest ihre Abgüsse –, die 1770 nach Florenz transportiert worden waren, und Balthus sie wieder im Grün auferstehen ließ, das sie zwei Jahrhunderte zuvor verlassen hatten.

Doch die Krönung von Balthus' Freude an der Restaurierung der Villa war wahrscheinlich der Tag, an dem der Obelisk wieder aufgestellt wurde, den die alten Stiche im Zentrum der Gärten zeigen. Der Marquis de Sade, der die Kühle des kleinen grünbelaubten Parnaß geschätzt hatte, des *bosco*, der die Westterrasse beherrscht, hatte den Obelisk bewundert, der aus den Fundamenten von Santa Maria Maggiore stammte. Balthus beklagte lange sein Fehlen. »*Es ist, als wären die Gärten nicht im Gleichgewicht, ihres Epizentrums beraubt*«, sagte er. »*Der Obelisk war der Dirigent der Gärten.*« Bourbon löste das Problem. Es kam nicht in Frage, einen anderen ägyptischen Obelisk zu finden oder ihn in Luxor oder Sakkâra schneiden zu lassen. Das Geschick der Techniker erstellte eine kluge Legierung aus Mineralstaub und synthetischem Material, die das Aussehen und die Festigkeit antiker Obelisken hat. Am Tag, als wir zusahen, wie sich der Obelisk langsam erhob und »Wurzeln schlug«, durch den Willen von »Monsieur le Directeur« und die Findigkeit von Bourbon wiederauferstanden, da schien es mir, als beobachte von der Höhe des *bosco* aus der Schatten des Ferdinand de Medici die Szene durch die grünen Lorbeerbäume hindurch und murmele angesichts der Absichten von Balthus: »*Bene lavorato, signor conte.*«

Le Peintre et son modèle* *(Der Maler und sein Modell)
1980-1981
Kasein und Tempera auf Leinwand
226,5 x 230,5 cm
Paris, Musée national d'art moderne, Centre Georges Pompidou

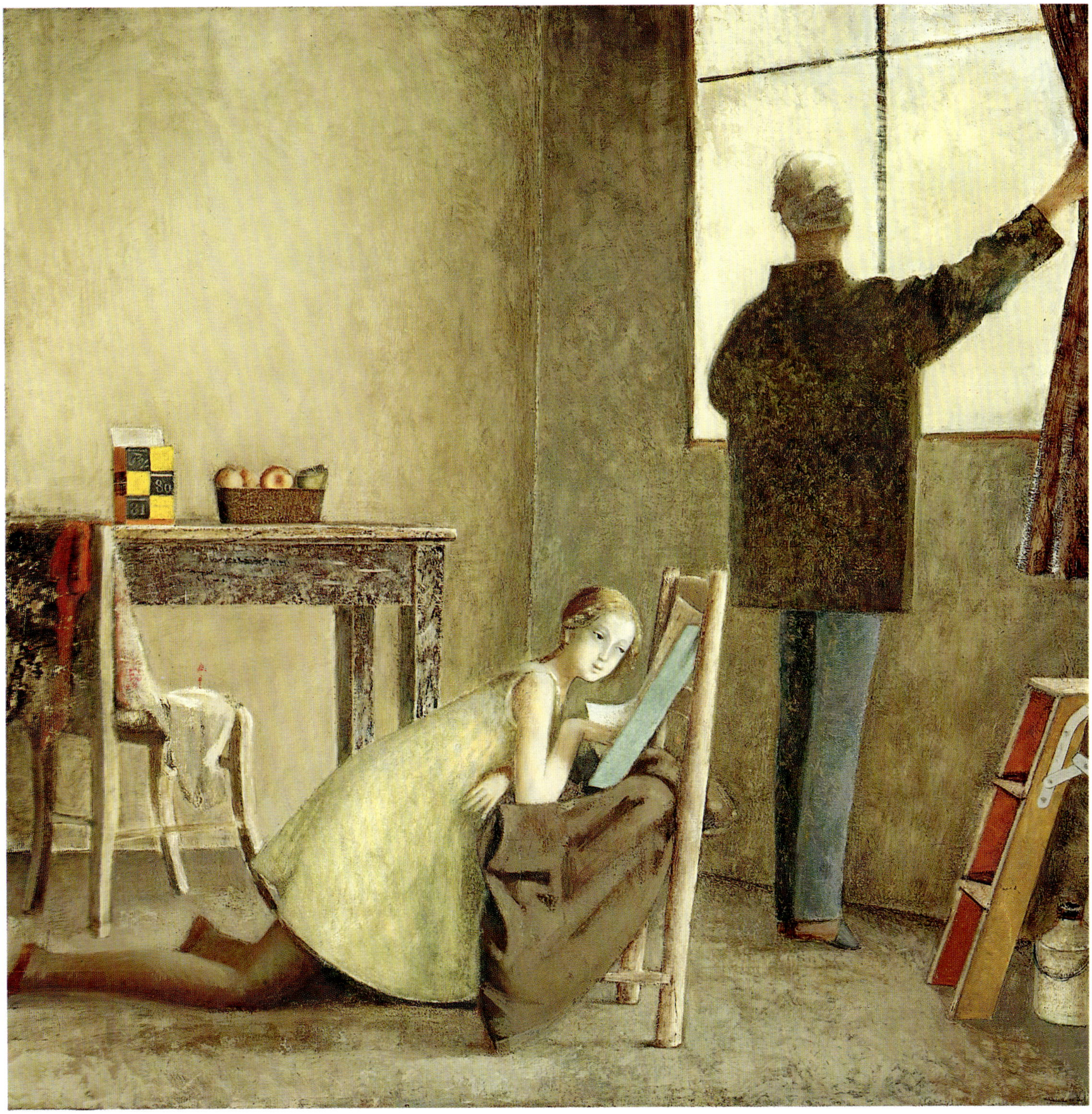

Blicke auf Balthus

»Balthus' Kindheit und Jugend wurden geprägt von einem besonders erlesenen Familien- und Freundesmilieu, wie es im Europa und im Paris der Zeit vor dem letzten Krieg noch existierte«, schrieb Jean Cassou 1964. »Dichter, Künstler, Philosophen, Plauderer, darunter die besten dieser Zeit, hatten sich dazu verschworen, ihn von Anfang an am Geschmack und an der Vertrautheit der Dinge ihres jeweiligen Metiers teilhaben zu lassen. Anders als man glauben könnte, sollte das alles nicht zum Ästhetizismus führen. Denn diese charmante Gesellschaft verfügte über Authentizität, das heißt, zu einem intelligenten und exlusiven Bemühen um Vollkommenheit gesellte sich ein hohes Maß an Natürlichkeit, an Naivität.«

Auf einem der ersten Gemälde von Balthus, einer *Nature morte* von 1937, sieht Jean Clair, »daß sich eine unendliche Erwartung Bahn bricht, die Vorahnung eines Geschicks. Katzen, die ausgestreckt auf Sesseln liegen oder auf Ziertischchen sitzen und die Augen geschlossen haben, müssen das genauso empfinden: wie die Zeit sich übermäßig ausdehnt, die Dauer sich auflöst, die Beziehungen zwischen den Wesen und den Dingen sich bizarr lösen, verkehren oder abbrechen, Narziß, für den die Welt nicht mehr als ein riesiger Spiegel ist. Vertraute Geister, doch man hält ihren Blick ohne Beherrschung nicht aus, zuckt jedesmal zusammen, wenn man ihn so durchbohrend und so leer sieht, ein verlorener Blick, fixiert auf ein Jenseits der Dinge, durch einen hindurchgehend, einen zu nichts reduzierend.

Viele von Balthus' Werken haben diese Art trügerischer Klarheit, blindmachender Offensichtlichkeit. Man könnte daran vorübergehen, ohne etwas anderes zu sehen als eine alltägliche Wirklichkeit. Doch hält man inne, so erwacht man bald schon mitten in einem Traum.«

»In der Art und Weise, wie Balthus die Farbe verwendet«, schreibt Antonin Artaud 1936, »liegt echte Askese. Er bezähmt seine heimliche Sinnlichkeit, wie er die Versuchung von sich weist, sich der künstlichen und wohlfeilen Trunkenheit der Farbe zu ergeben. Er erreicht auf diese Weise eine düsterere Trunkenheit, die die Gegenstände in ihrem eigenen Licht singen läßt.«

»In der Cour de Rohan«, schreibt Pierre Jean Jouve 1944, »bringt es Balthus zu seinem ersten größeren Œuvre, im Verlauf von vier Jahren der Mühe und des Verdrusses, ohne einen Tag der Erholung. Die Bilder, die unter großen

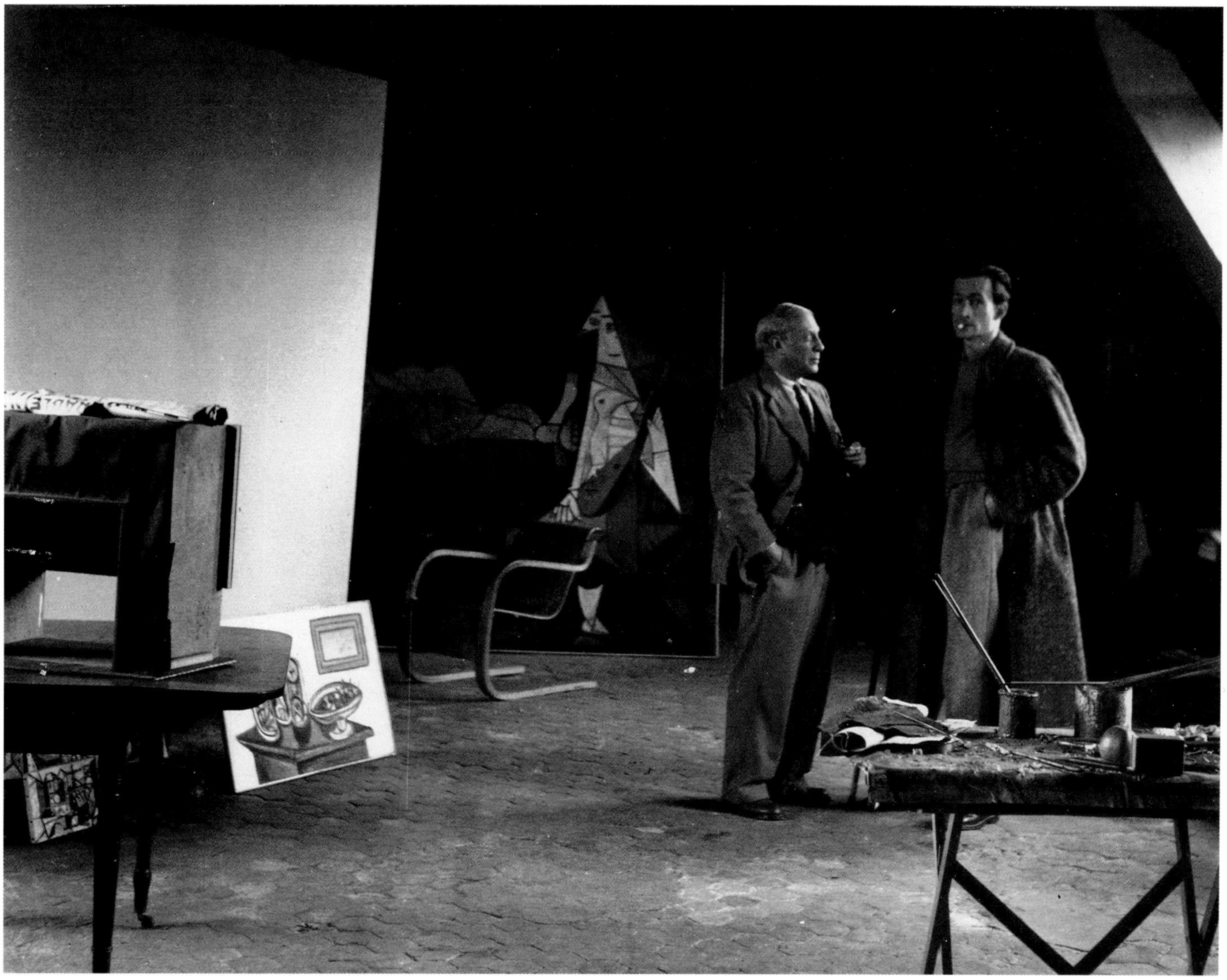

Picasso und Balthus, aufgenommen von Cecil Beaton Ende der vierziger Jahre

Schwierigkeiten entstanden, gingen in die Rue La Boétie oder nach Amerika, ohne daß er sich allzu sehr darum kümmern mußte. Doch – darin einem alten Meister ähnlich, nämlich dem berühmten Toscanini, der nach einem Konzert niemals ungetrübte Freude bezeigte – Balthus war niemals zufrieden.«

»Balthus«, so schreibt Albert Camus 1949, »erschafft aus dem Tag, der stirbt, den unaufhörlichen Tag, von dem er auf seine eigene Weise zu sagen beliebt, daß es der einzig wirkliche ist und der das Paradies der Kindheit ist, grün, bei Balthus wie bei Baudelaire.«

Baudelaire, über das Erotische in der Kunst (Salon des Jahres 1846):

»Hat er [der Leser] sich gefragt, warum bisweilen ein solcher Reiz darin liegt, in diesen Annalen der Ausschweifung herumzustöbern, die in den Bibliotheken vergraben sind oder sich in den Kartons der Händler versteckt halten (...)? Lust, untermischt mit Schmerz; Bitterkeit, nach der die Lippe immer dürstet! – Lust, weil es uns vergnügt, die wichtigste aller natürlichen

Regungen in allen ihren Formen dargestellt zu sehen –, und Empörung darüber, sie oft so unzulänglich nachgeahmt oder so albern verleumdet zu finden. (...) Wie oft, angesichts dieser zahllosen Darstellungen der allen gemeinsamen Regung, hat mich das Verlangen angewandelt, der Dichter, der Kunstliebhaber, der Philosoph möchten sich doch den Genuß eines Museums der Liebe verschaffen können, wo alles seine Stelle hätte, von der unangewandten Zärtlichkeit der heiligen Therese bis zu den gründlichen Ausschweifungen gelangweilter Zeiten. (...) Und außerdem heiligt das Genie alles, und wenn diese Sujets mit der nötigen Sorgfalt und Andacht behandelt würden, so wären sie keineswegs mit dieser abstoßenden Obszönität befleckt, die eher Aufschneiderei als Wahrheit ist. [Es] sei hinzugefügt, daß ich unter die erotischen Sujets nicht nur alle Bilder einreihen würde, die ausdrücklich von der Liebe handeln, sondern überhaupt jedes Liebe atmende Bild, und wäre es ein Portrait.«

»In Balthus' Atelier«, schrieb Cyril Connolly 1952, »wird man gewahr, daß seine äußere Erscheinung als liebenswürdiger Dandy und kosmopolitischer Mann von Geist einen starken Willen verbirgt und einen zutiefst originellen Geist.«

»Ich kannte Balthus schon seit einigen Jahren«, erzählt Federico Fellini 1977, »als er mir beinahe zufällig vorschlug, sein Atelier zu besuchen. Auf drei großen Bildern, die in Arbeit waren und mit denen er sich schon seit

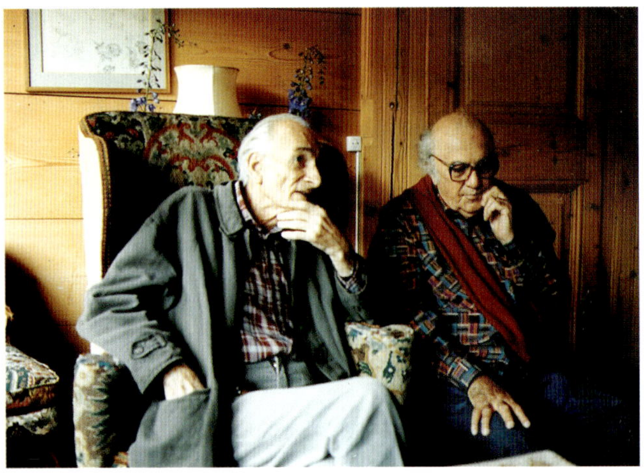

Balthus und Federico Fellini im Grand Chalet, Rossinière

Jahren beschäftigte, fanden die berühmten Zeichen seines Universums zu einem neuen Gleichgewicht: ein junges Mädchen beim Lesen und zwei japanische Frauen, die über einen Spiegel gebeugt waren. In dem gleichmäßigen Licht seines Ateliers betrachteten wir beide diese Bilder, als wären sie Überreste, als sähen wir uns einer Sache gegenüber, die er, Balthus, nicht ausgeführt hatte, sondern wiedergefunden, ausgegraben, ans Tageslicht gebracht.«

Fellini bewundert in Balthus nicht nur den Maler, sagt er, sondern auch das große schauspielerische Potential, mit dem er alle, die er gekannt hat, von Bonnard bis Picasso, von Artaud bis Gide, verkörpern kann. Der

Mensch Balthus mit seinem aristokratischen Profil, sagt Fellini, hat von Jules Berry und von Jean-Louis Barrault den gebieterischen Blick, die meisterliche Gebärde. Er ist diabolisch, ein Herrscher der Renaissance oder ein transsilvanischer Fürst.

Die Psychoanalytikerin Blanche Reverchon, die die Frau des Dichters Pierre Jean Jouve war und lange Zeit zu Balthus' engsten Freunden gehörte, hat von ihm gesagt, er male »in größter Nähe ... der Urszene«. Der »Primitivismus« des gelehrtesten aller Maler tritt nicht allein am Rande der »inneren« Quellen zutage, sondern in jener eigenartigen Steifheit, die dieser souveränste aller Zeichner und Maler zuweilen seinen Figuren zu verleihen beliebt, wenn plötzlich eine Unbeholfenheit des höchst subtil Naiven ein Bild wie *Les Joueurs des cartes* beherrscht.

»Die Behandlung der menschlichen Figur durch Balthus«, schreibt Guy Davenport (*A Balthus notebook*), »reicht von einer ganz und gar primitiven Unbeholfenheit (die Gevatterinnen, das Kind mit den Tauben, die Katzen) bis zu einer Sinnlichkeit und Genauigkeit, die aus ihm einen Meister der Zeichnung machen. Er malt die äußere Figur von innen her, als male sich die Figur selbst.«

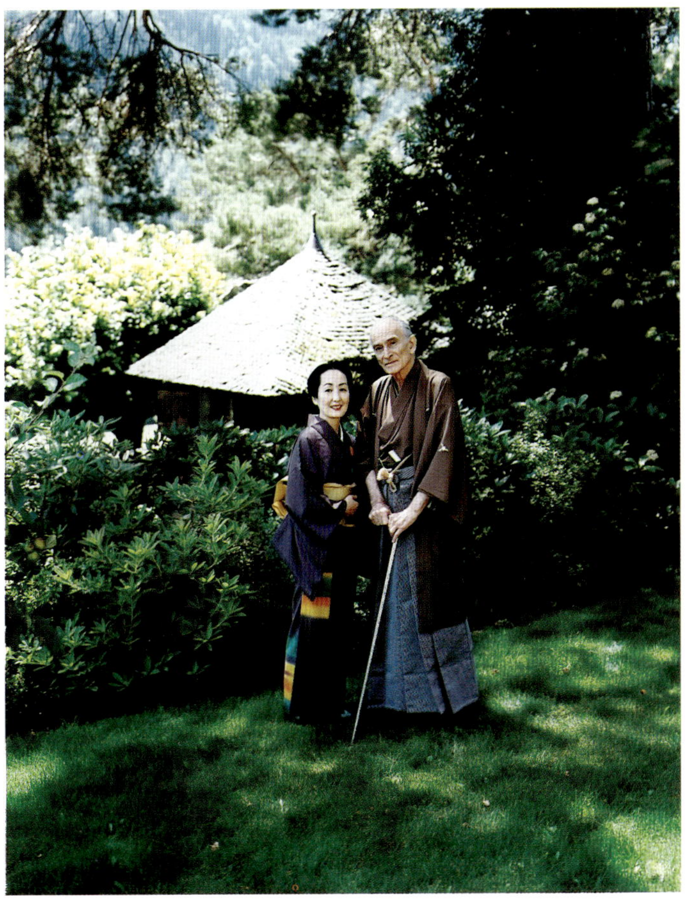

Balthus und Setsuko, aufgenommen von Kishin Shinoyama

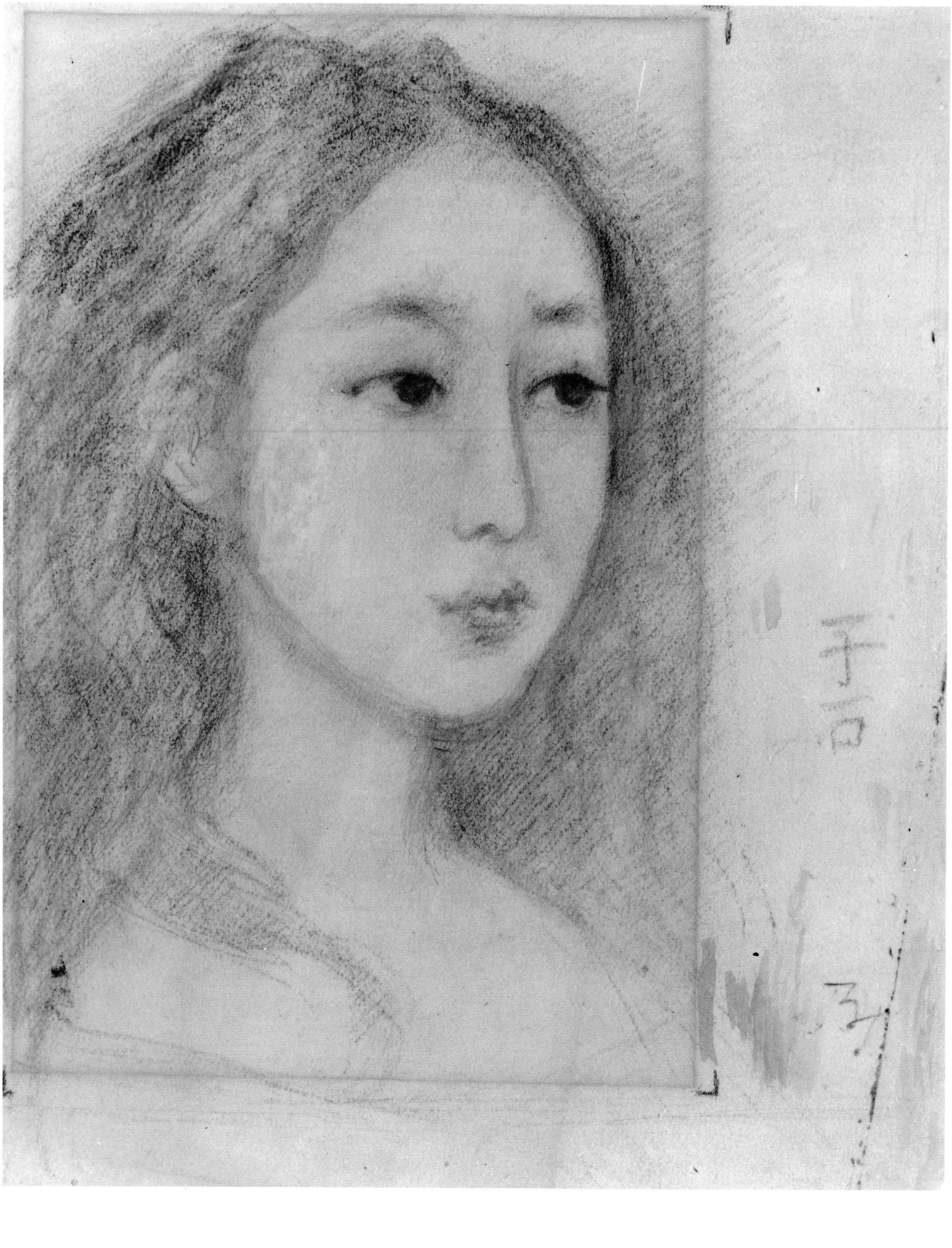

Die Frau aus dem Orient

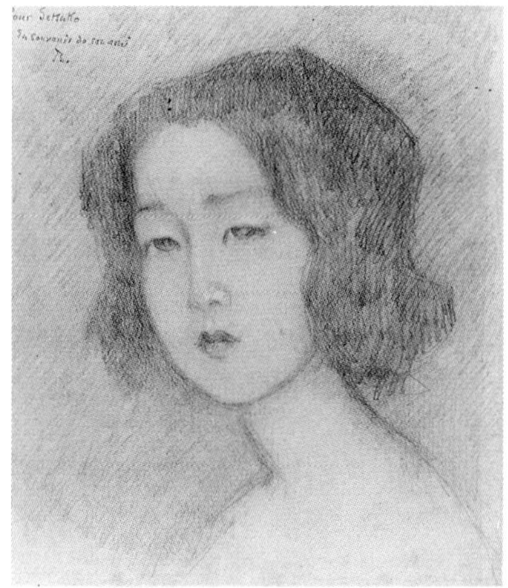

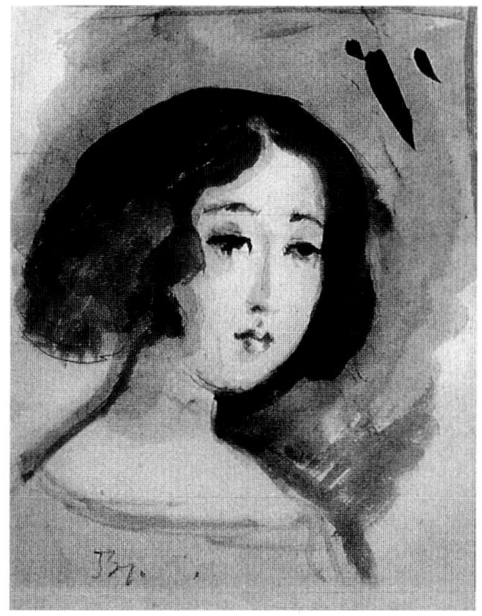

Als Horace Vernet, der Maler, der hundertdreißig Jahre vor Balthus die Académie de France leitet, 1830 im obersten Stockwerk der Villa Medici das türkische Zimmer einrichtet und mit Keramikkacheln orientalischer Inspiration verziert, denkt er nicht an seinen zukünftigen Nachfolger, sondern an die Gedichte von Hugo, die ein Jahr zuvor erschienen sind. »*Wozu die Orientalen?*« fragte der Dichter in seinem Vorwort. »*Weil der Orient, sei es als Bild, sei es als Gedanke, den Verstand wie die Einbildungskraft allgemein und bevorzugt beschäftigt.*« Horace Vernet konnte nicht ahnen, daß das Zimmer, das er »à l'orientale« hatte ausschmücken lassen, eines Tages als Dekor eines Portraits einer Orientalin dienen würde, eines Werks des Leiters, der den Posten mehr als ein Jahrhundert nach ihm innehaben wird, und daß die Hausherrin der Villa, die Gattin des Leiters, eine Japanerin sein wird. Eine Japanerin, die Balthus zwischen 1963 und 1976 zu drei Gemälden und zahlreichen Zeichnungen inspiriert hat. *La Chambre turque, Japonaise au miroir, Japonaise à la table rouge* stellen in Balthus' Werk die innige Verbindung her zwischen der abendländischen Malerei, die von der Perspektive regiert wird, und der chinesischen und japanischen Sicht eines Universums, in dem das Graphische und die Farbe den Vorrang haben gegenüber der Tiefe. Das Dekor und das Modell haben dem Künstler Lust zum Experimentieren mit einem für ihn neuen Ausdrucksmittel gemacht, einem neuen Aspekt für einen Maler, der bereits die Vielfalt seiner Ressourcen unter Beweis gestellt hat. Das türkische Zimmer von Horace Vernet, Schauplatz der Einhaltung einer Verabredung, die Jahrzehnte zuvor getroffen wurde, führt zur Entstehung eines Bildes, das sich Vernet zweifellos nicht vorgestellt hatte. Eine Verabredung, die einzuhalten Balthus bereit war – doch mit wem? Seine Neugier und seine Studien hatten ihn seit langer Zeit auf das Verständnis des Orients vorbereitet. Doch kannte er den Namen der Botschafterin aus dem Osten?

Sie hieß Setsuko.

In jenem Bergdorf in der Nähe der Alpen, in dem Grand Chalet, das Balthus' Wohnhaus ist, geben sich Orient und Okzident die Hand.

Wenn Hausherr und Hausherrin japanisch gekleidet sind, Setsuko in einem jener Schmetterlingskimonos, schön wie die schönsten Pfauenaugen, Balthus im strengen Gewand eines Abts, mit der Würde des geistlichen und weltlichen Meisters eines Zen-Klosters, habe ich den Eindruck, in Kioto zu

Portrait einer jungen Japanerin
1963
Bleistift auf Papier
38,1 x 33 cm
Privatsammlung

Portrait eines japanischen Mädchens
1963
Bleistift auf Papier
Privatsammlung

Portrait eines japanischen Mädchens
1963
Aquarell auf Papier
26 x 19 cm
Privatsammlung

sein. Die japanische Versenkung ist um so eindrucksvoller, da wir uns im Grand Chalet von Rossinière im Pays d'En Haut befinden: die Architektur aus hellem Holz, das Spitzenwerk der Balkone, das sanfte Knacken des Gebälks bei windigem Wetter, der gebirgige Horizont, die Glocken der Herden, das alles trägt dazu bei, uns nach Japan zu versetzen. Die Puppen aus Nippon, die vertrauten Gegenstände aus Kioto oder den nördlichen Landstrichen im kleinen Salon des Chalets, die umfangreiche japanische Bibliothek im Arbeitszimmer und im Flur der ersten Etage verstärken das Gefühl, sich *anderswo* zu befinden.

Als Balthus 1962, also vor über dreißig Jahren, in Begleitung eines jungen Mädchens mit Namen Setsuko Ideta aus Japan zurückkehrt, stellt der Ferne Osten, wie wir gesehen haben, keinen jähen Einbruch in sein Leben und in seine Kunst dar. Balthus war schon als Kind von der chinesischen und der japanischen Kunst fasziniert gewesen. Er hat immer noch einen kindlichen Stolz, wenn er sich daran erinnert, wie Rilke über die Asienkenntnisse des Kindes gestaunt hat, das er damals war. Als Paul Eluard uns miteinander bekannt machte, war ich verblüfft über den Umfang von Balthus' »orientalischer« Kultur, und als ich von meiner ersten Reise nach China zurückkehrte, bedrängte er mich, wenn auch skeptisch gegenüber den Verdiensten des chinesischen Kommunismus, mit äußerst intelligenten Fragen, die bereits von großen Kenntnissen über das Denken, die Literatur und die Kunst Chinas zeugten. Seine aus jüngerer Zeit stammende Freundschaft zu dem großen Literaten Xing Xiaosheng ist nur ein Beispiel von hundert für seine nicht nachlassende Neugier hinsichtlich aller Dinge des Orients. Als Setsuko in Balthus' Leben tritt, handelt es sich um die Erfüllung einer Sehnsucht nach dem Osten, die Balthus seit seinem achten Lebensjahr beschäftigt. Wenn die geistige Neugier, der Wissensdurst und die Liebe sich vereinigen, erreicht der »Blitzschlag« alles, die Gefühle und den Verstand.

Und dennoch, als Balthus 1962 aus Tokio und Kioto zurückkehrt, wo er sich im Auftrag seines Freundes André Malraux um die Organisation einer Ausstellung französischer Kunst kümmert, wer hätte da geglaubt, daß sich einige Jahre später die Gefährtin seiner Rückkehr nach Frankreich, Setsuko Ideta, die 1967 seine Ehefrau geworden ist, ebenfalls zum Malen in einem Zimmer unweit von Balthus' Atelier installieren wird? Sie selbst bestimmt nicht. Balthus sicherlich nicht. Wer hätte diese ironische Widerlegung des alten Spruchs vorausgeahnt, der durch Kipling allzu berühmt geworden ist: »*East is East and West is West and never the twain shall meet*«, der Osten wird niemals dem Westen begegnen? Am Tage, als man eine junge Französischstudentin mit der Aufgabe betraute, den berühmten französischen Maler zu begleiten, hatte der Westen immer schon dem Osten begegnen wollen. Die Begegnung mit Setsuko verläuft so glücklich, daß der Reisende und seine Dolmetscherin zusammen nach Europa und Rom fahren, daß der Leiter der Villa Medici sie heiratet und daß bald schon, 1973, das Kind Harumi geboren wird.

Studie zu *Japonaise à la table rouge*
1967
Bleistift auf Pergamentpapier
49 x 69 cm
Privatsammlung
Mit freundlicher Genehmigung der Claude Bernard Gallery Ltd., New York

Dabei hat der erste Kontakt zwischen dem französischen Besucher und der kleinen Japanerin die Funken sprühen lassen. Setsuko ist eine Studentin des Japan der Nachkriegszeit. Sie ist der Meinung, daß ihr Land eine informierte Jugend braucht, die mit der Kultur und der Technik des Westens

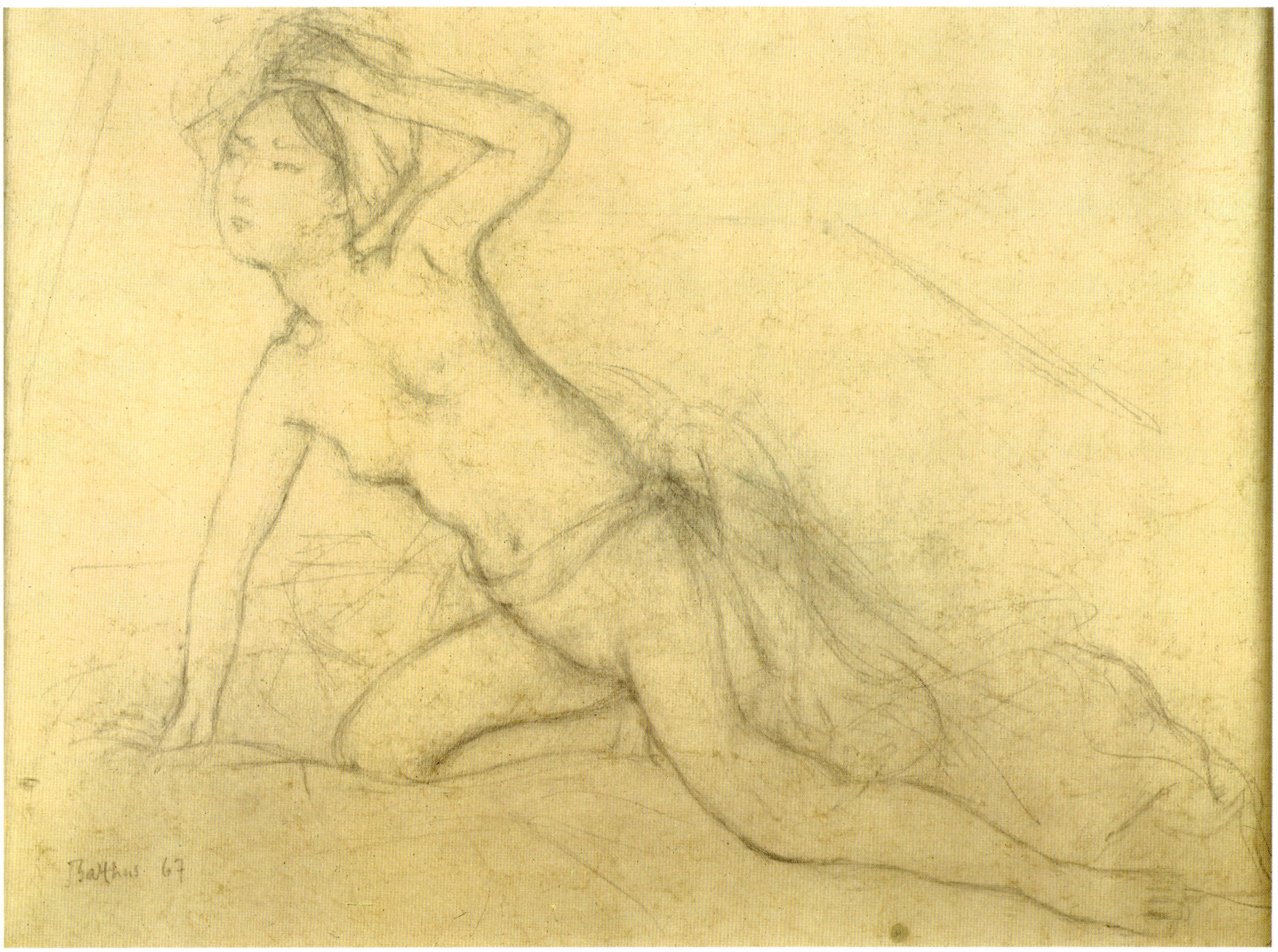
Balthus 67

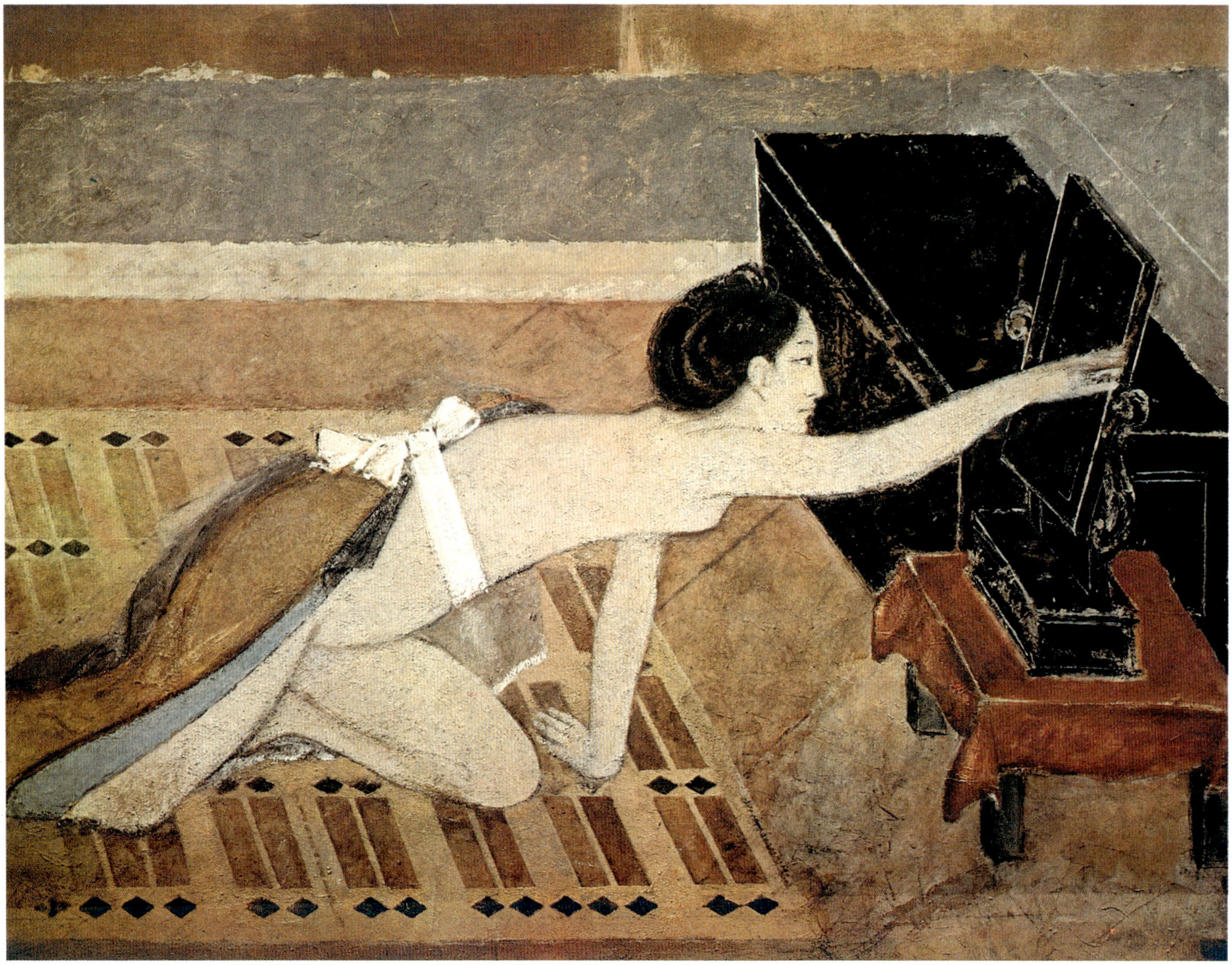

Japonaise au miroir noir
(Japanerin mit schwarzem Spiegel)
1967-1976
Kasein und Tempera auf Leinwand
157 x 195,5 cm
Privatsammlung

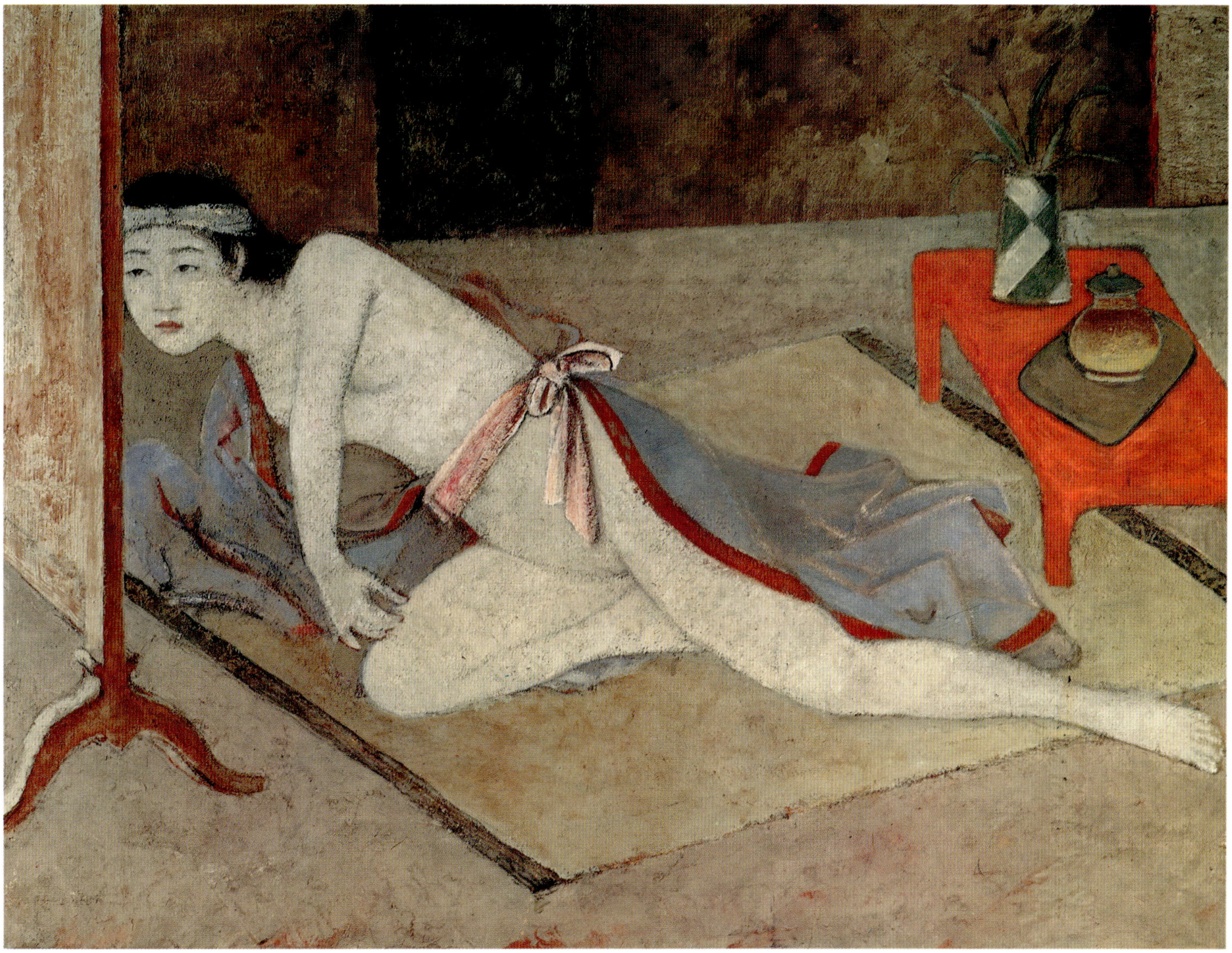

Japonaise à la table rouge
(Japanerin mit rotem Tisch)
1967-1976
Kasein und Tempera auf Leinwand
145 x 192 cm
Privatsammlung

vertraut und in der Lage ist, Japan schnell wiederaufzubauen und zu modernisieren. In seiner Rolle als »feudaler« Weiser bekennt sich Balthus hingegen zu einem erklärten (und ein wenig provokanten) Mißtrauen gegenüber der Schulpflicht und der Massenkultur. Als eines Tages sein Freund François Puaux scherzend zu ihm sagt: »*Balthus, Sie sind ein neolithischer Mensch*«, antwortet der Maler sarkastisch: »*Wieso neo?*« Als Setsuko diesem »reaktionären« und antimodernen Prospero auf die Schliche kommt, ist sie empört. Sie widersetzt sich ihm, mit ausgefahrenen Krallen und geschärftem Schnabel. Balthus ist von der Furchtlosigkeit dieses jungen Kampfhahns gerührt.

Doch soll die Frau eines der größten Maler seiner Epoche deswegen im Schatten ihres Mannes (mit dem, was der Ausdruck »*im Schatten*« an Selbstverleugnung, an Subalternität suggeriert) ebenfalls »Künstlerin« werden? Nun spielt sich eben in den Stillephasen der Tage von Rossinière zwischen den verschlossenen Ateliers von Setsuko und von Balthus, die dennoch stillschweigend kommunizieren, etwas ab, das gar keine Ähnlichkeit hat mit der ehelichen Koexistenz zweier Maler derselben Art, die derselben Quelle entstammen, wie man sie gekannt hat und in der Kunstgeschichte immer noch kennt. Was hier einander begegnet, sich vervollständigt und aufeinander abstimmt, sind zwei Konzeptionen, zwei Arten, *Kunst* zu leben. Es ist in der Tat die Konjunktion von Ost und West, von Orient und Okzident. Und zweier starker Persönlichkeiten, jede genährt von Traditionen, die sich in abgeschlossenen Welten entwickelt haben, bis die Schiffe des Kommodore Perry die Öffnung der Pforten eines eifersüchtig behüteten Imperiums erzwingen.

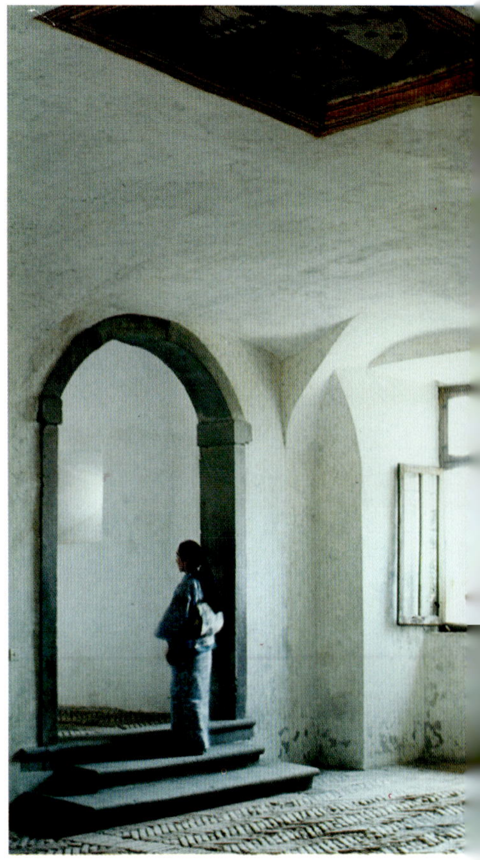

Es ist keine falsche Bescheidenheit von Setsuko, wenn sie sagt: »Ich bin ›das Werk‹ von Balthus. Ich sollte im Katalog seiner Arbeiten vorkommen.« Doch um ganz exakt zu sein, sollte man sagen, daß die junge Frau das Werk ihres Landes und der in ihr verkörperten Begegnung zwischen Balthus und Japan ist.

Als dieser aus Prinzip und von Natur aristokratische Mensch der kleinen Japanerin begegnet und sie »mitnimmt« nach Frankreich, war er schon lange und durchaus vor dieser »Auserwählung« von der Kunst und der Seinsweise des Orients und insbesondere Japans fasziniert. Es gibt ein Gesicht Japans, das diesem einsamen Reiter nicht mißfallen kann. Ein mehrdeutiges Gesicht, Doppelgesicht von Härte und Strenge, von Mißtrauen gegenüber dem »Gemeinen« und von Ehrgefühl, das Japan der Samurais und des »edlen Scheiterns«. Doch was Setsuko als spirituelle Mitgift in Balthus' Villa Medici und dann ins Grand Chalet mitbringt, ist eine Art, in der Kunst zu leben, von der man sagen würde, sie sei der von Balthus entgegengesetzt, wenn sie nicht komplementär wäre. Setsuko hat eine Art, Kunst zu praktizieren, die in ihrer Natur liegt, der sie sich wahrscheinlich kaum bewußt war, ehe eine natürliche Regung sie dazu brachte, eine Ressource in sich zu entdecken, von der sie nichts wußte. Eine durch die in Japan empfangene Erziehung und ihr Temperament vorbereitete Ressource, die ein Spiel mütterlicher Zärtlichkeit ihr offenbart. Um der kleinen Harumi Freude zu bereiten, borgt sie beim Vater Stifte und Pinsel aus und zeichnet Geschichten im Geiste der *e-maki* ihrer Heimat. Es gibt die Geschichte von dem kleinen Mädchen, das mit einer solch verblüffenden

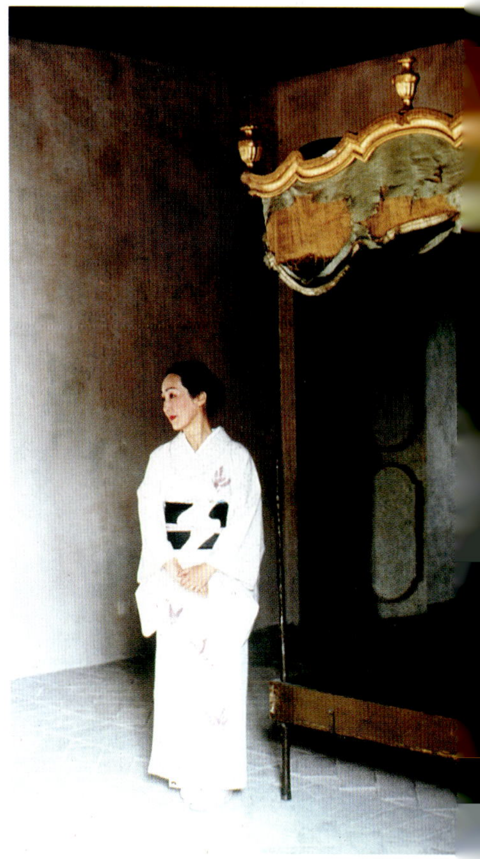

Setsuko, aufgenommen im Inneren der Burg von Monte Calvello

Leichtigkeit davonfliegt, daß die Plüschtiere ganz verdutzt sind. Es gibt die Sternschnuppe, die auf ihrem flimmernden Schweif den Schläferinnen schöne Träume bringt. Es gibt den Spielzeugbaum, dessen Spielzeugfrüchte den lieben Kindern von selbst in die Hände fallen und über den Köpfen von bösen Kindern an den höchsten Zweigen ganz fest hängenbleiben. Es sind *Otogi Zoshi*, »*Geschichten, die man am Fußende des Bettes erzählt*«. Von der Gouachezeichnung, von der Modelliermasse aus Pappmaché gehen die märchenhaften Geschichten allmählich in Aufführungen mit Handpuppen über, die Setsuko bastelt und denen sie ihre Stimme und Balthus die seine leiht. Harumi erinnert sich noch an die Vorführung anläßlich eines ihrer Geburtstage, bei der Balthus, dessen Leidenschaft für die Oper man kennt, eine Arie anstimmte, während er einem wilden Krokodil Bewegung verlieh:

Ich bin ein verwöhntes Kind
Von freundlichem Gesicht.

Die Kindererzählungen, die Setsuko erfindet und illustriert, diese Figuren des Theaters der *pupazzi*, die sie modelliert und beseelt, sind der Ort, wo sich Ost und West begegnen, fernöstliche Folklore und die *Contes de ma mère l'Oye* – die Fuchstochter der furchterregenden japanischen Geschichten, der *zwiegesichtige* Janus, bei dem ein Gesicht lächelt wie ein Engel, während das andere bedrohlich ist wie eine Bestie, und die Figuren der Commedia dell'arte, Mickey Mouse und der Samurai, die zum Haus gehörige Katze Maggiolina, die nicht aufhört, Unmengen von Katzenkindern zu werfen, der Pulcinella des Kasperltheaters unweit der Villa Medici im Park der Villa Borghese, nicht zu vergessen eine afrikanische Giraffe, die den *shamisen* spielt, einen japanischen Eulenvogel, der Flöte spielt, und der indische Elefant der brahmanischen Mythologie, der mit dem chinesischen Panda parliert.

Ist eine junge Mutter, die für ihre kleine Tochter die Bilder eines Märchens zeichnet, eine *Künstlerin*? Hält sie sich für eine *Malerin*? Als Balthus Setsukos Zeichnungen entdeckt, findet er, daß sie begabt ist. Doch ihre Begabung besteht zugleich im Erbteil einer ganzen japanischen Tradition. In der der Künstler nicht unbedingt jenes außergewöhnliche Wesen ist, das sich in seiner Zurückgezogenheit darauf eingeschworen hat, »*den Worten des Stammes einen reineren Sinn zu geben*«, ein Ritter der Einsamkeit, sondern wo die Kunst auch die am gleichmäßigsten verteilte, die alltäglichste Sache der Welt ist.

»Balthus«, sagt Setsuko, »hat mehr getan, als mich zu formen, mich zu ermutigen. Er hat mich abgebeizt.«

Setsuko hat in ihrem Land den Niedergang, wenn nicht gar die Auslöschung der Tradition einer zugleich volkstümlichen und gelehrten Kultur gesehen. Volkstümlich in doppeltem Sinn, indem sie den gemeinsamen Grundvorrat aller Volksschichten bildet und ihren Stoff aus dem Volksgedächtnis schöpft. Gelehrt wiederum, was Formen und Stile angeht. Doch Setsuko erinnert sich an den Schock, den es ihr bereitete, als sie erfuhr, daß der Wandererzähler, der mindestens einmal im Jahr bei ihrer Familie an die Tür pochte, sich nicht mehr zeigte. Der alte Mann verfügte über ein immenses Repertoire an epischen Erzählungen, die er auswendig kannte und interpretierte, Sippenkriege, phantastische Geschichten über Untote und

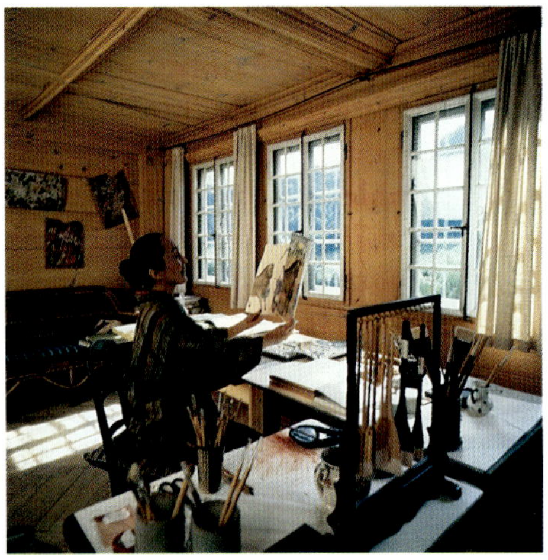

Setsuko in ihrem Atelier, Grand Chalet, Rossinière

Fuchsfrauen, Seeschlachten, tragische Liebesgeschichten, Machtkämpfe. Und so lebte er, er ging von Familie zu Familie, wurde von den Kindern mit Freude empfangen, mit Respekt von den Alten und von allen mit Güte. Doch nach und nach ließen Kino und Fernsehen den Zauber der Geschichten und Gedichte, die der Alte auf der *biwa* begleitete, erlöschen. Die Pforten und die Gesichter verschlossen sich. Der japanische Sänger wurde immer armseliger. Er geriet ins Weitschweifige, Abseitige. Die Verzweiflung und der Hunger trieben ihn in den Wahnsinn.

Die Großmutter eröffnete Setsukos schließlich die Wahrheit: Der alte Mann, der von seiner Zuhörerschaft im Stich gelassen worden war, hatte sich umgebracht.

Seite an Seite, sich ergänzende Komplizen, verkörpern Balthus und Setsuko zwei Kunststile, während sie denselben Lebensstil teilen. Ein Japaner würde Setsukos bescheidene und vollkommene Schöpfungen kaum als *Kunst* bezeichnen: Sie sind lediglich die natürliche Aktivität des täglichen Lebens, während die Arbeit von Balthus die eines *Schöpfers* ist. Doch Hand in Hand stimmt sich das Paar aufeinander ab und findet ein anmutiges Gleichgewicht. Setsukos Puppentheater, der Ausgangspunkt ihrer Arbeit als Malerin, findet nach dem Kind Harumi in Balthus einen zweiten Zuschauer, der sich verzaubern läßt. Er wirkte mit, indem er Masken entwarf, Kimonos zeichnete und bei Bedarf Lieder sang. Und während er zusah, wie Setsuko ihr Theater errichtete, ermutigte er sie mehr und mehr zum Zeichnen und Malen, fand Worte und Gesten, die Setsukos Schüchternheit überwanden und die Furcht, ihres Herrn und Meisters nicht recht würdig zu sein, wenn sie sich in seine Domänen vorwagte. Doch Balthus ist gerade von dem fasziniert, was Setsuko an spezifisch Japanischem nach Rossinière bringt.

»*Setsukos Bilder*«, sagt Balthus, »*schlafen nur mit einem Auge.*« Wenn man ihnen geduldig das Ohr leiht, hört man tatsächlich »*die stille Stimme der Dinge*« wispern. Stilleben, die man in Frankreich seltsamerweise *natures mortes* nennt, sind Bilder, denen es an Natur insofern fehlt, als die Gegenstände ihren Platz einnehmen. Doch wenn man hier vom Tod spricht, so verwechselt man die Unbewegtheit mit dem *rigor mortis*. Im 17. Jahrhundert sprach man in Frankreich lieber von »*vie coye*«. Auf niederländisch sagte man *still leven*, auf englisch *still life*. Das unbewegte Leben ist immerhin etwas

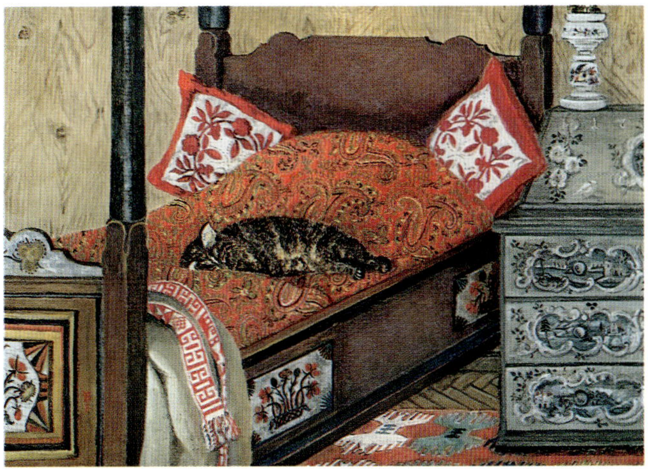

anderes als tote Natur. Und die Japaner sind der gleichen Meinung, denn während der Epoche der Meiji bilden sie aus den Wörtern *sei* (ruhig) und *butsu* (Ding) die Vokabel *seibutsu*: ruhige Dinge.

Die Zuwendung, die den *Dingen* zuteil wird, die friedliche Kontemplation der *ruhigen Dinge*, haben ihre Wurzel ganz tief in der japanischen Vergangenheit, in einer Höflichkeit im Hinblick auf die Gegenstände, die von Menschen gebildet, imprägniert, humanisiert worden sind.

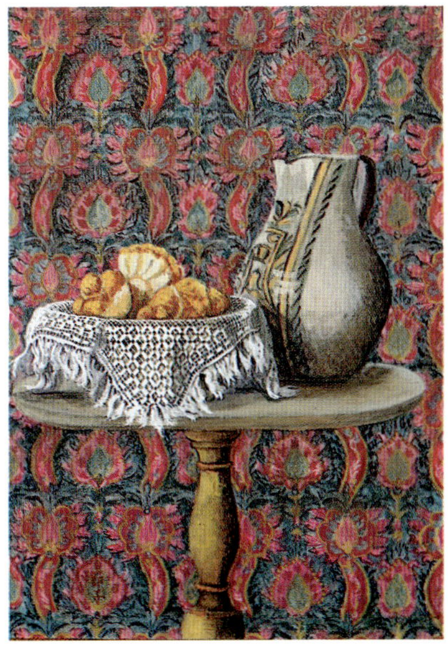

Setsuko
Nature morte avec brioches (Stilleben mit Brioches)
1992
Gouache
70 x 50 cm
Privatsammlung

Setsuko
Dreaming cat
1992
Gouache
70 x 100 cm
Privatsammlung

Es ist ein bezauberndes Schauspiel, Balthus und Setsuko in dem riesigen Schiff aus hellem Holz, dem Grand Chalet, leben zu sehen. Im Garten hütet Setsuko ihre Rosen, die von Balthus gemustert werden, die *Clair matin* oder die *Belle de Jour*, die blaßblauen Ipomoen, die glorreiche Kohorte der Iris, *Condottière à Odyssée*, die Iris von Susa in samtartigem Schwarzbraun, die Iris Persiens, blau vom Blau der Brust indischer Pfauen. Setsuko ist eine umsichtige, kenntnisreiche Gärtnerin, die Balthus' Rat einholt. Sie unterhalten mit dem farbigen Volk der Iris ebenso enge Beziehungen wie der Dichter Narihira, Held des klassischen Romans von *Ise Monogatari*, der über Holzbrücken spaziert, unter sich die mit Iris bepflanzten Wasserfelder, jenen Iris, denen man seinen Namen gegeben hat, »Blumen des Narihira«. Setsuko sucht die Iris aus, kümmert sich um sie, hütet sie wachsam. Sie freut sich über den Rosenstock namens *Erotica*, der (so sagt sie) vor allem die Schmetterlinge verführt. Sie bedauert es, daß die Liebe zwischen Rosen und Iris eine unmögliche Liebe ist, da ihre Blütezeit nicht zusammenfällt. Sie sammelt kleine Stoffstücke, um daraus eine Patchwork-Weste für Balthus zu nähen. (Wir haben ihn immer als eleganten Mann gekannt, als einen rechten *dandy*, doch niemals haben wir ihn von größerem und kindlicherem Stolz erfüllt gesehen, als wenn er diese von Setsuko verfertigten Westen anzieht, und ich nenne ihn dann, um ihn zu necken, den »Ritter, der die Farben seiner Dame trägt«.) Oder Setsuko entwirft mit Stoffresten ein Kissen, das den Katzen des Hauses geweiht ist, Fantomas, dem Tigerkater, und Maggiolina, der Dreifarbigen mit vorherrschendem Gelborange.

Balthus hat sich gelegentlich als Katzenfürst dargestellt, der er auch wirklich ist, und Setsuko hätte, wäre sie weniger zurückhaltend und bescheiden als Herrin des Grand Chalet, das Recht, in die Rolle der Katzenkönigin zu schlüpfen. Balthus' Leben ist nach Katzenfreundschaften gegliedert, von den

Katzen der Cour de Rohan bis zu den Katzen von Chassy, von den italienischen Katern der Villa Medici, elegante Strolche zuweilen, bis zu den ländlicheren Katzen der Burg von Monte Calvello bis hin zu den beiden Katzen, die die Laren von Rossinière sind. (Es ist nicht mein Einfall, von Katzen als göttlichen Laren zu sprechen, sondern der Mallarmés, in einer der schönsten Hommagen, die je den Katzen zuteil wurden, deren sie viele verdienen: »*Die Katze erstreckt sich von der Göttlichkeit bis hin zum Kaninchen: im Freien vom Grobian brutal verfolgt, wird sie drinnen, in schattigen Winkeln, wieder zu so etwas wie unseren Laren, zum Götterbild der Wohnung. Ich setze hinzu, was ich oft gesagt habe, sie befriedigt, darin den Einsamen hold, das Bedürfnis nach Liebkosung, indem sie die zu streichelnde Stelle entbietet; dazu gehört, philosophisch, das unabdingbare Jenseits, indem ihr Schweif sich entrollt oder entzieht.*«

Auf subtile Weise modern, auf diskrete Weise traditionell, wirft Setsuko einen freundlichen Blick auf das tägliche Wunder der Dinge. Gärtnerin mit grüner Pflanze und Gießkanne aus Blech zu Füßen; Kater Fantomas, der auf einem Gobelin-Sessel schläft; Rosenstrauß und angeschnittenes Brot; Teekanne und -dose aus Japan; mauvefarbene Iris und die Katze Maggiorina. Oder einfach das Innere der guten Stube des Grand Chalet von Rossinière, die helle Stube, hell von jenem schönen Holz, aus dem die Blonden sind, das Zimmer, in dem Setsuko ihr Atelier eingerichtet hat, nahe dem großen blauweißen Kachelofen, der einen sogar im August wünschen läßt, es wäre Winter, um ihn gedämpft bullern zu hören, während die Hausherrin »das Portrait« des Zimmers »nimmt«, ein Portrait, auf dem nichts fehlt außer Setsuko (denn sie, die malt, ist nicht auf dem Bild, weil sie malt, was sie sieht, ohne sich selbst zu sehen).

Mit minuziöser Kunst und Technik, mit einer ans *trompe-l'œil* reichenden Wirkung läßt Setsuko auf ihrem Bild den Stuhl aus nußbrauner Vogelkirsche vor der Zwischenwand aus Tannenholz der *Vogesen* erscheinen, auf dem die Weste aus Patchwork liegt (das in Japan *nuiawase* heißt), die Setsuko für Balthus komponiert hat. Dieser Stuhl und alles, was ihn umgibt – sie bekräftigen mit ruhiger Überzeugung ihre Realität. Das Geflecht aus dem Papier von Reishalmen oder Hirsehalmen, mit dem die goldgelbe Katze ihre Rot- und Goldtöne abstimmt, die Körnung der Gobelinarbeit des alten Sessels und die winzigen Überschneidungen des Obstkorbs aus feiner Weide – man erinnert sich bei ihrer Betrachtung der Auffassung, die einst von Bernard Berenson geprägt wurde, als er von den »*taktilen Valeurs*« in der Malerei sprach: Man bekommt Lust, diese Gegenstände zu berühren, zu streicheln, wie es der Pinsel von Setsuko tat.

Ein Dichter aus Edo sprach im Hinblick auf einen Maler »*ruhiger Dinge*« von »*Portraits des Künstlers mittels dazwischentretender Gegenstände*«. Vielleicht betreten eines Tages aber auch Setsuko selbst und andere Figuren diese stillen »Naturen«. Könnten sie nicht dorthin zurückkehren, da sie ja gerade hinausgegangen sind? Man hat bei ihr ständig das Gefühl, daß jemand (sie?) gerade das Zimmer verlassen hat, wobei er dieses halbgeöffnete Buch auf seinem Platz hat liegenlassen, wobei er die geschnittene Zitrone auf dem Teller vergessen hat, nachdem er einen Augenblick lang Fantomas, den Kater, gestreichelt hat, der schlief. Und in dem Zimmer, dessen Tür man gerade wieder geschlossen hat, ist der Nachmittag durchwebt von diesem gleichmäßigen Schnurren, während Setsukos leichte Schritte sich auf dem Dielenboden entfernen, der ein wenig knarrt, wie der Rumpf eines Segelschiffes bei ruhigem Wetter.

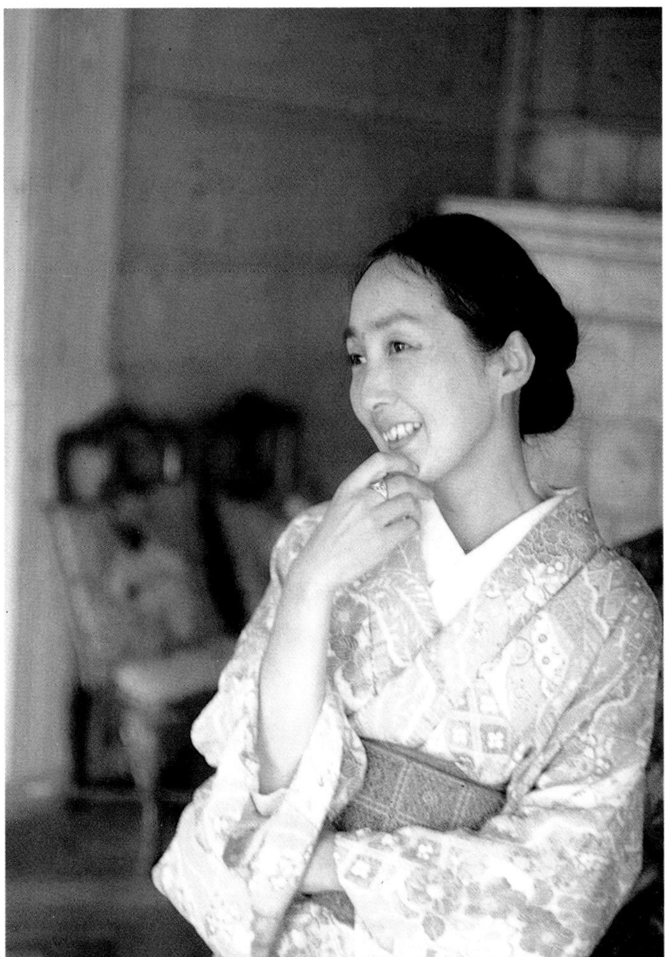

Setsuko, aufgenommen von Henri Cartier-Bresson

Das große Chalet im Pays d'En Haut

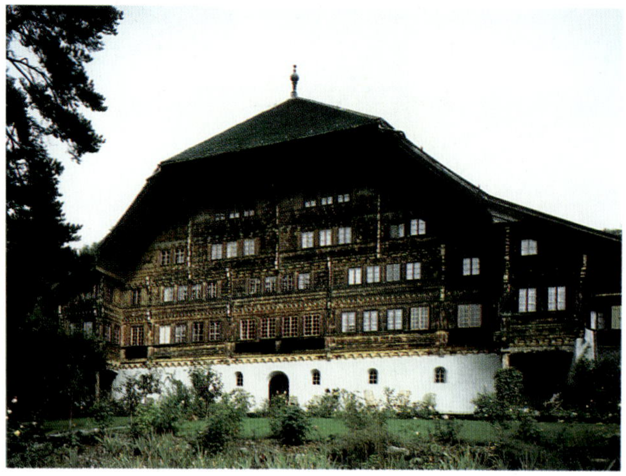

Die Orte, an denen zu leben Balthus sich entschieden hat, seit er das Mannesalter erreicht hatte, sind Abbilder seines Werkes und im Einklang mit seinem Charakter: schmucklos und nobel, ein wenig abseits und dennoch gesellig, Orte der Zurückgezogenheit und Einsamkeit, die wissen, wann man sich der Welt öffnen und anderen Aufmerksamkeit schenken muß. So das Atelier der Cour de Rohan, eine kleine Enklave des Friedens im Herzen von Saint-Germain-des-Prés, Zufluchtsort der Stille und Zelle des arbeitsamen Mönches, zwei Schritte entfernt vom Menschengedränge, den Cafés, dem *saeculum*. Später der Gutshof von Chassy im Morvan, wo Balthus während mancher Jahre seine Bucolica feiert, die schönen, ruhigen Horizonte, die Friedlichkeit der Kühe, die auf den Himmel hin offenen Felder. Dorthin kommt André Malraux, um seinen Freund zu verführen und ihm die Leitung der Villa Medici anzubieten.

In etwa einhundert Kilometern Entfernung von der Ewigen Stadt ersteht Balthus Monte Calvello, eine Burg aus dem 14. Jahrhundert, die die Ebene überragt, ein fürstlicher Wohnsitz, an dem er nur wenig leben wird. Denn in einem Moment, da er gewiß nicht an den »Rückzug« denkt (die großen schöpferischen Geister treten niemals den Rückzug an), sondern weiterhin, wie sein ganzes Leben lang, »sich abseits hält«, stellt ihm der Zufall ganz und gar unerwartet ein großes Schiff, ein Wolkenschloß, ein Traumboot, einen Wohnsitz hohen Bordes, ein Palais von hellem Holz in den Weg: das Grand Chalet von Rossinière. Man versichert, daß dieses Segelschiff der Berge einhundertdreizehn Fenster besitzt (die ich niemals habe zählen können, ohne mich dabei zu verheddern und zu verhaspeln). In fast tausend Metern Höhe auf den Almen verankert, im Herzen des Gruyère, einer Gegend, die man hier Pays d'En Haut nennt, ist das Grand Chalet riesig wie eine Karavelle. Zwischen Sonne und Schnee läßt es sein Holz knarren, wie die Segelschiffe vor der Verwendung von Plastik und Aluminium. Eine lange, lange Inschrift zieht sich über die Fassade hin. Das Atelier liegt dem Chalet gegenüber, auf der anderen Seite des Gemeindeweges. Von dem Bereich, wo Balthus seine Staffelei aufgestellt hat, sieht man nicht die Fassade des Grand Chalet mit ihrer karg kalvinistischen Beschwörung »*1754. Mit Gottes Hilfe hat Herr Jean David d'Henchoz dieses Haus bauen lassen … Mögest Du, Gott, Deinen Segen ausgießen darüber und über den, der heute der Besitzer ist, und über die, die es künftig sein werden …*« Die Stille des Grand Chalet und seiner Umgebung wird nur von dem Bimmeln der Glocken der Herden unterbrochen, die auf

Ansichten des Grand Chalet in Rossinière

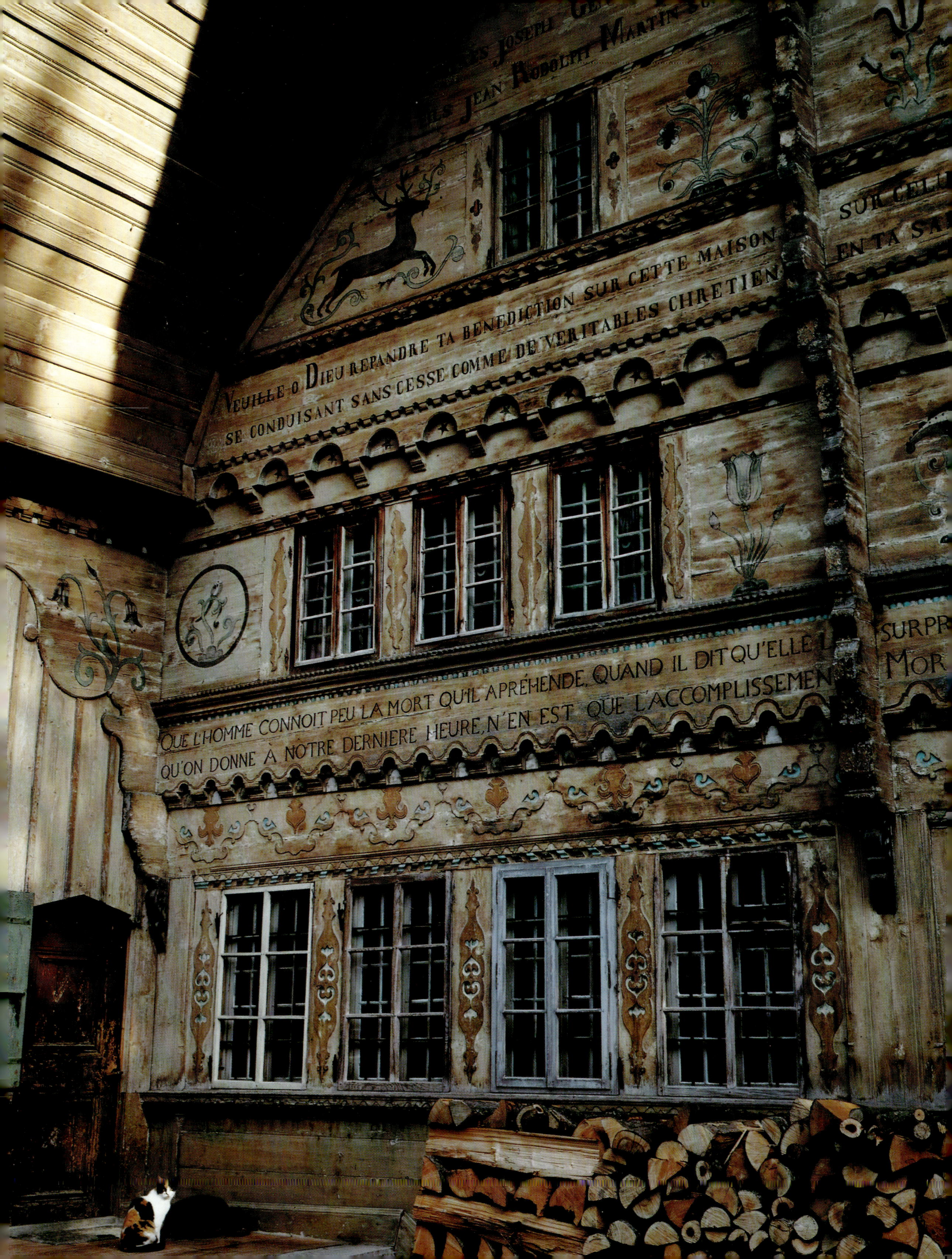
VEUILLE O DIEU REPANDRE TA BENEDICTION SUR CETTE MAISON
SE CONDUISANT SANS CESSE COMME DE VERITABLES CHRETIEN
QUE L'HOMME CONNOIT PEU LA MORT QU'IL APRÉHENDE. QUAND IL DIT QU'ELLE
QU'ON DONNE À NOTRE DERNIERE HEURE, N'EN EST QUE L'ACCOMPLISSEMEN

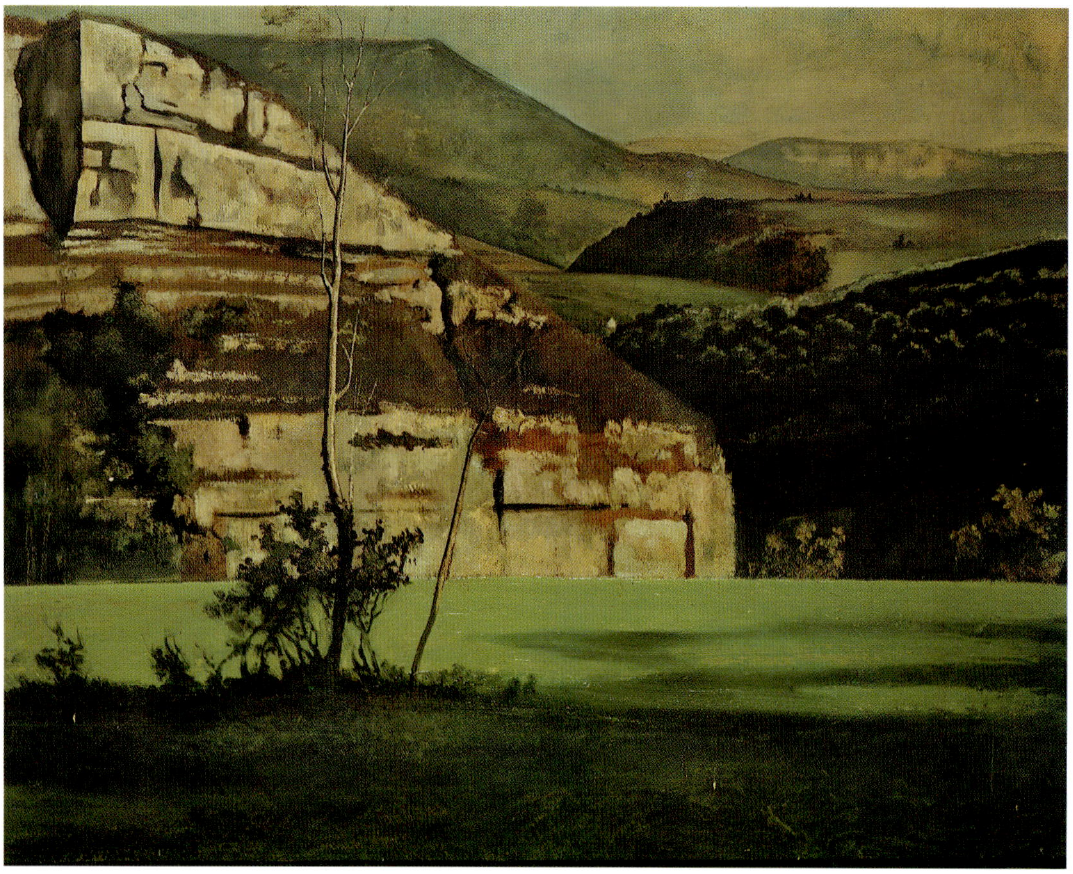

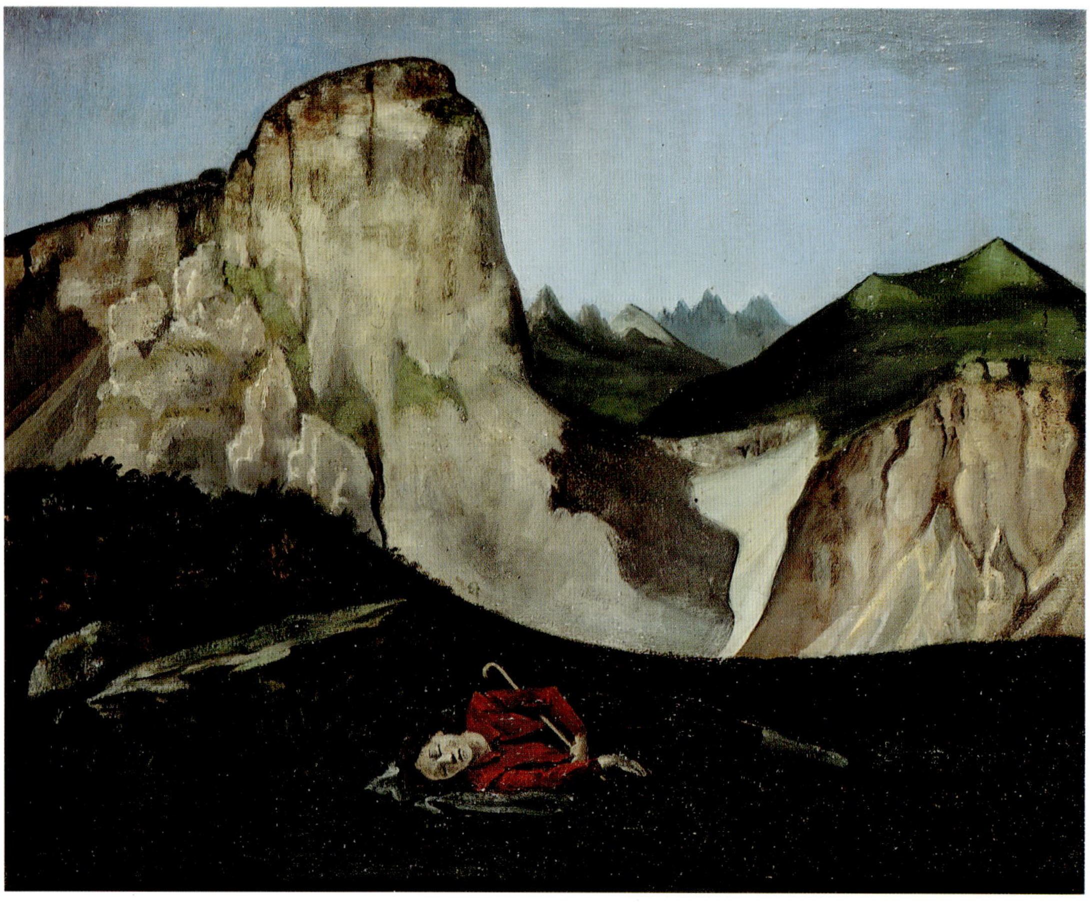

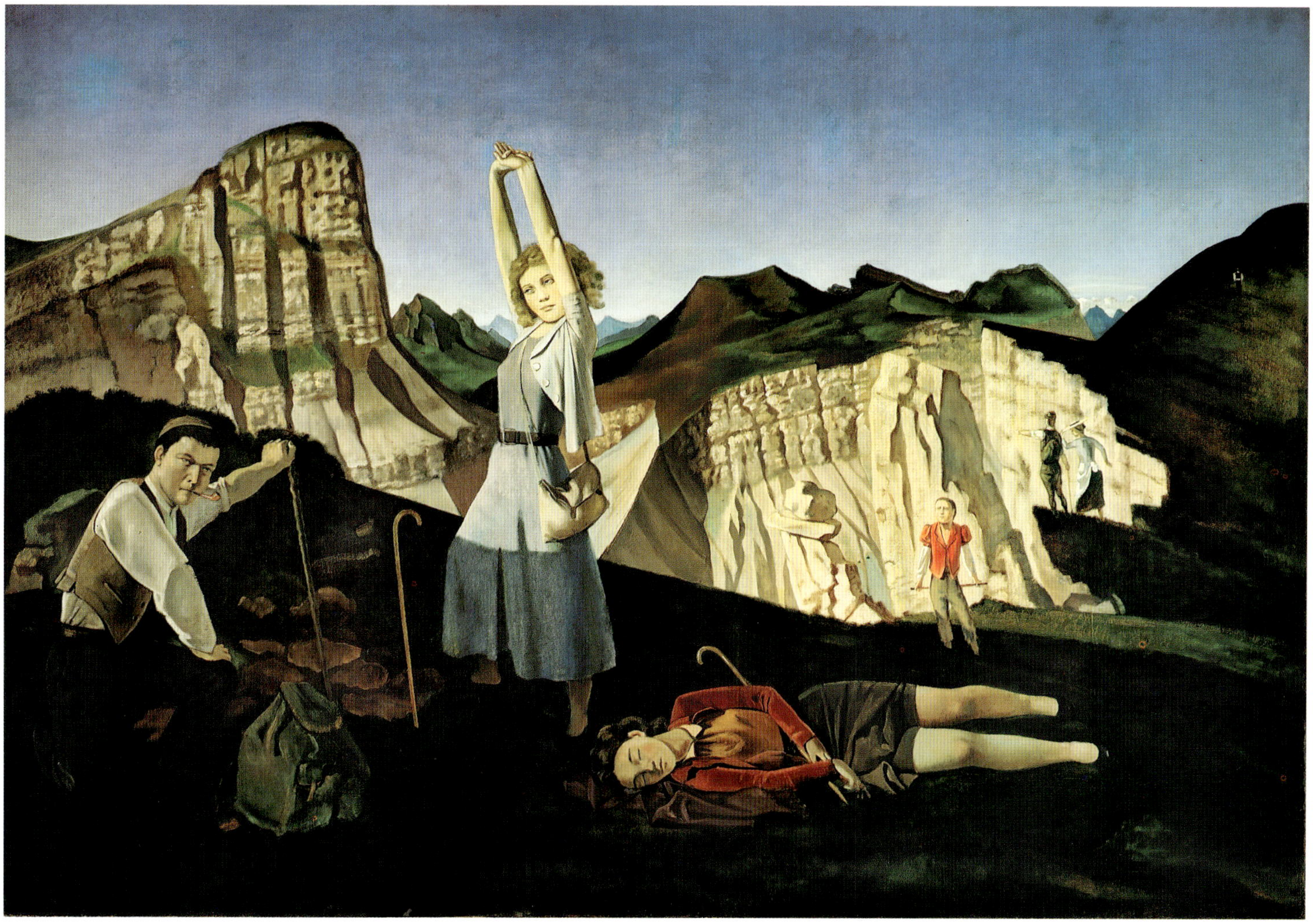

La Falaise (Die Felswand)
1938
Öl auf Karton
80 x 100 cm
Paris, Privatsammlung

Studie zu *La Montagne*
1935
Öl auf Leinwand
60 x 73 cm
Privatsammlung

La Montagne / L'Eté
(Gebirge / Der Sommer)
1937
Öl auf Leinwand
248 x 365 cm
New York, The Metropolitan Museum of Art, Erwerbung durch Mr. und Mrs. Nate B. Spingold, Nathan Cummings und Edna H. Sachs (Schenkung), Rogers Fund und The Alfred N. Punnett Endowment Fund (Tausch) und Harris Brisbane Dick Fund, 1982

dem anderen Hang des Berges weiden, durch den Gesang der Vögel in den Morgenstunden und am Ende des Tages und, zum Zeitpunkt der Heumahd, durch das Dröhnen des Mähwenders, der einen feinen Staub geschnittenen Grases durch die Luft fliegen läßt.

Diese Herrlichkeit hat ihn, der großes Gehabe immer verschmähte, heute eingeholt. Der alte Meister ist immer noch so scharfgeschliffen wie zu seinen Anfängen, wie die Säbel, von denen man sagt, daß die von intakter Klinge sind, die nur die Scheide benutzen. Rilke hatte beim kleinen Balthus schon in der Kindheit gespürt, welche Begabungen dieser hatte. Und über welche Ressource inneren Ausweichens er verfügte, immerzu bereit, in dem berühmten Spalt zwischen dem Tag, der beginnt, und dem Tag, der endet, Zuflucht zu suchen, im *Crac*. Das Grand Chalet ist für den achtzigjährigen Maler ein wenig die Materialisierung des *Crac* seiner Kindheit in hellem Holz. Wenn man ihn von dem Atelier-Schuppen gegenüber dem Grand Chalet zurückkommen sieht oder wenn eine Etappe des Bildes in Arbeit ihn dazu veranlaßt, es uns vorzustellen, kann man in seinen Augen lesen, daß er in Stille den *Crac* bewohnt und daß das Fest der Farben, das er zum Beispiel der dritten Fassung von *Jeune Fille, le chat et le miroir* angedeihen ließ, vom jugendlichen Glanz eines mit dem *Crac* Vertrauten schimmert, des Mannes, dessen Geburtsdatum, so sagte Rilke, nur alle vier Jahre ans Licht kommt.

Des Nachmittags in der Stille des Grand Chalet muß man ein gutes Ohr haben, um zu hören, wie Balthus' Pinsel oder Setsukos Pinsel die Leinwand liebkost, ebenso gedämpft wie die Schritte der Katzen des Hauses in den Gängen des Schiffes d'En Haut.

Es gibt verschiedene Arten von Stille: die leichte Stille, die ihre Freude und ihren Atem zurückhält; die überraschte Stille, bei der man nicht weiß, wie sie sich auflösen wird; die lastende Stille, die eine Drohung in die unbewegte Luft gräbt; und die Stille der Reflexion, die sich einstellt, abwägt, verfeinert.

Was die unterschiedlichen Arten von Stille angeht, so liebe ich die von Menschen, wenn sie zusammen oder Seite an Seite arbeiten: zwei Biologen, die sich über ein Reagenzglas beugen, zwei Mechaniker über einem Motor. Als es noch nicht gelungen war, aus dem Zentrum von Paris alle Handwerker zu vertreiben, die seither zusammen mit den »Fremden« an die Peripherie gedrängt wurden, wo die Mieten (beinahe) noch erschwinglich sind, habe ich die Stille meiner Nachbarn von gegenüber *gespürt*, Kunsttischlern, zwei Kunsttischlern, die über die Krümmung des »Bauches« meditieren, die einer Louis-seize-Kommode zu geben sei. Oder jene Stille der beiden befreundeten Schriftsteller auf der Suche nach dem treffenden Wort oder der genauen Formulierung. Wenn aus einem als erstem die richtige Antwort hervorsprudelt, freut sich der andere gleichermaßen.

Doch zu den subtilsten Spielarten der Stille, die ich *gehört* habe, zählt sicherlich die, die zu gewissen Stunden an Bord des großen Schiffes herrscht, das in einer Höhe von tausend Metern auf den Almen verankert liegt.

Die Stille, die während eines großen Teils des Tages über dem Grand Chalet herrscht, ist die Stille des parallelen Voranschreitens zweier Künstler.

Im Gang des Grand Chalet sehe ich Fantomas, den Stillen, an der Tür des stillen Zimmers vorbeigehen, das Setsukos Atelier ist. Zwischen dem

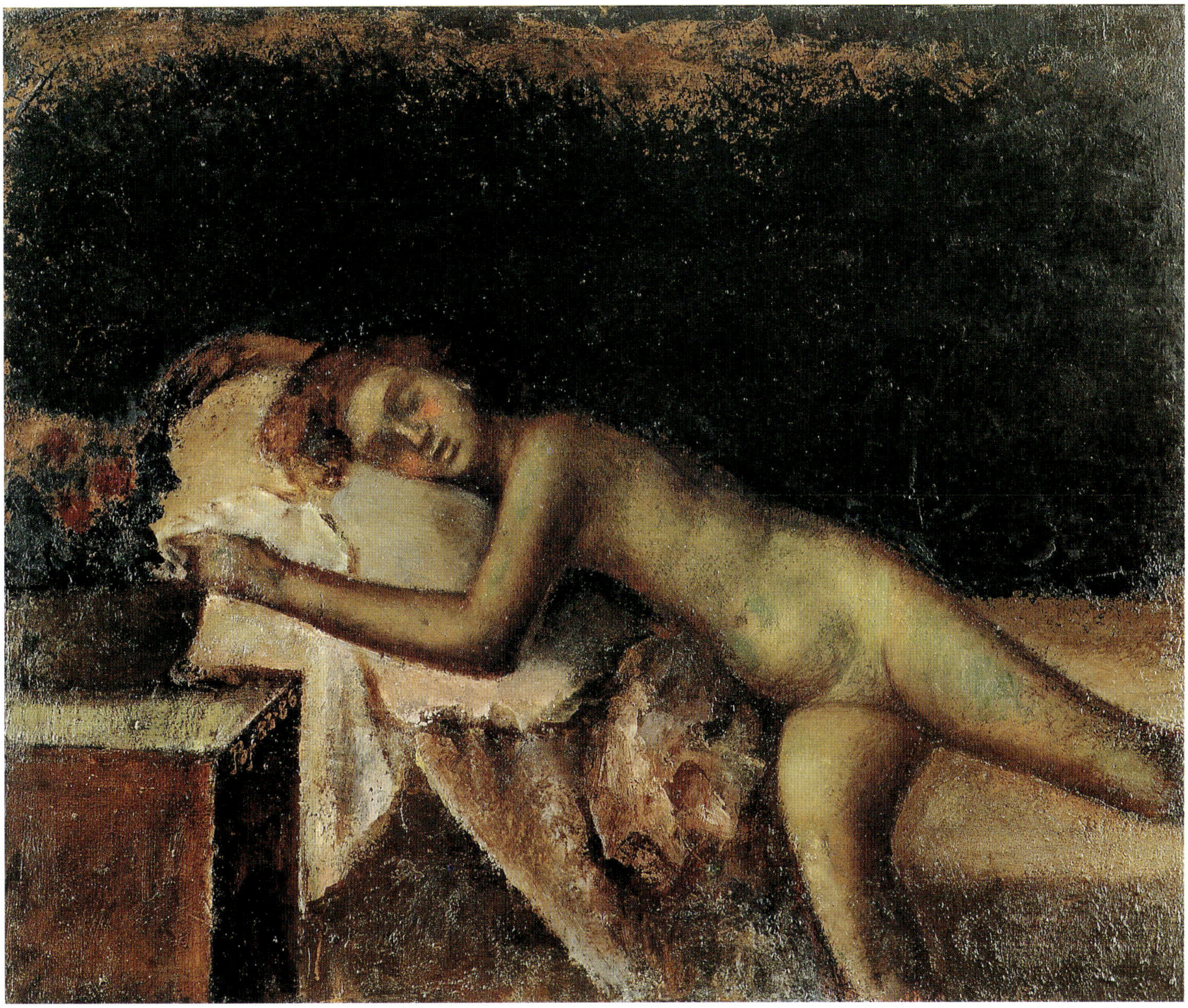

Schuppen, wo Balthus arbeitet, und dem Gatter des Grand Chalet eilt mit Weile ein Schmetterling, ein Pfauenauge, Träger einer Botschaft ohne Worte. Das Bimmeln einer Glocke von den Almen läßt sich auf dem Dach nieder, unsichtbarer Vogel. Ich gehe in den Garten hinunter, unterhalb des vorstehenden Giebels des Chalets, der den Rattantisch beschattet, an dem ich diese freundschaftlichen Seiten für Setsuko und Balthus schreibe, während sie beide arbeiten, im friedlichen und stillen Lauf des Sommers.

***Nu couché* (*Schlafender Akt*)**
1983-1986
Öl auf Leinwand
93 x 118 cm
Privatsammlung

Gespräch im Atelier

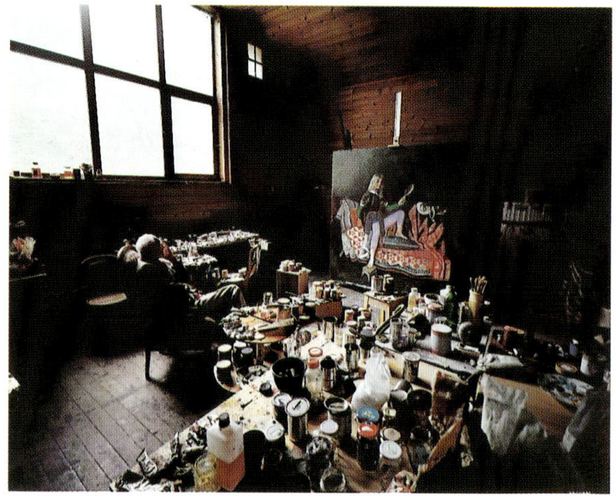

Balthus in seinem Atelier in Rossinière, aufgenommen von Kishin Shinoyama

Gegenüber dem Grand Chalet, in einem belaubten Winkel, ist das eine Scheune, ein Hangar? Balthus' Atelier in Rossinière ähnelt eher einer alten Baustellenbaracke. Der Arbeiter, der dort arbeitet, beschreibt sich übrigens gern als *Handwerker.* Wenn man einwendet, daß er in erster Linie ein Künstler sei, antwortet er, daß der Künstler sich auf die Arbeit des Handwerkers stützen können muß, daß die Kenntnisse des Malers die Geschicklichkeit eines Metiers zum Ausgangspunkt haben und daß die große Gefahr für die Malerei heute in der Unkenntnis der Techniken besteht, im Vergessen des Einmaleins im Umgang mit der Leinwand, den Farben und den Pinseln. »*Ich beneide selbst die mittelmäßigen und akademischen Maler des 19. Jahrhunderts*«, sagt er, »*denn sie hatten ein untadeliges Metier. In dieser Hinsicht sind sie stärker als die großen Meister unseres Jahrhunderts.*« Er sagt auch oft: »*Die Malerei beginnt mit der Auswahl der Farben, des Farbträgers, Leinen, Baumwolle, Jute oder Papier oder Zeichenkarton oder Holz, mit der Wahl der Pinsel, mit der Art und Weise, wie die Leinwand oder der Träger vorbereitet werden, mit der erfahrenen Hand, die die Farbe auf die Leinwand aufbringt. Es ist in erster Linie die Arbeit eines Handwerkers ...*«

Der Handwerker hat Tag für Tag eine schöne Maler-Unordnung organisiert, jene Unordnung, in der sich eine geheime Ordnung verbirgt und die Balthus nicht zögern läßt, wenn er in dem »Krimskrams« seines Ateliers etwas sucht. Als begegne er ihr zum ersten Mal, untersucht er nun die letzte Fertigstellung eines seiner großen in Arbeit befindlichen Bilder, die dritte Fassung von *Chat au miroir.* Im Spiel der Themen und Variationen, dem Balthus sich hinzugeben liebt, kehrt häufig die Zahl drei wieder: drei *Rêves* (*Le Fruit d'or* mitgezählt), dreimal *Les Trois Sœurs* etc. Und diesmal, wiederum, dreimal dasselbe Spiel des jungen Mädchens, das der Katze einen Spiegel hinhält ... Die erste Fassung war 1980 in Venedig zu sehen, wo Balthus sich entschieden hatte, sechsundzwanzig seiner Werke auf der Biennale auszustellen, nicht in den modernen *Giardini*, sondern in der Nachbarschaft seiner Zunftgenossen Tintoretto (in San Rocco) und Tizian (in der Frari-Kirche). Der Namenspatron der Scuola San Giovanni Evangelista dürfte erstaunt eine Augenbraue gehoben haben, als man an seinen Wänden die erste der drei kleinen boshaften Mädchen mit Spiegel aufgehängt hat, die nackteste (und mit ihrem mehrdeutigen Lächeln auch die italienischste).

Zehn Jahre später, nämlich 1990, zeigt sich nach drei Jahren von Reifung,

Vervollkommnung, Retouchen, Verbesserungen, »Nuancierungen« das zweite Mädchen, sehr bekleidet diesmal, mit einem in raffinierten Rosa- und Rottönen schillernden T-Shirt, vor einer Katze, die diesmal verblüffter ist als in Venedig, eine Katze, die sich fragt, was man von ihr will. Doch das weiß die Katze immer noch nicht, denn jetzt schreiben wir das Jahr 1993, und ich befinde mich mit Balthus vor der dritten Wiederaufnahme der Arbeiten an der dritten Fassung von *Chat au miroir.* Es gab ein erstes Bild, dessen Anfänge ich gesehen habe (sehr gut), nur um später zu erfahren, daß ein Dosierungsfehler in der Vorbereitung des Untergrunds dazu geführt hatte, daß dieser schwitzte und »troff«. Alles wird gelöscht, der getreue François Rouan kommt rasch nach Rossinière, man bereitet eine perfekte Leinwand vor, Balthus macht sich wieder an die Arbeit, das junge Mädchen beginnt wieder zu lächeln, der Spiegel zu spiegeln, die Katze sich zu wundern. Und ich erfahre anderthalb Monate später von Balthus am Telefon, daß er von neuem alles ausgelöscht hat, daß er wieder ganz von vorn anfängt.

Niemand, weder das junge Mädchen noch die Katze noch wir, bedauert diese Verzögerungen, Fehlgriffe, Neuanfänge: Die dritte Leinwand der dritten Fassung von *Chat au miroir* ist ein Fest der Farben und der Bosheit. Mit fünfundachtzig Jahren bedauert Balthus zuweilen verstohlen (er ist ein Mensch, der nicht klagt) sein schlechtes Augenlicht, das ihn einer der Freuden seines (und unseres) Lebens beraubt, nämlich des Zeichnens. Doch die letzte Fassung von *Chat au miroir* ist die Lust eines von Farben entzückten Auges. Die kleine Anna hat dem jungen Mädchen das Blond ihres Haars geliehen, den Schimmer ihrer Wangen und das Blitzen ihrer Augen, doch hat Balthus hier dem Mädchen die grazile Schlankheit einer Heranwachsenden gegeben. Er hat eine *Patchwork*-Arbeit von schreienden Stoffen auf das Kanapee plaziert, bei der die warmen Farben in Lachen ausbrechen. Die Katze ist bemerkenswert balthusianisch mit ihrer katzenhaften Gemessenheit und jener ironischen Art, die Dinge von ganz weit oben zu betrachten, die wir von Balthus gewohnt sind. In seinem braunen Wollgewand des Abtes eines japanischen Zen-Klosters ist unser Freund, der alte Meister, ein sehr fröhlicher und ausgesprochen strahlender junger Mann: Sein Bild ist von so guter Laune, daß es *»jenes angeborene Rotkehlchen«* zum Singen bringt, das René Char im Herzen von Balthus' Malerei entdeckt hat.

»Was ist das Weiß des Tuchs unter der Katze? Bleiweiß? Zinkweiß?« Nein. Balthus mißtraut dem Zinkweiß, das schlecht trocknet und rissig wird. Er zählt vergleichsweise die Vorzüge und Nachteile von Silberweiß (eigentlich Kremserweiß) und anderen Arten von Weiß auf. Mit den Gefahren oder Risiken bestimmter Farben kennt er sich sehr gut aus. Er unterbrach mich eines Tages schroff, als ich bei einem schlechten Bild, das an der Piazza di Spagna ausgestellt war, ein herrliches Preußischblau bewunderte: »*Die Strafe für diesen bösen Maler wird sein, daß sein Preußischblau schwarz wird und seine Farben frißt.*« Balthus zermahlt gern selbst seine Farben oder läßt es speziell für sich machen. Er mißtraut den Farben, die im Handel sind. Es kommt vor, daß er die Epoche preist, als die Farben dem Maler in einer zugeschnürten Schweinsblase geliefert wurden, in die man mit einer Nadel ein Loch stach – und als die Farben weniger chemisch waren als die der heutigen Zeit in ihren Tuben. Balthus sagt, Cennino Cennini habe eine der *feinschmecklerischsten* Formulierungen der Malerliteratur benutzt, wo er sich dabei beschreibt, wie er in Valdesa eine Grottenwand abschabt, um »natür-

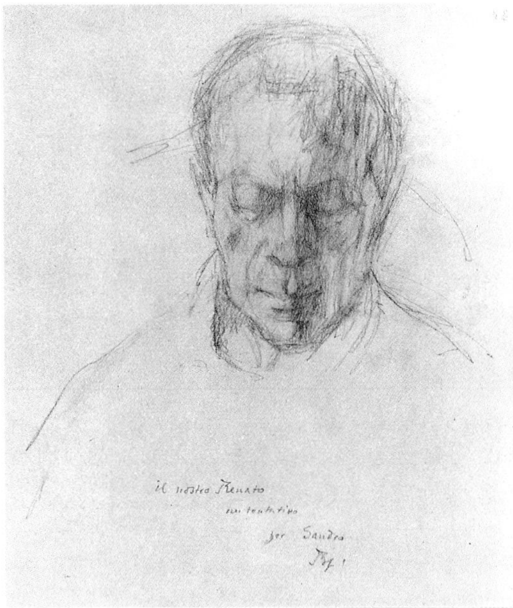

Portrait Renato Guttuso
1975
Bleistift auf Papier
41 x 36 cm
Rom, Sammlung Sandro Manzo

liche« Farben zu erhalten: »*Ich machte mich an die Ader von Ocker, und niemals habe ich eine schönere und vollkommenere Ockerfarbe gekostet.*« Auch Balthus ist durchaus imstande, eine echte Farbe zu *kosten*. (Vor dem Bild sagt er mir, er habe den Vorgang mehrere Male wiederholt, um die genaue Nuance des kleinen weißen Pinselauftrags für die Augen von Anna herauszufinden.)

»Man bewundert heute deine Fertigkeiten im Metier«, habe ich Balthus oft gefragt, »aber es war doch sicher nicht leicht, ein junger ›Autodidakt‹ zu sein und die Rezepte der Malerei sich ganz allein anzueignen?«

»*So allein war ich gar nicht, auch wenn ich nicht gewagt habe, im Umkreis der Familie um Rat für ›Küche‹ und Atelier zu fragen, bei Bonnard, bei Maurice Denis, bei Hoffer ... oder bei meinem Vater. Ich ging in den Louvre, um den* Narziß *von Poussin zu kopieren. Poussin hätte ich gern nach seinen Farben, seinem Pinselstrich befragt ... Doch als ich nach Paris kam, hatte ich das Glück, Bill Hayter kennenzulernen, Stahlstecher und Maler, der am Montparnasse das Atelier 17 leitete. Hayter war ein Mann von ungeheurer Großzügigkeit. In den Jahren, die die schwierigsten für mich waren, hat er mir geholfen, mich beraten, instruiert, mir den Weg gewiesen. Vieles habe ich auch allein entdeckt, um den Preis von Fehlern und Dummheiten. Zum Beispiel habe ich erst in Champrovent, also sehr spät, die Technik der Lasur begriffen. Und noch später, als ich mich an* Le Passage du Commerce-Saint-André *machte, wollte ich nur die drei Grundfarben verwenden, Rot, Blau und Gelb, mit der Idee, daß das eine ordentliche Grundlage sei, und mit dem vielleicht absurden Hintergedanken, später die Reproduktion nach Farbdias zu erleichtern. Es ist auch vorgekommen, daß mich das Material verraten hat. Als ich* La Montagne *malte, mußte ich mit Bill Hayter zwei Tage daran arbeiten, ›den Himmel zu enthaaren‹, denn mein Pinsel hatte seine Haare verloren. Dieser Himmel hatte mir so viele Sorgen bereitet, daß ich anfing, davon zu träumen. In meinen Träumen sah ich ihn gelb, Neapelgelb oder Kadmiumgelb, und das erschreckte mich. Ich rief im Traum Alberto zu Hilfe, und im Traum beruhigte er mich: ›Laß doch! Laß doch!‹ Aber ich hatte Angstzustände ...*«

Ich frage mich (wie jedesmal), wie lange Balthus noch diese letzte Fassung von *Chat au miroir* eifersüchtig behalten wird. François Rouan, den Balthus liebt, als wäre er einer seiner Söhne, und der Balthus gut kennt, erzählt, daß Balthus, als er ihn einmal in sein Atelier in der Villa Medici mitnahm, noch an der zweiten Version von *Joueurs des cartes* arbeitete. »*Das Bild*«, sagt François Rouan, »*gehörte Pierre Matisse, von dem er es sich zurückerbeten hatte. Zunächst ließ er einen Leinwandrand annähen, um das Bild zu vergrößern ... Im Verlauf dreier Jahre sah ich, wie sich das Bild veränderte, ohne überhaupt zu verstehen, was vor sich ging.*«

»*Eines Tages*«, so François Rouan weiter, »*rief Balthus mich an, damit ich mir das Bild ansehen sollte, das er für fertiggestellt erachtete. Im Vordergrund, vor dem Tisch, hatte er einen Stuhl gemalt, einen im Verhältnis zu den Figuren viel zu kleinen Stuhl. Da ich nicht wußte, was ich sagen sollte, wies ich ihn auf dieses Mißverhältnis hin. Und da erteilte er mir das einzige Mal in meinem Leben eine veritable Lektion in Malerei: Es mußte so sein, daß der Stuhl zu klein war, und es bedurfte vor allem der drei kleinen Dreiecke von Schlagschatten, die er unter den Tisch gemalt hatte. Er hatte das Bild jahrelang behalten, um schließlich auf einem großen Gemälde drei kaum sichtbare Schatten hinzuzufügen! Ich war sprachlos ... Zehn Jahre später fing ich an zu verstehen. Wenn er sich dem Erleben des Bildes widmet, ob er nun Kartenspieler malt, Äpfel oder kleine geometrische Vierecke, läßt er sich auf ein labyrinthisches Erlebnis ein.*«

Während wir im Atelier plaudern, abschweifen, träumen, ist die Katze Komiké gekommen und miaut an der Tür.

»*Wir machen ihr nicht auf*«, sagt Balthus.

»*Sie ist verärgert*«, sage ich. »*Du hast sie nicht als Modell genommen.*«

»*Weil sie zuviel Weiß in ihrem dreifarbigen Fell hat ...*« (Komiké bedeutet auf japanisch »Kleine Dreifarbige«).

Wir sprechen von Bildern, die Balthus Freude machen, wenn er sie wiedersieht. Er mag *Le Champ triangulaire* gern, allerdings weniger die Version derselben Landschaft, bei der er im Vordergrund einen Blumenstrauß auf das Fensterbrett plaziert hat. Er ist zufrieden, sagt er, daß *Le Gottéron* von einem chinesischen Sammler gekauft worden ist, denn es ist ein Bild, das der chinesischen Malerei der Sung-Dynastie sehr viel verdankt. Balthus hegt auch eine große Liebe zu den Landschaften und den Fensterszenen von Chassy.

Das Licht im Atelier hat sich verändert. Balthus ist sehr heikel mit dem Licht. Wenn es sich zu sehr bewegt oder ändert, beendet er seine Arbeit. Und da Komiké sich draußen beschwert, macht er auf. Wir gehen hinaus. Und Komiké folgt uns und vergißt, daß die Katze, die im Bild blieb, nicht sie ist.

Balthus in seinem Atelier in Rossinière, aufgenommen von Henri Cartier-Bresson

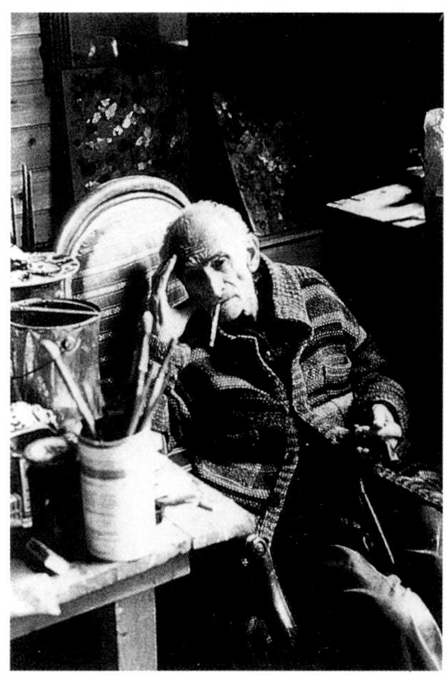

Balthusiana

»Ich muß mich immer wundern«, sagt Balthus, *»daß man sich dermaßen über die Zeit wundert, die ich brauche, um ein Bild zu vollenden. (Im übrigen habe ich das Gefühl, daß nichts je wirklich vollendet ist ...) Die Menschen verstehen es nicht mehr, sich Zeit zu nehmen. Ihre Strafe besteht darin, daß die Zeit sie nimmt, und sie läßt...«*

»Ich rede nicht gern über meine Malerei, denn ›Malerei reden‹, das ist für mich entweder ein Pleonasmus, das heißt der Versuch, sehr schlecht mit Worten auszudrücken, was ich mit meiner Malerei viel besser gesagt habe, oder es ist wie mit der Arbeit eines schlechten Übersetzers, der übersetzt und mit Sätzen die Stille des Bildes und der Zeichnung verrät.«

»Ein mit Computer ausgerüsteter Gelehrter hat mich neulich gefragt: ›Warum malen Sie?‹ Ich habe geantwortet: ›Meine Malerei ist eine Art von Gebet, denn ich bin religiös.‹ Der Mann mit dem Computer fragte: ›Was ist der visuelle Ausdruck eines Gebets?‹ Ich habe geantwortet: ›Die Malerei vielleicht.‹ Und damit sind wir verblieben.«

»Ich glaube, ich bin gekommen, um im Pays d'En Haut zu leben, weil es bedeutet, in die Berge meiner Kindheit zurückzukehren, in dieses Oberland, *was ebenfalls Pays d'En Haut bedeutet. Und es bedeutet vielleicht, noch weiter hinaufzugehen, wenn, wie man mir gesagt hat, meine polnischen Vorfahren aus den Bergen der Tatra kamen.«*

»In meiner frühen Kindheit«, sagt Balthus, *»da gab es Worte, Namen, von denen ich nicht wußte, was sie bedeuteten, die aber mit Zauber aufgeladen waren. Meine Eltern, ihre Freunde sprachen das Wort* Cézanne *in einem so hochachtungsvollen Ton aus, daß es für mich der Name von jemand Großem war. Dagegen habe ich lange Zeit geglaubt, daß Tholonet der Name eines Pferdes war. Als meine Eltern den Vicomte de Lombardon besuchen fuhren, in der Nähe von Aix, am Fuß der Montagne Sainte-Victoire, kam der alte Vater Rey uns mit einem Pferdewagen am Bahnhof abholen. Und da er das Signal zur Abfahrt gab, indem er sagte: ›Ho, au Tholonet!‹ (wo uns ein berühmter Rinderschmorbraten erwartete), dachte ich lange, daß das Pferd diesen schönen Namen hatte.«*

Nature morte (Stilleben)
1983
Öl auf Holz
80 x 100 cm
Privatsammlung

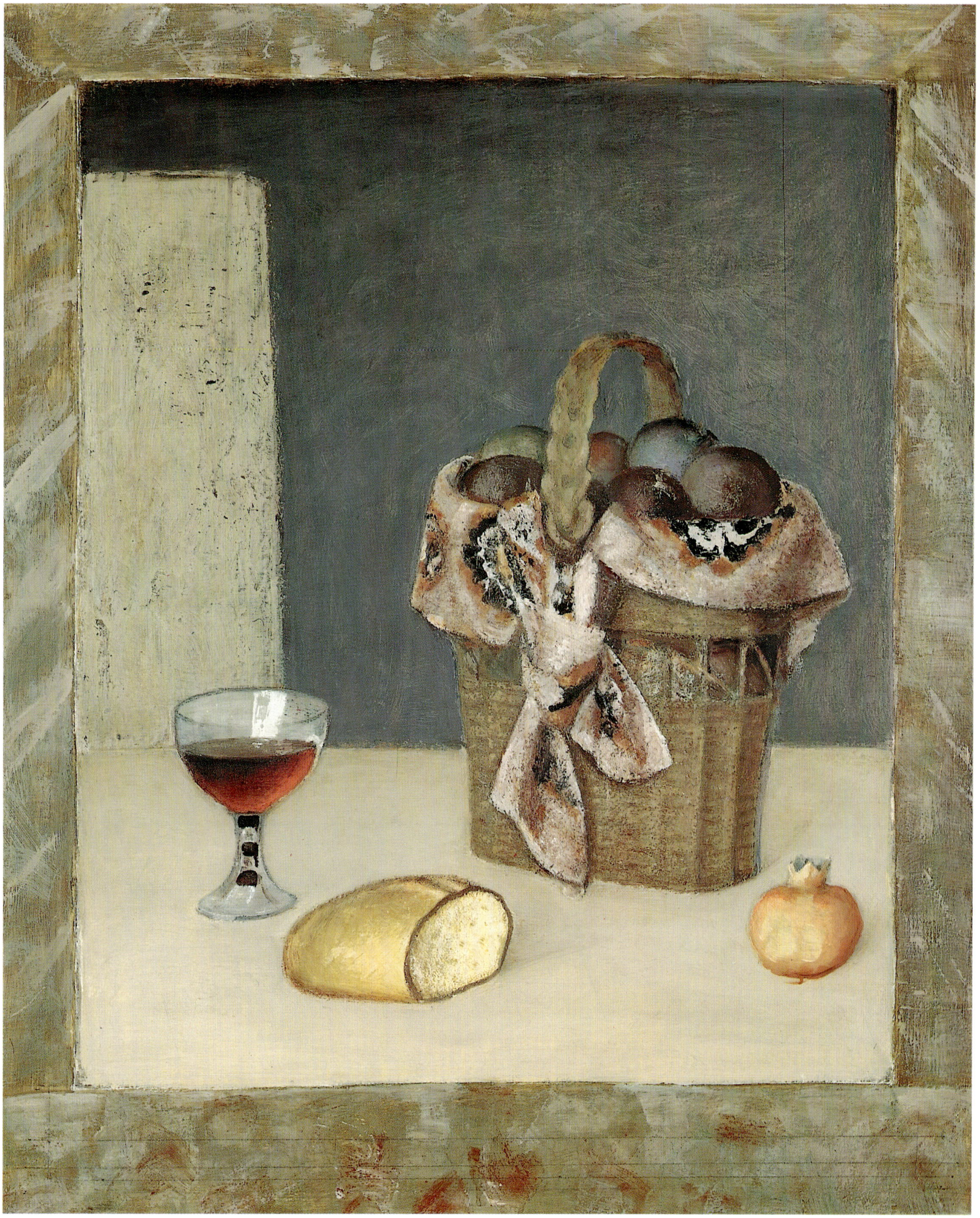

»Genau wie die Schriftsteller haben sich die Maler immer des Zitats bedient. Bei der ersten Fassung von Chat au miroir habe ich das Vergnügen gehabt, Hogarths Katze einzuladen, mein Bild zu betreten, wie Masaccio L'Enfant gourmand betritt ...«

»Die Maler, die der Natur entsagen, verdursten angesichts der Quelle.«

»Kann man sich vorstellen, daß es eine Zeit gab, in der ein großer Maler es für nötig hielt, den Künstlern von zu vielem Wissen abzuraten? Ingres hat gesagt, er lege bei seinen Schülern keinen Wert auf anatomische Kenntnis der Muskeln. ›Zuviel Wissenschaft in einem solchen Fall‹, sagte er, ›schadet der Aufrichtigkeit der Zeichnung. Sie sind alle meine Freunde, diese Muskeln. Doch ich kenne keinen mit Namen.‹ Die meisten heutigen Maler wären erstaunt, wenn man ihnen ein wenig Ignoranz anriete: Auf dem Gebiet haben sie alles, was man braucht, und sogar mehr, als man braucht.«

»Ein Portrait zu machen, das heißt nicht ›Ich! Ich! Ich!‹ zu schreien. Es heißt, den anderen zu durchdringen, er zu werden.«

»Doch man könnte genausogut, ja, man sollte sogar ein Portraitist von Dingen sein, wie Chardin es ist, der zu der cremefarbenen Porzellanschüssel wird, die er auf ein weißes Tuch gestellt hat.«

»Siehst du die roten Pfingstrosen?« fragt B.

»Ja, natürlich.«

»Ich kann sie nicht einfach nur sehen. Ich betrachte sie und kalkuliere dabei die Pinselstriche, den Ansatz, mit dem ich sie malen würde.«

»Wenn ich schreiben könnte, über die Malerei schreiben, dann würde ich von meinen Mängeln sprechen.«

Die Journalistin zu Balthus: »Wenn man Sie fragen würde, wer der größte lebende Maler ist, was würden Sie antworten?«

Balthus bleibt einen Moment lang still. Dann:

»In meiner Kindheit habe ich eines Tages Matisse zu Bonnard sagen hören: ›Weißt du, wir sind wahrscheinlich die beiden größten lebenden Maler‹. Das Gesicht von Bonnard verfiel beinahe, als er das hörte. ›Wenn es stimmt, was du sagst, dann ist das etwas Furchtbares‹, murmelte Bonnard.«

»Es gibt Worte, die sollte man nur verwenden, nachdem man gut nachgedacht hat. Wenn jemand von créateurs, von création spricht, reizt es mich immer, zu fragen: ›Sprechen Sie von Gott?‹ Dieser Gedanke muß auch schon anderen vor mir ge-

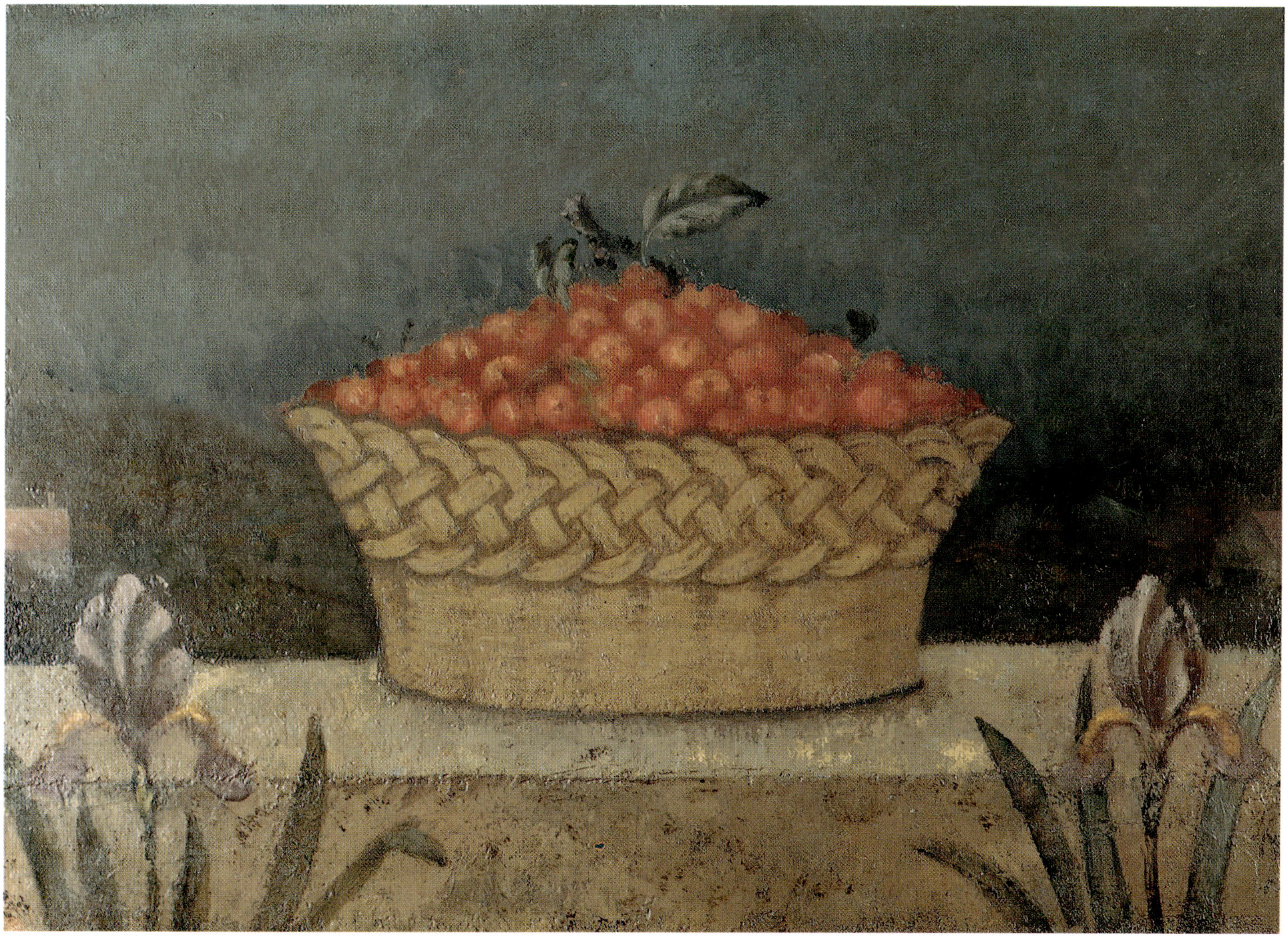

Le Panier de cerises (Korb mit Kirschen)
1961
Öl auf Leinwand
93 x 65 cm
Privatsammlung

kommen sein, denn man hat ein weniger ambitiöses und sogar ein wenig enges Wort erfunden, kreativ.«

»Fortschritt? Welcher Fortschritt? Der des Warmwasserhahns im Vergleich zu den siebenundvierzig Personen, die Ludwig XIV. benötigte, um ein Bad zu nehmen? Doch wer würde es wagen, vom ›Fortschritt‹ Piero della Francescas im Vergleich zu Lascaux zu sprechen?«

»*Weißt du*«, fragt Balthus, »*von wem diese Devise ist:* ›Was man weiß, muß man mit dem Schwert in der Hand wissen‹*? Es ist nicht von einem Krieger, sondern von Ingres. Der hinzusetzt: ›Nur kämpfend erringt man etwas, und in der Kunst ist der Kampf die Mühe, die man sich gibt.‹«*

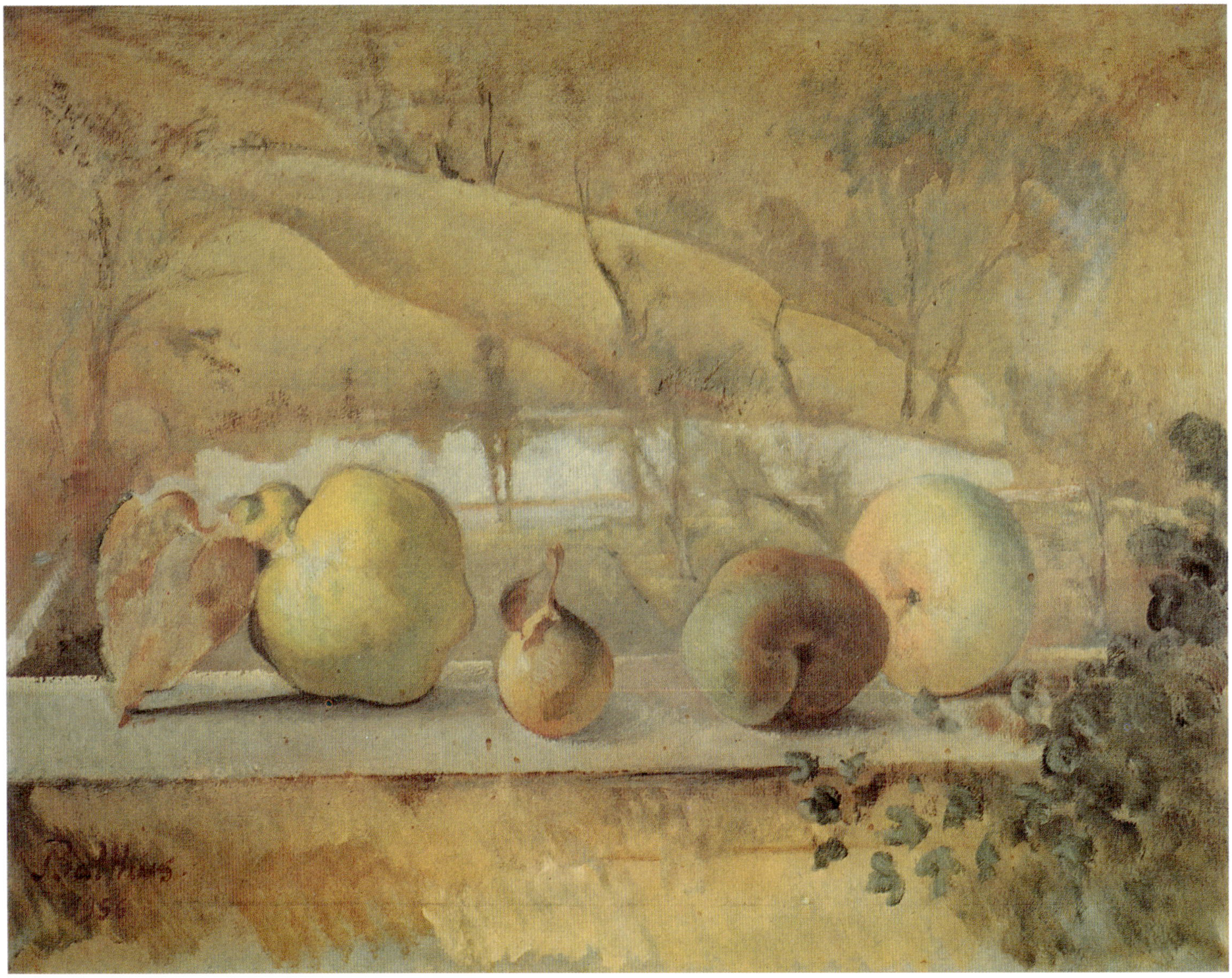

Fruits sur le rebord d'une fenêtre
(Früche auf einem Fenstersims)
1956
Öl auf Leinwand
66,5 x 86,5 cm
England, Privatsammlung

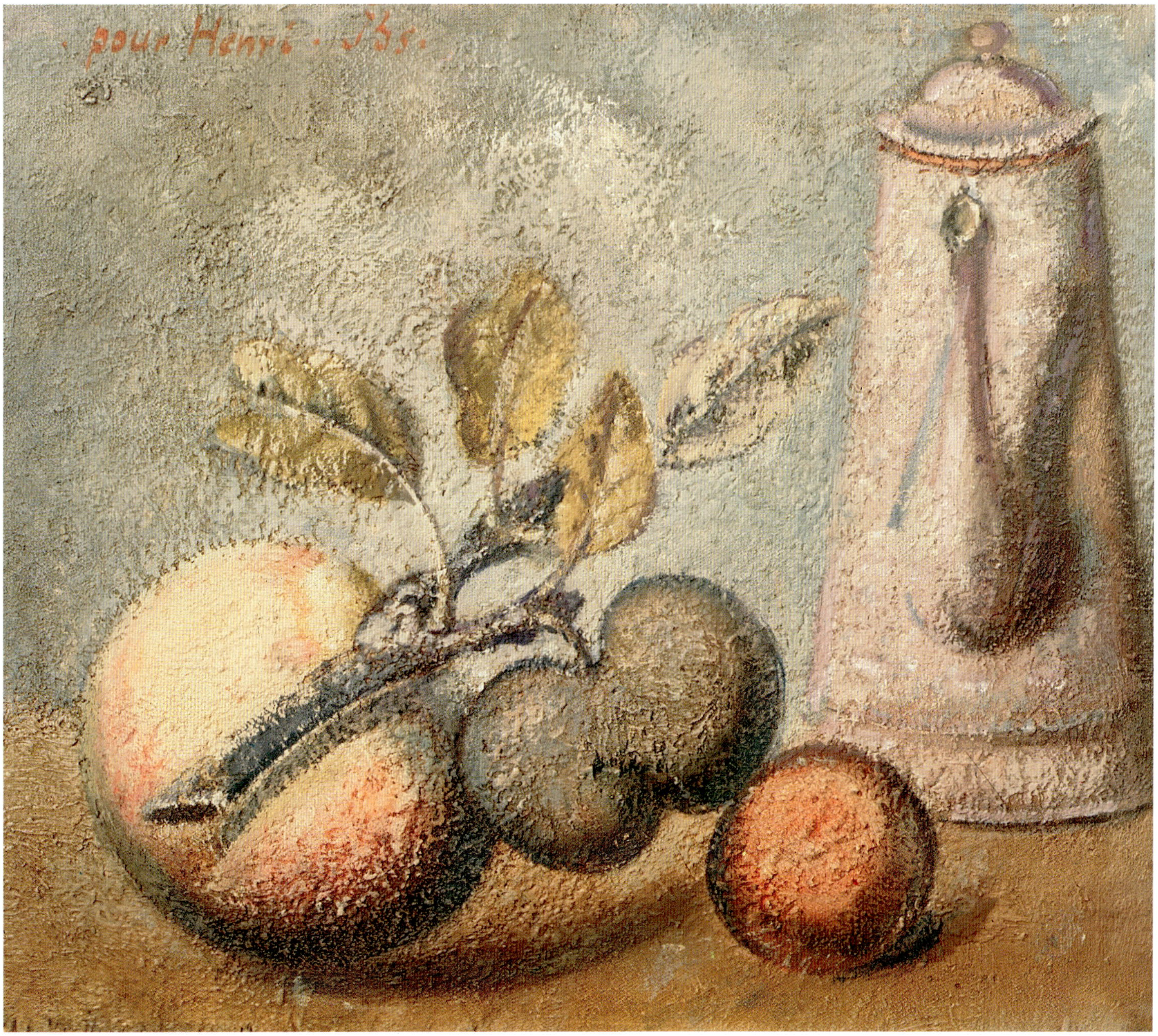

Nature morte
(Stilleben)
1958
Öl auf Holz
43,5 x 50 cm
Erscheint im Nachlaßinventar
Annette Giacometti

Der Beschwörer der Zeit

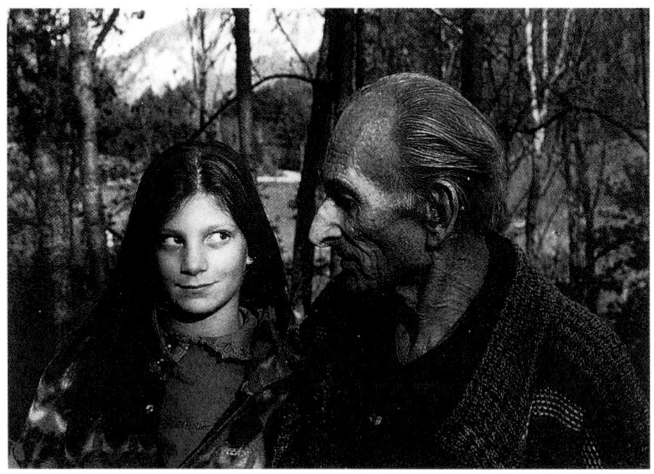

Balthus, aufgenommen in Rossinière mit dem Modell von *Le Chat au miroir III*

Die Zeit hat sein langes Gesicht, das schon von der Feinheit einer Säbelklinge war, weiter geschliffen, geschärft, verfeinert. Das Profil ist das eines großen, majestätischen und boshaften Vogels, doch *en face* hat es die Klugheit und das Lächeln des Fuchses, Einzelgänger, der vorgibt, mondän zu sein, höchst zivilisierter Wilder, Vagabund in nächtlichen Träumen, der tut, als lebe er in der Gesellschaft. Im Laufe der Jahre haben wir gesehen, wie Balthus uns viele verschiedene Rollen unter dem Namen Balthus präsentierte. Wir haben den jungen Kater gekannt, den Fürsten der Katzen der Court de Rohan, den brillanten Erzähler der Diners im Catelan oder im Roger la Grenouille, den verantwortlichen Bühnenbildner der Proben zu *Così fan tutte*, der den Bühnenmalern und Maschinisten befiehlt wie ein Freibeuter seiner Mannschaft. Wie sich der Teufel als Einsiedler gibt, so haben wir ihn gesehen, wie er sich als Landbewohner gibt, vergraben im riesigen Bau des Gutshofs von Chassy. Er war der *Signor Conte* und der Seigneur-Directeur der Villa Medici. Wir haben gesehen, wie sich der Dandy à la Baudelaire und Verführer zehn Erscheinungsbilder zulegte, die des Bohemien in einer Aufmachung von spöttischer Lässigkeit und die des Elegants mit kunstvoll gestickten Westen. Der Feudalherr legt das strenge Gewand des Abts eines japanischen Zen-Klosters an, ein recht kaiserlicher Abt, und wenn Setsuko im Kimono hinter dem herrscherlichen Sessel steht, ist das Bild des Souveräns vollkommen. Der Mönch, der Balthus auch ist, hat sich den Rang eines zehnten Großoffiziers des Ordens von Saint-Maurice und von Saint-Lazare zugelegt, das große rote Gewand, die weiße Halskrause, das gedrehte grünweiße Band und die Schärpe mit dem Wappen des Hauses Savoyen. Es kommt sogar vor, daß Balthus beim Verlassen des Schuppens/Häuschens/Ateliers von Rossinière als Maler in Erscheinung tritt, farbbefleckt und von Pigmenten übersät. Doch in Wahrheit bilden alle diese Rollen die Leibwache und die ironische Verteidigung einer einzigen Person – Balthus, der Unsichtbare, der nicht sichtbar ist außer mittels seiner Werke.

Le Chat au miroir* *(Katze mit Spiegel)
1977-1980
Kasein und Tempera auf Leinwand
180 x 170 cm
Privatsammlung

Im Schutz seiner Legende, seiner Grillen, seiner Erscheinungsbilder, in der Einsamkeit und Stille seines Ateliers ergibt sich der Maler inneren Exerzitien, die seine Kunst beherrschen. Je nach Themen, Sujets, Modellen und Stimmung ist er abwechselnd der Zauberer, der die imaginären Aufführungen ausheckt, der Portraitist, der sich völlig zurücknimmt, indem er sich

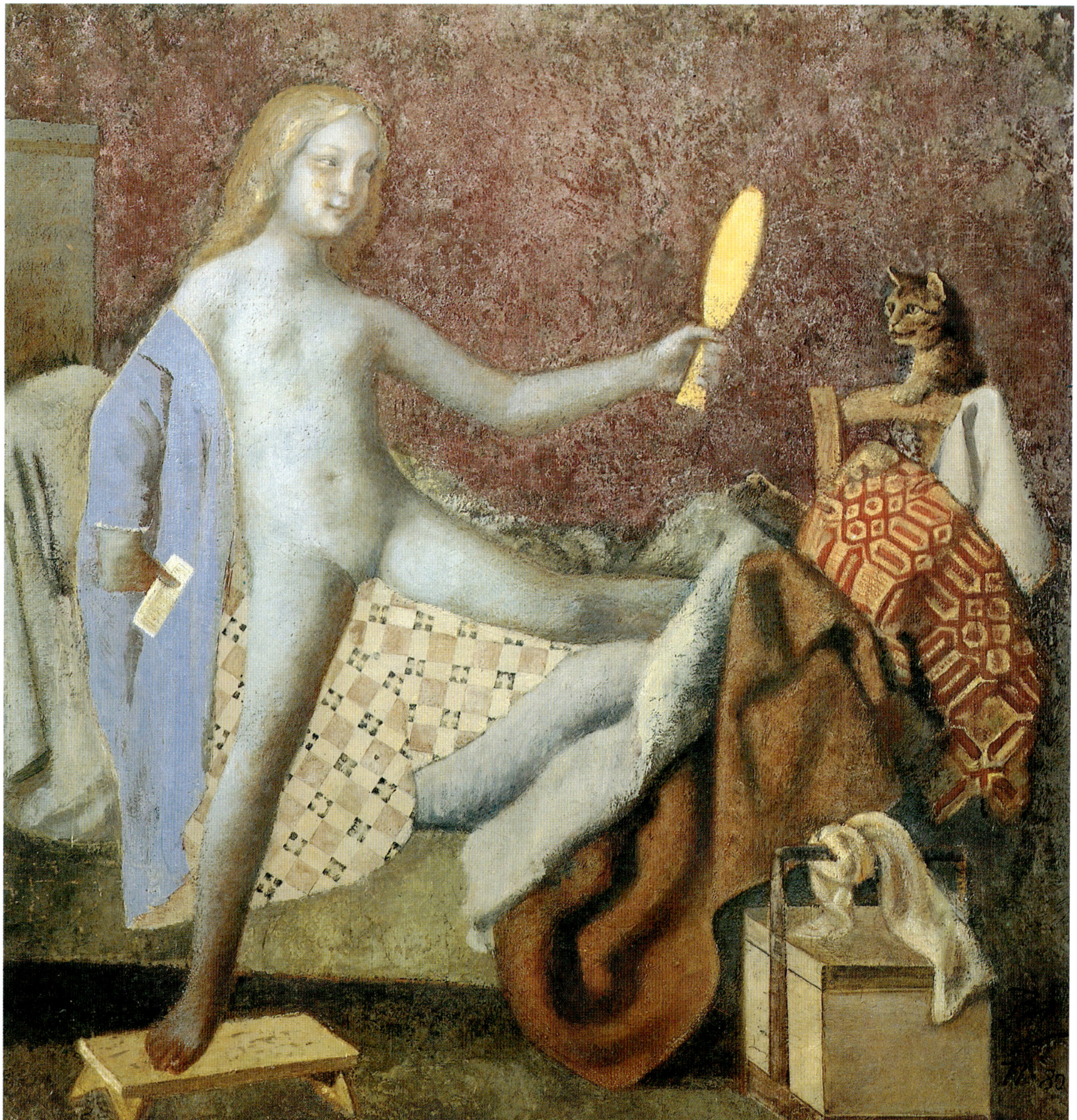

mit seinen Modellen identifiziert, sich aber zugleich dabei zusieht, wie er sich zurücknimmt, der Komplize der Träumereien der Kindheit und der gewitzte Dichter der jungen Lustbarkeiten und der begehrenswerten Körper. Schließlich ist er ein der Kontemplation ergebener Naturadept, offen für die Rhythmen der Erde, des Wassers und der Luft.

Der Zauberer des Imaginären bedarf keines Wettbewerbs von Hexenkünstlern, Feen oder phantastischen Figuren. Ihm genügen eine Straße und ihre Passanten, ein Gebirge, ein Zimmer, bei halbgeöffnetem Vorhang, eine nackte Schlaflose, die einen Nachtfalter jagt, eine Katze, ein Spiegel und ein junges Mädchen, und schon bemächtigt sich ein undefinierbarer, ein zudringender Zauber verstohlen der Szene. Mittels kleiner tückischer Pinselstriche, mit winzigen, kaum entstellenden Details, dem leichten makrozephalen Anflug eines Gesichts oder indem er unmerklich eine Figur versteift und verhärtet, einen Gang gering aus dem Gleichgewicht bringt, Schritt eines Gespenstes und Katzenschritt, hebt Balthus die Zeit auf, er verlangsamt sie und hält sie gleichsam an. Auf den Bildern, die er »inszeniert«, zuweilen schalkhaft, zuweilen schaurig, zuweilen kindlich, vermittelt er uns ein subtiles und ungreifbares Mißbehagen, ein leises Flügelrauschen des Engels des Bizarren, das abartige Schwindelgefühl einer dumpfen Unsicherheit des Seins. Balthus, der Zauberer, Meister einer weder schwarzen noch weißen Magie, sondern von der Farbe einer Herbstdämmerung, drängt seine zugleich zurückhaltende und zudringende Persönlichkeit auf. Balthus bringt den Blick des Betrachters in einer Zwischenzeit der Realität ins Schwanken. Er öffnet die geheimen Pforten einer dem Anschein nach banalen Welt, die normal ist und harmlos, grausam und lächelnd – eine einzigartige Welt, das Universum Balthus.

Doch derselbe Balthus scheint, wenn er sich an ein Portrait macht, sei es das eines sehr nahestehenden Menschen oder Gegenstand eines Auftrags, sich zurückzunehmen, sich zu Spiegel und Reflexion zu machen und zugleich alle Ressourcen des Metiers – der Metiers – des Portraitisten zu mobilisieren. Der hochmütige Balthus, der stolze und trotzige Balthus, er versteht es, zum bescheidensten und demütigsten Beobachter der menschlichen Vielfalt zu werden. Die großen Portraits von Balthus sind unnachahmlich die seinen und doch alle verschieden, sie tragen unverkennbar die Signatur des Malers, eines Künstlers, der sein Modell verinnerlicht, der zugleich seine Meisterschaft bekräftigt und sich vergißt, um sich »zu einem anderen« zu machen. Vom majestätischen Megalith André Derain zum Humor des Portraits von Marie-Laure de Noailles, von Lelia Caetani zu Laurence, vom Unterpräfekten von Pontoise zu den Portraits von Frédérique konjugiert Balthus nicht das Verb *ich bin ich*, sondern »begibt sich in die Haut« eines anderen. Er mobilisiert für jedes Portrait die Ressourcen einer gewaltigen bildnerischen Kultur und eine Durchdringungskraft, die jedes seiner Portraits zur wahrheitsgetreuen Aussage eines *Zeugen des Inneren* macht.

Der Maler der strahlenden Sinnlichkeit und der Maler der großen friedlichen Natur, ist das nicht nur *ein* Künstler, derselbe, und unter zwei Blickwinkeln ein einziges Gesicht? Die schönen strahlenden Akte und die großen

Le Chat au miroir II
(Katze mit Spiegel II)
1986-1989
Öl auf Leinwand
200 x 170 cm
Rom, Privatsammlung

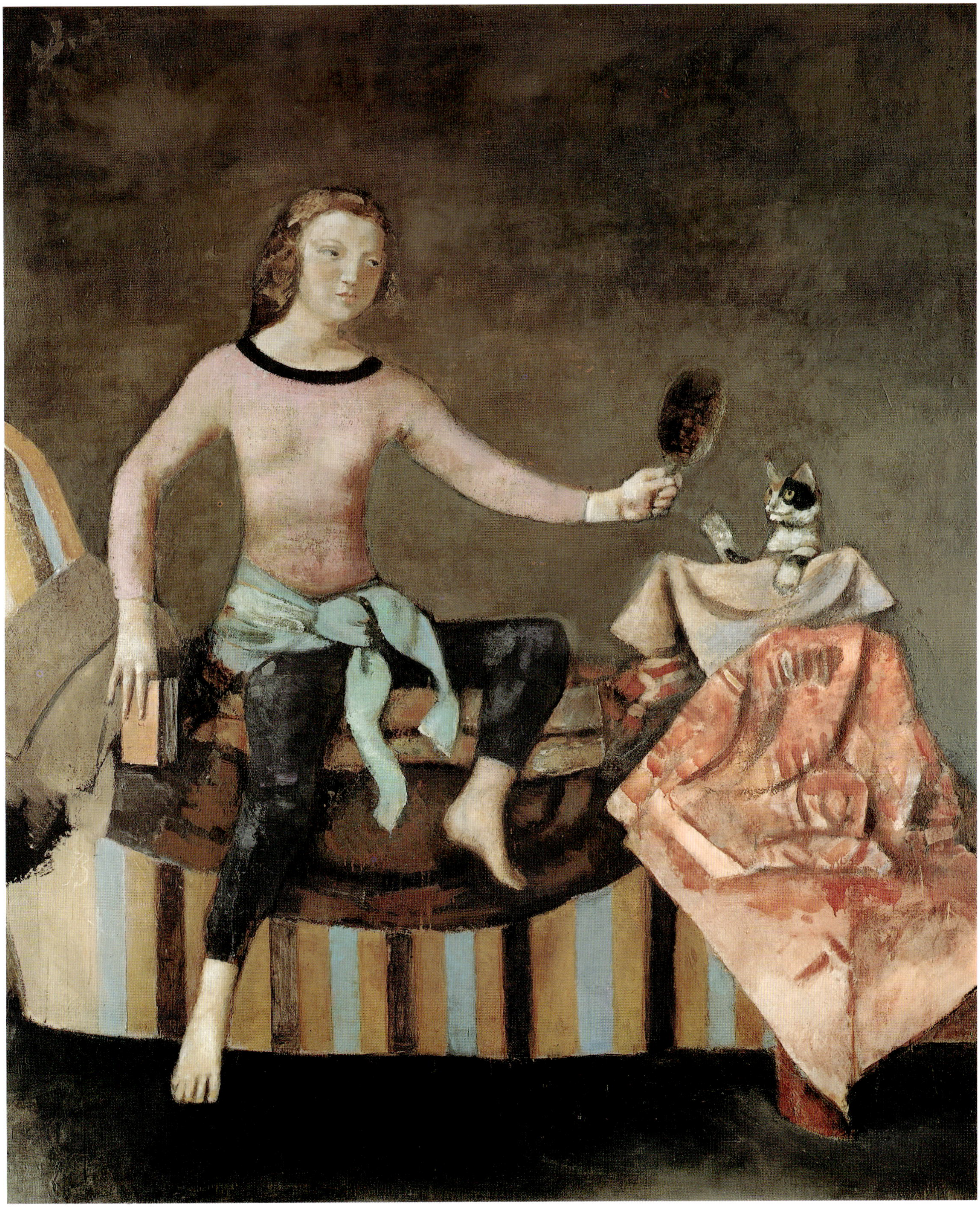

friedfertigen Landschaften, *Nu couché* von 1947 und *Larchant* aus dem Jahr 1939, der Akt von *Lever* und das große *Champ triangulaire* – es ist der Maler, der nicht aufhört, an der Quelle zu trinken, an der nicht versiegenden frischen Quelle der Felder und des Fleisches, der Dompteur des Lichts. Der bei den Chinesen die Sienesen begrüßt, bei Breughel und bei Courbet den Geist einer Kunst, die er selbst praktiziert, einer Kunst, »*die nicht auf die Darstellung der Dinge ausgeht, sondern auf die Identifikation*«.

Ist das Grand Chalet für Balthus heute ein Ort des Rückzugs oder ein Beobachtungsposten? Schon ehe er aufgrund von »Liebe auf den ersten Blick« zum Herrn der schönen Wohnstatt aus goldenem Holz wird, hat Balthus immer seine Epoche *überragt*.

Ein großes Talent ist beinahe immer auch ein großer Charakter. Seit ich Balthus kenne, weiß ich nicht, was ich an ihm mehr bewundere, die Kraft seiner Kunst oder die hochmütige Unverfrorenheit seines Lebens.

Wie sich ein anderer Einzelgänger, de Gaulle, »eine bestimmte Vorstellung von Frankreich« gemacht hat, so hat sich Balthus von Jugend an eine bestimmte Vorstellung von der Malerei gemacht. Sie ist für ihn der absichtsvolle Ausdruck einer inneren Welt, die gleichgültig ist gegen alles, was in der historischen Zeit und in der Gesellschaft, in der er lebt, sie leugnen, gegen sie kämpfen oder sie verachten mag. Der junge Balthus nimmt sich vor, in den Dienst dieses persönlichen Universums alle Ressourcen eines westlichen Metiers zu stellen, welches ihm beizubringen er nicht von irgendeiner Schule der Schönen Künste erwartet. Er erlernt sein Metier allein, durch eine ungeheure Arbeit der Selbstinformation, indem er versessen in Zurückgezogenheit studiert, gleichgültig gegen Unverständnis und Sarkasmus, hochmütig arrogant und fröhlich unverfroren, demütig und stolz, demütig angesichts seiner großen Vorbilder, stolz gegenüber den Dienern der Mühelosigkeit, indem er sich geduldig in die Schule jener begibt, die für ihn die Meister der Meister sind, Piero della Francesca, Velázquez, Courbet, Seurat. In Balthus vereinigt sich das klassische Ideal des Meisters, der unter Vorbehalt persönlicher näherer Prüfung das Vermächtnis der Kultur, in die er hineingeboren ist, übernimmt, mit dem romantischen Bild des heroischen Künstlers, der einsam bleibt und verächtlich auf die Vulgaritäten des Pöbels und die kompromittierenden Kompromisse der »bourgeois« herabsieht. Als aristokratischer natürlicher Sohn von Byron und Baudelaire ist Balthus gegenüber den Kapriolen der Kunst seiner Zeit ein klassischer Geist. Ein »romantischer« Widersacher ist er in dem Maße, wie er dem trägen Einverständnis mit dem törichten Gerede der Epoche die Gefahren der Einsamkeit vorzieht. Balthus gehört nicht der Zeit an, die jedem Beliebigen gehört, er gehört seiner eigenen Zeit an, einer Zeit, die er sich aussucht. Abseits von dem, was Mallarmé in seinem Gedicht *Tombeau d'Edgar Poe* mit Verachtung »*den Stamm*« nennt, mit seinem »*gemeinen Zucken der Hydra, die einst dem Engel lauschte*«. Balthus weiß bereits mit neunzehn Jahren, was seine Berufung ist: Balthus wird Balthus sein. Das ist er über seine achtzig Jahre hinaus geblieben, immer mehr *er selbst*.

Als er 1979 in Monte Calvello die große, von der Sonne in Dunst getauchte Ebene unterhalb der Strebemauern der Burg malt, ein bewunderungswürdiges Bild, eines der schönsten Landschaftsgemälde der zeitgenössi-

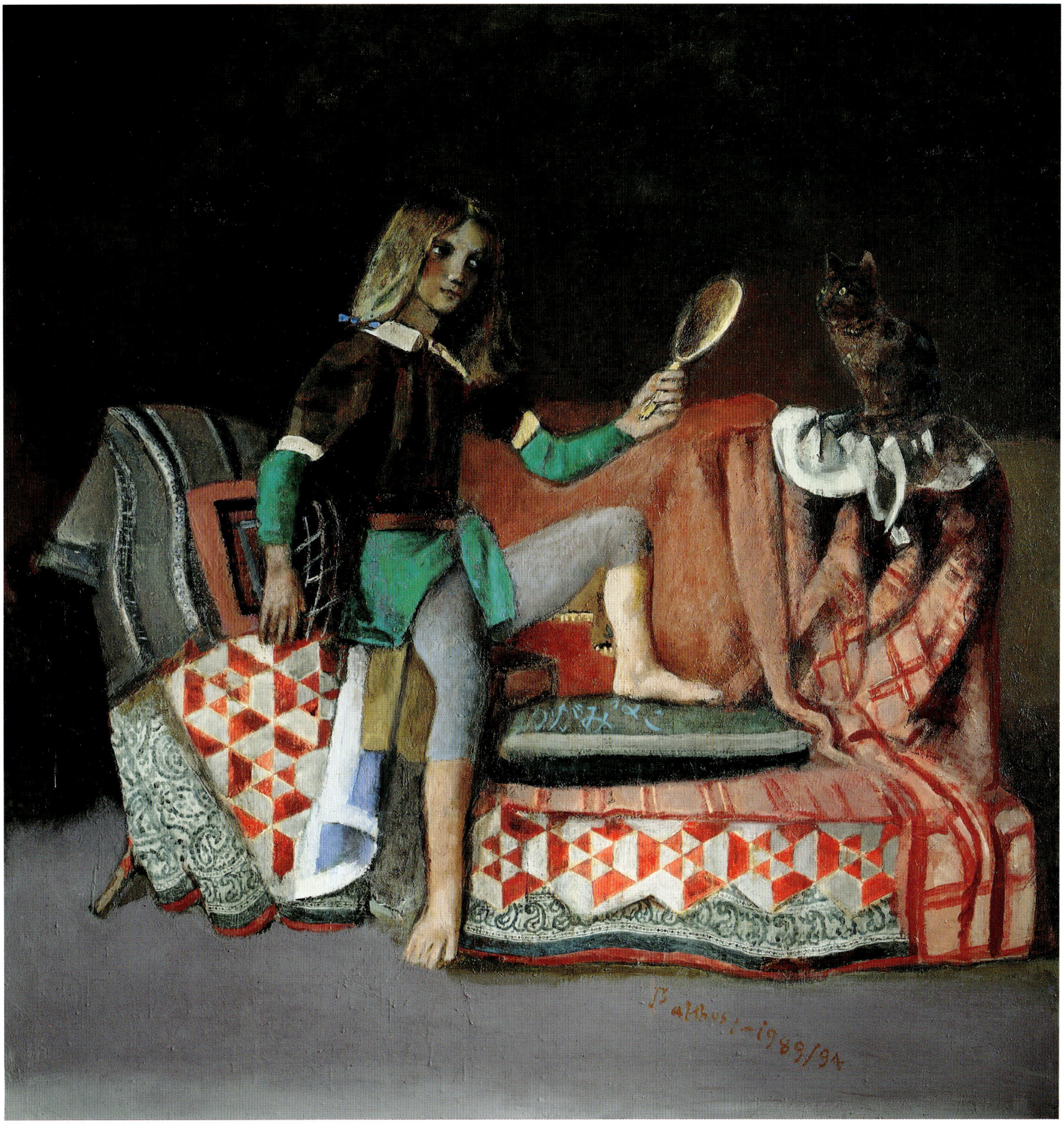

schen Malerei, ist alles Wiederanknüpfung und Resümee, vom Kind, das die Malerei der Sung-Dynastie entdeckte und Rilke mit seiner Kenntnis Chinas verblüffte, bis zum alten Meister in seinem Atelier, geduldig wie die Natur, die Jahreszeiten, die Elemente, ein Maler, der sich Zeit nimmt und sie uns zum Geschenk macht, auf Bildern eines großen Beschwörers der Zeit, die er zum Stillstand bringt.

Le Chat au miroir III
(Katze mit Spiegel III)
1989-1994
Öl auf Leinwand, 220 x 195 cm
Sammlung des Künstlers
London, The Lefevre Gallery

BIBLIOGRAPHIE

(Auswahl)

Balthus, Katalog, Kioto: Municipal Museum of Art, 1984

Balthus. Dessins, aquarelles, huiles, Katalog, Andros: Musée d'Art Moderne, Fondation Basil und Elise Goulandris, 1990

Balthus. Peintures, aquarelles, dessins, Katalog, Rom: Villa Medici, 1990

Balthus. Ein Unbehagen in der Moderne, Special, *du. Die Zeitschrift der Kultur,* Nr. 9, September 1992

Balthus dans la Maison de Courbet, Katalog, Ornans: Musée Gustave Courbet, 1992

Balthus, Katalog, Lausanne: Musée cantonal des Beaux-Arts, 1993

Balthus, Katalog, Tokio: Tokyo Station Gallery, 1993

Balthus. Zeichnungen, Katalog, Bern: Kunstmuseum Bern, 1994

Balthus, Text für Alberto Giacometti, in *Alberto Giacometti. Dessins,* Katalog, Paris: Galerie Claude Bernard, 1975

Bataille, Georges, *Die Tränen des Eros,* München: Matthes & Seitz, 1981

Carandente, Giovanni, *Balthus. Disegni e acquarelli,* Katalog, Spoleto: Palazzo Racani-Arroni (XXV Festival dei Due Mondi), Mailand: Electa, 1982; *Balthus. Drawings and Watercolors,* übersetzt von John Mitchell, 1983, New York: A New York Graphic Society Book/Little, Brown & Company, 1983

Clair, Jean (Hrsg.), *Balthus,* Katalog, Paris: Musée national d'art moderne, Centre Georges Pompidou, 1983

Clair, Jean, *Die Metamorphosen des Eros. Essay über Balthus,* München: Schirmer/Mosel, 1984

Davenport, Guy, *A Balthus Notebook,* New York: The Ecco Press, 1989

Klossowski de Rola, Stanislas, *Balthus. Gemälde,* München: Schirmer/Mosel, 1983

Leymarie, Jean, *Balthus,* Leipzig: E.A. Seemann, 1993

Picon, Gaëtan (Vorwort), *Balthus,* Katalog, Paris: Musée des Arts décoratifs; Knokke-le-Zoute: Casino Communal, 1966

Rewald, Sabine, *Balthus,* Katalog, New York: The Metropolitan Museum of Art, 1984

Rilke, Rainer Maria (Vorwort), *Mitsou, Quarante images par Baltusz,* Erlenbach-Zürich, Leipzig: Rotapfel Verlag, 1921; Neuauflage Paris: Librairie Séguier, 1988

Rilke, Rainer Maria, *Lettre à Balthus,* in *Fontaine,* Paris 1945, Nr. 44; Neuauflage Paris: Archimbaud, o.D. (1994)

Russell, John, *Balthus,* Katalog, London: The Tate Gallery, 1968

Spies, Werner, »Der Dandy. Balthus in Paris«, in *Rosarot vor Miami,* München: Prestel, 1989, S. 102-106

Photonachweis

(Die Ziffern entsprechen den Seitenzahlen; die Abfolge entspricht der Plazierung der Abbildungen von links nach rechts und von oben nach unten.)

6 Rechte vorbehalten
Rechte vorbehalten
Rechte vorbehalten

7 Rechte vorbehalten

8 Rechte vorbehalten

9 Photo Man Ray/Telimage, Paris

10 Rechte vorbehalten

11 Photo Réunion des musées nationaux, Paris

12 Rechte vorbehalten

13 Photo Musée national d'art moderne, Centre Georges Pompidou, Paris

14 Photo Musée Cantonal des Beaux-Arts, Lausanne

15 Photo Musée Cantonal des Beaux-Arts, Lausanne

17 Rechte vorbehalten
Photo Cartier-Bresson/Magnum

19 Photo Thomas Ammann Fine Arts, Zürich

20 Photo The Art Institute of Chicago

21 Photo Dreyfus/Gallimard

23 Photo Etude Maître Desamais

24 Photo Kishin Shinoyama

27 Rechte vorbehalten

28 Photo Dreyfus/Gallimard

29 Photo Sotheby's, New York

30 Rechte vorbehalten

31 Rechte vorbehalten

32 Photo Galerie Claude Bernard, Paris

33 Photo Thomas Ammann Fine Arts, Zürich

34 Rechte vorbehalten
Photo Archives Gomès

35 Photo J. Faujour/Gallimard

36 Photo The Art Institute of Chicago

37 Photo Malcom Varon

38 Photo Dreyfus/Gallimard

39 Photo Dreyfus/Gallimard
Photo Roger-Viollet

40 Rechte vorbehalten

41 Photo Von Allmen/Gallimard

42 Photo Dreyfus/Gallimard
Photo Dreyfus/Gallimard

43 Photo G. Howald, Bern
Photo J. Hyde/Gallimard
Photo J. Hyde/Gallimard

44 Photo J. Hyde/Gallimard

45 Rechte vorbehalten

46 Photo Archiv für Kunst und Geschichte, Berlin
Rechte vorbehalten

47 Photo Etude Tajan, Paris

48 Photo Archives Gomès
Photo The Tate Gallery, London
Photo J. Hyde/Gallimard

49 Photo Daniel Le Névé

50 Photo Mancia/Bodmer Studio

51 Photo Giraudon, Paris
Photo G. Howald, Bern
Photo Von Allmen/Gallimard

52 Photo A. Quattrone/Olivetti

53 Rechte vorbehalten

54 Photo Archives Gomès

55 Photo B. Hatala/Gallimard

56 Photo The Elkon Gallery Inc., New York
Photo Hauswedell & Nolte, Hamburg

57 Photo J. Faujour/Gallimard

58 Photo Artephot/Oronoz
Rechte vorbehalten
Rechte vorbehalten

59 Rechte vorbehalten

61 Photo Dreyfus/Gallimard
Photo Lee Stalsworth

62 Photos Dreyfus/Gallimard

63 Photos Dreyfus/Gallimard
Photo G. Howald, Bern

66-67 Photo Marlborough Fine Arts, London

68 Photo ND/Viollet

69 Photo The Museum of Modern Art, New York
Rechte vorbehalten

70 Photo The Museum of Modern Art, New York

71 Rechte vorbehalten

72 Rechte vorbehalten

73 Photo Musée national d'art moderne, Centre Georges Pompidou, Paris
Photo The Elkon Gallery Inc., New York
Photo B. Hatala/Gallimard
Photo Annely Juda Fine Arts, London

74 Photo J. Faujour/Gallimard
Photo J. Hyde/Gallimard

75 Photo Musée Cantonal des Beaux-Arts, Lausanne
Rechte vorbehalten

76 Rechte vorbehalten

77 Photo Thomas Ammann Fine Arts, Zürich

78 Photo Giraudon, Paris
Photo Archives Larousse/Giraudon, Paris

79 Photo Galerie Beyeler, Basel

81 Photo Giraudon, Paris

82 Photo J. Hyde/Gallimard
Rechte vorbehalten

83 Rechte vorbehalten

84 Photo National Gallery of Victoria, Melbourne

85 Rechte vorbehalten

86 Photo J. Faujour/Gallimard

87 Photo Zindman/Fremont

88 Photo J. Hyde/Gallimard
Photo Dreyfus/Gallimard

89 Photo Lee Stalsworth

91 Photo Dreyfus/Gallimard

92 Photo Dreyfus/Gallimard
Photo Réunion des musées nationaux, Paris

93 Photo J. Hyde/Gallimard
Photo Giraudon, Paris

94 Rechte vorbehalten

95 Photo Sotheby's, London

96 Rechte vorbehalten

97 Photo Musée Cantonal des Beaux-Arts, Lausanne

98 Photo Indiana University Art Museum, Bloomington

99 Photo Sotheby's, London

100 Photo Musée Cantonal des Beaux-Arts, Lausanne

101 Photo J. Faujour/Gallimard

102 Photo The Museum of Modern Art, New York

103 Photo The Museum of Modern Art, New York

104 Photo Musée national d'art moderne, Centre Georges Pompidou, Paris

105 Rechte vorbehalten
Rechte vorbehalten

106 Photo The Metropolitan Museum of Art, New York

107 Rechte vorbehalten

108 Rechte vorbehalten

109 Rechte vorbehalten

110 Photo Thomas Ammann Fine Arts, Zürich

111 Photo Musée Cantonal des Beaux-Arts, Lausanne

112 Photo D. Rosenfeld, Amiens

113 Photo The Museum of Modern Art, New York

114 Photo J.C. Ducret/Musée Cantonal des Beaux-Arts, Lausanne

115 Photo Sotheby's, London

116 Rechte vorbehalten
Photo Archives Gomès

117 Photo J. Hyde/Gallimard

118 Rechte vorbehalten

119 Photo Musée Cantonal des Beaux-Arts, Lausanne

120 Photo Archives Gomès
Rechte vorbehalten

122 Rechte vorbehalten
Photo Archives Gomès

123 Photo Musée Cantonal des Beaux-Arts, Lausanne

124 Photo Lessing/Magnum

125 Photo Archives Gomès

126 Rechte vorbehalten

127 Photo J. Hyde/Gallimard

129 Photo Musée Cantonal des Beaux-Arts, Lausanne

131 Rechte vorbehalten

132 Photo Musée Cantonal des Beaux-Arts, Lausanne

133 Photo Dreyfus/Gallimard

134 Photo Gaio Bacci, Rom

135 Rechte vorbehalten
Rechte vorbehalten

136 Photo Musée Cantonal des Beaux-Arts, Lausanne
Photo J. Kirkman, London

137 Photo Musée Cantonal des Beaux-Arts, Lausanne

138 Photo The Tate Gallery, London

139 Rechte vorbehalten

140 Photo J. Betant, Lausanne

141 Photo P. Goetelen/Krugier

142-143 Photo Galleria »Il Gabbiano«, Rom

144 Photo Musée Cantonal des Beaux-Arts, Lausanne

144-145 Photo Galerie Claude Bernard, Paris

146 Photo Oscar Savio, Rom

147 Photo The Museum of Modern Art, New York
Photo Galerie Claude Bernard, Paris
Rechte vorbehalten

148 Photo J.D. Schiff, New York
Photo J.D. Schiff, New York
Photo G. Howald, Bern
Photo G. Howald, Bern

149 Photo Dreyfus/Gallimard

150 Photo Archives Gomès

151 Photo Galerie Claude Bernard, Paris

152 Photo Galerie Claude Bernard, Paris

153 Photo The Elkon Gallery Inc., New York
Photo Archives Gomès

154 Photo Galerie Claude Bernard, Paris

155 Photo Peter Willi/Explorer

156-157 Photo Galleria »Il Gabbiano«, Rom

157 Photo J. Hyde/Gallimard

158 Photo Roger-Viollet

159 Photo Daniel Le Névé

161 Rechte vorbehalten

163 Photo Musée Cantonal des Beaux-Arts, Lausanne

165 Photo Musée Cantonal des Beaux-Arts, Lausanne

166 Photo J. Bétant/Galerie Alice Pauli, Lausanne

167 Photo Musée national d'art moderne, Centre Georges Pompidou, Paris

168 Photo Sotheby's, London

169 Rechte vorbehalten

170 Photo Galerie Albert Loeb, Paris
Photo Sotheby's, London
Photo B. Hatala/Gallimard

171 Photo Sotheby's, London

172 Photo Pierre Matisse Foundation, New York

173 Rechte vorbehalten

175 Photo Musée national d'art moderne, Centre Georges Pompidou, Paris

177 Photo Archives Gomès

179 Rechte vorbehalten

180 Photo Dreyfus/Gallimard

181 Rechte vorbehalten

182 Photo J. Hyde/Gallimard
Photo Archives Gomès

183 Rechte vorbehalten

184 Photo Pierre Matisse Foundation, New York
Photo Dreyfus/Gallimard

185 Photo Dreyfus/Gallimard

186 Rechte vorbehalten
Photo Sotheby's, London

187 Photo Dreyfus/Gallimard

188 Photo Musée Cantonal des Beaux-Arts, Lausanne
Photo Archives Gomès

189 Photo Thomas Ammann Fine Arts, Zürich

190 Photo The Metropolitan Museum of Art, New York

191 Photo Lee Stalsworth

192 Photo P. Goetelen/Krugier

193 Rechte vorbehalten

194 Rechte vorbehalten

195 Photo Sotheby's, London

196 Photo The Museum of Modern Art, New York
Photo The Minneapolis Institute of Art, Minneapolis

197 Photo Christie's, New York
Photo Musée Cantonal des Beaux-Arts, Lausanne

198 Photo Thomas Ammann Fine Arts, Zürich

199 Rechte vorbehalten

200 Photo Thomas Ammann Fine Arts, Zürich

201 Photo B. Hatala/Gallimard

202 Rechte vorbehalten

203 Rechte vorbehalten

204 Photo Galerie Alice Pauli, Lausanne

205 Photo Galerie Alice Pauli, Lausanne

206 Photo C. Burke, New York

207 Photo Musée Cantonal des Beaux-Arts, Lausanne

208 Rechte vorbehalten

209 Rechte vorbehalten

210 Rechte vorbehalten

211 Photos Lipnitzki/Viollet

212 Photo Dreyfus/Gallimard
Photo Bernard/Viollet
Photo Lipnitzki/Viollet

213 Photos Lipnitzki/Viollet

214 Photo Sotheby's, Monaco

215 Rechte vorbehalten
Photo Dreyfus/Gallimard
Rechte vorbehalten
Rechte vorbehalten

216 Rechte vorbehalten
Photo Henry Ely, Aix-en-Provence
Photo Henry Ely, Aix-en-Provence
Rechte vorbehalten

217 Photo Dreyfus/Gallimard
Rechte vorbehalten
Photo Dreyfus/Gallimard
Photo Dreyfus/Gallimard

218 Rechte vorbehalten
Photo Archives Renaud-Barrault
Photo Dreyfus/Gallimard

219 Photo Lipnitzki/Viollet

220 Photo Artephot/Oronoz
Photo Araldo De Luca, Rom

221 Rechte vorbehalten
Photos Araldo De Luca, Rom

222 Photo Dreyfus/Gallimard

223 Photo Musée Cantonal des Beaux-Arts, Lausanne
Photo Musée national d'art moderne, Centre Georges Pompidou, Paris

225 Rechte vorbehalten

226 Photo Galerie Claude Bernard, Paris
Photo J. Bétant, Lausanne

227 Photo Musée national d'art moderne, Centre Georges Pompidou, Paris

229 Photo Cecil Beaton, mit freundlicher Genehmigung von Sotheby's, London

230 Rechte vorbehalten

231 Photo Kishin Shinoyama

232 Photo P. Lauri, Bern

233 Photo Kunstmuseum, Bern
Rechte vorbehalten

235 Photo Claude Berard Gallery, New York

236 Photo Dreyfus/Gallimard

237 Rechte vorbehalten

238 Rechte vorbehalten

240 Photo Canovas/Scoop-Paris Match

241 Rechte vorbehalten

243 Photo Cartier-Bresson/Magnum

244 Photo Saujiro Minamikawa

245 Photo Kishin Shinoyama

246 Photo J. Hyde/Gallimard
Photo Musée Cantonal des Beaux-Arts, Lausanne

247 Photo The Metropolitan Museum of Art, New York

249 Rechte vorbehalten

250 Photo Kishin Shinoyama

252 Photo Galleria »Il Gabbiano«, Rom

253 Photo Cartier-Bresson/Magnum

255 Photo Musée Cantonal des Beaux-Arts, Lausanne

257 Photo Dreyfus/Gallimard

258 Rechte vorbehalten

259 Photo S. Weiss, Paris

260 Photo The Lefevre Gallery, London

261 Photo Pierre Matisse Foundation, New York

263 Photo Thomas Ammann Fine Arts, Zürich

265 Photo The Lefevre Gallery, London

Die Originalausgabe wurde 1996 unter dem Titel *Balthus* von Gallimard, 5 rue Sébastien-Bottin, F-75007 Paris, veröffentlicht.

Die Deutsche Bibliothek – CIP-Einheitsaufnahme
Roy, Claude: Balthus: Leben und Werk / Claude Roy.
Dt. von Jörg Trobitius. – München; Paris; London: Schirmer/Mosel, 1996
ISBN 3-88814-792-1
NE: Balthus [Ill.]
Vw: Klossowski de Rola, Balthazar [Wirkl. Name] → Balthus

Satz: TYP-O-GRAPH, München
Printed in Italy by Artegrafica, Verona

ISBN 3-88814-792-1